U0348631

胃肠超声造影实践及图谱

苗立英 ◎ 主审　　张凤秀 ◎ 主编

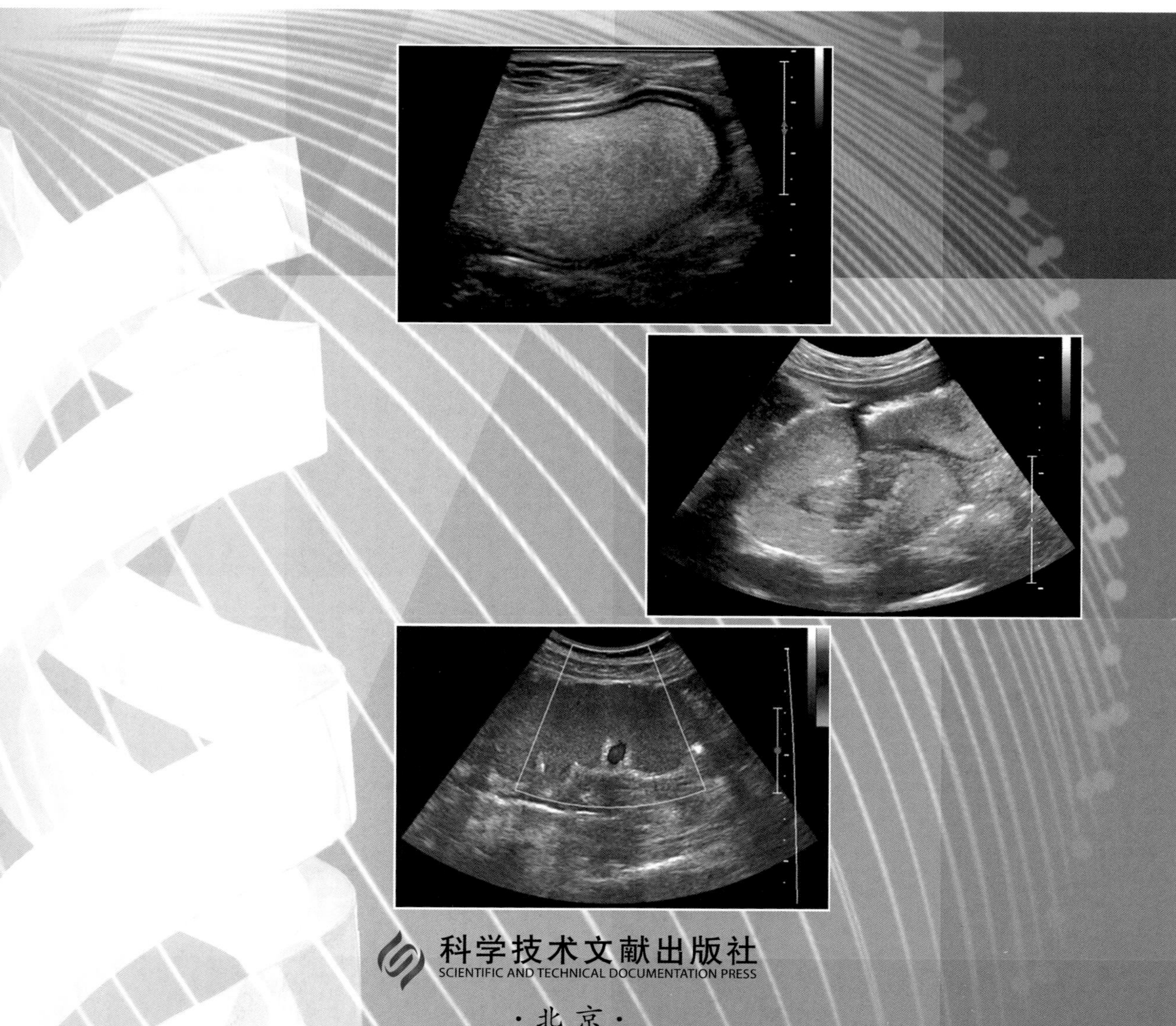

科学技术文献出版社
SCIENTIFIC AND TECHNICAL DOCUMENTATION PRESS
·北京·

图书在版编目（CIP）数据

胃肠超声造影实践及图谱 / 张凤秀主编 . —北京：科学技术文献出版社，2023.9
ISBN 978-7-5235-0746-9

Ⅰ . ①胃…　Ⅱ . ①张…　Ⅲ . ①胃肠病—超声波诊断—图谱　Ⅳ . ① R573.04-64

中国国家版本馆 CIP 数据核字（2023）第 174445 号

胃肠超声造影实践及图谱

策划编辑：危文慧　责任编辑：张　蓉　危文慧　责任校对：张　微　责任出版：张志平

出 版 者　科学技术文献出版社
地　　址　北京市复兴路15号　邮编 100038
编 务 部　（010）58882938，58882087（传真）
发 行 部　（010）58882868，58882870（传真）
邮 购 部　（010）58882873
官方网址　www.stdp.com.cn
发 行 者　科学技术文献出版社发行　全国各地新华书店经销
印 刷 者　北京地大彩印有限公司
版　　次　2023年9月第1版　2023年9月第1次印刷
开　　本　787 × 1092　1/16
字　　数　355千
印　　张　16
书　　号　ISBN 978-7-5235-0746-9
定　　价　198.00元

主审简介

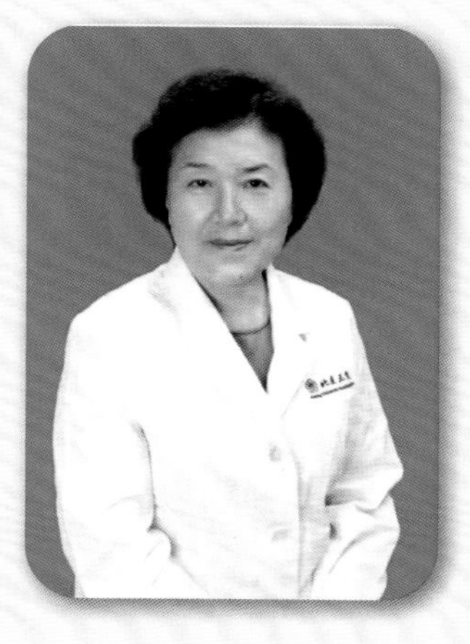

苗立英

北京大学第三医院超声医学科，主任医师，硕士研究生导师，从事超声专业40年。

学术任职：现任中国医药教育协会胃肠超声分会副主任委员、中国超声医学工程学会北京超声专家委员会常务委员、中国女医师协会超声专业委员会常务委员、北京女医师协会超声专业委员会常务委员。

专业特长：主要研究方向为胃肠道超声诊断及超声造影，擅长腹部脏器超声、浅表器官超声、超声造影及介入超声与治疗，尤其在胃肠急腹症超声诊断方面经验丰富。

学术成果：发表核心期刊论文及SCI收录论文共30余篇。参加编写医学专著6部；参加编写教材5部：国家卫生健康委能力建设和继续教育中心组织编写超声医学专业教材、全国高等院校超声医学专业教材、超声医学规范化培训教材，以及《医学影像超声学》《腹部超声检查指南》等。

主编简介

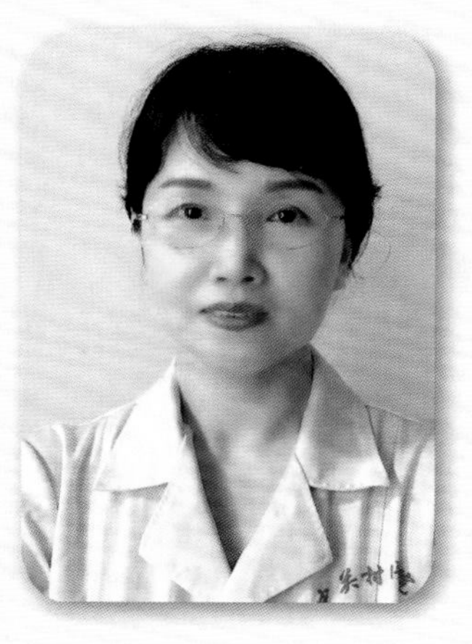

张凤秀

中国科学院中关村医院（北京市中关村医院）超声医学科主任，主任医师，中国超声医学工程学会·中国科学院中关村医院超声医学培训基地主任。

学术任职：中国超声医学工程学会北京超声医学专家委员会常务委员、北京整合医学学会胃肠超声分会副会长、北京慢性病防治与健康教育研究会超声医学专业委员会常务委员、中国超声医学工程学会腹部超声专业委员会委员、航天超声联盟医生集团学术委员会常务委员、中国心胸血管麻醉学会心血管超声分会全国委员、海峡两岸医药卫生交流协会超声医学分会委员、北京女医师协会超声专业委员会常务委员兼基层组组长、北京中西医结合学会超声医学专业委员会委员、北京市海淀区医学影像质量控制和改进中心专家组专家委员、北京市海淀区超声医学质量控制和改进中心专家委员、北京市海淀区医学会医疗卫生技术鉴定专家等。

专业特长：在三级甲等医院从事超声医学专业诊疗工作20余年，临床教学工作10余年，专业技术掌握全面，擅长腹部、胃肠、甲状腺、乳腺、肌骨及心脏血管等相关疾病的超声诊断并具有较丰富的临床经验，目前主要致力于胃肠道超声造影的临床应用与研究。

学术成果：主持完成北京市科技创新基金等科研8项，例如：2018年主持完成的北京市级科技创新基金项目“颈动脉粥样硬化斑块内新生微血管超声造影显像特征与心绞痛及炎性标志物相关性研究”（编号：Z141100002114040）、2008年主持完成的省级青年科技基金项目（编号：200882048）“彩色多普勒超声监测移植肾血流动力学变化的研究”（桂科鉴字〔2008〕188号）等，并获省市级科技进步奖5项，发表核心期刊论文及SCI收录论文共30余篇。

编委会

主　审：苗立英

主　编：张凤秀

副主编：潘明康

编　者：

张凤秀　（中国科学院中关村医院）

苗立英　（北京大学第三医院）

付莎莎　（中国科学院中关村医院）

王　燕　（中国科学院中关村医院）

潘明康　（中国科学院中关村医院）

彭茂强　（中国人民解放军南部战区总医院白云院区）

邓治北　（中国人民解放军南部战区总医院白云院区）

马俊芳　（中国科学院中关村医院）

靳丽芹　（中国科学院中关村医院）

万会民　（中国科学院中关村医院）

于春洋　（北京大学滨海医院）

序言

庚子鼠年初，新型冠状病毒肺炎肆虐，席卷全球，人心惶惶，扰乱了医疗秩序，胃肠镜检也被迫暂停。准确诊断面临挑战，医者需想方设法，解燃眉之急。中国科学院中关村医院主要服务对象为科学家，患者多为老年人，其免疫力低，胃肠病多发，且多病共存，易变危重。中国科学院中关村医院超声人不忘初心，扬“中关村精神”，勇于实践，推出胃肠超声造影检查。

超声检查具有安全、无痛、无创、价格实惠、迅速诊断等一系列优点，已经成为临床常规的检查方法。但由于胃肠是空腔脏器，常规腹部超声受胃肠腔内气体和内容物干扰，限制了它在胃肠道疾病检查中的临床应用。

随着超声诊断设备、技术的不断发展及新型胃肠超声造影剂的应用，胃肠超声造影检查可通过口服或经直肠逆行灌入一种纯粮食制成的无毒副作用的“粥”样造影剂，使胃肠腔充盈，排除胃肠腔内气体及黏液对超声波的干扰，然后再进行检查，较常规腹部超声对胃肠疾病检查的准确性有了明显的提高，不仅解决了以上问题，而且患者易于接受。2018 年国家卫生健康委发布的《胃癌诊疗规范》中，将超声检查列为胃癌常规影像学检查手段，这是对胃超声检查价值的高度肯定。

疫情迁延3年，胃肠镜检查前还需增加系列新型冠状病毒肺炎筛查项目且预约时间延长，给患者和临床均带来极大不便。随着更多患者纷沓而至，特别是对于多器官共病的高龄老年患者不适合或不愿意做胃肠镜检查而延误临床诊治的情况，超声医学科主任张凤秀带领团队得到资深专家李建国教授及苗立英教授亲自指导支持，完成了大量的病例检查，收集了大量的超声造影图像与胃肠镜、临床手术及病理资料，总结了实践操作技巧和宝贵的诊断经验。

在医院领导高度重视和科教部门帮助下，获得中国超声医学工程学会及北京市继续教育委员会大力支持，以及北京市海淀区卫生健康委员会重视，并作为中国科学院中关村医院用实际行动为中国共产党建党百年献礼工程之一的“中关村首届胃肠超声造影暨超声新技术新进展培训班”于2021年7月3—4日举办，来自各级各地医院超声医学科的近400名同仁积极参加学习和交流。在开班仪式上，

"中国超声医学工程学会·中国科学院中关村医院超声医学培训基地"正式揭牌，北京市海淀区卫生健康委员会领导，中国超声医学工程学会会长李建国教授、常务副会长贾建文教授、副会长兼秘书长马晓猛，中国科学院中关村医院院长富大鹏及副院长潘明康、韩永鹏、许影丽，超声医学科主任张凤秀等参加揭牌仪式。中国超声医学工程学会的多个专业委员会的主任委员和副主任委员、北京市及海淀区多家医院的超声科主任等20多名行业知名专家现场见证培训基地授牌仪式，并亲自主持培训及授课，得到了广大学员的高度认可和社会的广泛报道。

培训班圆满结束后，越来越多各地医院特别是基层超声专业医师要求继续参加培训班或到医院进行短期进修，希望中国科学院中关村医院能够提供胃肠超声造影检查技术的技巧及相关检查图谱方面的培训教材。为了满足广大学员们的需求，张凤秀主任克服困难，历经半年余完成初稿。由业务副院长、北京市海淀区老年健康与医养结合服务指导中心副主任潘明康教授修改，并经资深专家苗立英教授审核把关。经过一年的整理、编写和修改，这部凝聚着编者们汗水和心血的实践经验书籍《胃肠超声造影实践及图谱》终于出版。

胃肠超声造影检查技术已经在中国科学院中关村医院得到了很好的开展和运用，与CT、MRI等其他影像检查一样，该项技术可与胃肠镜密切配合，获得了临床医师和广大患者的肯定。这项非侵入性影像学检查手段值得临床普及和推广应用，希望该项技术未来能够蓬勃发展，检查更加规范化，发挥更重要的临床应用价值。

中国科学院中关村医院业务院长、主任医师
北京市卫生健康委员会医疗质量管理专家指导组骨干专家
北京市海淀区老年健康与医养结合服务指导中心副主任
北京健康促进会现代医院医疗管理专业委员会常务委员
中国老年医学学会高血压分会常务委员
中国老年医学学会运动健康分会常务委员
北京市海淀区老龄健康专家委员会专家
北京市海淀区医学会老年医学专业委员会副主任委员

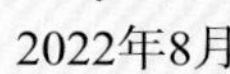

2022年8月

前言

中国科学院中关村医院主要服务于中国科学院的科学家，患者多为老年人，而胃肠疾病是老年常见病及多发病。长期以来胃肠镜具有诊断准确的特点，一直是胃肠疾病最常用的检查方法。但是，在实际工作中，会遇到因高龄、多病共存、大肠解剖形态走行变异或病变造成大肠狭窄及个人体质不宜进行胃肠镜检查或胃肠镜检查无法完成者。此类患者的检查，成为了一大难题。随着超声医学的发展及胃肠充盈超声造影剂的研制、改进，胃肠充盈超声造影应用到胃肠等空腔脏器病变的技术得到了进一步发展，有助于超声检查适应证范围的扩大和胃肠疾病诊断准确性的提高。于是，2018年在医院领导及临床科室特别是消化内科医师的支持下，我带领超声医学科团队开展了胃肠超声造影检查技术，并在2019年得到资深专家苗立英教授及李建国教授亲自指导和帮助。

在实践中我们发现胃肠超声造影检查技术可通过胃肠充盈超声造影剂使胃肠腔充盈，形成良好的透声窗，排除了胃肠腔内气体，能更清晰地观察胃肠壁内及其周围的病变，并可实时动态观察胃蠕动、胃及十二指肠排空功能等。特别是对患严重疾病和因个人体质不宜进行胃肠镜检查的患者，或者怀疑胃肠道黏膜下层病变、由各种因素导致胃肠镜检查不成功的患者提供了一种胃肠道疾病非侵入性的影像学检查手段，且患者易于接受，还能实时动态观察胃食管反流、胃肠蠕动、幽门及回盲瓣的开放与闭合等情况，对胃动力、回盲瓣的功能检查与评估等方面具有独特的优势。

我们还针对老年医学科及内分泌学科糖尿病患者易出现胃轻瘫的情况进行了胃超声造影的临床研究，又针对老年医学科及康复医学科等科室中虽然经临床诊断怀疑胃肠病变但无法进行胃肠镜检查的鼻饲患者，在与临床医师探讨后，通过鼻饲管注入胃超声造影剂经腹部进行胃肠超声造影检查，结果不仅检查出胃炎、糜烂、溃疡等疾病，还发现了部分胃癌的早期病变，帮助临床医师及时明确诊断，使患者得到了及早治疗，并受到患者家属及临床医师的一致好评，这些成果使我们信心倍增。内镜室也陆续将因各种原因无法完成胃肠镜检查的患者，推荐到我科进行胃肠道超声造影检查，因此，我们在开展胃十二指肠超声造影检查之后，又开展了经直肠逆行保留灌肠法大肠超声造影检查。在实践过程中，我们发现通过大肠充盈超声造影检查能更清晰地观察结肠走行及体表投影，逐一明确了乙状结肠冗长症、结肠过度迂曲等大肠解剖形态走行变异或大肠管壁内压及外压性病变造成局部肠管狭窄而无法完成结肠镜检查的原因。同时，我们发现逆行保留灌肠法对回盲瓣位置和结构的显示率高，可实时动态观察回盲瓣的开放与闭合情况，对明确回盲部病变的定位和累及范围及检查与评估回盲瓣的功能具有独特的优势，给临床提供了一种新的检查回盲瓣病变的非侵入性方法。此外，随着临床实践的深入，我们又发现由于胃肠蠕动、病灶较小或位置较深等因素的影响，胃肠充盈超声造影对胃肠肿瘤的微血管灌注评估能力有限。为此，我们在胃肠充盈超声造影检查发现胃肠道占位病变的基础上，又联合静脉声学超声造影，采用双重超声造影技术进一步提高胃肠病变的显示率、诊断及鉴别诊断能力。

胃肠超声造影与胃肠镜检查二者互补，相辅相成，可进一步提高胃肠病变的检出率及诊断质量，特别是有利于胃肠肿瘤的早发现、早诊断，为患者争取到早治疗的宝贵时机，同时为胃肠疾病患者的随访也带来了益处，已经得到越来越多的临床医师和患者的认可。2020年初新型冠状病毒肺炎疫情以来，选择来我科进行胃肠超声造影检查的患者越来越多。

随着胃肠超声造影检查技术在中国科学院中关村医院应用范围的不断扩大，以及诊断经验的积累，该项技术日益受到临床重视和青睐。胃肠超声造影检查结果与超声医师的操作技巧、经验水平关系较大，加之不断有外院的同行要求来我院参观学习、进修，中国超声医学工程学会在我院建立了“中国超声医学工程学会·中国科学院中关村医院培训基地”，因此医院领导希望我们能够提供胃肠超声造影检查技术技巧及相关图谱等方面的培训教材。为了让更多感兴趣的同行在繁忙的工作中尽快掌握这项检查技术，在苗立英教授、严昆教授的鼓励、支持和热情帮助下，我带领团队在做好繁重的抗疫工作和忙碌的日常诊治工作之余，从我科完成的数千例检查患者的海量影像图库中筛选出典型的超声造影病例图像，与临床、胃肠镜、手术及病理等资料对照，结合自身实践经验，科室同事齐心协力修整图片、描绘插图，历经一年完成了这部《胃肠超声造影实践及图谱》。

本书从食管、胃、十二指肠、大肠的解剖结构，充盈超声造影的应用基础、操作方法、扫查技巧，正常超声造影表现，以及食管胃肠道常见病、多发病和胃肠肿瘤病变的病因与病理、临床表现、超声造影表现等方面出发，并附上经典病例，以图文并茂、动态图与静态图相结合的方式系统介绍了胃肠超声造影检查技术。本书选用800余幅超声图像，其中130余幅为动态图像，目的是与同行们分享我们所实践的胃肠超声造影的操作技巧和诊断经验，让这项安全、无创、便捷且对临床有价值的技术造福更多患者。

感谢医院领导的大力支持，感谢李建国教授、贾建文教授、严昆教授的支持帮助，感谢苗立英教授逐字逐句审核把关，他们激励着我，使我克服重重困难，加班加点完成了本书的编写。希望本书能为开展胃肠超声造影实践工作的入门级同道提供参考，特别是为在基层医院从事胃肠超声造影检查的同道开展工作提供帮助。希望本书能帮助医学影像学医学生更好地学习，给予老年科、消化科、普通外科、全科及肿瘤科等医护人员在诊疗工作中的参考。由于时间有限，本书一定还有不够全面和不足之处，恳请同道批评指正。希望更多的对胃肠超声造影检查技术感兴趣的同行在未来的实践中与我们多多探讨与交流，共同进步。

张国秀

2022年8月

目录

第一章

食管胃肠道解剖概述

第一节 食管

食管（esophagus）也称食道，位于脊柱前方、气管后方，有3个生理性狭窄，是消化道的起始部位。食管入口与咽部相连，食管下口与贲门相连，此处也称结合部。从门齿到食管入口处长约15 cm，食管全长25～30 cm。食管上端在第6颈椎下缘与咽相接，沿脊柱前面下行，下端约平第10胸椎的左侧，穿膈的食管裂孔进入腹腔与贲门相续，食管与胃底相接处形成的锐角称为贲门切迹（His角，图1–1–1）。

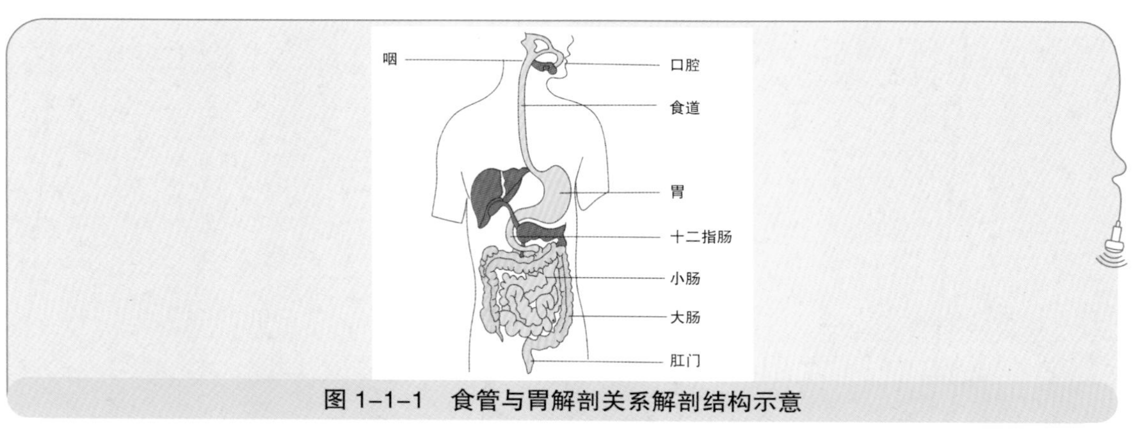

图 1–1–1　食管与胃解剖关系解剖结构示意

1.食管的分部

食管依其所在部位，分为颈、胸、腹三部：颈部食管较短，自起始端至胸骨颈静脉切迹平面，长约5 cm，其前壁与气管相贴，后与脊柱相邻，两侧有甲状腺侧叶和颈部大血管；胸部食管较长，位于胸骨颈静脉切迹平面至膈的食管裂孔，长18～20 cm；腹部食管自食管裂孔始，终于贲门，长1～4 cm。

2.食管的狭窄部

食管全长除沿脊柱的颈曲、胸曲相应地形成前后方向上的弯曲之外，在左右方向上也有轻度弯曲，但在形态上食管最重要的特点是有3个生理性狭窄。第1个生理性狭窄即食管入口处，也是上食管括约肌部位，距中切牙约15 cm；第2个生理性狭窄即支气管与主动脉弓交叉处，可见主动脉弓与支气管相压，相当于胸骨角水平，距中切牙约25 cm；第3个生理性狭窄即横膈食管裂孔处，此处为食管胃结合部，相当于第10胸椎水平，距中切牙约40 cm，是胃黏膜柱状上皮（橘红色）与食管黏膜鳞状上皮（浅粉色）交界处，称为齿状线。这些狭窄是异物容易滞留的部位，也是肿瘤的好发部位（图1–1–2）。

3.食管壁的结构

食管壁与胃肠壁结构一样，由黏膜层、黏膜肌层、黏膜下层、固有肌层及浆膜层/外膜层5层组成。黏膜层：由上皮细胞及固有层组成。黏膜肌层：由平滑肌纤维组成。黏膜下层：为疏松结缔组织。固有肌层：主要由环行肌层（内层）和纵行肌层（外层）组成。浆膜层/外膜层：颈部及胸部食管最外层是外膜层，腹部食管最外层为浆膜层。食管端处环肌增厚，在功能上起括约肌的作用。在食管与咽连接处，咽下缩肌与环咽部附近，后壁有三角形薄弱区，易形成憩室。食管空虚时，前后壁贴近，黏膜形成7～10条纵行皱襞，食物通过时可舒张变平。正常食管管壁厚0.3～0.6 cm。食管主要功能是运送食物入胃，此外还有防止呼吸时空气进入食管及阻止胃内容物逆流入食管（道）的作用。

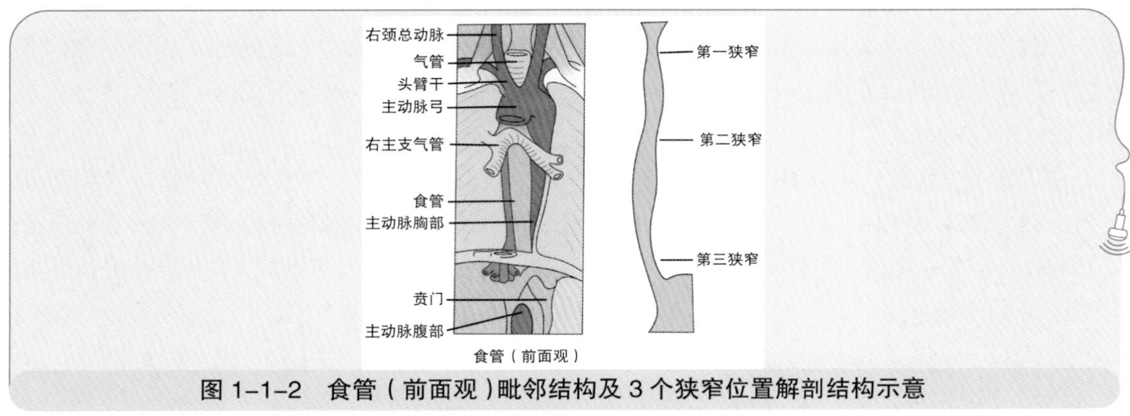

图 1-1-2　食管（前面观）毗邻结构及 3 个狭窄位置解剖结构示意

4.食管的血液供应

颈部食管由甲状腺下动脉供应，胸部食管由支气管动脉和食管动脉供应，腹部食管的动脉来自膈下动脉及胃左动脉的食管支，静脉与动脉伴行（图1-1-3）。

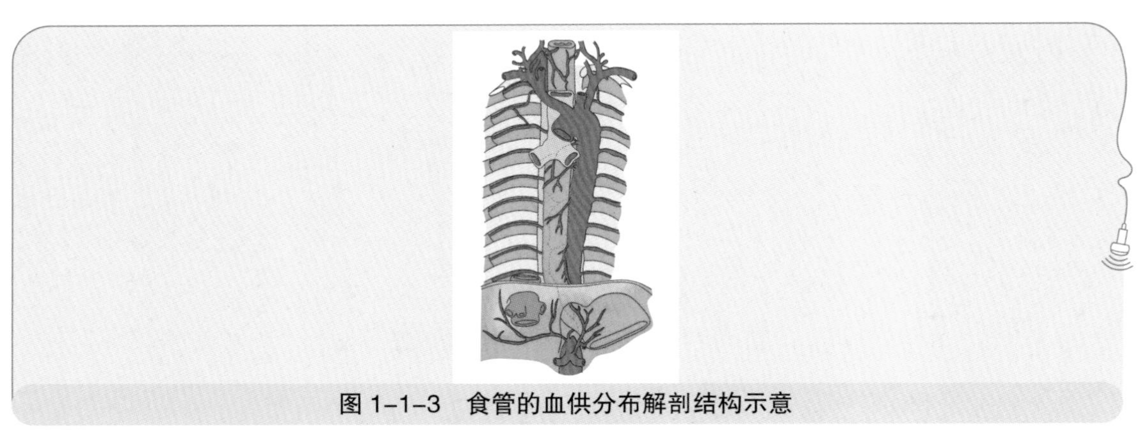

图 1-1-3　食管的血供分布解剖结构示意

第二节　胃

胃（stomach）是消化管道中最膨大的部分，不仅具有受纳食物、分泌胃液、调和食糜的作用，还有内分泌功能。成年人胃的容量为1500～3000 mL。胃属于消化器官，位于膈下，上连食管，下续十二指肠，下端通往小肠，是一个囊袋状的空腔器官。

1.胃的位置和形态

胃的位置随体型、体位不同而变化，除贲门位置较固定外，其余部分随胃充盈程度变化较大，体型矮胖者胃的位置较高，体型瘦长者则位置较低。卧位时胃的位置多上移，站立位时体型瘦长者胃大弯可下移至髂前上棘连线水平或达盆腔。

胃分前、后壁，大、小弯，入、出口。胃前壁朝向前上方，后壁朝向后下方。胃的近端与食管连接处是胃的入口，称贲门（cardia）。贲门的左侧，食管末端左缘与胃底所形成的锐角称贲门切迹（cardia incisure）。胃小弯（lesser curvature of stomach）凹向右上方，其最低点弯度明显折转处称角切迹（angular incisure）。胃大弯（greater curvature of stomach）大部分凸向左下方。胃的远端接续十二指肠处，是胃的出口，称幽门（pylorus）。由于幽门括约肌的存在，在幽门表面，有一缩窄的环形沟，幽门前静脉常横过幽门前方，这为胃手术提供了确定幽门的标志。

通常胃分为4部：贲门附近的部分称贲门部（cardiac part），界域不明显；贲门平面以上，向左上方膨出的部分为胃底（fundus of stomach），临床有时称胃穹隆（fornix of stomach），内含吞咽时进入的空气，约50 mL，胃部X线片可见此气泡；自胃底向下至角切迹处的中间大部分称胃体（body of stomach）；胃体下界与幽门之间的部分称幽门部（pyloric part），临床上也称胃窦；幽门部的大弯侧有一不太明显的浅沟称中间沟，将幽门部又分为左侧的幽门窦（pyloric antrum）和右侧的幽门管（pyloric canal）。幽门管长2～3 cm；幽门窦通常位于胃的最低部，胃溃疡和胃癌多发生于胃的幽门窦近胃小弯处（图1-2-1）。

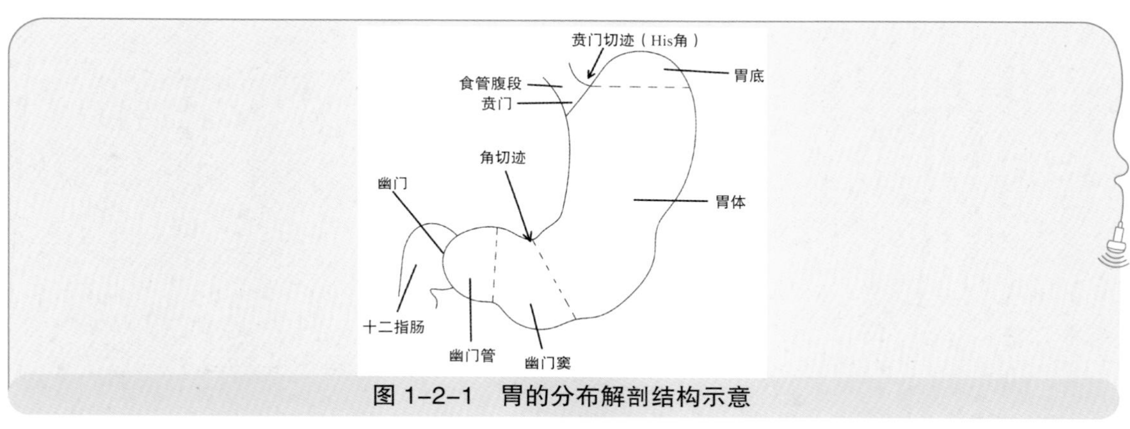

图 1-2-1　胃的分布解剖结构示意

胃的形态可受体位、体型、年龄、性别和胃的充盈状态等多种因素的影响。胃在完全空虚时略呈管状，高度充盈时可呈球囊形。

根据X线钡餐透视，可将胃分为以下3型（图1-2-2）。

（1）角型胃：胃的位置较高，呈“牛角形”，略近横位，多位于腹上部，胃大弯常在脐以上，角切迹不明显，多见于矮胖体型者。

（2）钩型胃：呈“丁”字形，胃体垂直，角切迹呈明显的“鱼钩形”，胃大弯下缘几乎与髂嵴水平面同高，多见于中等体型者。

（3）长型胃：胃的紧张力较低，全胃几乎均在中线左侧。内腔上窄下宽。胃体垂直呈水袋样，胃大弯可达髂嵴水平面以下，多见于体型瘦弱者，女性多见。

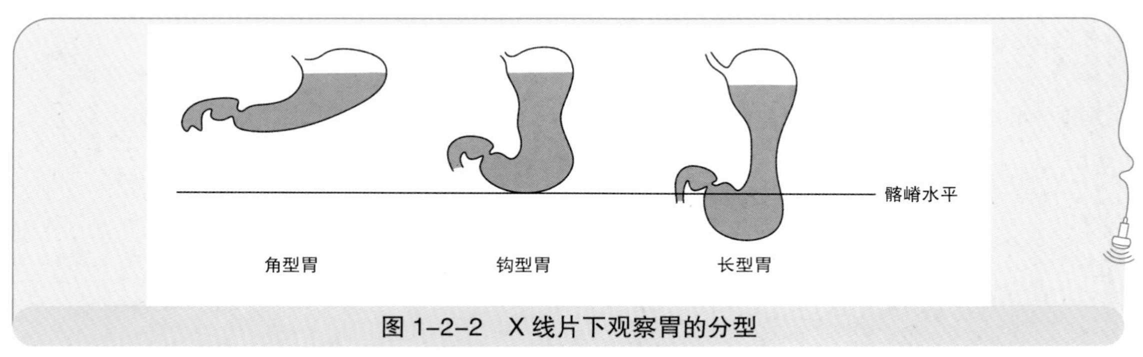

图 1-2-2　X 线片下观察胃的分型

2.胃壁的结构

胃壁从内往外分别是黏膜层、黏膜肌层、黏膜下层、固有肌层、浆膜层（图1-2-3）。黏膜柔软，胃空虚时形成许多皱襞，充盈时变平坦。沿胃小弯处有4～5条较恒定的纵行皱襞，襞间的沟称胃道。在食管与胃交接处的黏膜上，有一呈锯齿状的环形线，称食管胃黏膜线，该线是胃镜检查时鉴别病变位置的重要标志。在幽门处黏膜形成环形的皱襞成为幽门瓣（pyloric valve），凸向十二指肠腔内。黏膜肌层由平滑肌纤维组成；黏膜下层是疏松结缔组织，内含丰富的血管、淋巴管及神经丛，胃扩张和蠕动时有反冲作用。固有肌层较厚，由外纵、中环、内斜三层平滑肌构成（图1-2-4）。纵行肌以胃小弯和大弯处较厚。环形肌环绕于胃的全部，在幽门瓣的深面较厚，称幽门括约肌（pyloric sphincter），与幽门瓣一起有延缓胃内容物排空和防止肠内容物逆流至胃的作用。斜行肌是食管的环行肌移行而来，分布于胃的前、后壁，起支持胃的作用。胃的外膜为浆膜。

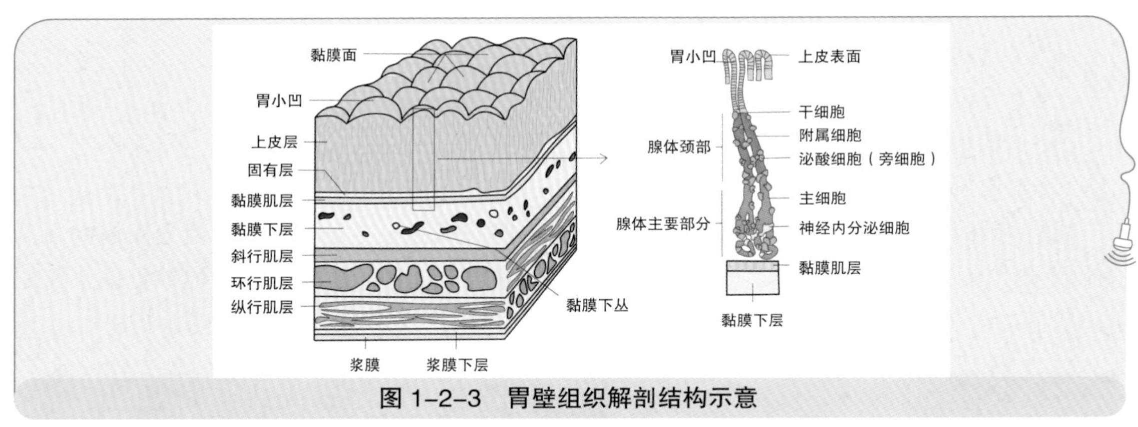

图 1-2-3　胃壁组织解剖结构示意

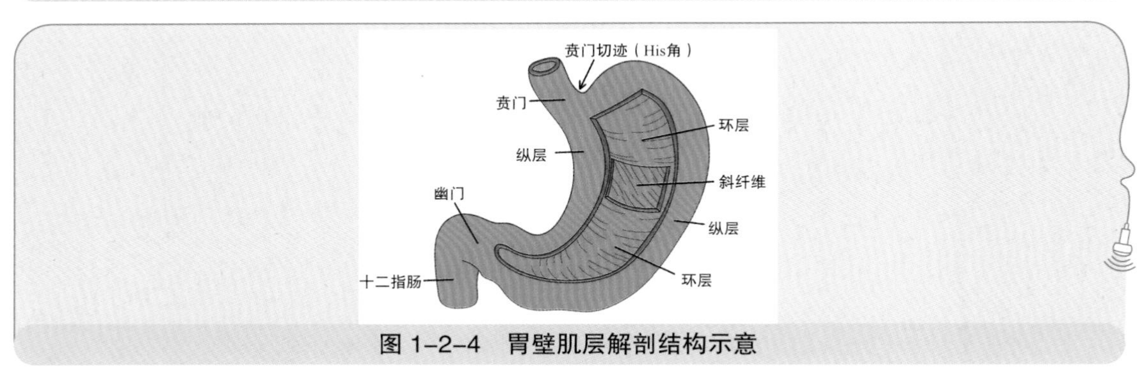

图 1-2-4　胃壁肌层解剖结构示意

3.胃黏膜皱襞

胃空虚或半充盈时，黏膜层形成很多不规则皱襞，而充盈时，多数皱襞变低平或展平。胃黏膜皱襞的改变是胃部疾病最常见的特征之一，必须充分了解其分布及走行特点（图1-2-5）。

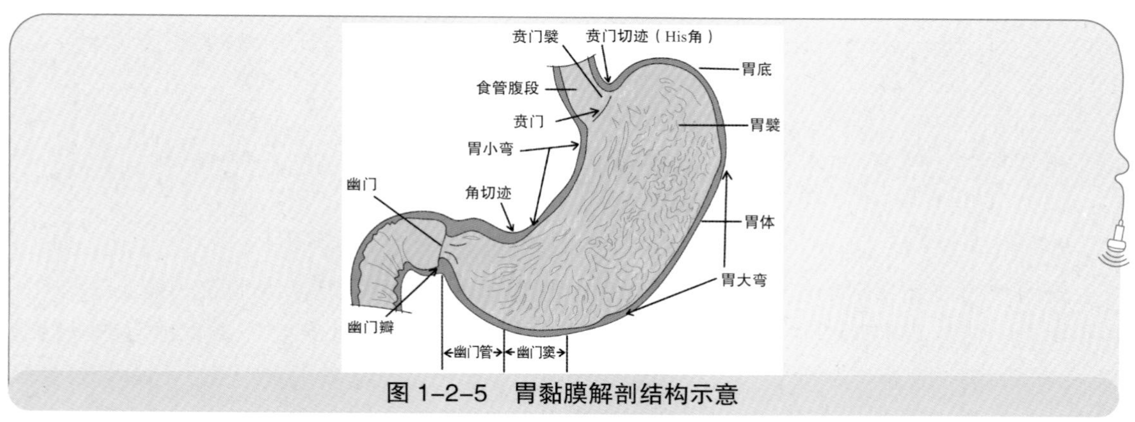

图 1-2-5　胃黏膜解剖结构示意

4.胃的血供和淋巴引流

胃的血供十分丰富，分布于胃壁的动脉彼此吻合，在黏膜下层构成血管网。因此，结扎一条甚至多条胃的主干动脉，都不会影响胃的血液供给。胃的动脉主要来源于腹腔动脉的3大分支：胃左动脉、肝总动脉、脾动脉。

（1）胃左动脉：直起腹腔动脉，可有贲门支、食管支、胃支等分支。①副肝左动脉；②副胃左动脉；③胃左动脉与肝固有动脉直接吻合。

（2）胃右动脉：起自肝固有动脉。

（3）胃网膜右动脉：起自胃十二指肠动脉。

（4）胃网膜左动脉：起自脾动脉主干及分支。

（5）胃短动脉：起自脾动脉主干及分支。

（6）胃后动脉：起自脾动脉干中1/3段上缘。

胃的静脉和同名动脉伴行。胃的毛细血管在黏膜层、黏膜下层和肌层广泛分布成网，再经浆膜层引流至胃周围淋巴结，然后沿胃动脉旁的淋巴管上行，汇入腹腔淋巴结。由于胃的淋巴管间吻合支极为丰富，胃的任一部分病变，最终均可累及所有淋巴结（图1-2-6）。

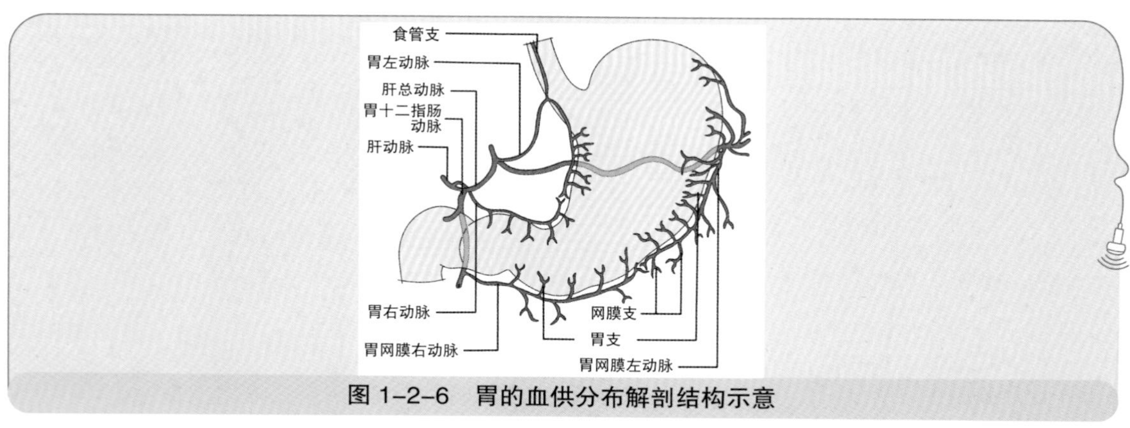

图 1-2-6　胃的血供分布解剖结构示意

第三节 小肠

小肠（small intestine）是消化管中最长的一段，在成年人长5 ~ 7 m。上端起于幽门，下端接续盲肠，分为十二指肠、空肠和回肠3部分。小肠是消化、吸收的重要器官，并具有某些内分泌功能。

1.十二指肠

十二指肠（duodenum）：介于胃与空肠之间，由于相当于12个横指并列的长度而得名，全长25 ~ 30 cm。十二指肠是小肠中长度最短、管径最大、位置最深且最为固定的部分。十二指肠除始、末两端被腹膜包裹，较为活动之外，其余大部分均为腹膜外位器官，被腹膜覆盖而固定于腹后壁。因为它既接受胃液，又接受胰液和胆汁，所以十二指肠的消化功能十分重要。十二指肠整体呈“C”形，包绕胰头，可分为上部、降部、下部和升部 4 部分（图1–3–1）。

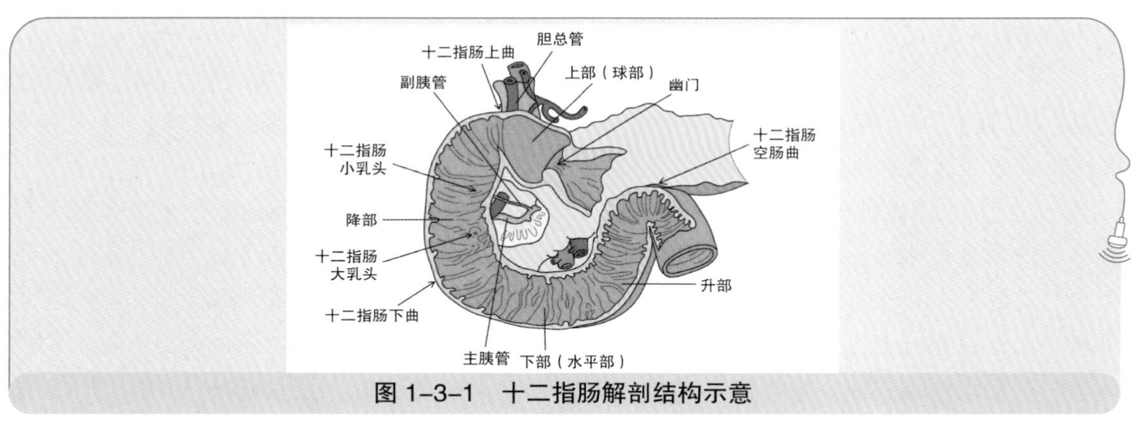

图 1–3–1　十二指肠解剖结构示意

（1）十二指肠球部（duodenal ampulla）：又称上部，长约5 cm，起自胃的幽门，走向右后方。至胆囊颈的后下方，急转成为降部，转折处为十二指肠上曲。十二指肠球部近幽门约2.5 cm处的一段肠管，壁较薄，黏膜面较光滑，没有或甚少有环状襞，此段称十二指肠球（duodenal bulb），是十二指肠溃疡的好发部位，但是十二指肠溃疡在临床统计学上，不会转变为癌症。

（2）十二指肠降部（descending part）：是十二指肠的第2部，长7 ~ 8 cm，由十二指肠上曲沿右肾内侧缘下降，至第3腰椎水平，弯向左侧，转折处为十二指肠下曲。降部左侧紧贴胰头，此部的黏膜有许多环状襞，其后内侧壁有胆总管沿其外面下行，致使黏膜呈略凸向肠腔的纵行隆起，称十二指肠纵襞。纵襞的下端为圆形隆起，称十二指肠大乳头（图1–3–2），是胆总管和主胰管的共同开口。胆总管和主胰管在此处，组成肝胰壶腹。十二指肠大乳头附近有一壶瓣，可以关闭胆总管或主胰管，引起相应疾病。大乳头稍上方，有时可见十二指肠小乳头，这是副胰管的开口之处。

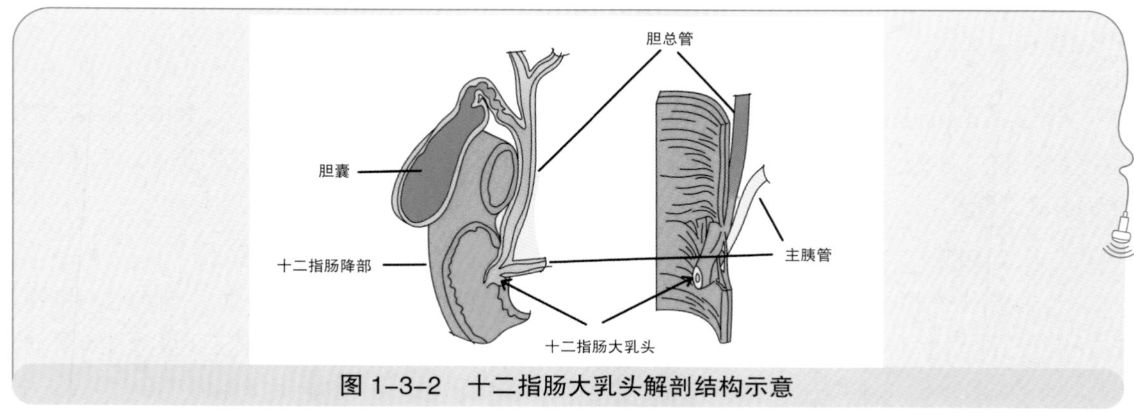

图 1-3-2　十二指肠大乳头解剖结构示意

（3）十二指肠水平部（horizontal part）：又称下部，长约10 cm，自十二指肠下曲起始，向左横行至第3腰椎左侧续于升部。肠系膜上动脉与肠系膜上静脉紧贴此部前面下行。肠系膜上动脉夹持的部分胰腺组织，称钩突。此处若病变，早、中期症状不明显，晚期可表现为阻塞性黄疸，危及生命。肠系膜上动脉可压迫水平部，引起肠梗阻。

（4）十二指肠升部（ascending part）：长2～3 cm，自第3腰椎左侧向上，到达第2腰椎左侧急转向前下方，形成十二指肠空肠曲（duodenojejunal flexure），移行为空肠。十二指肠空肠曲被十二指肠悬肌连于膈右脚。

（5）十二指肠的血供：十二指肠动脉主要来自胰十二指肠上前动脉、上后动脉及胰十二指肠下前动脉、下后动脉。前两者起于胃十二指肠动脉，后两者起于肠系膜上动脉。此外，十二指肠上部还由胃十二指肠动脉发出的十二指肠上动脉、十二指肠后动脉及胃网膜右动脉的上行返支和胃右动脉的小支供应。十二指肠静脉与相应的动脉伴行，汇入肝门静脉（图1-3-3）。

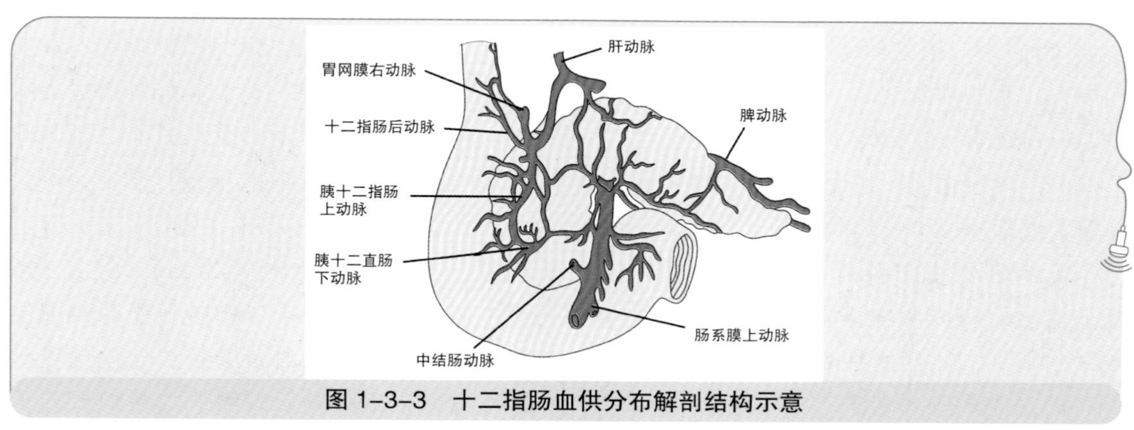

图 1-3-3　十二指肠血供分布解剖结构示意

（6）十二指肠的淋巴引流：十二指肠的淋巴输出管，主要汇入胰十二指肠前、后淋巴结，再分别注入幽门下淋巴结和肠系膜上淋巴结。十二指肠上部的一部分淋巴结可回流至幽门下淋巴结和脾淋巴结。

2.空肠和回肠

空肠（jejunum）上端起自十二指肠空肠曲，下端接续回肠（ileum），回肠接续盲肠。空肠和回肠一起被肠系膜悬系于腹后壁，合称为系膜小肠，有系膜附着的边缘称系膜缘，其相对缘称游离缘或对系膜缘。

空肠和回肠的形态结构不完全一致，但变化是逐渐发生的，故两者间无明显界线。一般将系膜小肠的近侧2/5称空肠，远侧3/5称回肠。从位置上看，空肠常位于左腰区和脐区；回肠多位于脐区、右侧腹股沟区和盆腔内。从宏观上看，空肠管径较大，管壁较厚，血管较多，颜色较红，呈粉红色；而回肠管径较小，管壁较薄，血管较少，颜色较浅，呈粉灰色。此外，系膜的厚度从上向下逐渐变厚，脂肪含量越来越多。肠系膜内血管的分布也有区别，空肠的动脉弓级数较少（有1～2级），直血管较长，而回肠的动脉弓级数较多（有4～5级），直血管较短。从组织结构上看，空、回肠都具有消化管典型的 4 层结构。其黏膜除形成环状襞外，内表面还有密集的绒毛，这些结构极大地增强了肠系膜的表面积，有利于营养物质的消化和吸收。在黏膜固有层和黏膜下组织内含有淋巴滤泡。淋巴滤泡分孤立淋巴滤泡（solitary lymphatic follicles）和集合淋巴滤泡（aggregated lymphatic follicles）两种，前者分散存在于空肠和回肠的黏膜内，后者多见于回肠下部。集合淋巴滤泡又称Peyer斑，有20～30个，呈长椭圆形，其长轴与肠管的长轴一致，常位于回肠下部的肠系膜肠壁内。

此外，约2%的成年人，在距回肠末端0.3～1.0 m的回肠对系膜上，有长2～5 cm的囊状突起，自肠壁向外突出，称为梅克尔憩室（Meckel diverticulum），是胚胎时期卵黄囊未完全消失而形成的。梅克尔憩室易发炎或合并溃疡穿孔，因其位置靠近阑尾，故症状与阑尾炎相似。

空肠、回肠的主要功能是消化和吸收食物，空肠皱襞较多、回肠皱襞相对较少（图1–3–4，图1–3–5）。

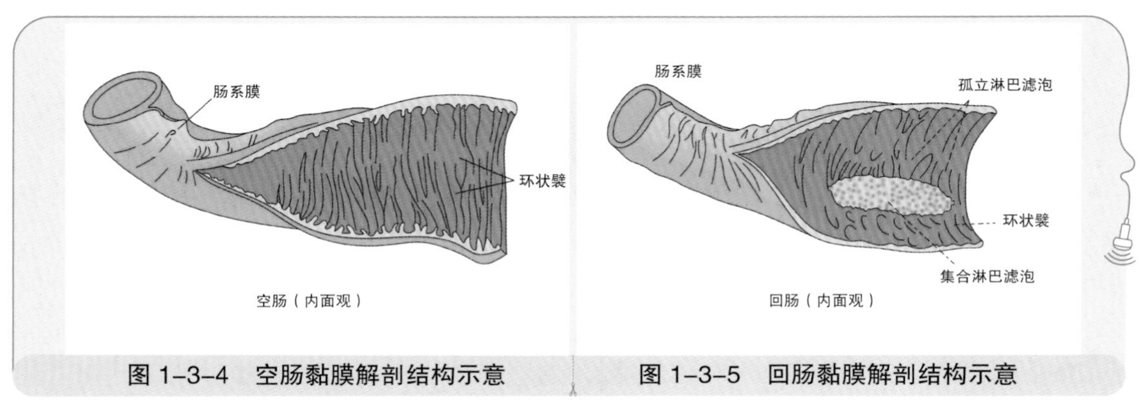

图 1–3–4　空肠黏膜解剖结构示意

图 1–3–5　回肠黏膜解剖结构示意

空肠、回肠的血液供应：空肠动脉、回肠动脉来自肠系膜上动脉；静脉与同名动脉伴行，汇入肠系膜上静脉（图1–3–6）。

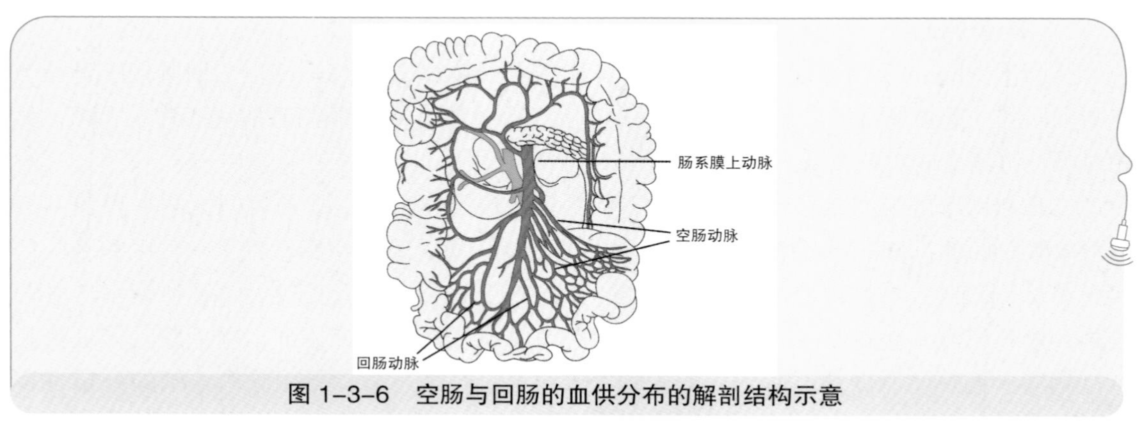

图 1-3-6 空肠与回肠的血供分布的解剖结构示意

第四节 大肠

大肠（large intestine）为消化道的下段，可分为盲肠、阑尾、结肠（升结肠、横结肠、降结肠、乙状结肠）、直肠和肛管5部分。成年人大肠全长1.5 m左右，起自回肠，全程形似方框，围绕在空肠、回肠的周围。大肠的主要功能是进一步吸收水分、维生素和无机盐，并将食物残渣形成粪便，排出体外（图1-4-1）。

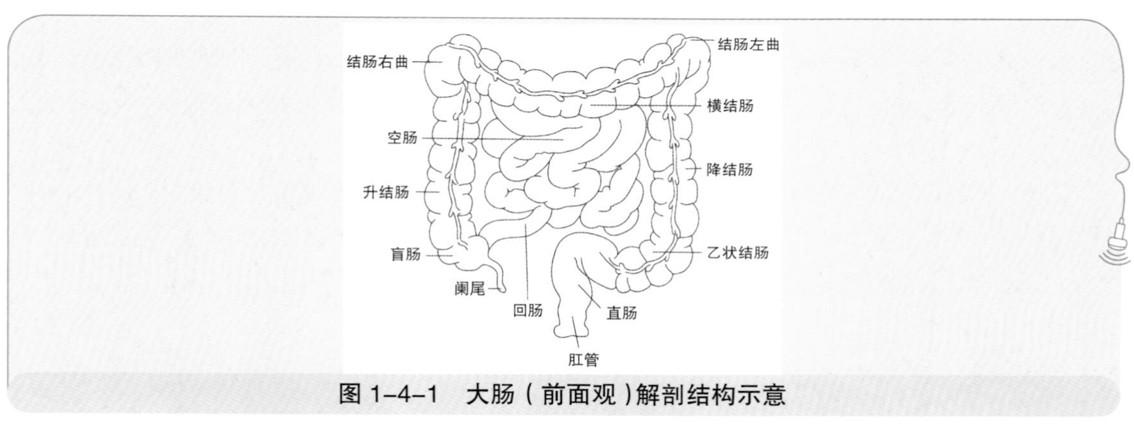

图 1-4-1 大肠（前面观）解剖结构示意

除直肠、肛管和阑尾外，结肠和盲肠具有3种特征性结构，即结肠带、结肠袋和肠脂垂。结肠带（colic bands）由肠壁的纵行肌增厚形成，沿大肠纵轴平行排列，分为独立带、网膜带和系膜带3条，均会聚于阑尾根部。结肠袋（haustra of colon）是肠壁由横沟隔开并向外膨出的囊状突起，这是由于结肠带短于肠管的长度使肠管皱缩形成的。肠脂垂（epiploicae appendices）沿结肠带两侧分布的许多小突起，由浆膜和其所包含的脂肪组织形成。正常情况下，大肠管径较大，肠壁较薄，但疾病情况下可有较大变化。因此，在腹部手术中，鉴别大、小肠主要依据大肠的上述3个特征。

1.盲肠

盲肠（caecum）为大肠的起始段，长6～8 cm，其下端为盲端，上续接升结肠，左侧与回肠相连接，末端有孔与阑尾相连。盲肠位于右髂窝内，其体表投影在腹股沟韧带外侧半的上方。在胚胎发育过程中，有少数情况，由于肠管旋转异常，可出现异位盲肠，既可高达髂嵴以上，也可低至骨盆腔内，甚至出现于腹腔左侧。一般情况下，盲肠属于腹膜内位器官，其各方面均有腹膜被覆，因无系膜或仅有短小系膜，故其位置相对较固定。少数人在胚胎发育过程中，由于升结肠系膜不同程度保留，使升结肠、盲肠具有较大的活动范围，称为移动性盲肠。这种情况可导致肠扭转的发生。另外，由于结肠系膜过长，在盲肠和升结肠后面，形成较深的盲肠后隐窝，小肠易突入，形成盲肠后疝。

2.回盲瓣

回肠末端向盲肠的开口，称回盲口（ileocecal orifice）。此处肠壁内的环形肌增厚，并覆以黏膜而形成上、下两片半月形的皱襞称回盲瓣（ileocecal valve）。回盲瓣位于远端回肠与大肠交界处，是区分小肠与大肠的重要解剖结构。回盲瓣通常位于盲肠壁的内侧面，少数可开口于结肠的外侧面或后面，另有系带样结构将上下回盲瓣固定于盲肠皱襞。上下回盲瓣表面光滑，对称，少数可呈分叶状，正常回盲瓣上下径为1.0 ~ 4.0 cm，平均1.7 cm，左右径为1.0 ~ 6.0 cm，平均2.8 cm。上下瓣间形成的一狭小开口（回盲口）既可调节小肠内容物进入盲肠的速度，使食糜在小肠内有足够的时间停留并得到充分消化和吸收，避免消化吸收紊乱，又可防止大肠内容物逆流回小肠。在回盲口下方约2 cm处，有阑尾的开口（图1–4–2）。

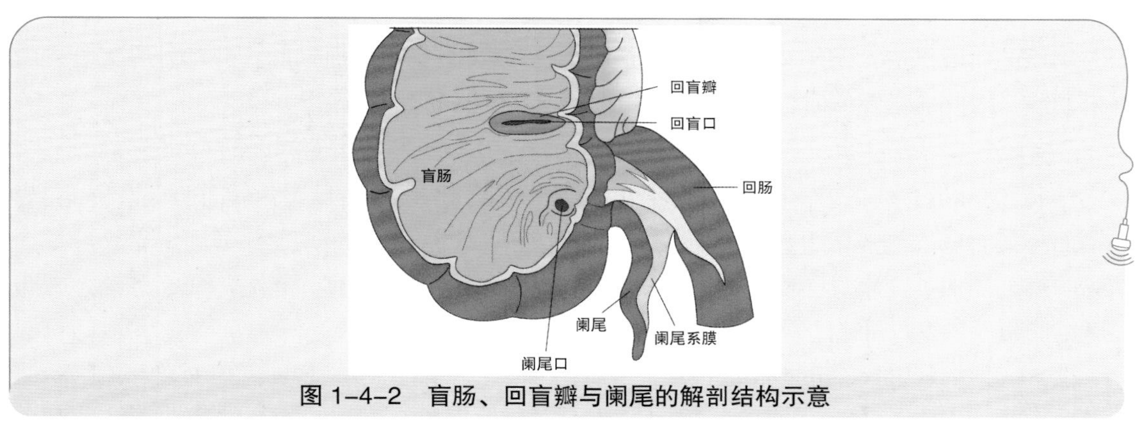

图 1–4–2　盲肠、回盲瓣与阑尾的解剖结构示意

3.阑尾

阑尾（vermiform appendix）是盲肠下端后内侧壁向外延伸的一条细管状器官，因外形酷似蚯蚓，故又称蚓突。其长度因人而异，总长度平均7 ~ 9 cm，偶有长达20 cm或短于1 cm者。阑尾缺如者极为罕见。成年人阑尾的管径一般为0.5 ~ 1.0 cm，静止时管腔的内径狭小，仅0.2 cm左右。管径随着年龄增长而缩小，亦可被粪石阻塞，形成阻塞性阑尾炎。阑尾根部较固定，多数在回盲口的后下方约2 cm处开口于盲肠，此口为阑尾口。阑尾口的下缘有一条不明显的半月形黏膜皱襞称为阑尾瓣，该瓣有防止粪块或异物坠入阑尾腔的作用。阑尾尖端为游离盲端，游动性大，所以阑尾位置不固定。阑尾系膜呈三角形或扇形，内含血管、神经、淋巴管及淋巴结等，由于阑尾系膜游离缘短于阑尾本身，致使阑尾呈钩形、“S”形或卷曲状等不同程度的弯曲，这些亦是阑尾发炎的基础。

阑尾的位置主要取决于盲肠的位置。通常阑尾与盲肠一起位于右髂窝内，少数情况可随盲肠位置变化而出现异位阑尾。尽管阑尾根部与盲肠的位置关系比较固定，但由于阑尾体和尖游动性较大，因此阑尾在右髂窝，与回盲部的位置关系有多种，即可在回肠下、盲肠后、盲肠下、回肠前及回肠后等。常见的有以下几种：①回肠前位：位于回肠末端前方，尖端向上，有时与腹前壁接触，故发生炎症时右下腹压痛明显；②盆位：跨腰大肌前面入盆腔；③盲肠后位：在盲肠后方，髂肌前面，有时可在壁腹膜后；④回肠后位：位于回肠末端后方，尖端常在左上；⑤盲肠下位：在盲肠下方，尖端指向右下方（图1-4-3）。

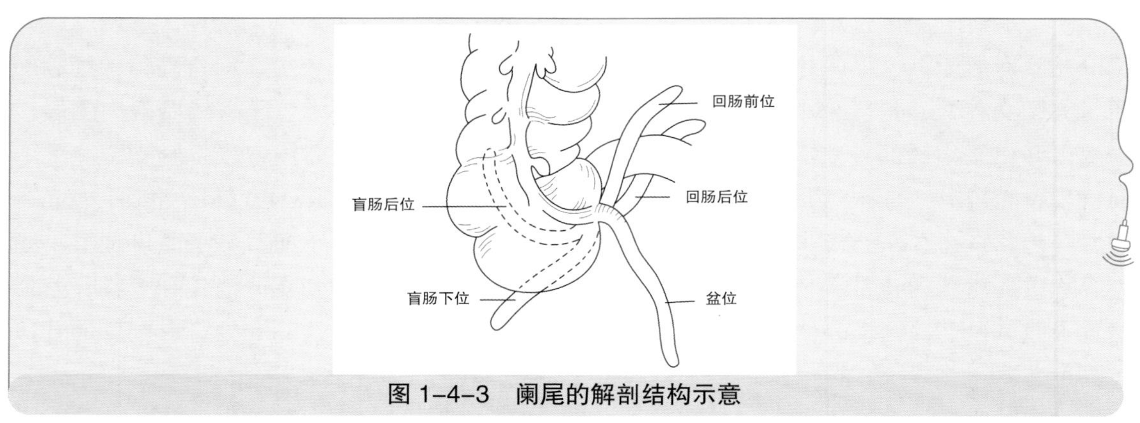

图 1-4-3　阑尾的解剖结构示意

阑尾的血液供应：阑尾动脉起自回肠动脉或其分支盲肠前、后动脉，此动脉为无分支的终末动脉，因此血运障碍时，易引起阑尾坏疽。静脉与相应动脉伴行。

4.结肠

结肠（colon）是介于盲肠与直肠之间的一段大肠，结肠在右髂窝内续于盲肠，在第3骶椎平面连接直肠。结肠分升结肠、横结肠、降结肠和乙状结肠4部，大部分固定于腹后壁，结肠的排列酷似英文字母“M”，将小肠包围在内。结肠的直径自其起端6 cm，逐渐递减为乙状结肠末端的2.5 cm，这是结肠肠腔最狭细的部位。

（1）升结肠（ascending colon）：长约15 cm，在右髂窝处，起自盲肠上端，沿腰方肌和右肾前面上升至肝右叶下方，转折向左前下方移行于横结肠，转折处的弯曲称结肠肝曲（hepatic flexure），又称结肠右曲（right flexure）。升结肠属于腹膜间位器官，无系膜，前方及两侧被腹膜覆盖，其后方借结缔组织贴附于腹后壁，因此活动度甚小。

（2）横结肠（transverse colon）：长约50 cm，起自结肠肝曲，先行向左前下方，后略转向左后上方，形成一略向下垂的弓形弯曲，至左季肋区，在脾脏下方形成脾曲（splenic flexure），又称结肠左曲（left flexure），向下续于降结肠。横结肠属于腹膜内位器官，由横结肠系膜连于腹后壁，活动度大。与升结肠仅前方及两侧由腹膜覆盖不同，横结肠几乎全部由腹膜包裹。肝曲与脾曲、两个结肠曲之间的横结肠下垂程度多变，其中间部分可下垂至脐或低于脐水平，甚至有时可下垂至盆腔。

（3）降结肠（descending colon）：长约25 cm，起自结肠脾曲，沿左肾外侧缘和腰方肌前面下降，至左髂嵴处续于乙状结肠。降结肠与升结肠一样属于腹膜间位器官，无系膜，借结缔组织直接贴附于腹后壁，活动度很小。

（4）乙状结肠（sigmoid colon）：长约40 cm，在左髂嵴处起自降结肠，沿左髂窝转入盆腔内，全长呈“乙”字形弯曲，至第3骶椎平面续于直肠。乙状结肠属腹膜内位器官，由乙状结肠系膜连于盆腔左后壁。起始位置与终止位置相对较固定，起始位置为小骨盆入口，沿左侧下降，终止位置正好在第3骶椎水平中线的左面，并向下弯曲，延续为直肠，中段则位置多变。由于乙状结肠系膜在肠管中段幅度较宽，所以乙状结肠中段活动度较大，常成为乙状结肠扭曲的因素之一。乙状结肠也是憩室和肿瘤等疾病的多发部位。

（5）结肠的血液供应：结肠的动脉来自肠系膜上、下动脉，包括回结肠动脉、右结肠动脉、中结肠动脉、左结肠动脉及乙状结肠动脉。静脉与相应动脉伴行。

5.直肠

直肠（rectum）是消化管位于盆腔下部的一段，临床上把肛门外口向上15 cm定义为直肠。上与乙状结肠相连，下与肛门相连。与结肠不同，直肠没有结肠袋、肠脂垂和系膜。直肠在第3骶椎前方起自乙状结肠，沿骶、尾骨前面下行，穿过盆膈移行于肛管。直肠并不直，在矢状面有2个明显的弯曲：直肠骶曲（sacral flexure of rectum）是直肠上段沿着骶尾骨的盆面下降，形成一个凸向后方的弓形弯曲，距肛门7～9 cm；直肠会阴曲（perineal flexure of rectum）是直肠末段绕过尾骨尖，转向后下方，形成一个凸向前方的弓形弯曲，距肛门3～5 cm。直肠上1/3前面及外侧面有腹膜覆盖，中1/3仅前方有腹膜覆盖，男性腹膜自直肠折返至膀胱形成直肠膀胱陷凹，女性腹膜自直肠折返至阴道后壁形成子宫直肠陷凹，该折返点男性比女性略高。

直肠上端与乙状结肠交接处管径较细，向下肠腔显著膨大称直肠壶腹（ampulla of rectum）。直肠内面有3个直肠横襞（houston瓣），由黏膜及环形肌构成，具有阻挡粪便下移的作用。最上方的直肠横襞接近直肠与乙状结肠交界处，位于直肠左侧壁上，距肛门约11 cm，偶见该壁环绕肠腔一周，致使肠腔出现不同程度的缩窄；中间的直肠横襞大而且明显，位置恒定，通常位于直肠壶腹稍上方的直肠右前壁上，距肛门约7 cm，相当于直肠前壁腹膜反折的水平。因此，在乙状结肠镜检查中，确定肿瘤与腹膜腔的位置关系时，常以中直肠横襞为标志。最下方的直肠横襞位置不恒定，一般多位于直肠左侧壁上，距肛门约5 cm。当直肠充盈时，此皱襞可消失。了解上述3个直肠横襞的位置，对大肠超声造影检查具有一定的临床意义（图1-4-4）。

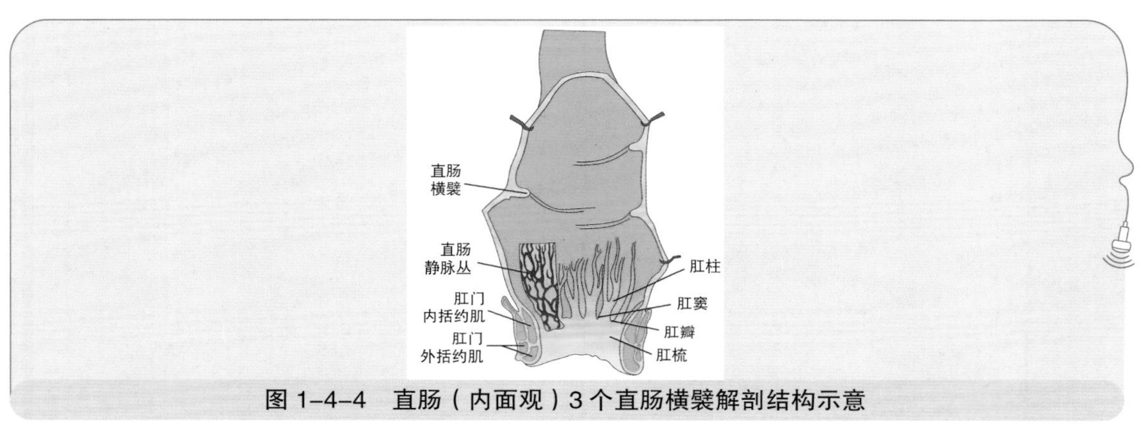

图 1-4-4　直肠（内面观）3个直肠横襞解剖结构示意

（1）大肠壁的组织结构：大肠壁与小肠壁一样从内往外分别是黏膜层、黏膜肌层、黏膜下层、固有肌层、浆膜层/外膜层（图1-4-5）。

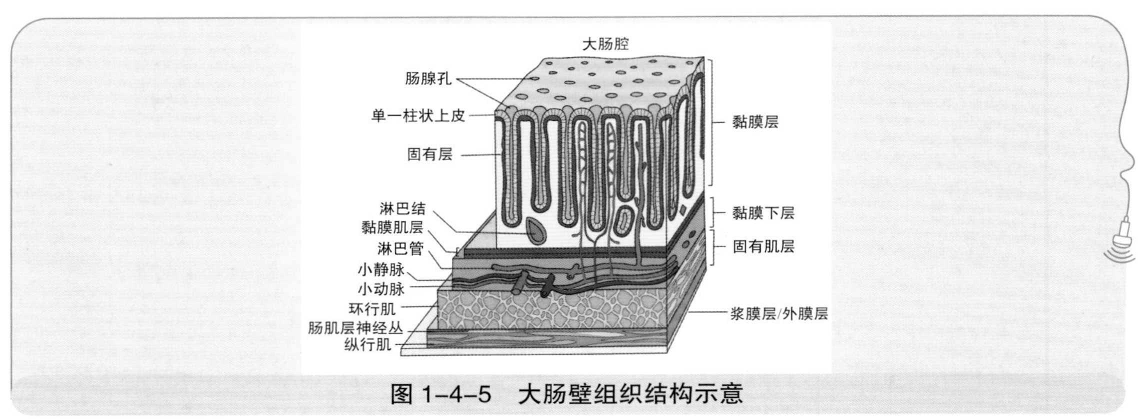

图 1-4-5　大肠壁组织结构示意

（2）直肠的血液供应：直肠上、下动脉分别供应直肠上、下段的血液，静脉与动脉伴行。

参考文献

[1] 丁文龙，刘学政，柏树令，等. 系统解剖学. 9版.北京：人民卫生出版社，2021.
[2] FRANK H. NETTER. 奈特人体解剖学彩色图谱. 张卫光，主译. 7版. 北京：人民卫生出版社，2019.
[3] 李继承，曾园山.组织学与胚胎学. 9版. 北京：人民卫生出版社，2018.
[4] 汪华侨，金昌洙，刘星，等.局部解剖学.北京：北京大学医学出版社，2013.

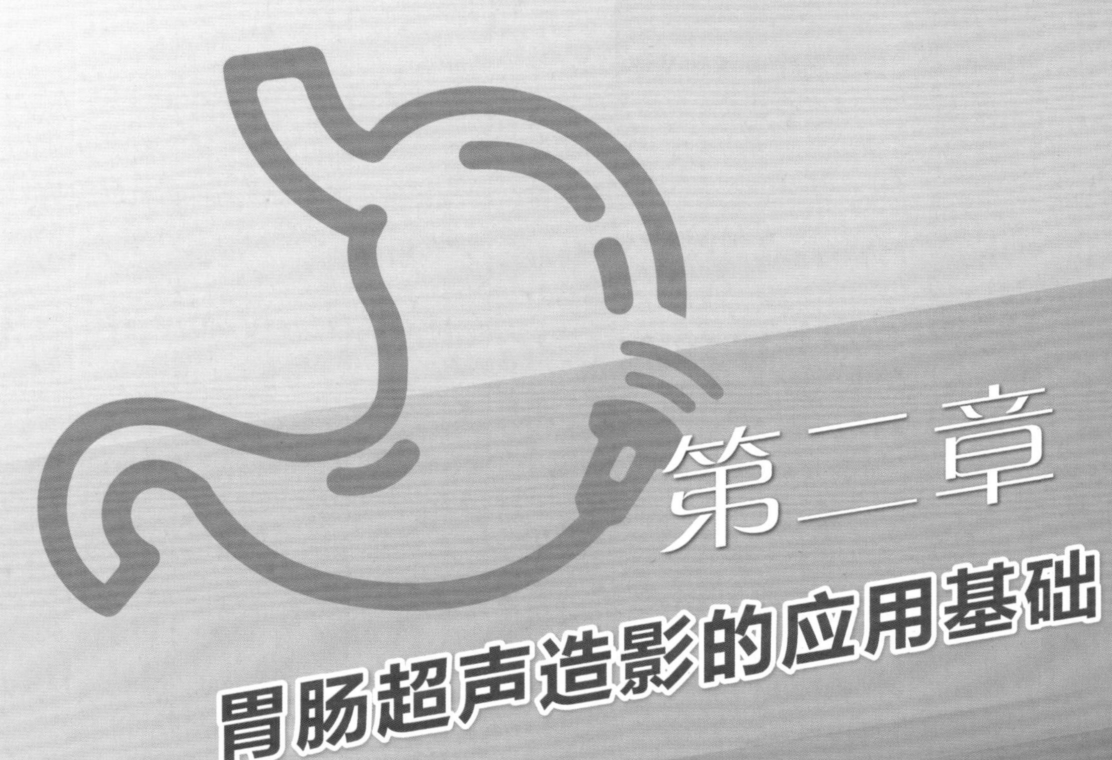

第二章 胃肠超声造影的应用基础

胃肠充盈超声造影是指通过口服型胃十二指肠充盈超声造影（oral contrast ultrasonography，OCUS）或经直肠逆行灌肠法大肠充盈型造影超声检查（intestinal filling contrast ultrasonography with retrograde retention enema，IFCU-RRE）技术使胃和肠腔内充盈一种有均匀回声的介质（也称对比剂或充盈剂），排除胃肠腔内气体及黏液对超声波的干扰，然后进行检查的方法，此方法也称胃肠腔充盈检查法。与传统意义上的经静脉注射的微泡声学超声造影不同。

1.胃肠充盈超声造影物理基础及显像效果

胃肠充盈超声造影技术基于常规超声的原理，利用超声波的反射、折射和衍射，与反射界面的不同是形成超声声像图的基础，通过胃肠充盈造影剂可使胃肠腔充盈，形成胃肠腔与胃肠壁超声对比图像，从而更清晰地显示胃肠壁结构及其病变，进而提高胃肠超声检查的显示率和超声诊断的准确率。根据胃肠充盈超声造影剂的成分可分为无回声型和有回声型造影剂两类。

（1）无回声型造影剂胃肠充盈法：无回声型造影剂包括水、果汁和中药等液体类。水是最简单、常用的超声造影剂，使胃肠腔充盈形成无回声区域，经腹胃肠超声检查能更清晰、直观地显示较大胃肠病变或高回声病灶，但是该类造影剂在胃肠内滞留的时间过短，胃肠黏膜不能充分的展平，且容易形成超声伪像及出现后方回声增强。因此，小的病变及低回声病灶用此种方法容易漏诊，且水排空较快，不利于较长时间的观察。

（2）有回声型造影剂胃肠充盈法：通过一种食品型有回声型的超声造影剂充盈胃肠腔，排除胃肠腔内气体及黏液干扰，将空腔脏器变为类似“均匀回声的实性器官”，不影响超声波的穿透，减少了胃壁、胃腔后方增强效应、衰减现象和混响效应等。不仅更加清晰地显示了胃肠壁的结构及病变，也为胃肠周围邻近脏器超声检查建立了良好的透声窗，提高了受检部位超声图像的清晰度及分辨率，也使邻近器官如食管颈段、食管下段、肝左叶、胰腺、脾脏、左肾上腺等的超声检查更清楚（图2-1 ~ 图2-12）。

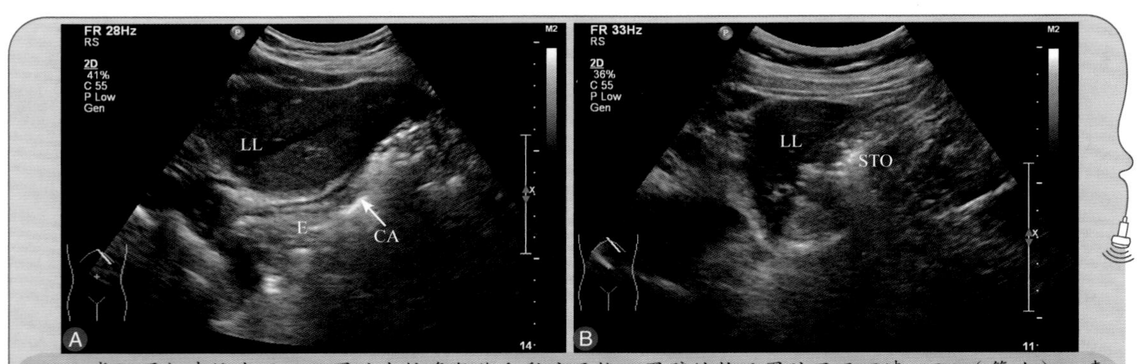

A、B.常规胃超声检查显示：胃腔内较多气体和黏液干扰，胃壁结构及胃腔显示不清。CA（箭头）：贲门；E：食管；LL：肝左叶；STO：胃腔。

图 2-1 常规胃超声检查表现

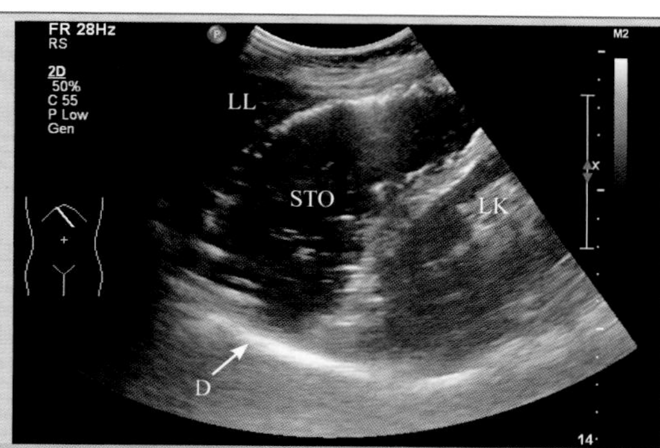

口服无回声造影剂胃充盈之后，胃腔内呈无回声，可见多重反射伪像、后壁回声增强及气体点状强回声，胃壁及胃腔仍有部分显示不清，膈肌（箭头）下方的胃底因反射增强显示欠清晰。D（箭头）：膈肌；LL：肝左叶；STO：胃腔；LK：左肾。

图 2–2　口服无回声型造影剂胃充盈超声造影表现

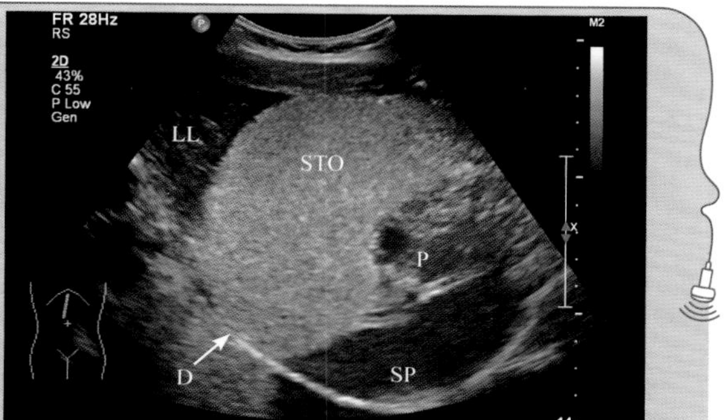

口服均匀回声型造影剂胃充盈之后，胃腔内呈均匀高回声，胃底、胃壁及胃腔显示清晰，周围邻近器官（如肝左叶、胰腺、脾脏、膈肌）显示更清晰。D（箭头）：膈肌；LL：肝左叶；STO：胃腔；P：胰腺；SP：脾。

图 2–3　口服有回声型造影剂正常胃底和胃体充盈超声造影表现

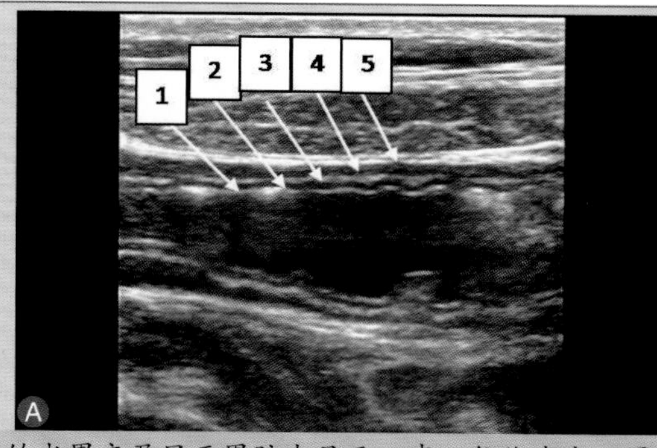

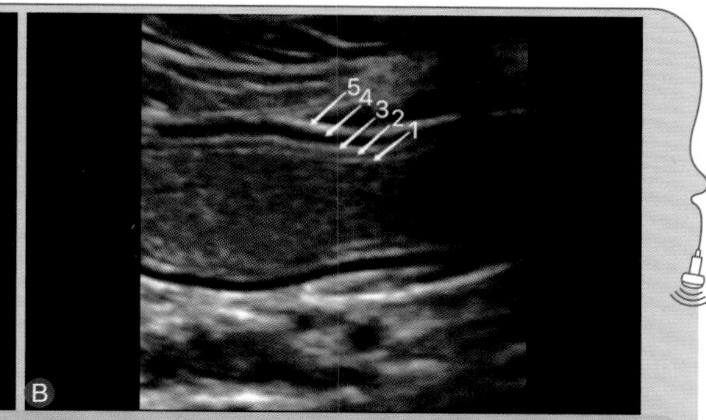

A.饮水胃充盈显示胃腔内呈无回声，气体减少，胃壁层次结构显示得较清晰；B.口服有回声型造影剂胃充盈显示胃腔内呈均匀高回声，胃壁层次结构更清晰。正常胃壁（胃体部：从内向外）结构：①黏膜层（高回声）；②黏膜肌层（低回声）；③黏膜下层（高回声）；④固有肌层（低回声）；⑤浆膜层（高回声）。

图 2–4　胃充盈法正常胃壁层次结构超声造影表现

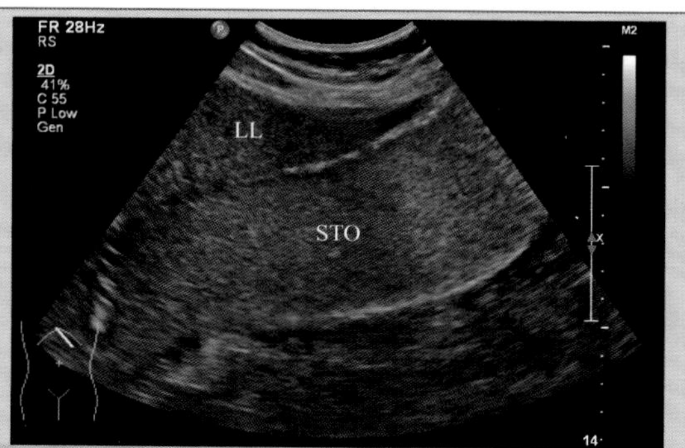

OCUS充盈显示胃腔内呈均匀回声与肝实质回声类似，超声显像更清晰，更易于观察胃壁及胃腔内外的病变。LL：肝左叶；STO：胃腔。

图 2–5　胃充盈法胃腔超声造影表现

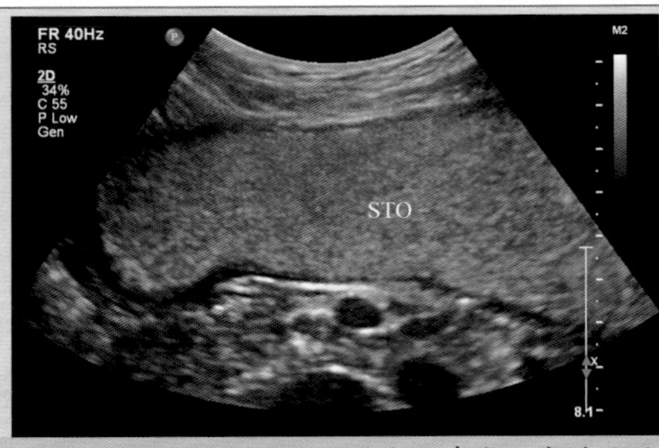

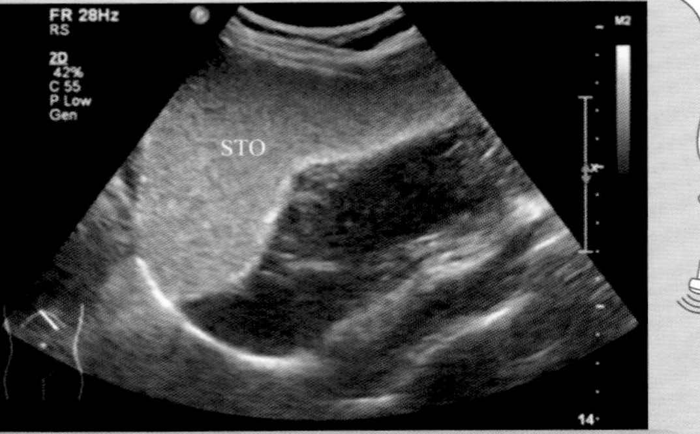

OCUS充盈显示胃腔内呈均匀回声类似实质性器官，胃底、胃体超声显像更清晰。STO：胃腔。

图 2-6　胃充盈法正常胃底和胃体超声造影表现

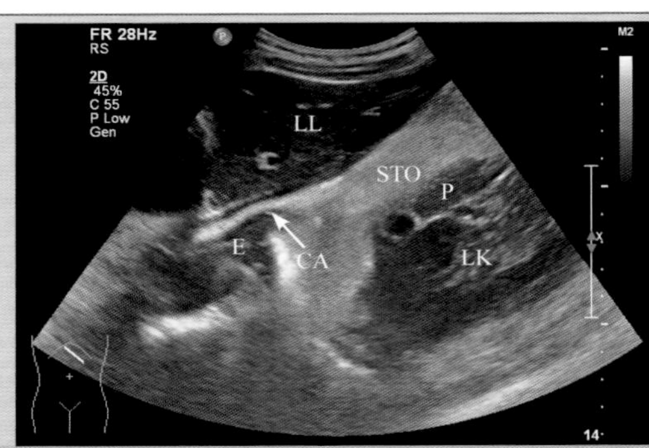

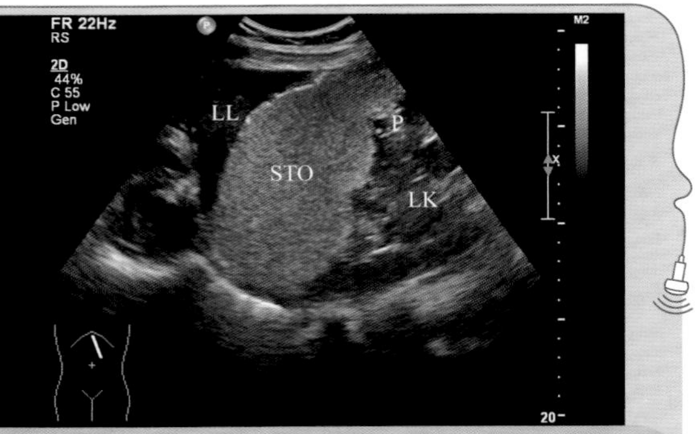

OCUS充盈显示食管下端和贲门腔内呈均匀回声，排除了气体及黏液的干扰，超声显像更清晰，同时左上腹部重要器官（肝左叶、左肾、胰尾等）显示更清晰。CA（箭头）：贲门；E：食管；LL：肝左叶；LK：左肾；P：胰腺；STO：胃腔。

图 2-7　正常食管下段和贲门口服超声造影表现

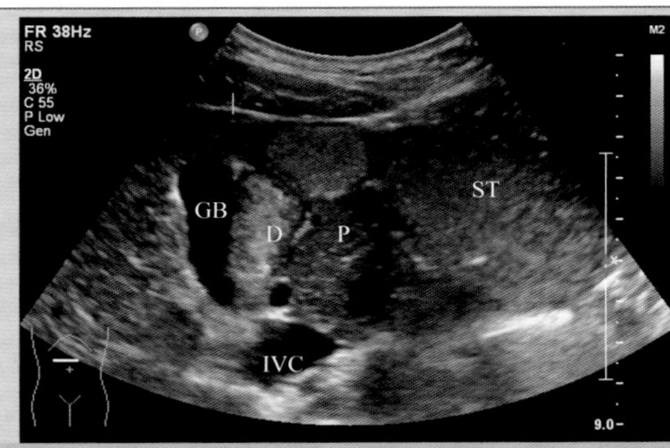

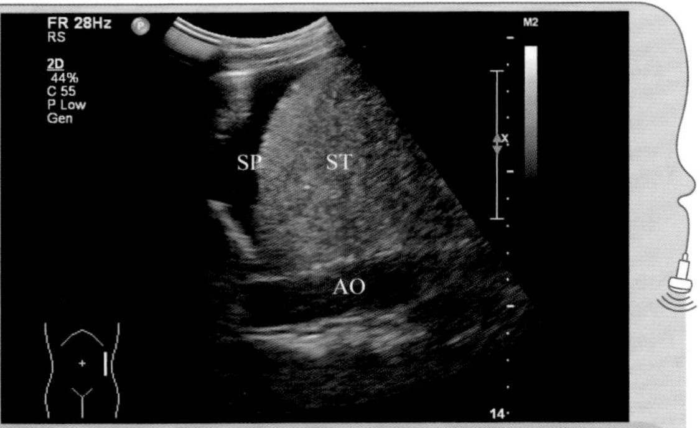

OCUS充盈显示胃腔和十二指肠腔内呈均匀回声，超声显像更清晰，右上腹器官（胃体、胃窦、胰头、十二指肠、下腔静脉、胆囊等）显示得更清晰。AO：腹主动脉；D：十二指肠；GB：胆囊；IVC：下腔静脉；P：胰腺；SP：脾；ST：胃。

图 2-8　胃充盈法正常胃十二指肠超声造影表现

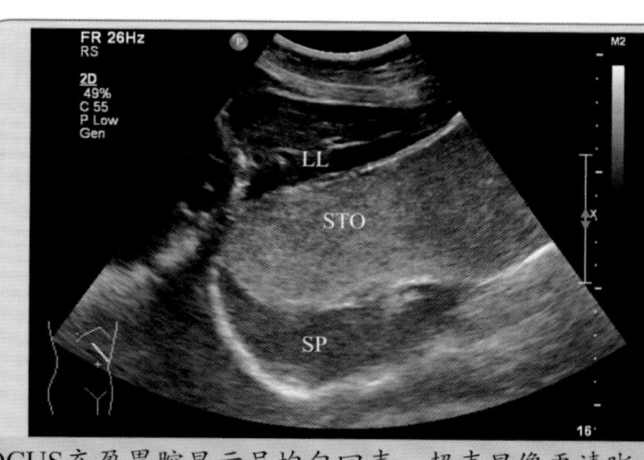

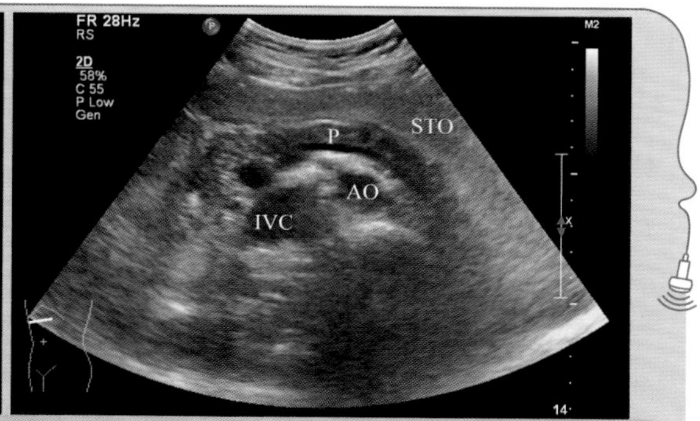

OCUS充盈胃腔显示呈均匀回声，超声显像更清晰，同时邻近器官（肝左叶、脾脏、胰腺、腹主动脉、下腔静脉等）显示得更清晰。AO：腹主动脉；IVC：下腔静脉；LL：肝左叶；P：胰腺；SP：脾；STO：胃腔。

图 2-9　胃充盈法正常胃超声造影表现

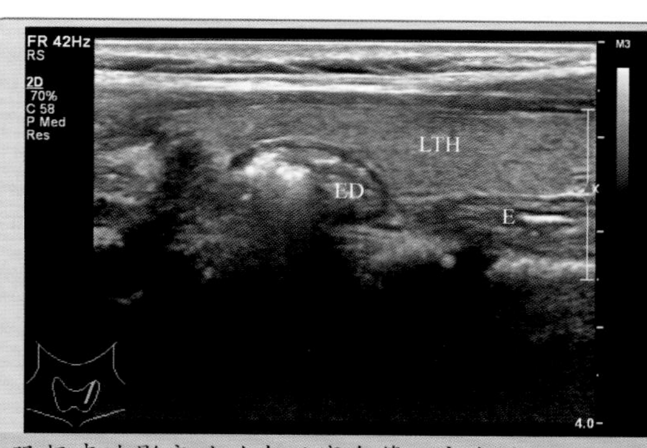

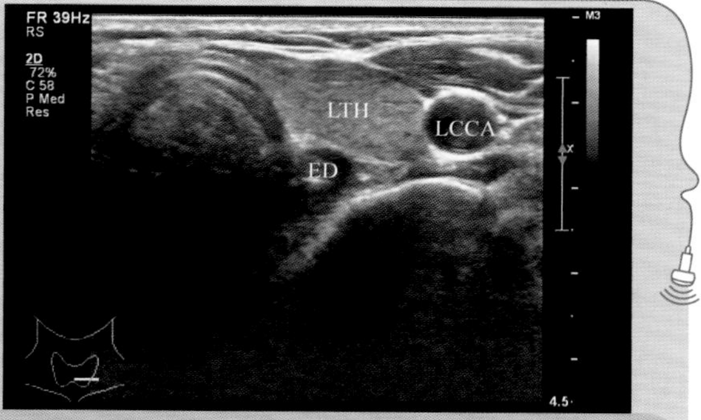

口服超声造影实时动态观察食管颈部包块，可见造影剂通过食管并有部分造影剂进入颈部包块内，以此可鉴别诊断食管憩室和甲状腺肿瘤。E：食管；ED：食管憩室；LCCA：左侧颈总动脉；LTH：甲状腺左叶。

图 2-10　食管口服超声造影表现

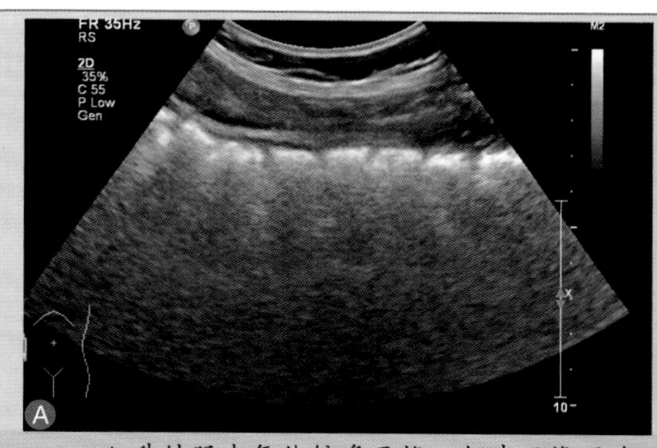

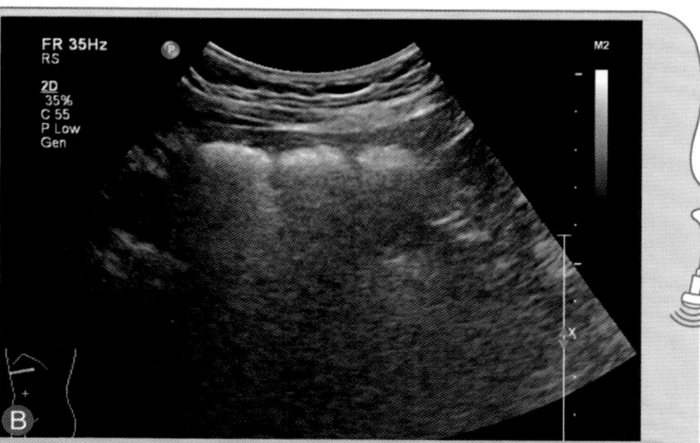

A.升结肠内气体较多干扰，超声显像困难；B.横结肠内气体多干扰，超声显像困难。

图 2-11　常规腹部（大肠）超声检查表现

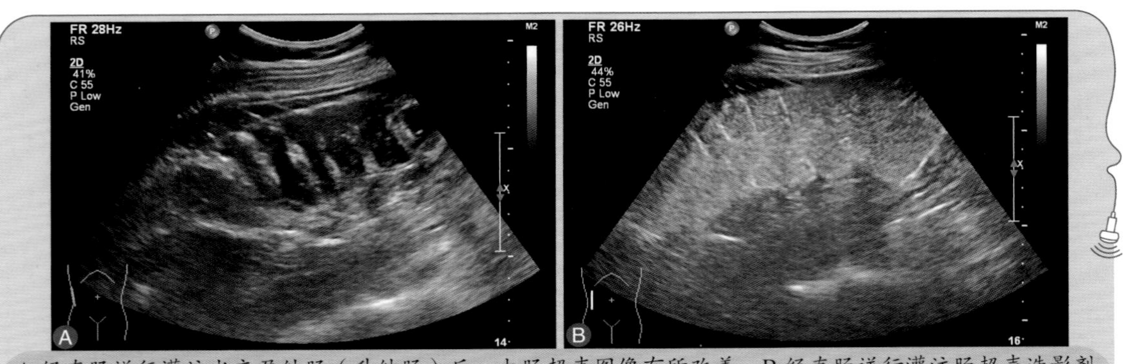

A.经直肠逆行灌注水充盈结肠（升结肠）后，大肠超声图像有所改善；B.经直肠逆行灌注肠超声造影剂充盈升结肠后，大肠超声显像更清晰。

图 2-12　大肠充盈法超声造影表现

2.仪器条件及操作人员技术要求

（1）仪器条件：选用彩色多普勒超声仪，需同时配备腹部凸阵探头及高频线阵探头，腹部凸阵探头频率3.5～5.0 MHz，高频线阵探头频率5.0～13.0 MHz。腹部凸阵探头常规用于成年人及相对较为肥胖的患者，高频线阵探头则适用于儿童及胃前壁病变、体型瘦弱的患者。

（2）操作人员技术要求：超声医师的技术、经验水平会影响胃肠充盈超声造影的结果。根据《中国胃充盈超声检查专家共识》推荐意见：超声医师开展胃肠充盈超声检查需要通过培训，掌握胃常见疾病临床相关诊疗、胃肠及其相邻的解剖结构，正确使用胃肠超声造影剂，较好地掌握胃肠充盈超声造影的操作方法和检查技巧，识别胃壁层次结构及病变，以便对胃肠道疾病做出正确的诊断和鉴别诊断。

3.胃肠充盈超声造影检查的目的

超声检查具有安全、无创、无辐射、便捷等优点，已经成为临床常规的检查项目之一。既往因胃肠为空腔脏器，常规腹部超声检查易受气体和内容物的干扰，限制了其在临床中的应用。随着超声医师经验的积累、对胃肠疾病诊断特点认识的提高及胃肠充盈超声造影剂的研制、改进，使得胃肠充盈超声造影应用到胃肠等空腔脏器病变的检查技术得到了进一步发展，有助于超声检查适应证范围的扩大和胃肠疾病诊断准确性的提高。

4.胃肠充盈超声造影检查的优势

胃肠充盈超声造影能够清楚地显示胃壁结构、层次、厚度，能较早地发现是否有胃壁增厚、局限性包块等。罗建梅等对比了胃肠超声造影与胃镜及病理活检，结果显示，超声符合率达87.5%，其中，消化性溃疡符合率84.4%，胃癌符合率88.9%，胃炎符合率88.6%，胃食管反流符合率88.9%。胃肠充盈超声造影的运用弥补了胃镜仅能检查胃黏膜病变，不能观察胃壁黏膜下病变的不足，为临床提供了新方法。阳性病灶与胃肠镜联合应用，临床价值更大。

5.胃肠双重超声造影检查的临床应用

OCUS或IFCU-RRE检查发现胃肠道病变的准确性较常规超声有了明显的提高，但由于胃肠蠕动、病灶较小或位置较深等因素的影响，常规经腹壁超声检查（conventional transabdominal ultrasonography，CTU）对胃肠肿瘤的血流灌注评估能力有限，在胃肠的良恶性病变定性诊断方面也存在局限性。

双重超声造影（double contrast-enhanced ultrasonography，DCEUS）指在OCUS或IFCU-RRE检查发现胃肠道病变的基础上，再对感兴趣区进行静脉声学造影（contrast enhanced ultrasonography，CEUS）检查，可以评估胃肠壁及病变的微血管灌注情况，提高胃肠疾病的显示率，从而提高医师的诊断及鉴别诊断能力（详见“第九章胃肠双重超声造影的临床应用”）。

参考文献

[1] 中国医药教育协会超声专委会胃肠超声学组.中国胃充盈超声检查专家共识.肿瘤预防与治疗，2020，33（11）：817–819.

[2] 沈理，章建全.积极开展胃超声检查，创新发展胃癌防治研究.中华医学超声杂志（电子版），2020，17（10）：923–926.

[3] 安晓燕.口服速溶胃肠超声助显剂超声造影在诊断胃部疾病中的临床应用.影像研究与医学应用，2018，2（24）：96–97.

[4] 徐荣，王迎春，尹小花.口服超声造影剂在社区人群胃部疾病筛查中的应用价值.中国超声医学杂志，2021，37（2）：153–156.

[5] 马生君，邓满军，刘晔，等.胃充盈超声检查在胃部疾病中的应用与临床价值.肿瘤预防与治疗，2020，33（11）：881–886.

[6] 郭永华，肖保军，于洋洋，等.胃肠超声造影定量诊断老年胃占位性疾病的最佳阀值研究.现代消化及介入诊疗，2020，25（2）：237–240.

[7] 林鸣琴，林家东，卢志娟，等.胃窗超声造影在老年胃及十二指肠病变筛查中的应用.影像研究与医学应用，2019，3（11）：43–45.

[8] 沈理，汪晓虹，王怡.我国胃疾病超声诊断的现状与展望.中华医学超声杂志（电子版），2016，13（6）：401–405.

[9] 王娟利，李涛.胃肠超声造影与胃镜在胃肠道疾病诊断中的价值.现代消化及介入诊疗，2018，23（3）：299–300.

[10] 魏秋鑫，蔡志清，宋军.胃肠超声充盈法对十二指肠疾病诊断的应用价值.医学影像学杂志，2019，29（11）：1896–1899.

[11] 王川予，陈秀华，刘媛，等.口服胃肠超声造影在老年人胃肿瘤诊断中的应用价值.中华老年医学杂志，2019，38（11）：1262–1265.

[12] 艾欣，戴维德，王川予，等.胃窗超声造影检查在胃部疾病诊断中的应用价值.中国临床保健杂志，2020，23（3）：340–343.

[13] 罗建梅，达婷，崔煜，等.胃肠超声造影在胃十二指肠疾病诊断中的应用.胃肠病学和肝病学杂志，2016，25（6）：681–682.

[14] 曹军英，金壮.超声造影应用研究进展.临床军医杂志，2017，45（5）：441–448.

[15] 李小溪，石宛灵，康利克，等.双重超声造影联合超声内镜在胃癌患者术前TNM分期的应用价值.中国超声医学杂志，2021，37（11）：1249–1252.

[16] 崔岩，申文凤，张丽娟.超声胃肠充盈造影用于评估胃癌术前分期的预测价值.内蒙古医科大学学报，2020，42（1）：38–40.

[17] 李婷婷，卢漫，宋军，等.双重超声造影在胃肠间质瘤中的应用价值.实用医院临床杂志，2016，13（2）：68-70.
[18] 余秀华，施红，李黎，等.双重超声造影在诊断胃溃疡型病变中的价值研究.人民军医，2017，60（10）：995-997.
[19] 夏国园，钱彩艳，程祖胜，等.超声双重造影对大肠肿瘤筛查的临床研究.中国超声医学杂志，2017，33（6）：547-550.

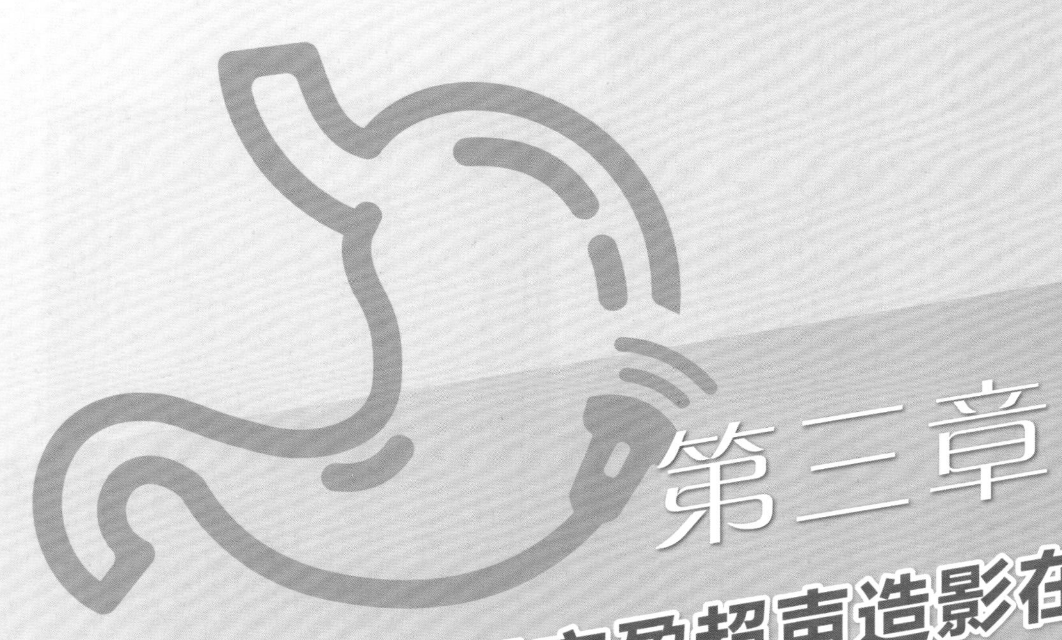

第三章

胃肠充盈超声造影在食管胃十二指肠的临床应用

OCUS检查胃十二指肠，胃腔充盈后正常胃壁显示“三高两低”5层结构回声，从内往外分别是黏膜层、黏膜肌层、黏膜下层、固有肌层、浆膜层，对应超声造影声像图依次显示为高回声–低回声–高回声–低回声–高回声（图3–1，图3–2）。

一高（黏膜层）：胃内容物与黏膜表层形成的高回声界面。

二低（黏膜肌层）：黏膜层与黏膜肌层形成的低回声界面。

三高（黏膜下层）：黏膜肌层与黏膜下层形成的高回声界面。

四低（固有肌层）：固有肌层的低回声界面。

五高（浆膜层）：浆膜层的高回声界面。

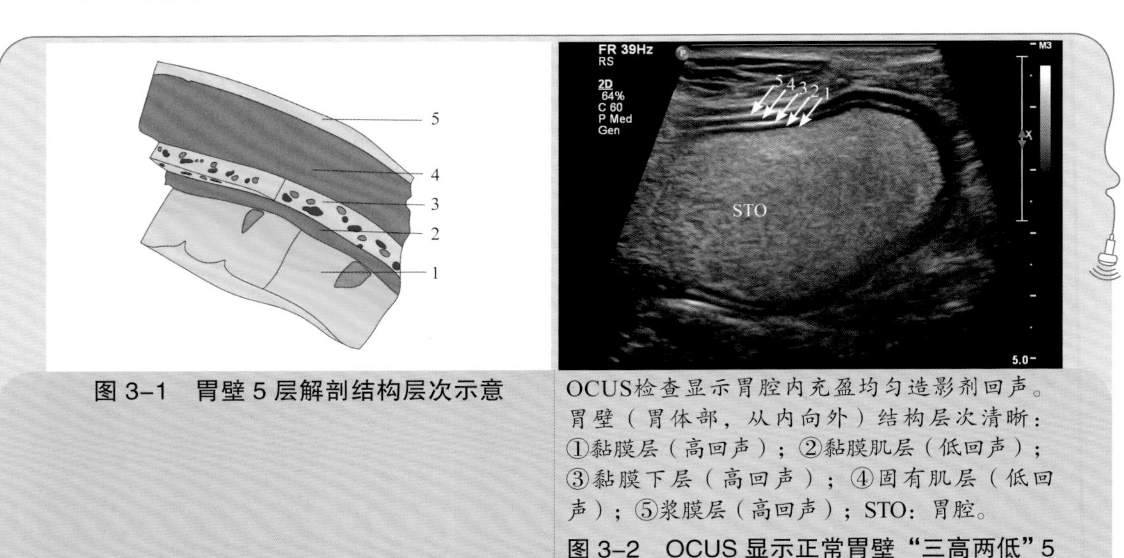

图 3–1 胃壁 5 层解剖结构层次示意

OCUS检查显示胃腔内充盈均匀造影剂回声。胃壁（胃体部，从内向外）结构层次清晰：①黏膜层（高回声）；②黏膜肌层（低回声）；③黏膜下层（高回声）；④固有肌层（低回声）；⑤浆膜层（高回声）；STO：胃腔。

图 3–2 OCUS 显示正常胃壁“三高两低”5 层结构

需要注意的是，胃肠充盈超声造影检查过程中需要调节超声仪器至最佳状态，恰当选择超声探头，在检查中与患者进行充分的沟通交流。若患者曾经有胃手术病史，在对贲门及残胃吻合口进行检查时，超声检查应与饮用超声造影剂同步进行，以便实时动态观察造影剂通过情况。若患者有吞咽困难症状，应注意检查食管，特别是颈段食管和腹段食管。检查颈段食管时，患者取仰卧位，头部略偏向右侧，采用高频探头纵横切面扫查。例如，食管憩室常易被误诊为甲状腺或颈部包块，检查过程中嘱患者含服造影剂做吞咽动作实时动态观察时给予鉴别。胸段食管由于受胸骨柄及肺气干扰，超声检查困难，可将凸阵式探头置于胸骨上窝，探头方向朝下后方，也可将凸阵或相控阵探头置于剑突下，探头方向朝上后方，这样能尽可能多地观察到一部分胸段食管。

食管是一个与贲门相连的前后扁平的肌性管状器官，位于椎骨和椎前肌的前方，气管和心脏后方。食管全长25 ~ 30 cm，分为食管颈段、食管胸段和食管腹段。由于颈段食管位于颈部，位置表浅，超声易于显示。腹段食管空腹及充盈后均较易显示。正常食管管壁厚度为0.3 ~ 0.6 cm，与胃肠道管壁结构一样，从内往外分别是黏膜层、黏膜肌层、黏膜下层、固有肌层、浆膜层。

一、适应证和禁忌证

1.适应证

（1）恐惧或个人体质（高血压、心脏病等）原因不能耐受或具胃肠镜检查禁忌证者。

（2）胃器质性病变：胃炎、消化性溃疡、胃癌、胃息肉、胃黏膜下病变（胃间质瘤、胃淋巴瘤、胃神经内分泌肿瘤、胃平滑肌瘤、胃脂肪瘤、胃神经鞘瘤、胃血管瘤、胃转移瘤、胃囊肿等）、胃底静脉曲张、食管裂孔疝、贲门失弛缓症等。

（3）胃先天性病变：先天性肥厚性幽门狭窄、胃重复畸形、幽门异位开口、十二指肠闭锁、异位胰腺等。

（4）胃功能性病变：胃食管反流、十二指肠胃反流、胃下垂、十二指肠瘀滞症、胃蠕动功能不良、胃轻瘫等。

（5）由于特殊原因（如肿瘤放化疗），需要频繁复查胃肠情况且难以耐受胃肠镜检查的人群。

（6）需要定期随访胃肠病灶大小又不愿意接受胃镜检查的人群。

（7）糖尿病等患者怀疑胃瘫，纳差、腹胀需要排除胃动力不足者。

（8）尿毒症透析、肝腹水、慢性心力衰竭等需要筛查胃壁炎症水肿的患者。

（9）伺机性筛查胃十二指肠肿瘤的人群。

（10）孕妇、婴幼儿、老年人均可检查。

2.禁忌证

禁忌证主要是临床禁饮食的患者，如胃肠活动性出血、穿孔，急性肠梗阻，急性胃扩张，胃潴留，急性胰腺炎及糖尿病昏迷等患者。

二、患者检查前准备及注意事项

（1）通常胃十二指肠检查上午进行，受检查前禁食 8 小时，禁饮 4 小时以上，保持胃内无潴留物。

（2）检查前一晚清淡饮食，避免食用产气及油腻的食物。

（3）幽门梗阻患者因胃内有较多胃液潴留，可直接检查。

（4）特殊患者如鼻饲膳食，可经鼻饲胃管注入胃超声造影剂检查。

三、检查方法与步骤

1.超声造影剂

将超声造影剂事先准备好，按产品说明书，配制成500～600 mL均匀的混悬液，口服前注意调温，避免太冷或太热。胃超声造影剂不同年龄段口服量：3～10岁：每人200～400 mL；10～15岁：每人400～500 mL；成年人常规：每人500～600 mL；对体型高大或胃容量较大者可适当增加造影剂的量；对儿童及体型瘦弱者可根据患者自身情况酌情减量。

2.患者体位及超声扫查顺序

患者常规采取坐位、仰卧位、左侧卧位及右侧卧位进行动态连续多切面的（长轴、短轴及斜冠状切面）扫查，依次检查食管下段、胃贲门、胃底、胃体、胃角、胃窦、幽门及十二指肠球部、降部、水平部和升部；对部分胃下垂者可补充站立位或半坐位检查。

3.胃十二指肠充盈超声造影扫查切面及注意事项

常用检查体位有站立位、坐位、仰卧位、左侧卧位、右侧卧位等。其中坐位有利于饮造影剂时动态观察造影剂通过食管下段及贲门的情况；仰卧位可用于检查食管颈段，并动态观察造影剂的通过情况，有助于鉴别食管憩室等病变；仰卧位、左侧卧位常用于贲门、胃底部观察；右侧卧位有利于胃体、胃角、胃窦、幽门管、十二指肠球部、降部、水平部及升部的观察；站立位有助于观察十二指肠的充盈情况，同时显示胃体最下缘，判断有无胃下垂及下垂程度。超声医师可以依据检查部位和患者的具体情况来选择合适的检查体位，以便造影剂能更好地充盈检查部位，排除气体的干扰（图3–3）。

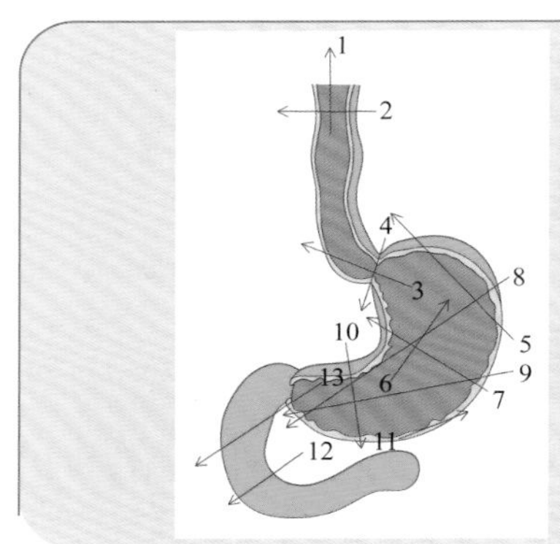

1：食管颈段纵切面；2：食管颈段横切面；3：食管下段和贲门纵切面；4：贲门横切面；5：胃底部纵切面；6：胃体部纵切面；7：胃体部横切面；8：胃角切面；9：胃窦纵切面；10：胃窦横切面；11：胃冠状斜切面；12：十二指肠切面；13：连续显示胃体、胃窦、胃角、胃小弯和十二指肠切面。

图 3–3　OCUS 扫查食管胃十二指肠切面示意

（1）食管颈段长轴切面：患者取仰卧位，高频探头纵置于颈部偏左侧，可获得食管长轴切面（可根据患者具体情况，选择探头频率，图3–4）。

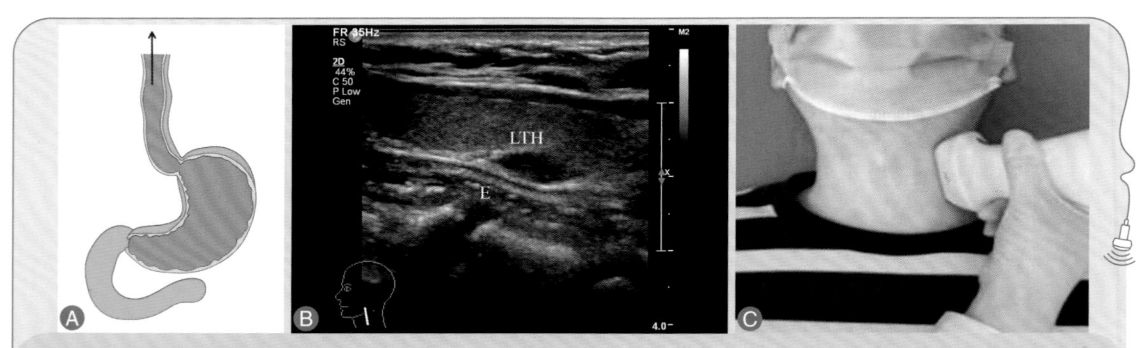

A.食管颈段长轴切面（箭头）解剖结构示意图；B.患者口服超声造影剂之前，食管颈段长轴切面超声表现；C.患者取仰卧位时，食管颈段长轴切面扫查方法。E：食管；LTH：甲状腺左叶。

图 3–4　食管颈段长轴切面

（2）食管颈段短轴切面：患者取仰卧位，高频探头横置于颈部左侧，获得食管颈段短轴切面（图3–5）。

（3）食管下段和贲门长轴切面：患者取仰卧位或坐位，探头斜置于左季肋部下近剑突处，向左后方旋转扫查，可获食管下段和贲门长轴切面，再进行十字交换扫查，即可获得食管下段及贲门短轴切面（图3–6）。

（4）食管下段和贲门短轴切面：患者取仰卧位或坐位，探头斜横置于左季肋部下近剑突处，即可获得贲门短轴切面（图3–7）。

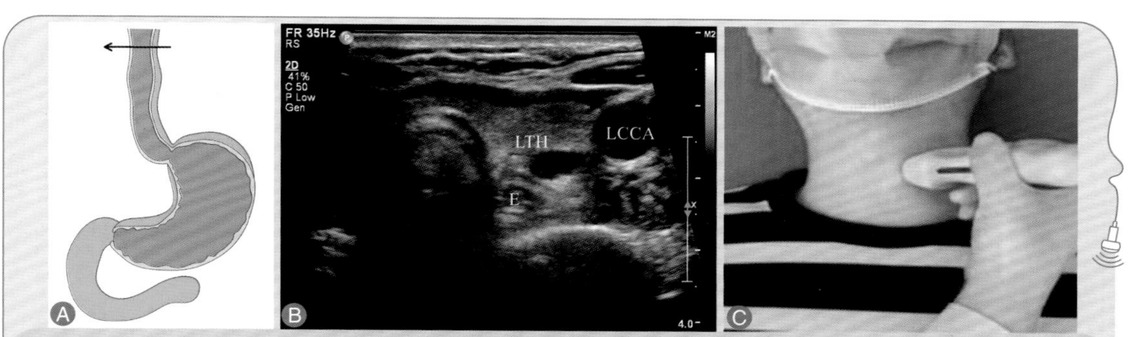

A.食管颈段短轴切面（箭头）解剖结构示意图；B.患者口服超声造影剂之前，食管颈段短轴切面超声表现；C.患者取仰卧位时，食管颈段短轴切面扫查方法。E：食管；LCCA：左侧颈总动脉；LTH：甲状腺左叶。

图 3–5 食管颈段短轴切面

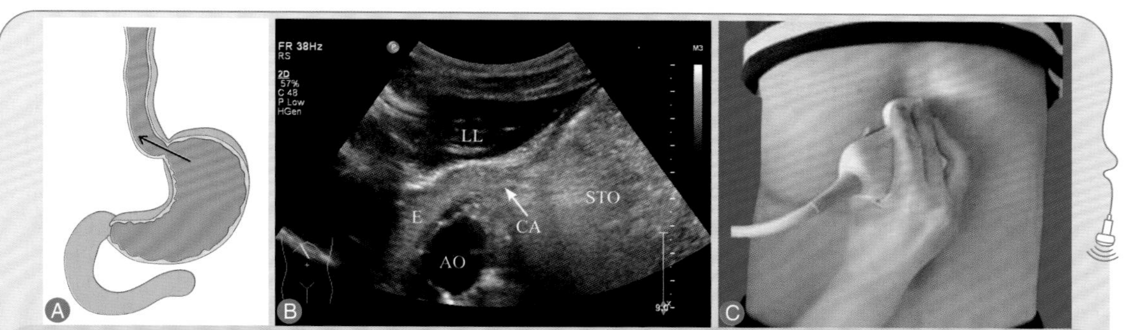

A.食管下段和贲门长轴切面（箭头）解剖结构示意图；B.患者口服超声造影剂之后，食管下段和贲门长轴切面超声表现；C.患者取仰卧位/坐位时，食管下段和贲门长轴切面扫查方法。AO：腹主动脉；CA（白箭头）：贲门；E：食管；LL：肝左叶；STO：胃腔。

图 3–6 食管下段和贲门长轴切面

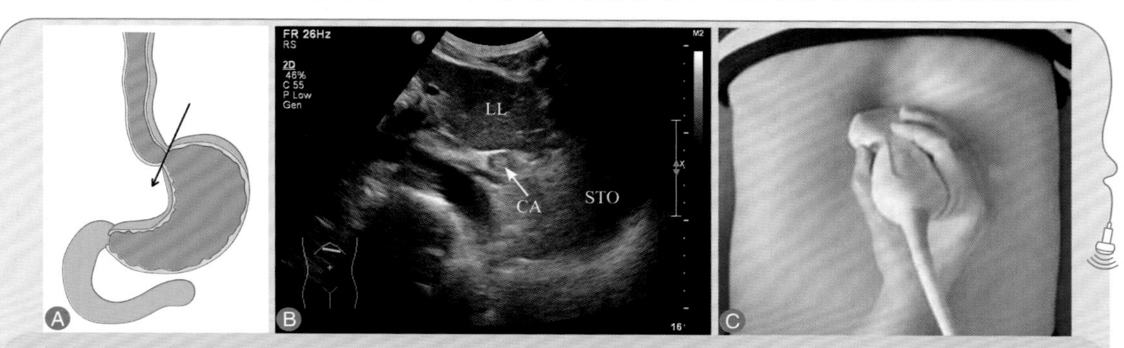

A.食管下段和贲门短轴切面（箭头）解剖结构示意图；B.患者口服超声造影剂之后，食管下段及贲门短轴切面超声表现；C.患者取仰卧位/坐位时，食管下端和贲门短轴切面扫查方法。CA（白箭头）：贲门；LL：肝左叶；STO：胃腔。

图 3–7 食管下段及贲门短轴切面

（5）胃底部切面：患者取仰卧位、坐位或左侧卧位，探头置于左季肋部，朝向左肩旋转扫查，左季肋部下近剑突处或经左侧肋间，角度范围0°～80°，可获得较完整的胃底部胃腔、胃底及大弯切面（图3-8～图3-10）。

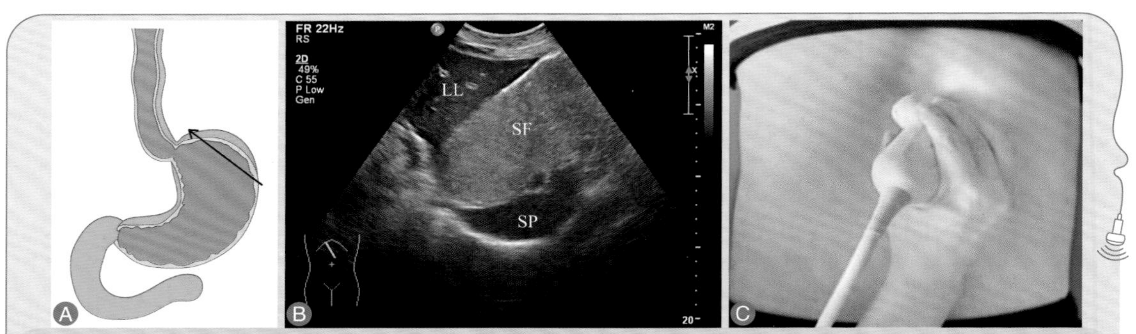

A.左肋下胃底切面（箭头）解剖结构示意图；B.患者口服超声造影剂之后，左肋下胃底切面超声表现；C.仰卧位/坐位左肋下胃底切面扫查方法。LL：肝左叶；SF：胃底；SP：脾。

图 3-8　左肋下胃底切面

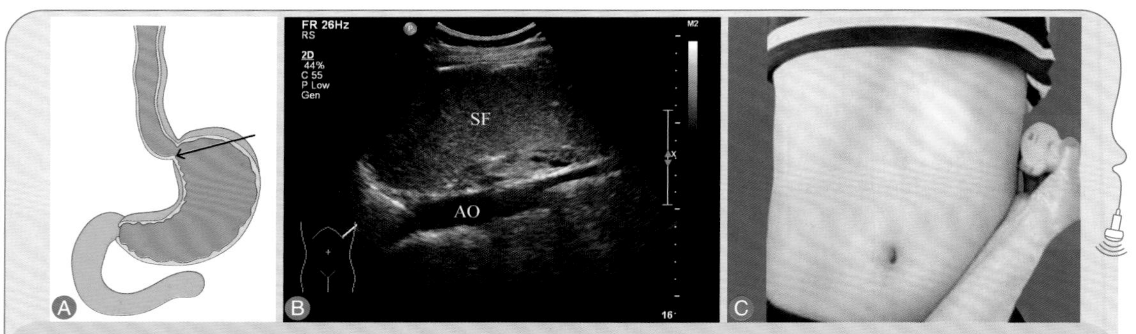

A.左肋间胃底切面（箭头）解剖结构示意图；B.患者口服超声造影剂之后，左肋间胃底切面超声表现；C.患者取仰卧位/坐位时，左肋间胃底切面扫查方法。AO：腹主动脉；SF：胃底。

图 3-9　左肋间胃底切面（1）

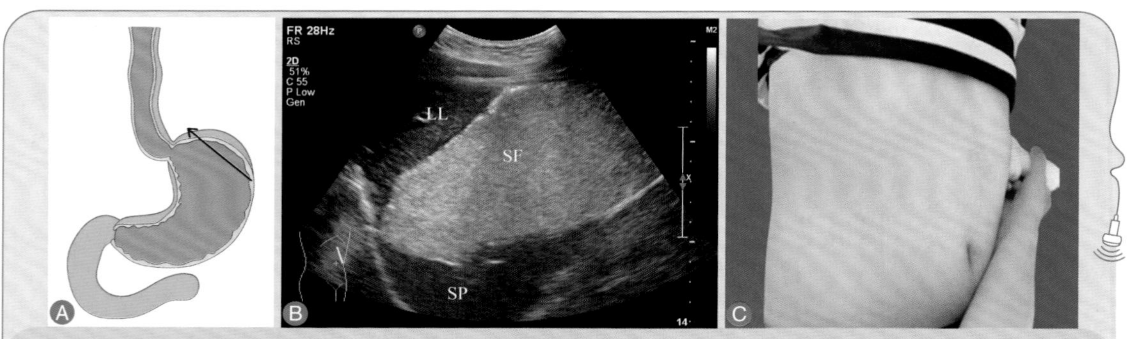

A.左肋间胃底切面（箭头）解剖结构示意图；B.患者口服超声造影剂之后，左肋间胃底切面超声表现；C.患者取左侧卧位时，左侧肋间胃底切面扫查方法。LL：肝左叶；SF：胃底；SP：脾。

图 3-10　左肋间胃底切面（2）

（6）胃体长轴切面：患者取仰卧位、坐位或右侧卧位，探头在左上腹纵斜移动扫查，可显示胃体长轴切面（图3-11，图3-12）。

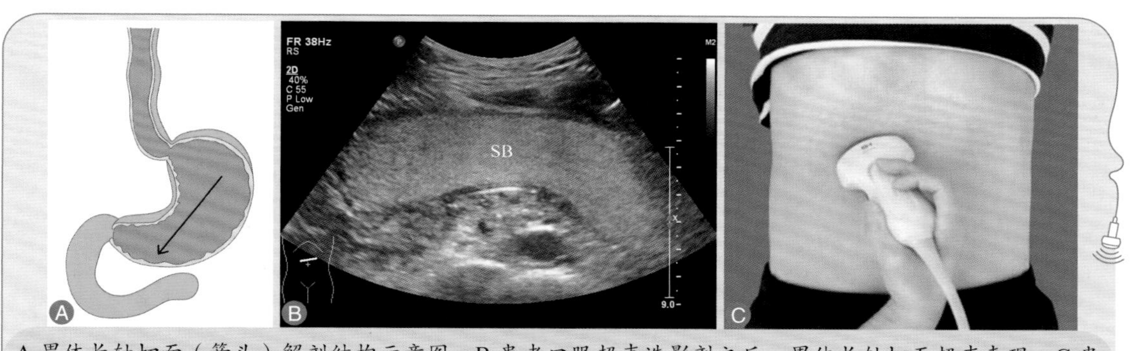

A.胃体长轴切面（箭头）解剖结构示意图；B.患者口服超声造影剂之后，胃体长轴切面超声表现；C.患者取仰卧位/坐位时，胃体长轴切面扫查方法。SB：胃体。

图 3-11　胃体长轴切面（1）

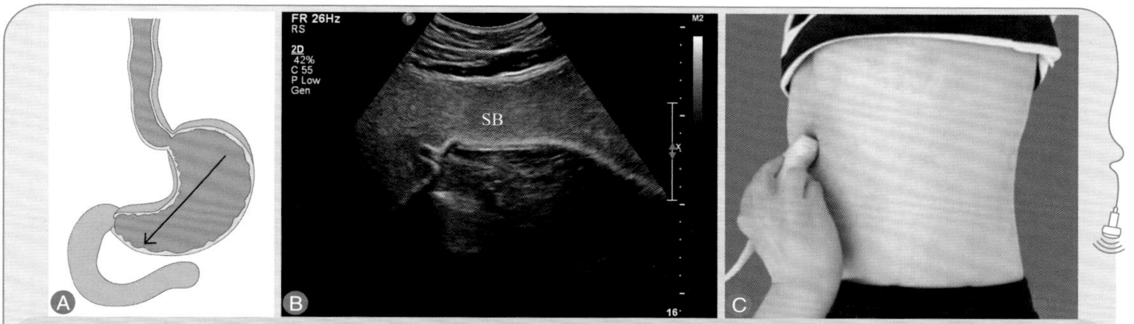

A.胃体长轴切面（箭头）解剖结构示意图；B.患者口服超声造影剂之后，胃体长轴切面超声表现；C.患者取右侧卧位时，胃体长轴切面扫查方法。SB：胃体。

图 3-12　胃体长轴切面（2）

（7）胃体短轴切面：患者取仰卧位、坐位或右侧卧位，探头斜横于左上腹移动扫查，即可显示胃体短轴切面（图3-13，图3-14）。

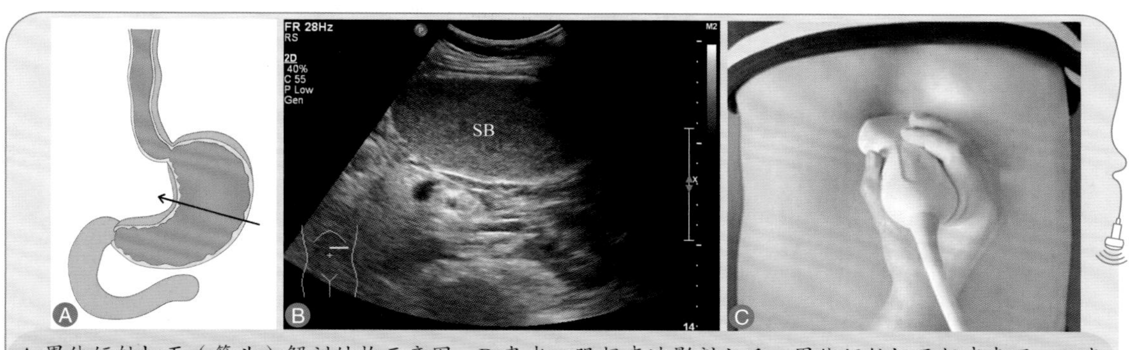

A.胃体短轴切面（箭头）解剖结构示意图；B.患者口服超声造影剂之后，胃体短轴切面超声表现；C.患者取仰卧位/坐位时，胃体短轴切面扫查方法。SB：胃体。

图 3-13　胃体短轴切面（1）

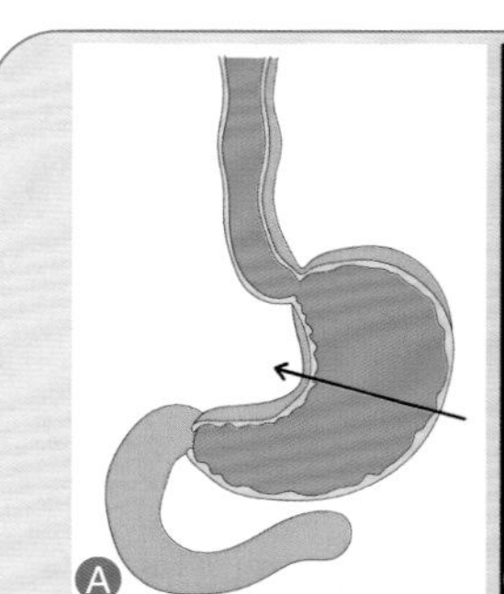

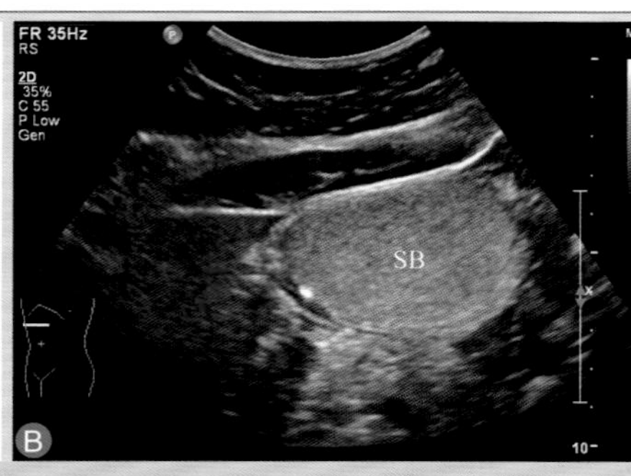

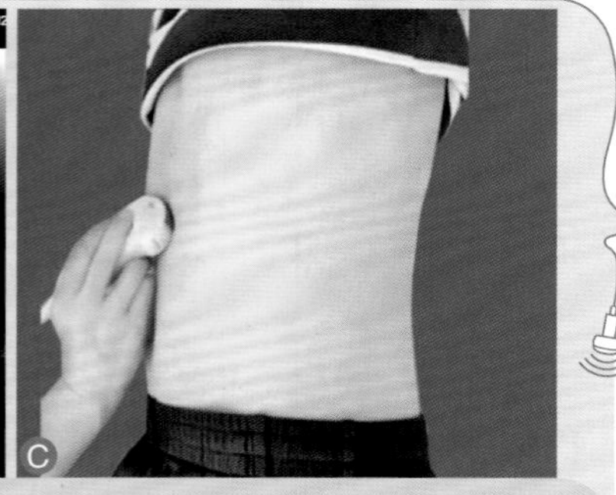

A.胃体短轴切面（箭头）解剖结构示意图；B.患者口服超声造影剂之后，胃体短轴切面超声表现；C.患者取右侧卧位时，胃体短轴切面扫查方法。SB：胃体。

图 3-14 胃体短轴切面（2）

（8）胃角切面：患者取仰卧位、坐位或右侧卧位，探头横置于腹部，在脐部上下各3～5 cm处连续横扫，可获得类似“双环征”声像图，双环连接处是胃角横断面，图中显示其左侧环是胃窦部，右侧是胃体部；或将探头置于脐部上下相同部位倾斜一定角度扫查可获得胃角切面（图3-15～图3-17）。

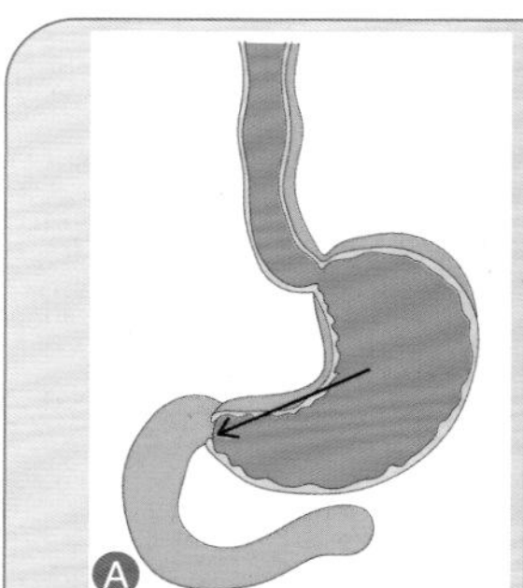

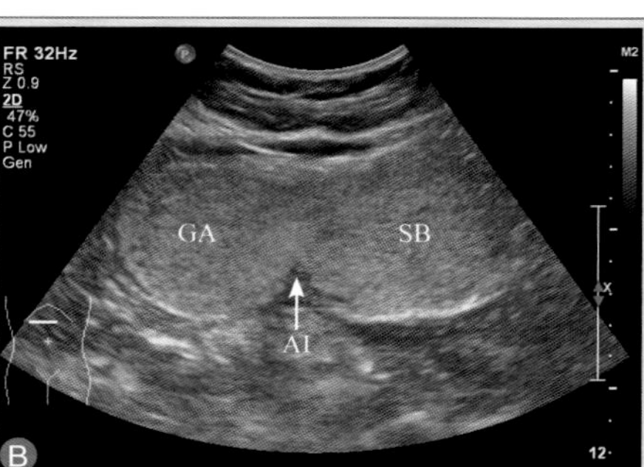

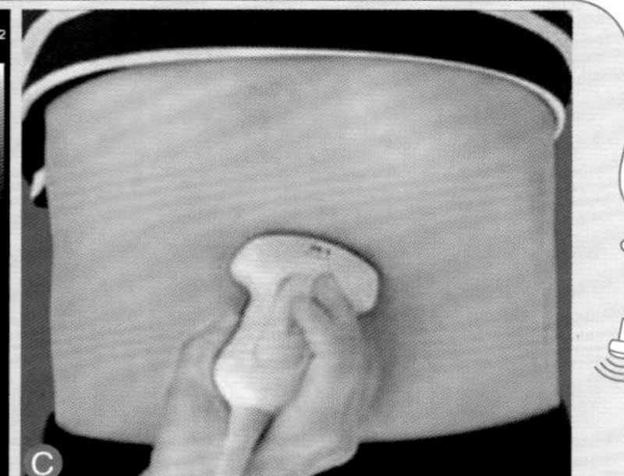

A.胃角横切面（箭头）解剖结构示意图；B.患者口服超声造影剂之后，胃角横切面超声表现；C.患者取仰卧位/坐位时，胃角横切面扫查方法。AI（白箭头）：角切迹；GA：胃窦；SB：胃体。

图 3-15 胃角横切面（1）

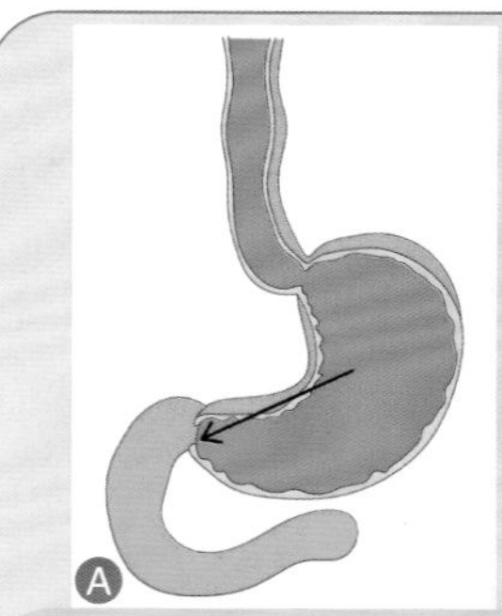

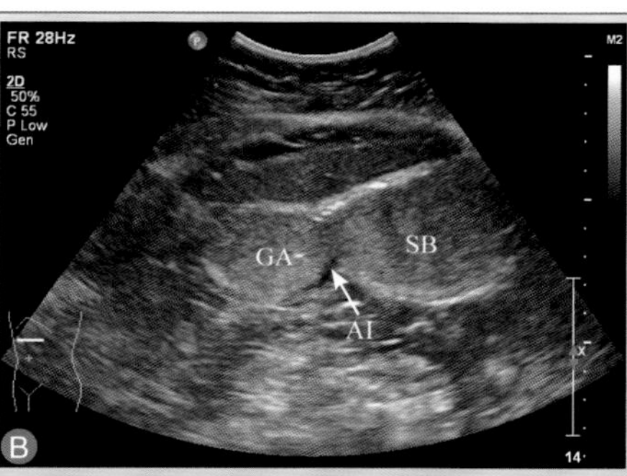

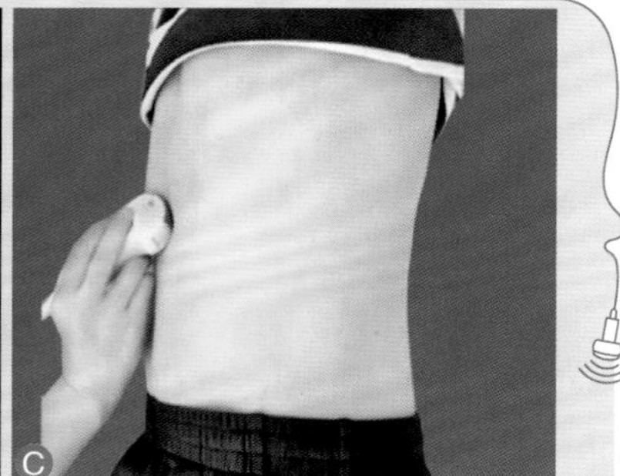

A.胃角横切面（箭头）解剖结构示意图；B.患者口服超声造影剂之后，胃角横切面超声表现；C.患者取右侧卧位时，胃角横切面扫查方法。AI（白箭头）：角切迹；GA：胃窦；SB：胃体。

图 3-16 胃角横切面（2）

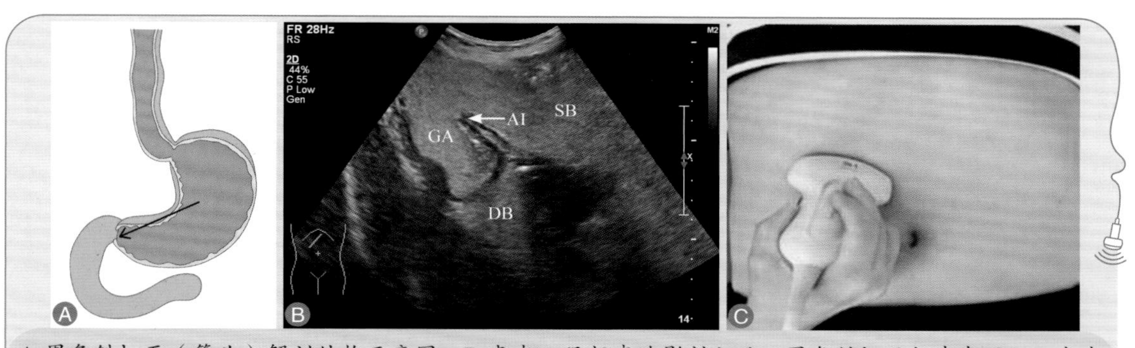

A.胃角斜切面（箭头）解剖结构示意图；B.患者口服超声造影剂之后，胃角斜切面超声表现；C.患者取仰卧位/坐位时，胃角斜切面扫查方法。AI（白箭头）：角切迹；DB：十二指肠球部；GA：胃窦；SB：胃体。

图 3-17　胃角斜切面

（9）胃窦长轴切面：患者取仰卧位、坐位或右侧卧位，探头长轴斜置于脐部与右上腹间，以不同角度扫查获取胃窦长轴切面（图3-18～图3-21）。

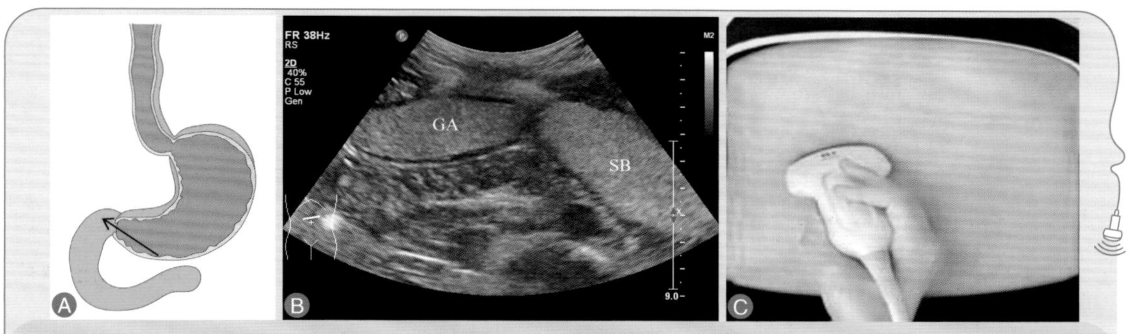

A.胃窦长轴切面（箭头）解剖结构示意图；B.患者口服超声造影剂之后，胃窦长轴切面超声表现；C.患者取仰卧位/坐位时，胃窦长轴切面扫查方法。GA：胃窦；SB：胃体。

图 3-18　胃窦长轴切面（1）

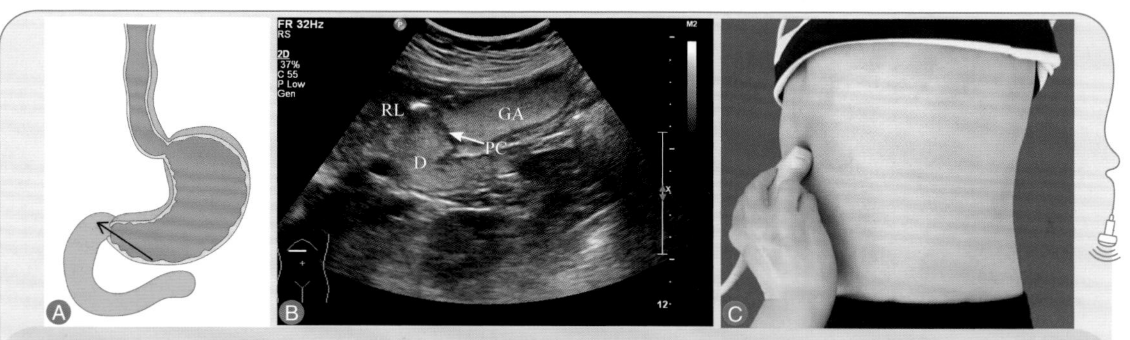

A.胃窦长轴切面（箭头）解剖结构示意图；B.患者口服超声造影剂之后，胃窦长轴切面超声表现；C.患者取右侧卧位时，胃窦长轴切面扫查方法。D：十二指肠；GA：胃窦；PC（白箭头）：幽门管；RL：肝右叶。

图 3-19　胃窦长轴切面（2）

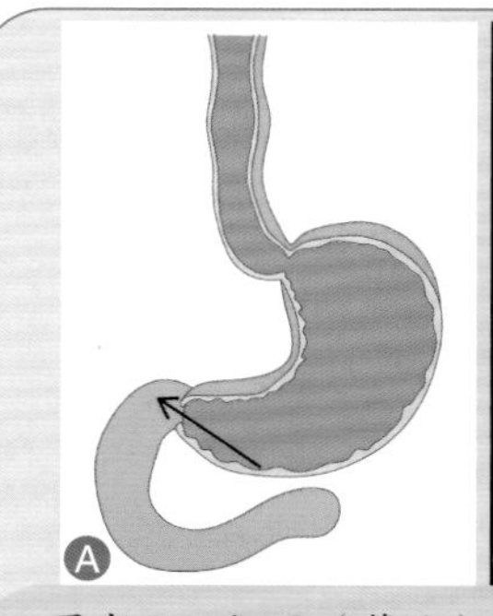

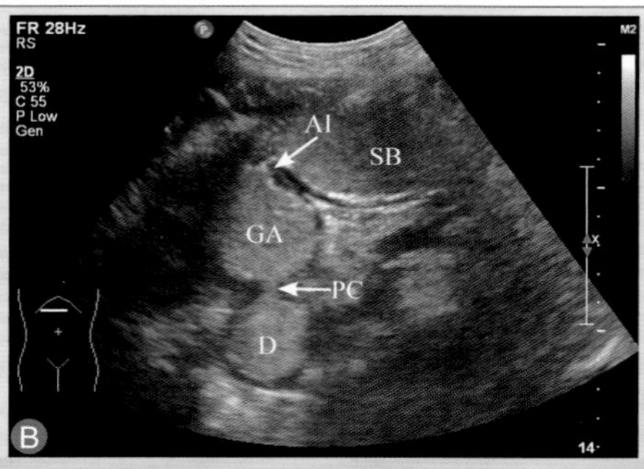

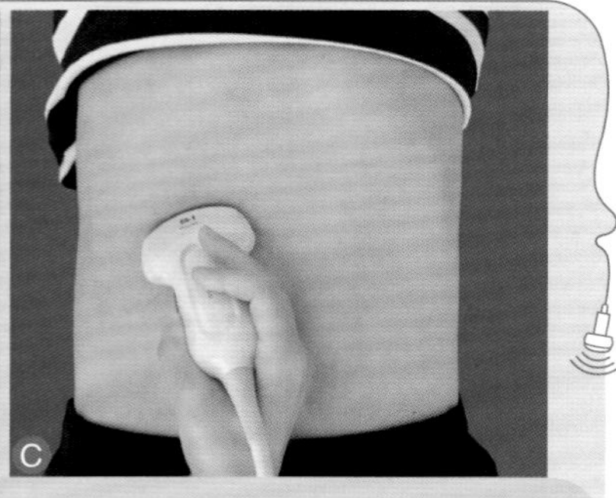

A.胃窦幽门切面（箭头）解剖结构示意图；B.患者口服超声造影剂之后，胃窦幽门切面超声表现；C.患者取仰卧位/坐位时，胃窦幽门切面扫查方法（探头朝向左）。AI（白箭头）：角切迹；D：十二指肠；GA：胃窦；PC（箭头）：幽门管；SB：胃体。

图 3-20　胃窦幽门切面（1）

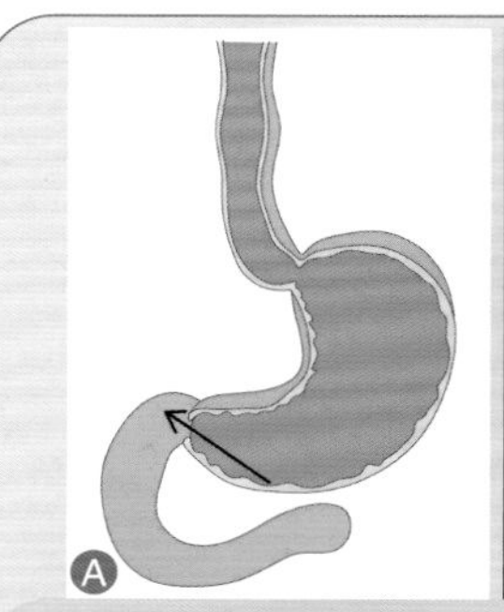

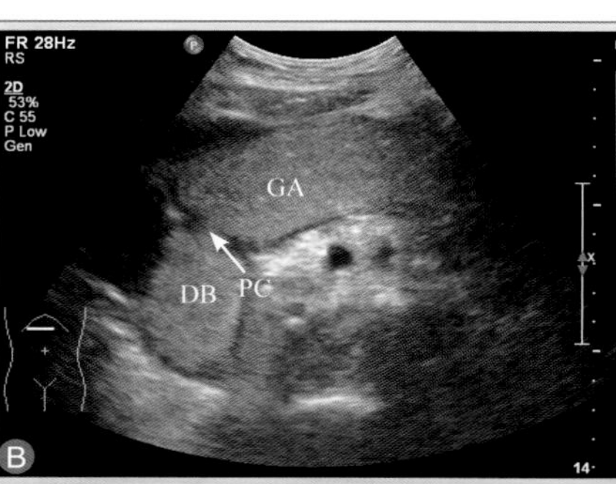

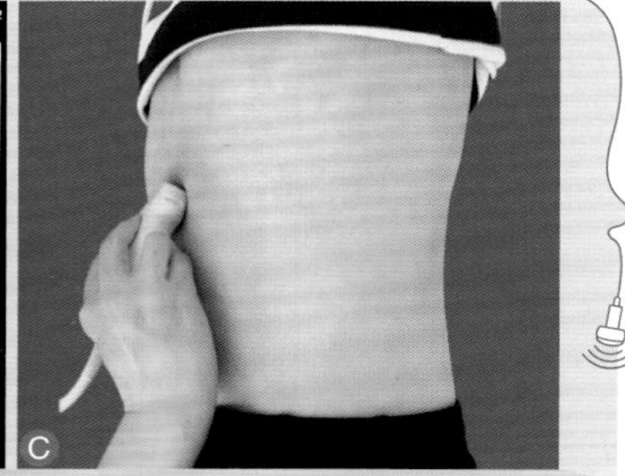

A.胃窦幽门切面（箭头）解剖结构示意图；B.患者口服超声造影剂之后，胃窦幽门切面超声表现；C.患者取右侧卧位时，胃窦幽门切面扫查方法（探头朝向右）。DB：十二指肠球部；GA：胃窦；PC（白箭头）：幽门管。

图 3-21　胃窦幽门切面（2）

（10）胃窦短轴切面：患者取仰卧位、坐位或右侧卧位，探头长轴斜置于脐部与右上腹间，以不同角度扫查获取胃窦短轴切面（图3-22，图3-23）。

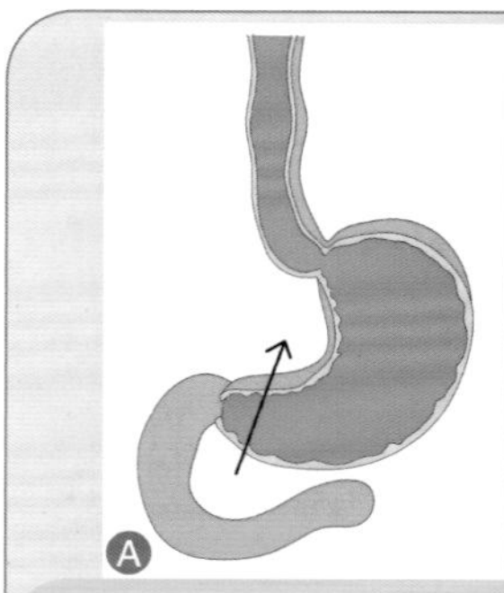

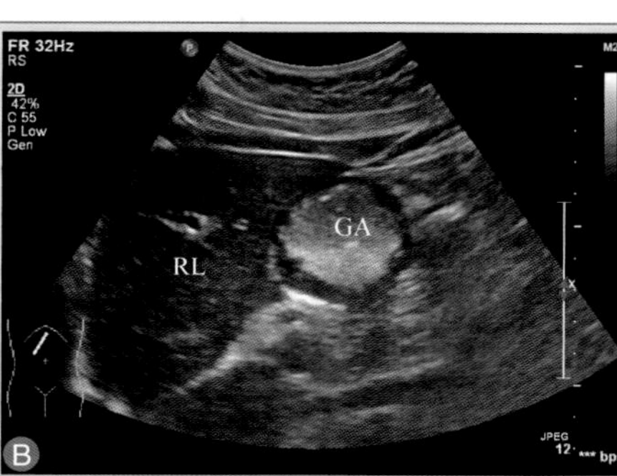

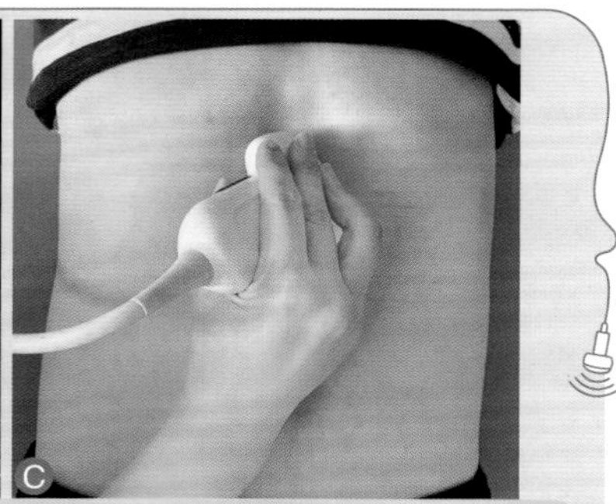

A.胃窦短轴切面（箭头）解剖结构示意图；B.患者口服超声造影剂之后，胃窦短轴切面超声表现；C.患者取仰卧位/坐位时，胃窦短轴切面扫查方法。GA：胃窦；RL：肝右叶。

图 3-22　胃窦短轴切面（1）

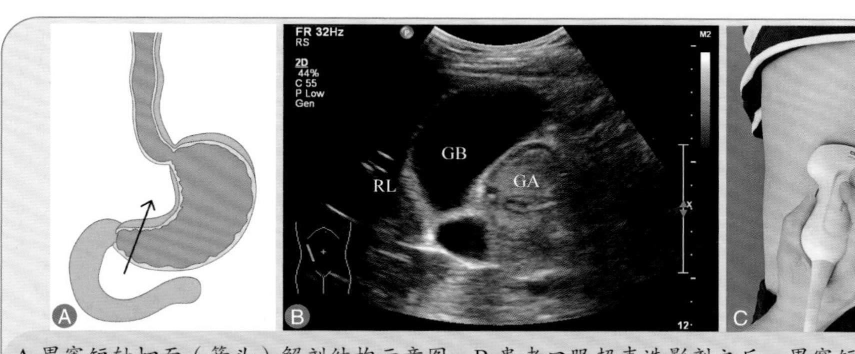

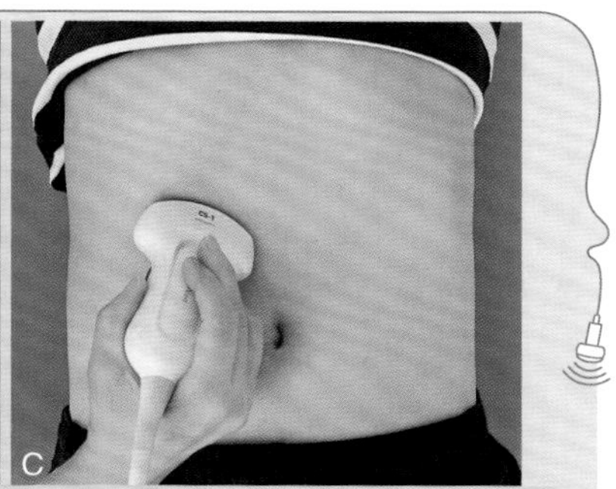

A.胃窦短轴切面（箭头）解剖结构示意图；B.患者口服超声造影剂之后，胃窦短轴切面超声表现；C.患者取右侧卧位时，胃窦短轴切面扫查方法。GA：胃窦；GB：胆囊；RL：肝右叶。

图 3-23 胃窦短轴切面（2）

（11）胃冠状斜切面：患者取仰卧位、坐位或右侧卧位，探头斜置于脐部与右上腹部之间，朝向右后上方，获得胃冠状斜切面。该切面还可较清晰地显示胃小弯及胃角切面（图3-24～图3-27）。

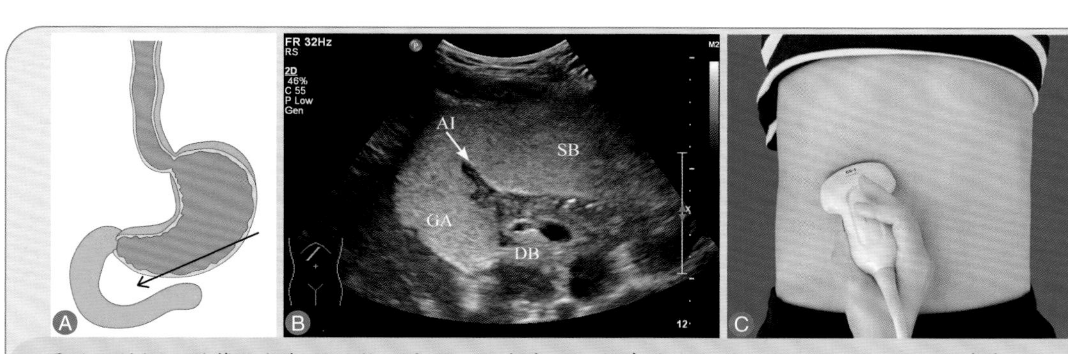

A.胃冠状斜切面（箭头）解剖结构示意图；B.患者口服超声造影剂之后，胃冠状斜切面超声表现；C.患者取仰卧位/坐位时，胃冠状斜切面扫查方法（探头朝向右）。AI（白箭头）：角切迹；DB：十二指肠球部；GA：胃窦；SB：胃体。

图 3-24 胃冠状斜切面（1）

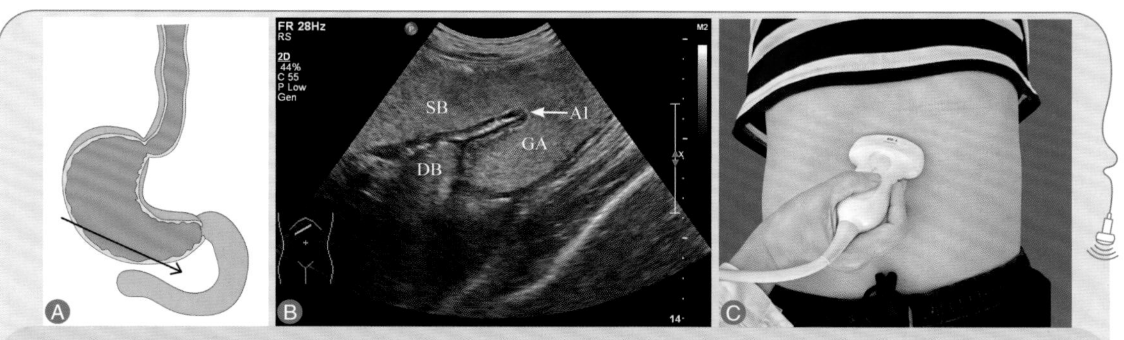

A.胃冠状斜切面（箭头）解剖结构示意图；B.患者口服超声造影剂之后，胃冠状斜切面超声表现；C.患者取仰卧位/坐位时，胃冠状斜切面扫查方法（探头朝向左）。AI（白箭头）：角切迹；GA：胃窦；SB：胃体；DB：十二指肠球部。

图 3-25 胃冠状斜切面（2）

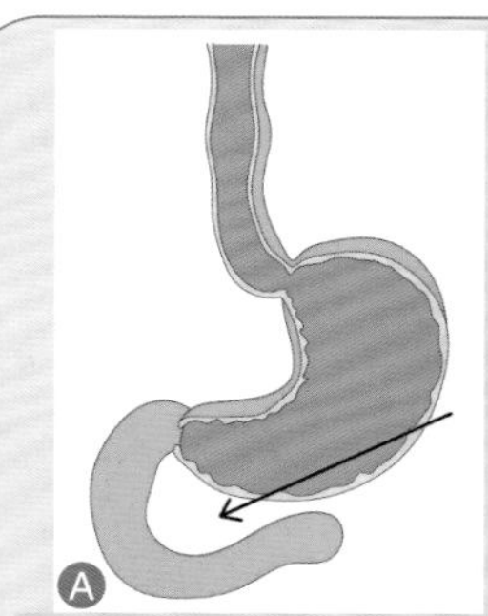
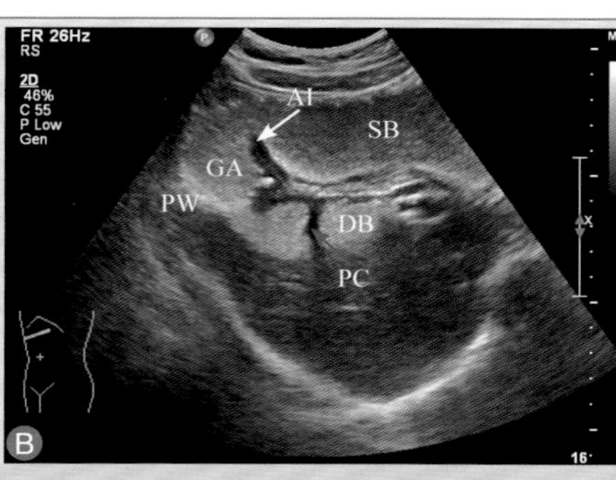

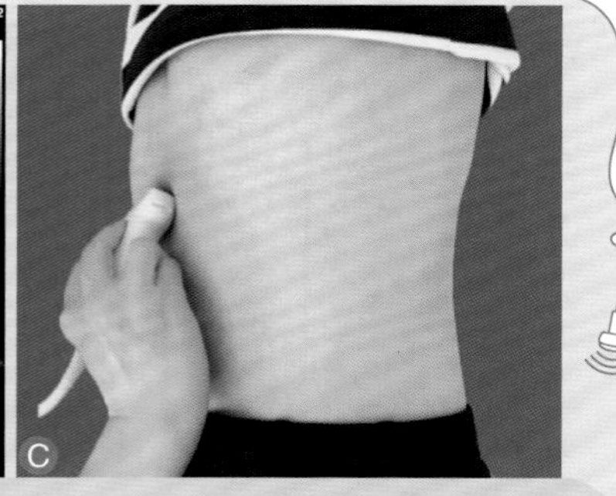

A.胃冠状斜切面（箭头）解剖结构示意图；B.患者口服超声造影剂之后，胃冠状斜切面超声表现；C.患者取右侧卧位时，胃冠状斜切面扫查方法（探头朝向右）。AI（白箭头）：角切迹；DB：十二指肠球部；GA：胃窦；PC（红箭头）：幽门管；PW（黄箭头）：蠕动波；SB：胃体。

图 3-26 胃冠状斜切面（3）

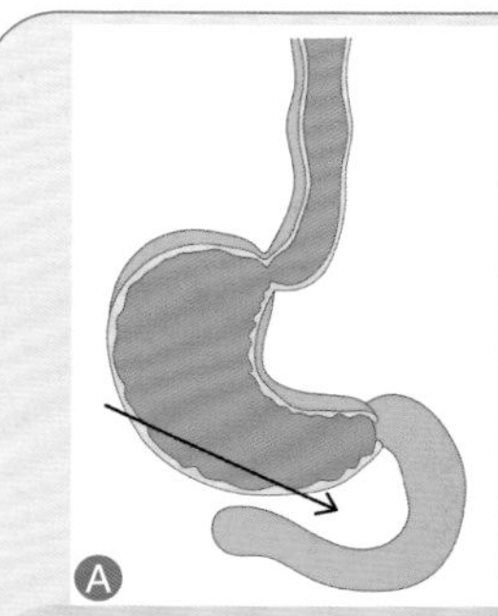
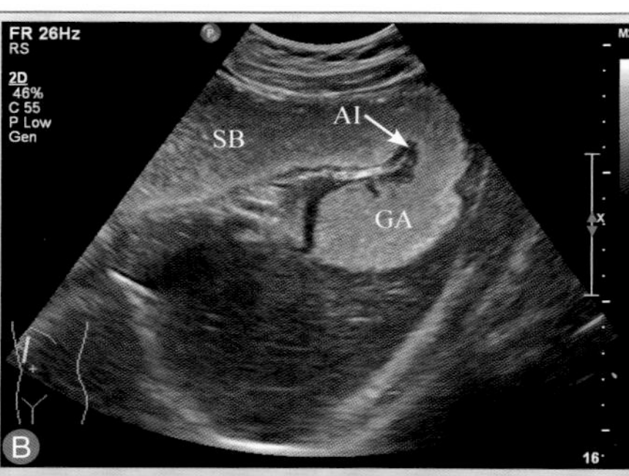

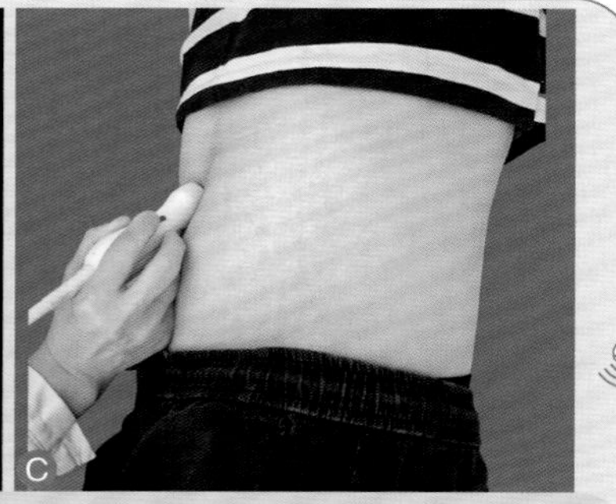

A.胃冠状斜切面（箭头）解剖结构示意图；B.患者口服超声造影剂之后，胃冠状斜切面表现；C.患者取右侧卧位时，胃冠状斜切面扫查方法（探头朝向左）。SB：胃体；AI（白箭头）：角切迹；GA：胃窦。

图 3-27 胃冠状斜切面（4）

（12）十二指肠切面：患者取仰卧位、坐位或右侧卧位，探头置于右上腹，其上端向右旋转60°，向左旋转30°，探头下端相对固定，在此范围可获得十二指肠球部、降部、水平部及升部较完整的十二指肠切面（图3-28～图3-30）。

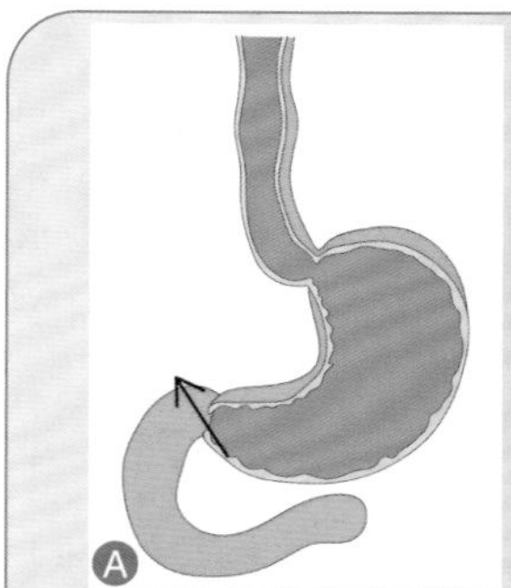
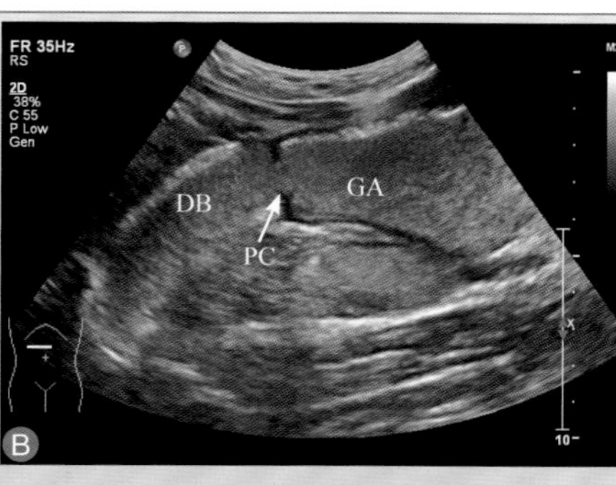

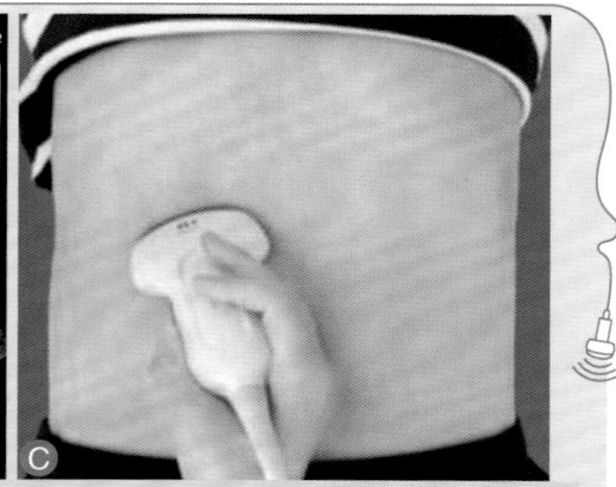

A.十二指肠球部切面（箭头）解剖结构示意图；B.患者口服超声造影剂之后，十二指肠球部切面超声表现；C.患者取仰卧位/坐位时，十二指肠球部切面扫查方法（探头向右旋转）。DB：十二指肠球部；GA：胃窦；PC（白箭头）：幽门管。

图 3-28 十二指肠球部切面

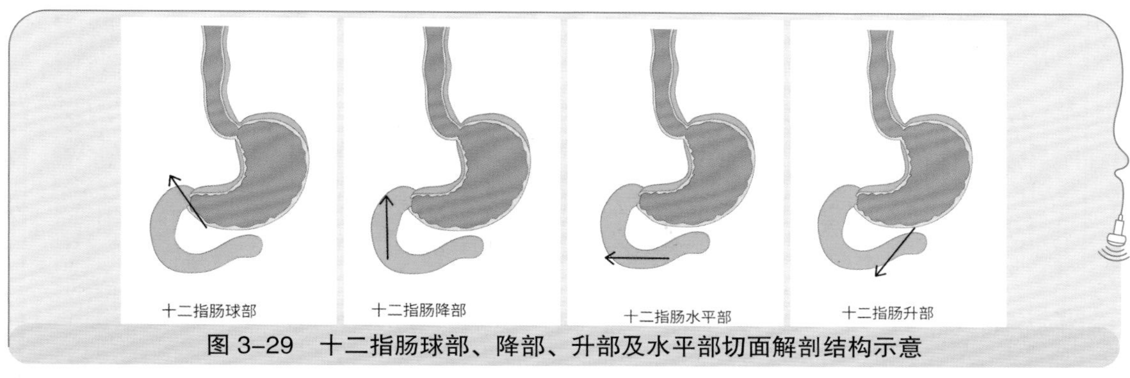

图 3-29　十二指肠球部、降部、升部及水平部切面解剖结构示意

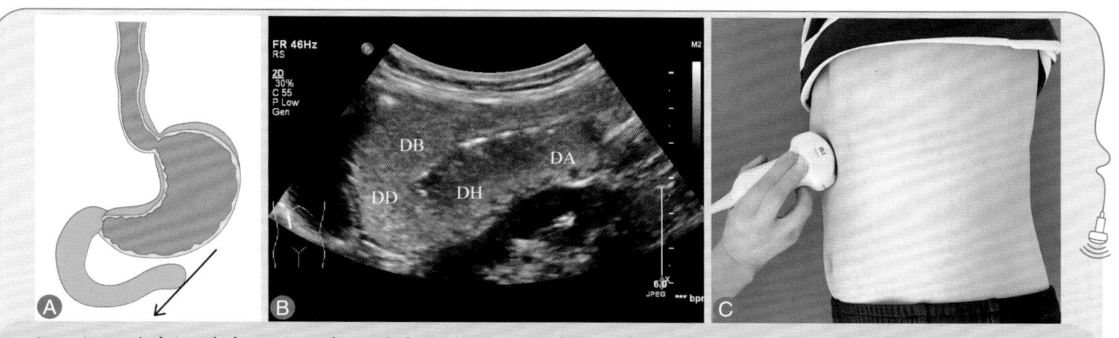

A.十二指肠球部、降部、水平部及升部完整切面（箭头）解剖结构示意图；B.患者口服超声造影剂之后，正常十二指肠球部、降部、水平部及升部完整切面超声表现；C.患者取右侧卧位时，十二指肠球部、降部、水平部及升部完整切面扫查方法（探头朝右肋上方）。DB、DD、DH、DA：十二指肠球部、降部、水平部及升部。

图 3-30　十二指肠球部、降部、水平部及升部完整切面

（13）胃窦、幽门管和十二指肠切面：患者取仰卧位、坐位或右侧卧位，探头置于右上腹部多角度连续扫查，可获得胃窦、幽门管和十二指肠球部、降部、水平部及升部完整显示（图3-31，图3-32）。

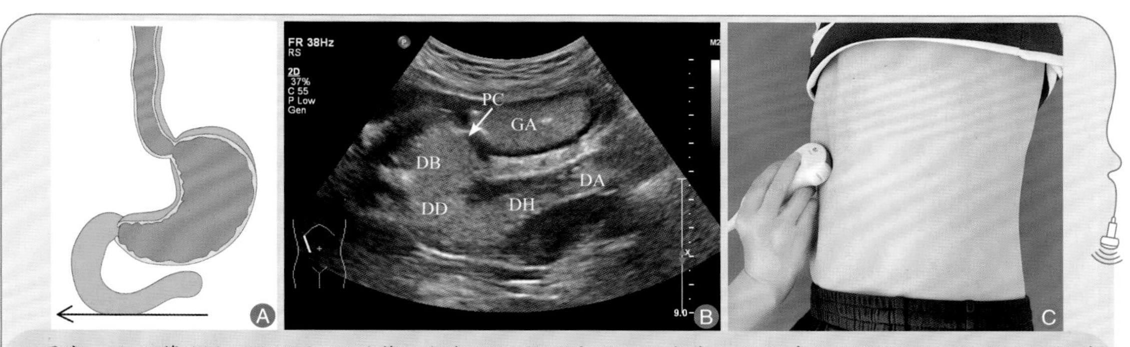

A.胃窦、幽门管和十二指肠切面（箭头）解剖结构示意图；B.患者口服超声造影剂之后，胃窦、幽门管和十二指肠切面超声表现；C.患者取右侧卧位时，胃窦、幽门管和十二指肠球部、降部、水平部及升部“C”字形切面扫查方法（探头向右旋转）。GA：胃窦；PC（白箭头）：幽门管；DB、DD、DH、DA：十二指肠球部、降部、水平部及升部。

图 3-31　胃窦、幽门和十二指肠球部、降部、水平部及升部切面（1）

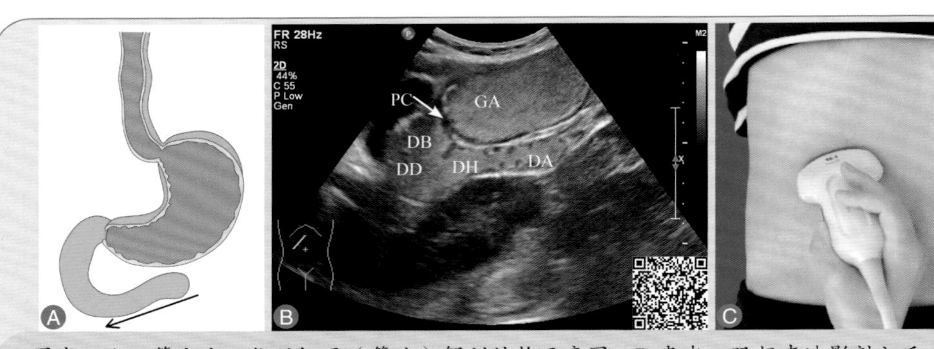

A.胃窦、幽门管和十二指肠切面（箭头）解剖结构示意图；B.患者口服超声造影剂之后，胃窦、幽门管和十二指肠切面超声表现（动态）；C.患者取仰卧位/坐位时，胃窦、幽门管和十二指肠球部、降部、水平部及升部“C”字形切面扫查方法（探头向右旋转）。GA：胃窦；PC（白箭头）：幽门管；DB、DD、DH、DA：十二指肠球部、降部、水平部及升部。

图 3–32　胃窦、幽门和十二指肠球部、降部、水平部及升部切面（2）

四、病灶测量

《中国胃充盈超声检查专家共识》推荐意见：胃疾病种类繁多，对不同疾病的测量需要有标准的测量方法，以便于病灶的随访对比。胃充盈超声检查过程中发现病变，需在短轴切面和长轴切面上分别测量病变的厚度及范围，即病变的上下、前后及左右径。注意：为了避免直线测量的误差，较大病变需沿胃壁多点测量后相加。对伴有溃疡者需要测量溃疡的直径和深度。

五、报告书写原则

OCUS检查的报告书写应包括基本信息、图像、文字描述等内容，具体如下。

（1）基本信息：包括患者的姓名、性别、年龄、住院号、超声检查号、检查部位。

（2）图像选择：选取典型清晰的造影图像3～6张，可根据具体情况适当增减。

（3）文字描述：OCUS检查报告的主要部分，通常根据《中国胃充盈超声检查专家共识》进行书写，胃充盈超声检查需动态观察并描述食管末端及贲门造影剂通畅情况、壁有无增厚、管腔有无狭窄及扩张、贲门开闭情况、有无反流；胃腔充盈是否良好，贲门部、胃底部、胃体部、胃角部、胃窦部胃壁结构层次是否清晰，壁有无增厚，黏膜皱襞有无增粗，黏膜面是否光滑、连续；胃蠕动是否正常，有无僵硬；幽门有无狭窄及开闭情况，有无十二指肠胃反流；十二指肠显示是否清晰、观察有无病变；如发现病变，需描述病灶的位置、形态、大小、边界、与胃壁层次结构的关系、病灶具体累及胃壁的哪一层，浆膜面的连续性，病灶与胃壁的血流情况，与周围器官的关系，胃周围有无肿大淋巴结等。最后给出胃充盈法超声造影的诊断，如口服超声造影不能确诊或怀疑恶变，应建议进一步联合经静脉声学微泡超声造影技术即双重超声造影检查或电子胃镜检查进一步明确诊断。

（4）署名：包括检查医师及记录者的姓名、检查时间。

六、胃肠充盈超声造影检查的优势及局限性

1.优势

（1）造影剂主要成分为谷类粉末熟化食物，配制后口感良好，受检者易于接受，无不良反应，服用方便。

（2）造影剂充盈胃十二指肠腔后形成良好的“透声窗”，明显改善胃腔内外及胃壁结构超声显像质量。

（3）与胃镜、胃肠X线钡餐检查比较，OCUS检查可以观察胃肠壁全层，能更清晰观察胃肠壁内部结构，对胃十二指肠壁内（黏膜下层、壁肌层）和浆膜层及胃肠壁外周病灶的显示有独特优势，还可以观察病灶与邻近脏器的关系，在一定程度上弥补了电子胃镜、胃肠X线钡餐不能显示胃肠壁内病变和难以判断病变的浸润范围、浸润程度的不足。为胃十二指肠疾病随访的患者也带来了极大的益处，可以与胃镜检查互为补充。

（4）胃十二指肠充盈后，使周围器官如胰腺等病变显示更清晰。

（5）能够判断由于胆囊、左侧肾上腺、脾脏压迫胃壁而形成的胃镜观胃壁隆起病变的假象。

（6）孕妇、婴幼儿、老年人均可检查。

综上所述，OCUS检查具有安全、无创、无辐射、无痛苦、便捷、重复性好、实时动态观察等特点，较传统常规超声检查方法对胃十二指肠病变的检出率及诊断准确率明显提高，对于进展型胃癌及其周围淋巴结的转移情况有较好的显像，特别是对胃十二指肠壁内病变及观察胃十二指肠动力方面的问题具有较独特的优势，已经得到越来越多的医师和患者的认可和接受。

2.局限性

（1）肥胖、胃肠胀气仍然会影响胃肠充盈超声造影诊断的准确性。

（2）不能直观观察胃肠的黏膜面情况。

（3）不能直接取活检行病理组织学检查，不能在检查的同时兼顾治疗。

（4）对超声医师的操作技术水平及临床经验要求高，否则结果容易出现偏差。

（5）OCUS检查发现胃肠肿瘤病变后不能观察肿瘤内部的微细血流灌注状态，需要进一步通过CEUS检查来进行鉴别诊断，或进一步通过胃镜取活检获得病理结果方可确诊。

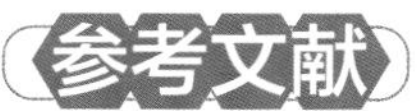

[1] 中国医药教育协会超声专委会胃肠超声学组.中国胃充盈超声检查专家共识.肿瘤预防与治疗，2020，33（11）：817-827.

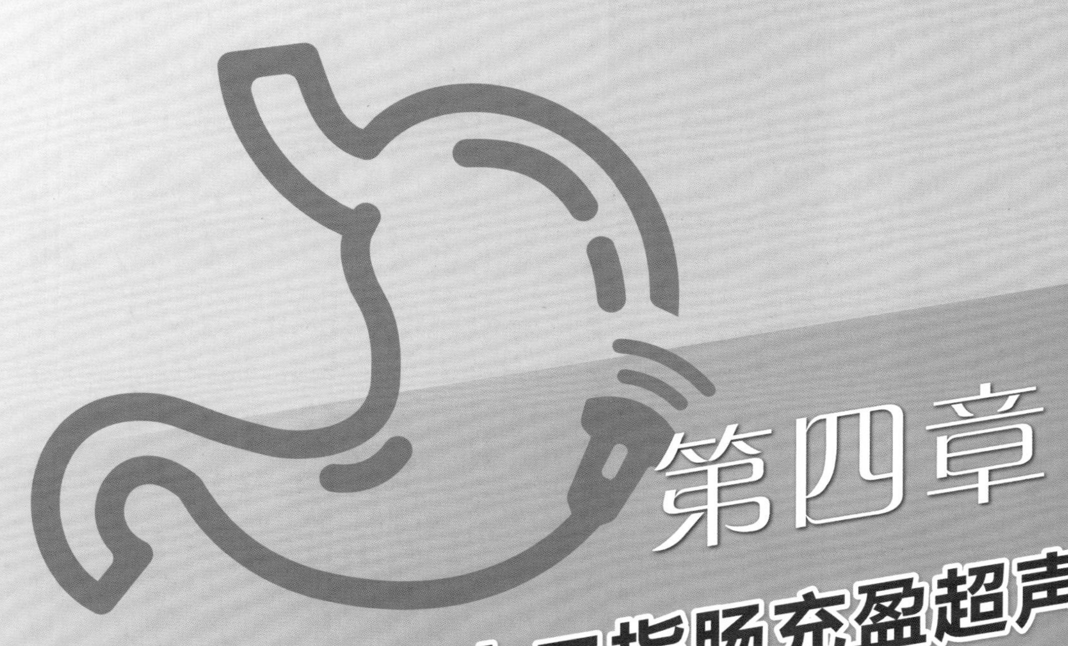

第四章

正常食管胃十二指肠充盈超声造影检查方法和超声表现

一、正常食管口服超声造影剂表现

正常食管黏膜面光滑，除3个生理性狭窄外，食管腔未见狭窄与扩张（图4-1～图4-11）。

胸段食管由于受胸骨遮挡和肺气干扰的影响，超声显示较困难，可将凸阵探头置于胸骨上窝声束朝下或置于剑突下方声束朝上，观察胸段食管的一小部分（图4-12～图4-16）。

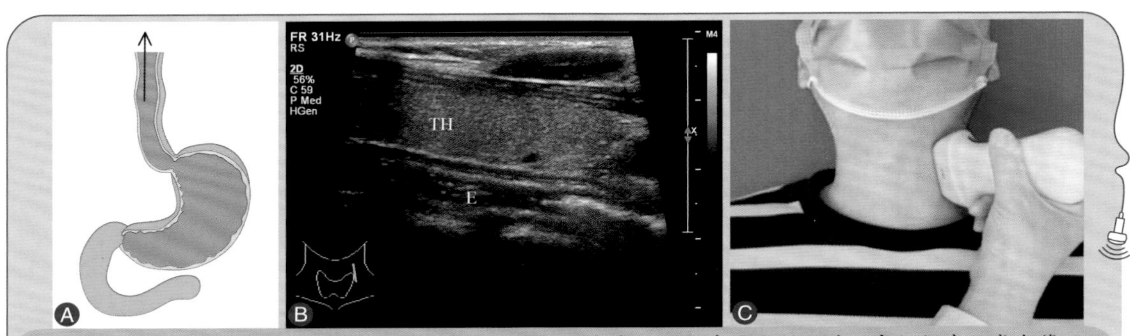

A.正常食管颈段长轴切面（箭头）解剖结构示意图；B.患者口服超声造影剂之前，高频超声正常食管颈段长轴切面超声表现；C.患者取仰卧位时，高频探头食管颈段长轴切面扫查方法。E：食管；TH：甲状腺。

图 4-1 高频超声正常食管颈段长轴切面

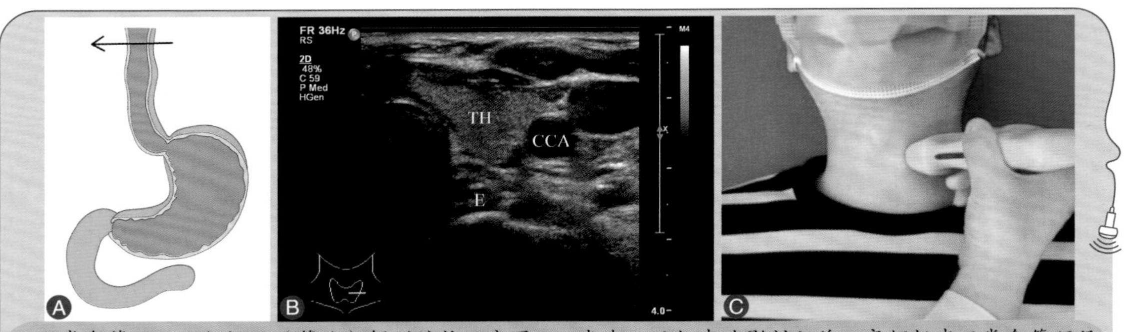

A.正常食管颈段短轴切面（箭头）解剖结构示意图；B.患者口服超声造影剂之前，高频超声正常食管颈段短轴切面超声表现；C.仰卧位高频探头食管颈段短轴切面扫查方法。E：食管；CCA：颈动脉；TH：甲状腺。

图 4-2 高频超声正常食管颈段短轴切面

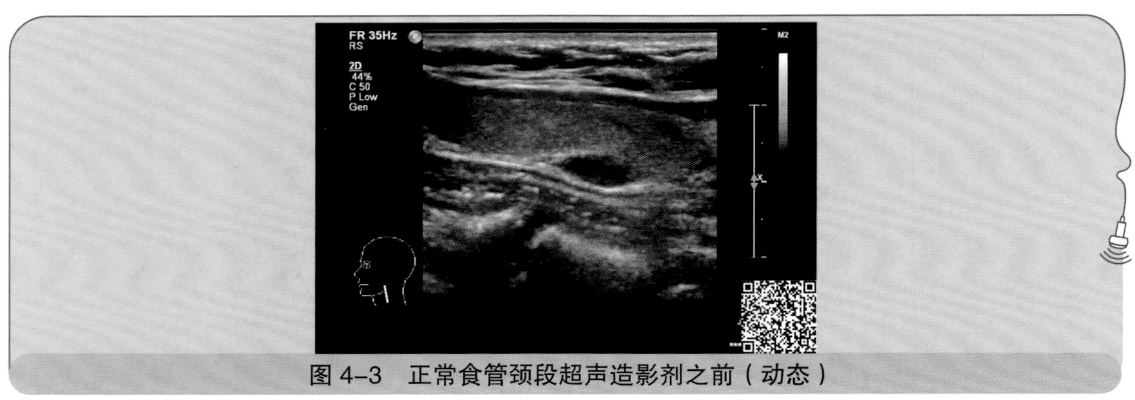

图 4-3 正常食管颈段超声造影剂之前（动态）

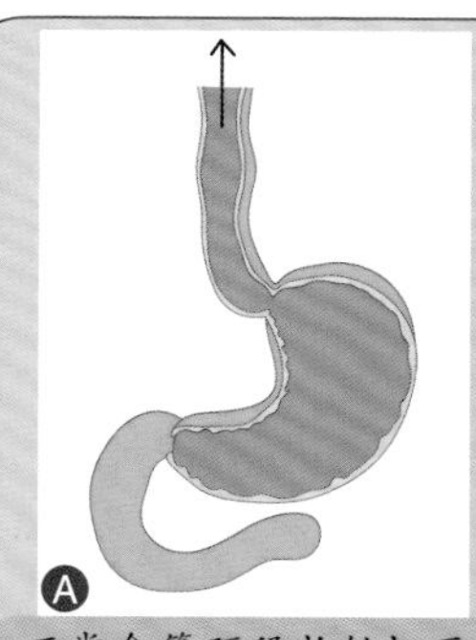

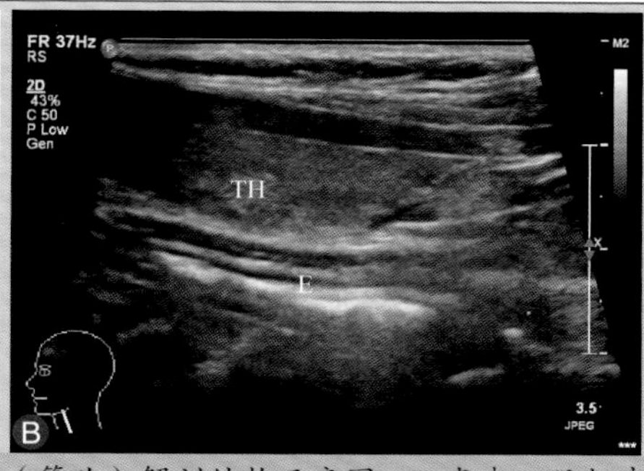

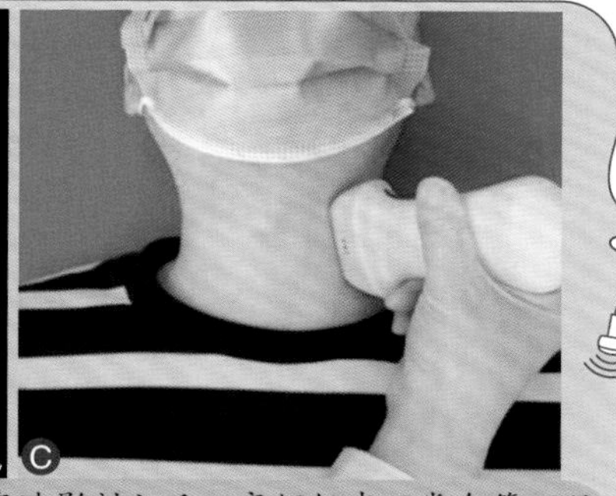

A.正常食管颈段长轴切面（箭头）解剖结构示意图；B.患者口服超声造影剂之后，高频超声正常食管颈段长轴切面超声表现；C.患者取仰卧位时，高频探头食管颈段长轴切面扫查方法。E：食管；TH：甲状腺。

图 4–4　高频超声正常食管颈段长轴切面

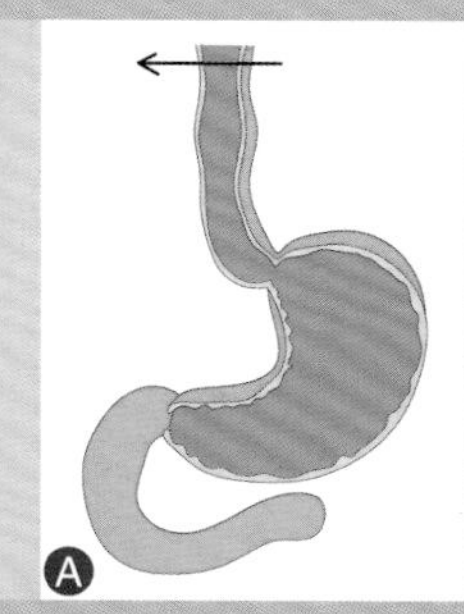

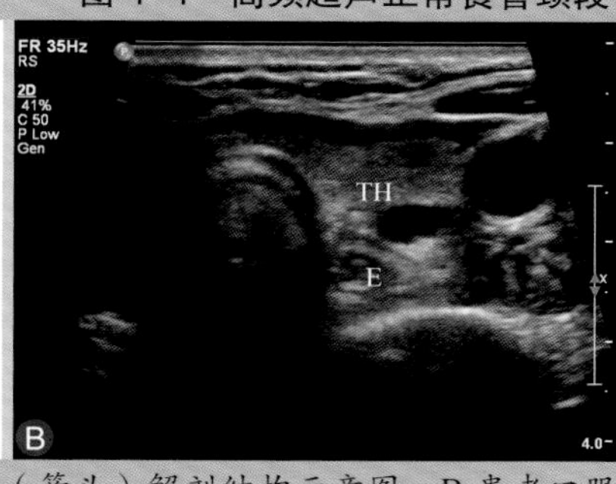

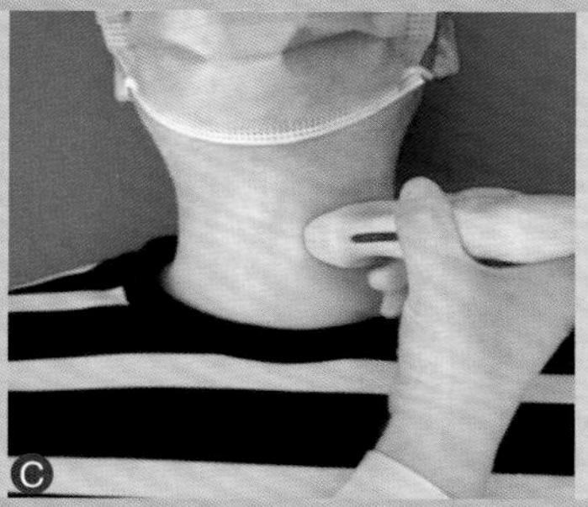

A.正常食管颈段短轴切面（箭头）解剖结构示意图；B.患者口服超声造影剂时，高频超声正常食管颈段短轴切面超声表现；C.仰卧位高频探头食管颈段短轴切面扫查方法。E：食管；TH：甲状腺。

图 4–5　高频超声正常食管颈段短轴切面

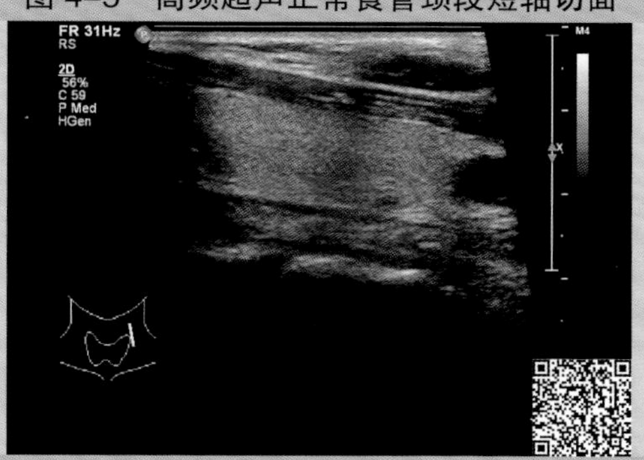

图 4–6　正常食管颈段口服超声造影剂实时（动态）

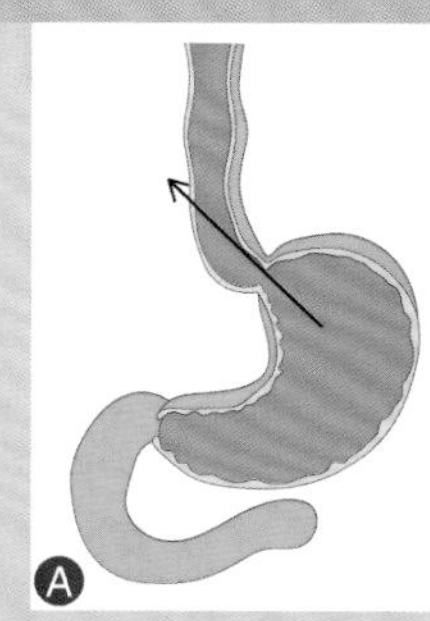

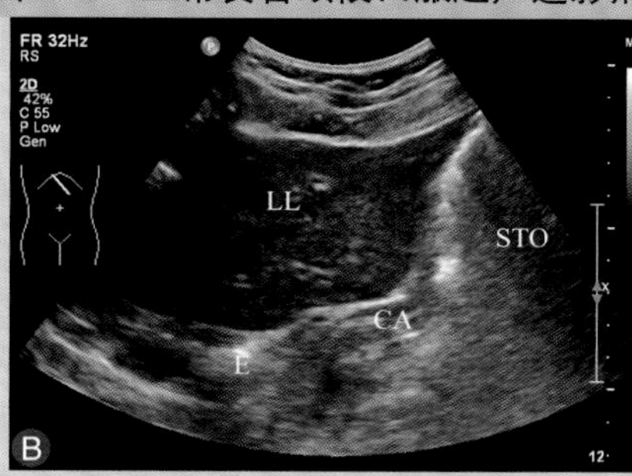

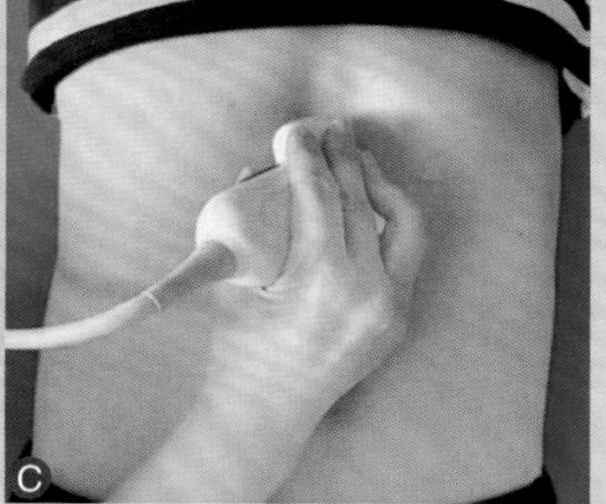

A.食管下段及贲门长轴切面（箭头）解剖结构示意图；B.患者口服超声造影剂之前，正常食管下段及贲门长轴切面表现；C.仰卧位/坐位凸阵探头食管下段及贲门长轴切面扫查方法。CA：贲门；E：食管；LL：肝左叶；STO：胃腔。

图 4–7　口服超声造影之前正常食管下段及贲门长轴切面

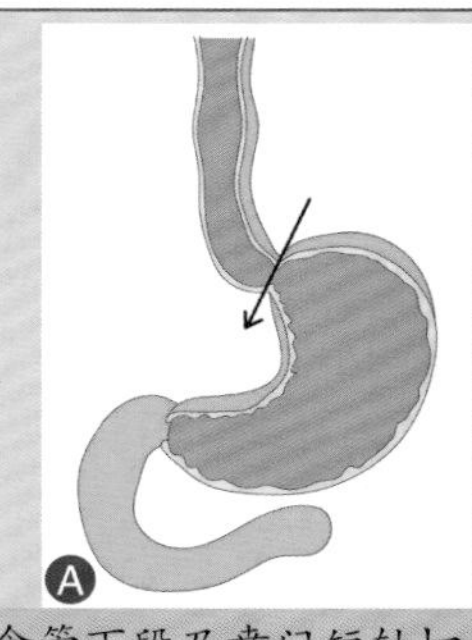

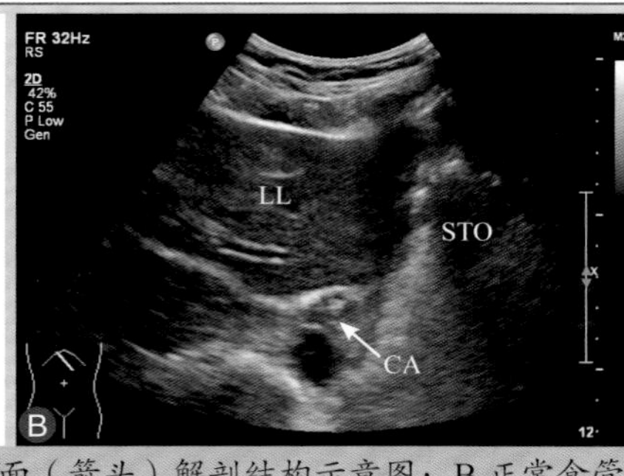

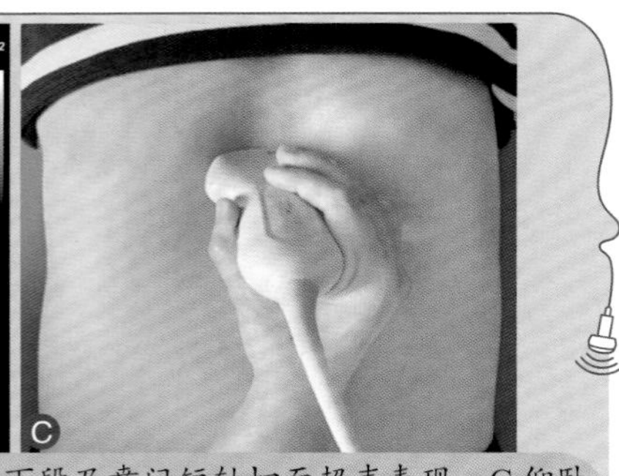

A.食管下段及贲门短轴切面（箭头）解剖结构示意图；B.正常食管下段及贲门短轴切面超声表现；C.仰卧位/坐位凸阵探头食管下段及贲门短轴切面扫查方法。CA（白箭头）：贲门；LL：肝左叶；STO：胃腔。

图 4–8　口服超声造影之前正常食管下段及贲门短轴切面

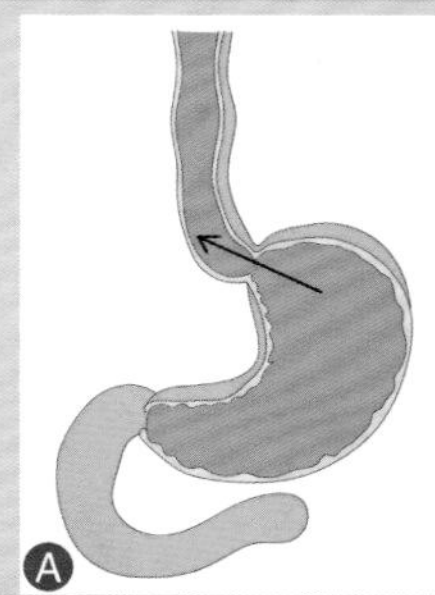

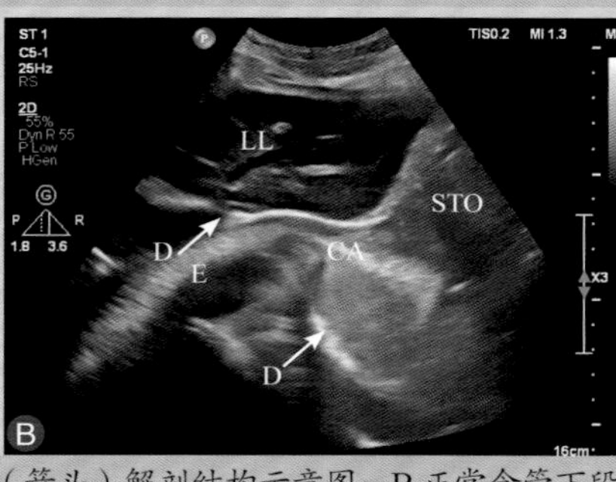

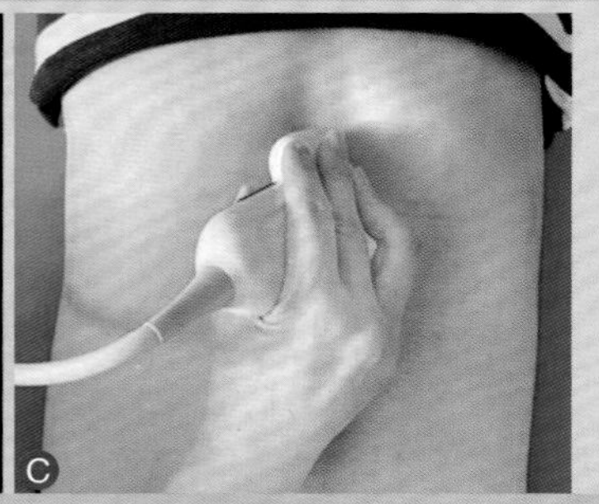

A.食管下段及贲门长轴切面（箭头）解剖结构示意图；B.正常食管下段和贲门长轴切面超声表现；C.仰卧位/坐位食管下段和贲门长轴切面扫查方法。CA：贲门；E：食管；LL：肝左叶；STO：胃腔；D（白箭头）：膈肌。

图 4–9　OCUS 显示正常食管下段和贲门长轴切面

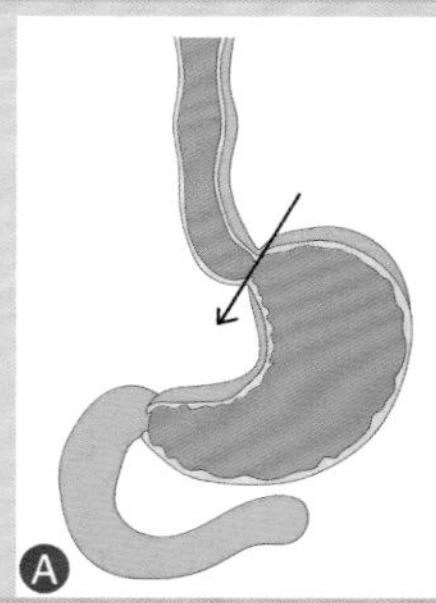

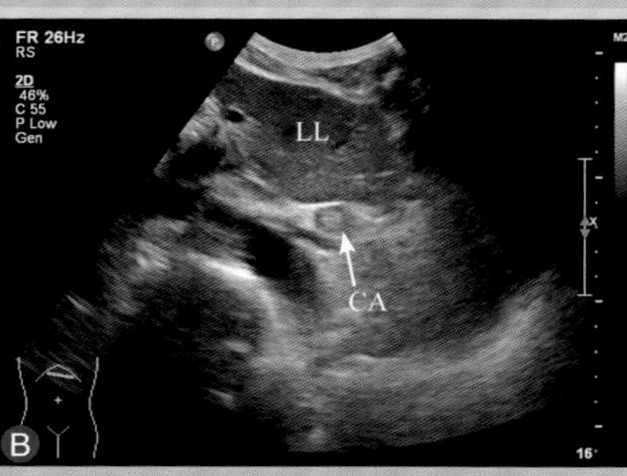

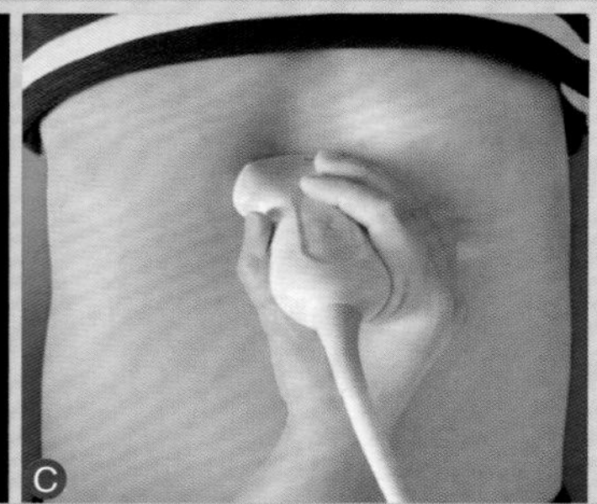

A.食管下段及贲门短轴切面（箭头）解剖结构示意图；B.正常食管下段和贲门短轴切面超声表现；C.仰卧位/坐位食管下段和贲门短轴切面扫查方法。CA（白箭头）：贲门；LL：肝左叶。

图 4–10　OCUS 显示正常食管下段和贲门短轴切面

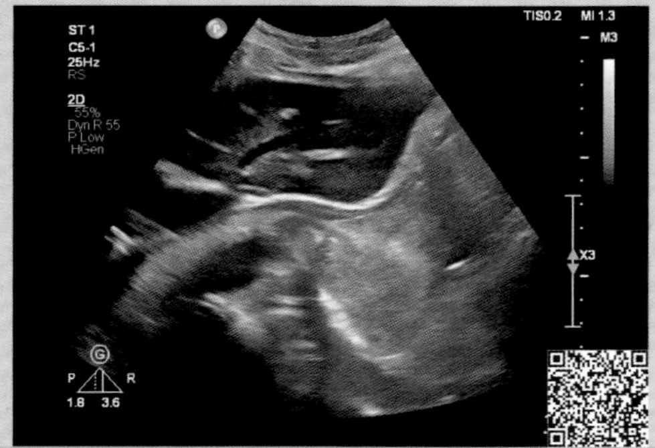

图 4–11　OCUS 实时显示正常食管下段和贲门（动态）

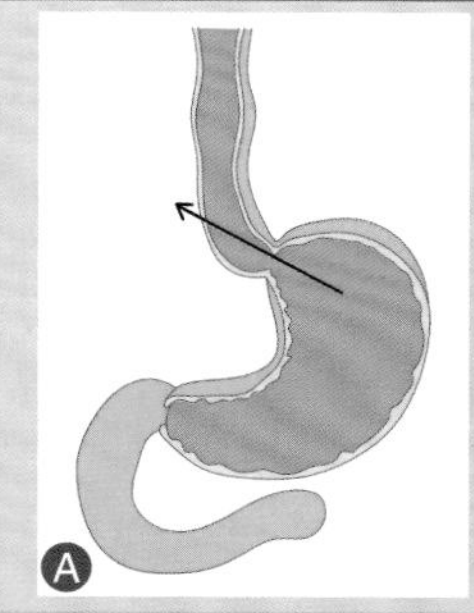

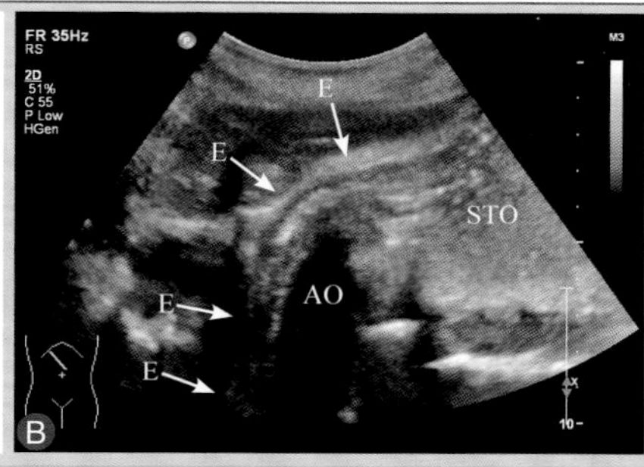

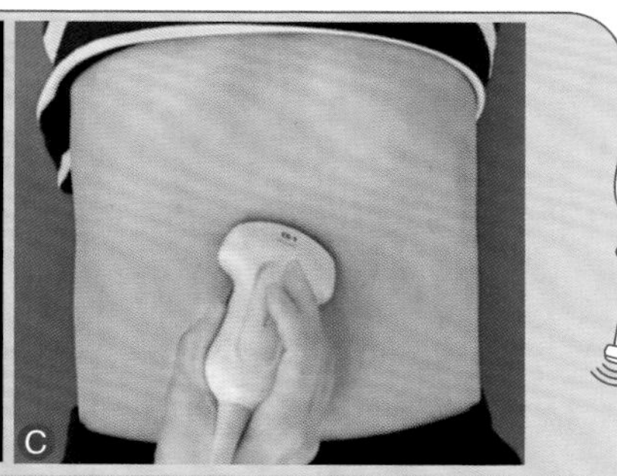

A.部分食管胸段长轴切面（箭头）解剖结构示意图；B.部分食管胸段长轴切面超声表现；C.仰卧位/坐位探头置于剑突下方声束朝食管胸腔方向（自下往上），可见部分胸段食管（7～8 cm）。AO：腹主动脉；STO：胃腔；E（白箭头）：食管。

图 4–12　OCUS 显示部分正常胸段食管长轴切面表现

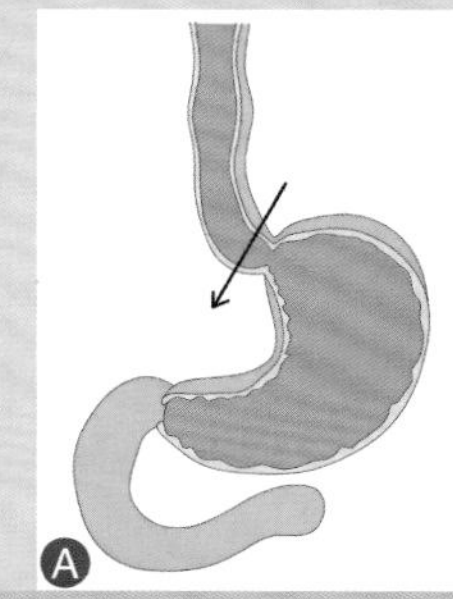

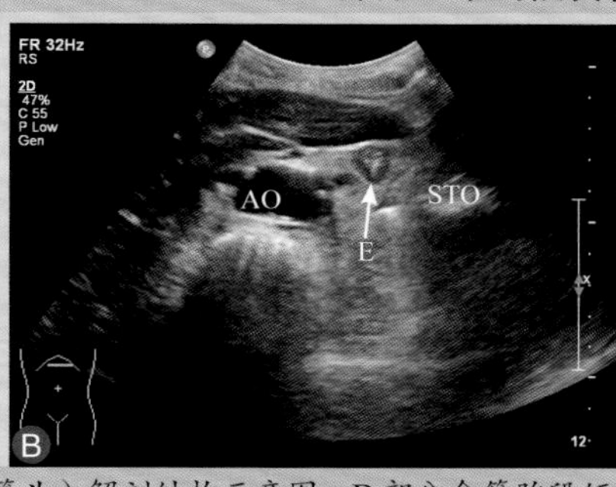

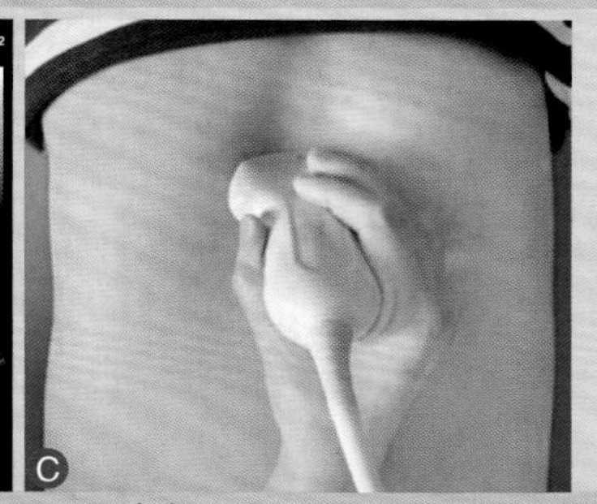

A.部分食管胸段短轴切面（箭头）解剖结构示意图；B.部分食管胸段短轴切面超声表现；C.仰卧位/坐位部分食管胸段短轴切面扫查方法（自剑突偏下凸阵探头朝上后方）。AO：腹主动脉；STO：胃腔；E（白箭头）：食管。

图 4–13　OCUS 显示部分正常胸段食管短轴切面表现

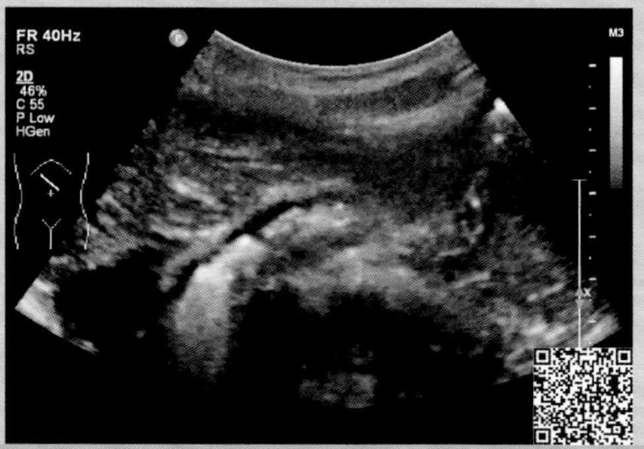

图 4–14　OCUS 实时显示部分胸段食管（动态）

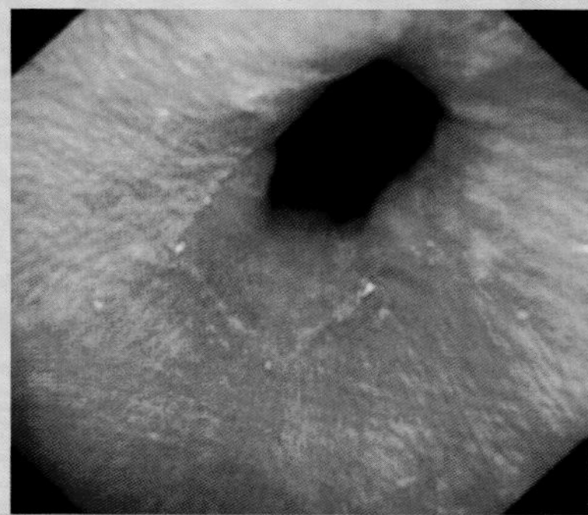

图 4–15　胃镜显示正常食管的黏膜为粉红色，光滑，表面有血管网

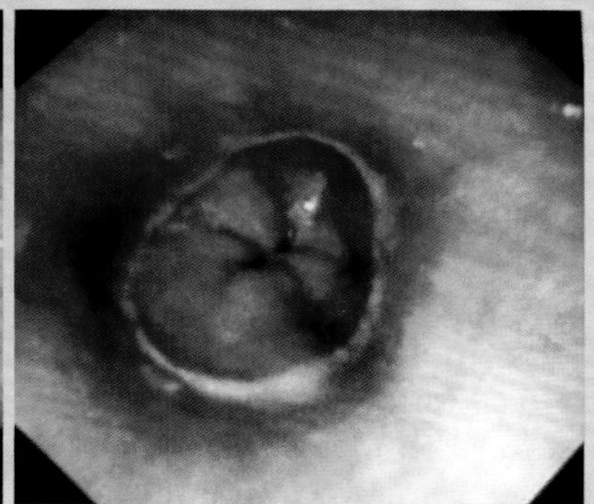

图 4–16　胃镜显示正常食管下段与贲门交界处的齿状线

二、正常胃壁与胃腔充盈超声造影表现

口服适量造影剂，造影剂可通过食管下段顺利经贲门口进入胃腔，胃腔适度充盈，胃腔内充盈均匀的高回声成了良好的透声窗，胃壁层次结构显示清晰，胃壁从内到外分为5层，回声呈“三高二低”表现：黏膜层（高回声）、黏膜肌层（低回声）、黏膜下层（高回声）、固有肌层（低回声）、浆膜层（高回声）。经变换各种体位扫查，可较清晰显示贲门、胃底膈面及脾面，胃体前、后壁，胃大、小弯，胃角，胃窦，幽门管等，黏膜面光滑、连续，胃角形态自然规整，还可清晰观察黏膜皱襞、胃蠕动及幽门管开闭、造影剂通过情况。需要注意的是，胃空虚或半充盈时，黏膜层形成很多不规则皱襞（图4–17，图4–18）；而充盈时，多数皱襞变低平或展平（图4–19）。不同部位胃黏膜皱襞的厚度是不同的，胃窦与胃底的黏膜皱襞通常小于胃体部黏膜皱襞（图4–20，图4–21）。

三、正常胃充盈超声造影表现

1.正常贲门充盈超声造影表现

患者取坐位或仰卧位，探头斜置于左季肋部下近剑突处斜切获得贲门长轴切面，旋转探头置于左季肋部下近剑突处横切获得贲门短轴切面图（图4–22 ~ 图4–25）。

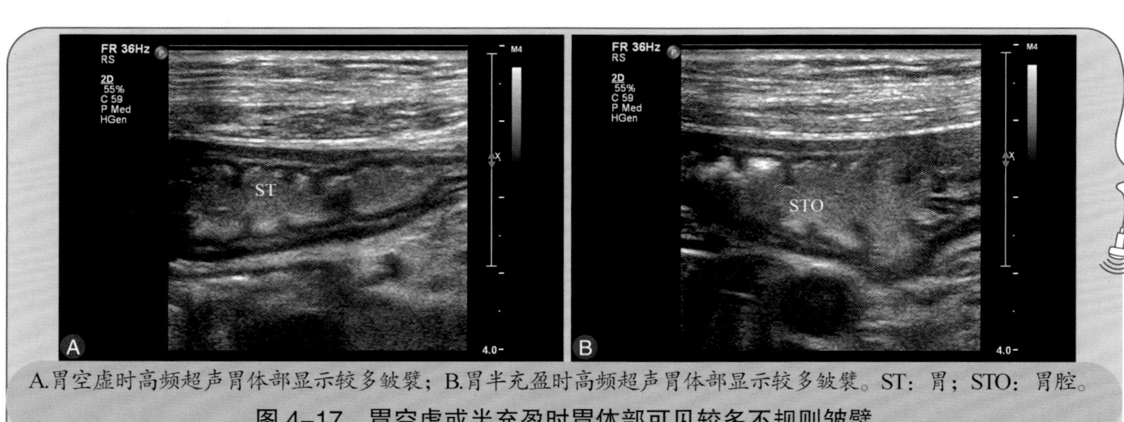

A.胃空虚时高频超声胃体部显示较多皱襞；B.胃半充盈时高频超声胃体部显示较多皱襞。ST：胃；STO：胃腔。

图 4–17　胃空虚或半充盈时胃体部可见较多不规则皱襞

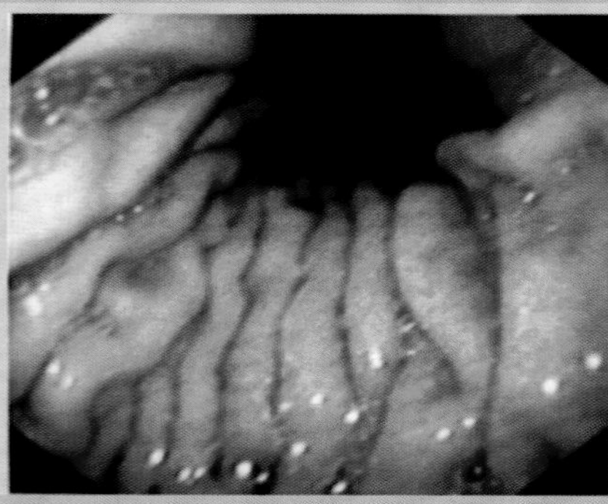

图 4–18　胃镜显示空虚时胃体部较多皱襞（与图 4–17 相对应）

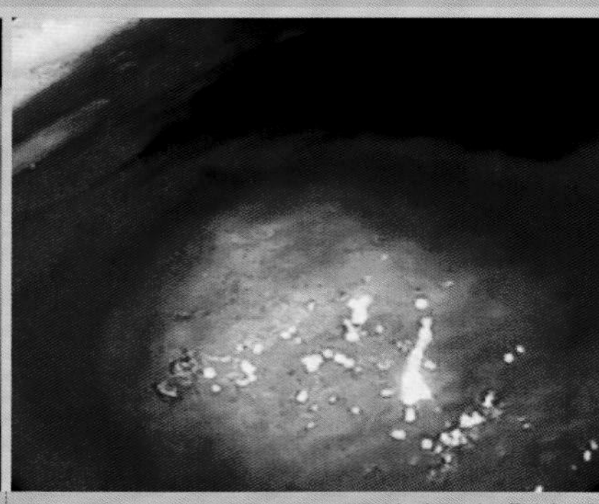

图 4–19　胃镜显示胃体部黏膜皱襞展平

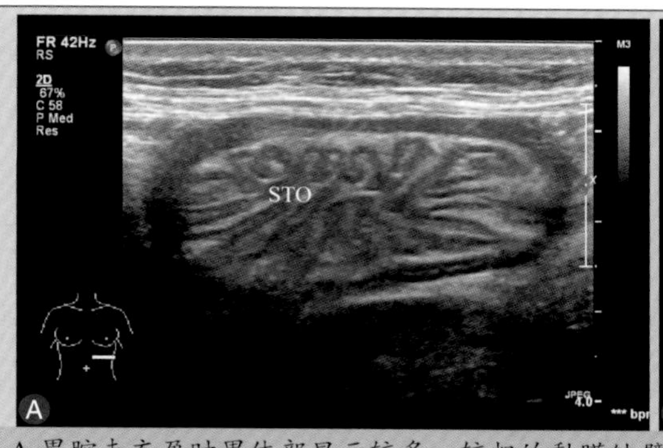

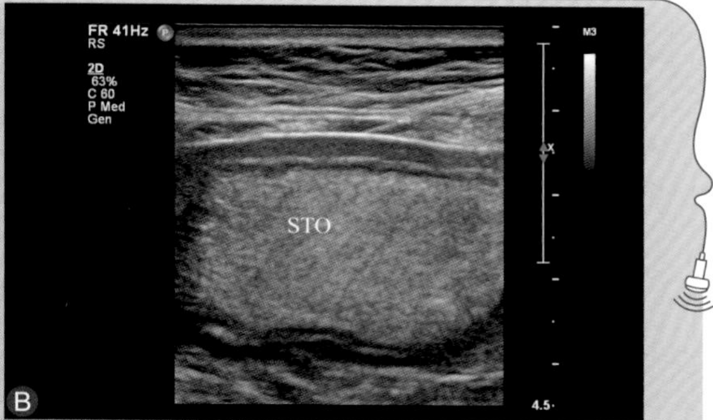

A.胃腔未充盈时胃体部显示较多、较粗的黏膜皱襞；B.胃腔充盈后胃体部皱襞展平。STO：胃腔。

图 4–20　胃腔充盈前后胃体部黏膜皱襞变化

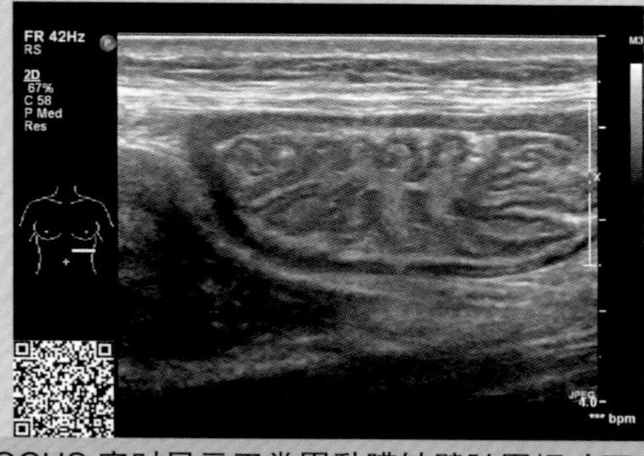

图 4–21　OCUS 实时显示正常胃黏膜皱襞随胃蠕动而变化（动态）

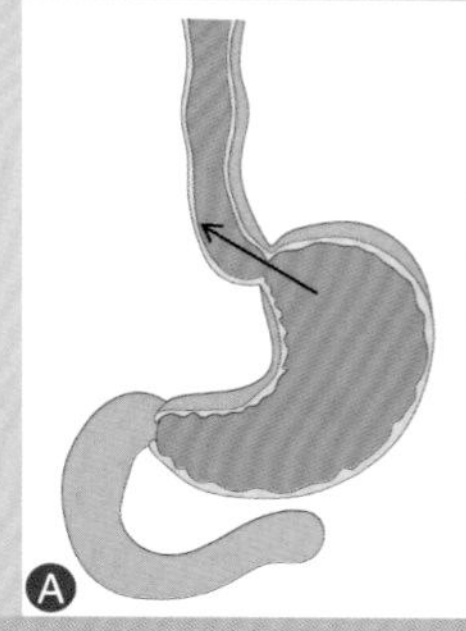
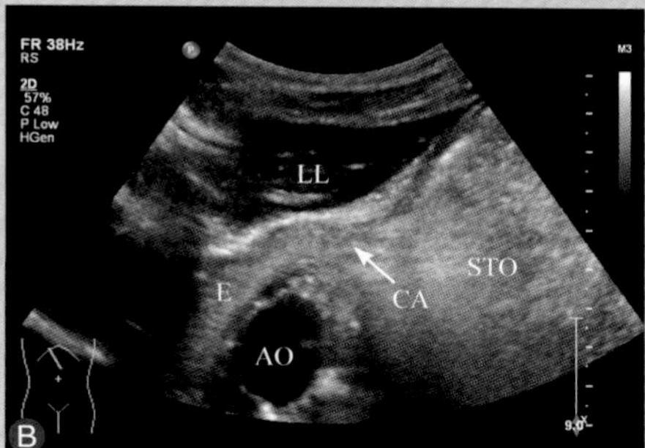

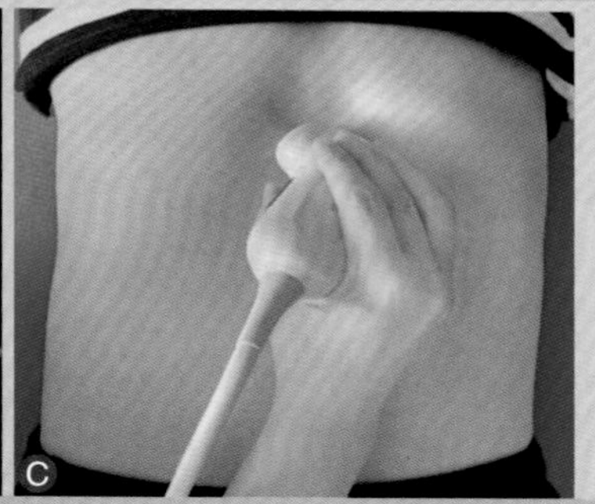

A.贲门长轴切面（箭头）解剖结构示意图；B.正常贲门长轴切面超声表现；C.仰卧位/坐位贲门长轴切面扫查方法。LL：肝左叶；E：食管；CA（白箭头）：贲门；AO：腹主动脉；STO：胃腔。

图 4–22　OCUS 显示正常贲门长轴切面表现

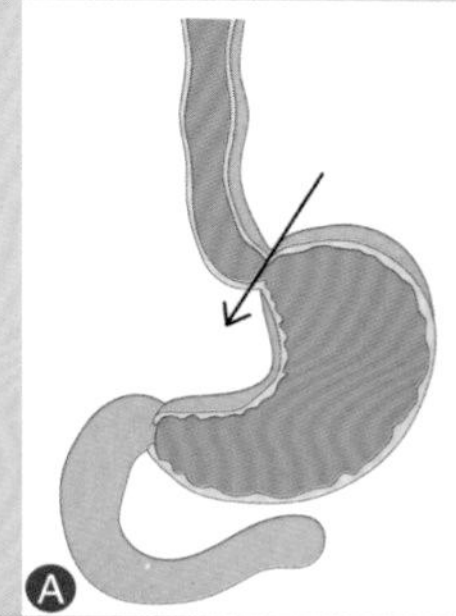
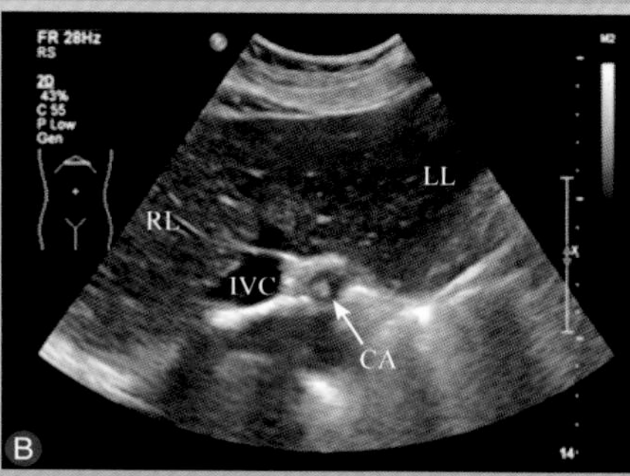

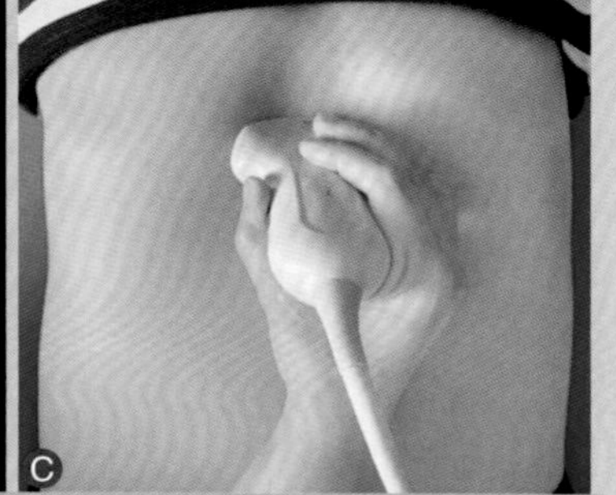

A.贲门短轴切面（箭头）解剖结构示意图；B.正常贲门短轴切面超声表现；C.仰卧位/坐位贲门短轴切面扫查方法。RL：肝右叶；LL：肝左叶；IVC：下腔静脉；CA（白箭头）：贲门。

图 4–23　OCUS 显示正常贲门短轴切面表现

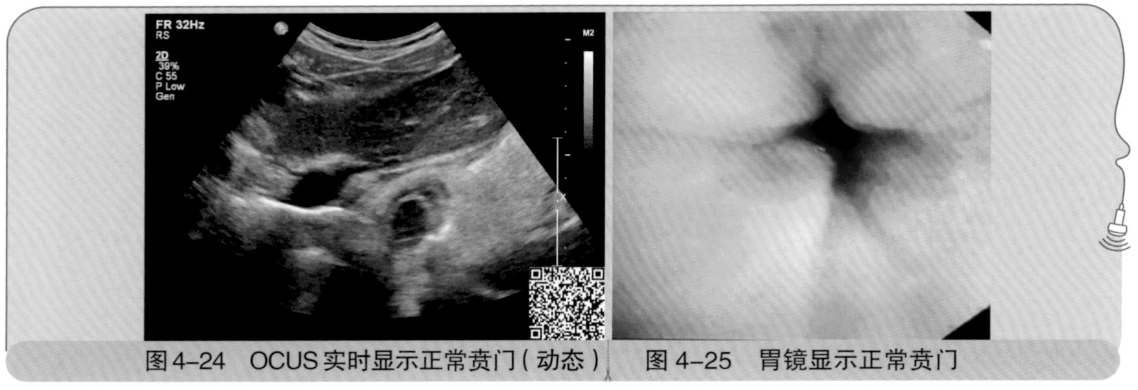

图 4-24 OCUS 实时显示正常贲门（动态） 图 4-25 胃镜显示正常贲门

2.正常胃底充盈超声造影表现

患者取仰卧位或左侧卧位，探头置于左季肋部，朝向左肩斜切或左侧肋间斜切，角度范围0° ~ 80°，可较完整显示胃底切面（图4-26 ~ 图4-31）。

3.正常胃体充盈超声造影表现

患者取坐位或仰卧位，探头置于左上腹纵切或横切，角度范围0° ~ 80°，可获得胃体长轴和短轴切面图（图4-32 ~ 图4-35）。

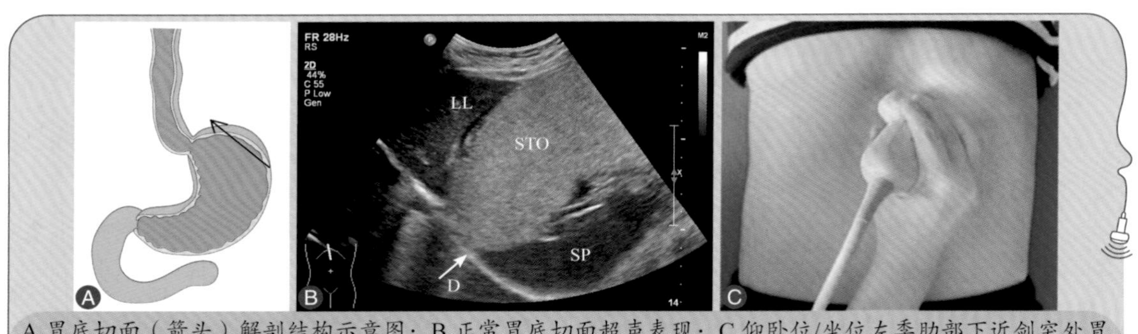

A.胃底切面（箭头）解剖结构示意图；B.正常胃底切面超声表现；C.仰卧位/坐位左季肋部下近剑突处胃底切面扫查方法。LL：肝左叶；STO：胃腔；SP：脾；D（白箭头）：横膈。

图 4-26 OCUS 显示正常胃底切面（1）

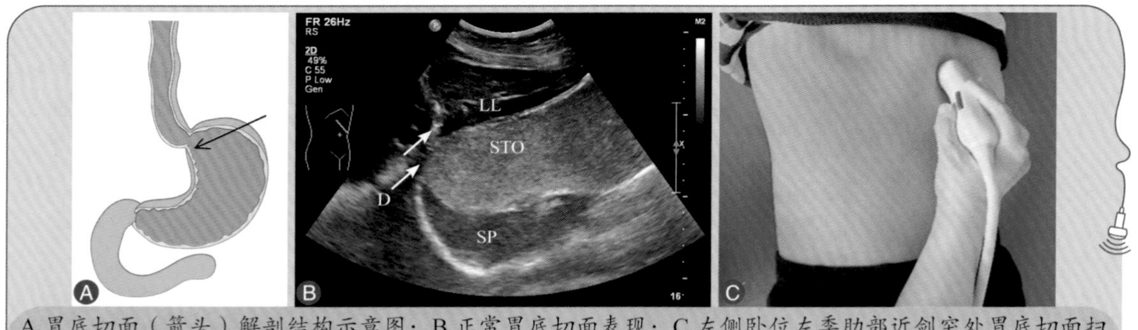

A.胃底切面（箭头）解剖结构示意图；B.正常胃底切面表现；C.左侧卧位左季肋部近剑突处胃底切面扫查方法。LL：肝左叶；STO：胃腔；SP：脾；D（白箭头）：横膈。

图 4-27 OCUS 显示正常胃底切面（2）

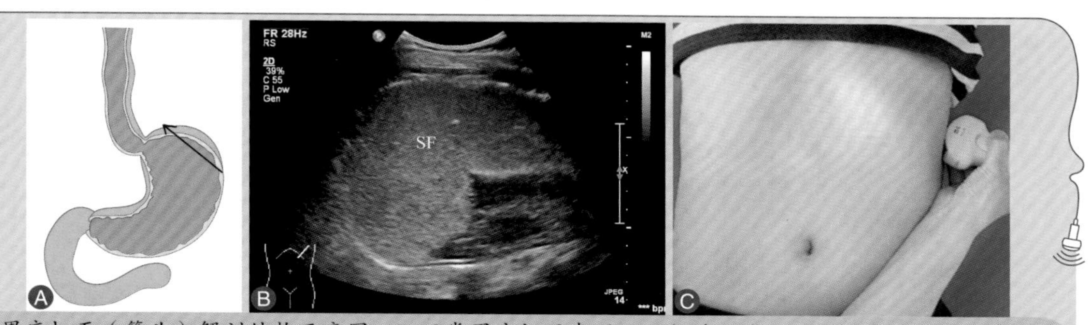

A.胃底切面（箭头）解剖结构示意图；B.正常胃底切面表现；C.仰卧位左侧肋间胃底切面扫查方法。SF：胃底。

图 4-28　OCUS 显示正常胃底切面（3）

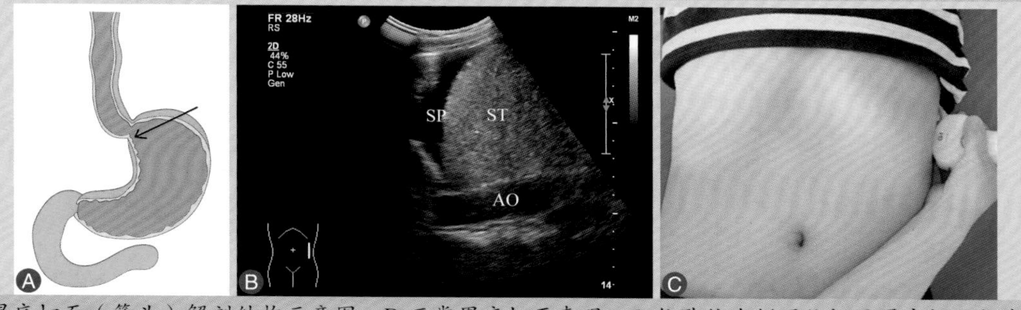

A.胃底切面（箭头）解剖结构示意图；B.正常胃底切面表现；C.仰卧位左侧冠状切面胃底切面扫查方法。ST：胃；SP：脾；AO：腹主动脉。

图 4-29　OCUS 显示正常胃底切面（4）

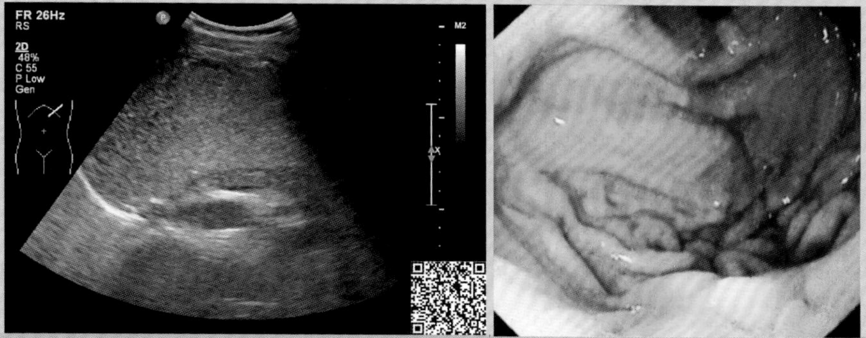

图 4-30　OCUS 实时显示正常胃底（动态）　图 4-31　胃镜显示正常胃底

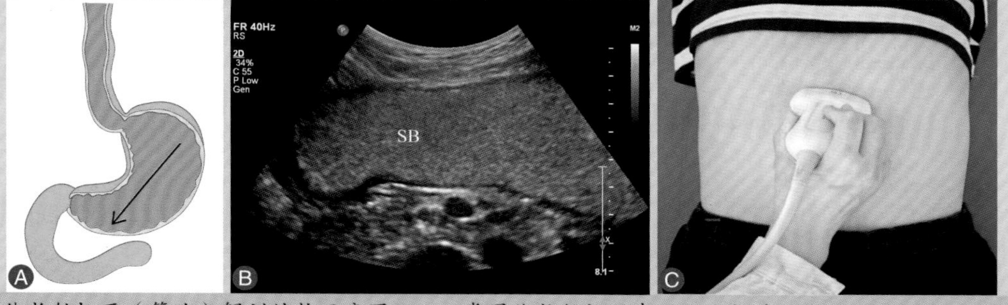

A.胃体长轴切面（箭头）解剖结构示意图；B.正常胃体长轴切面表现；C.仰卧位/坐位胃体长轴切面扫查方法。SB：胃体。

图 4-32　OCUS 显示胃体长轴切面

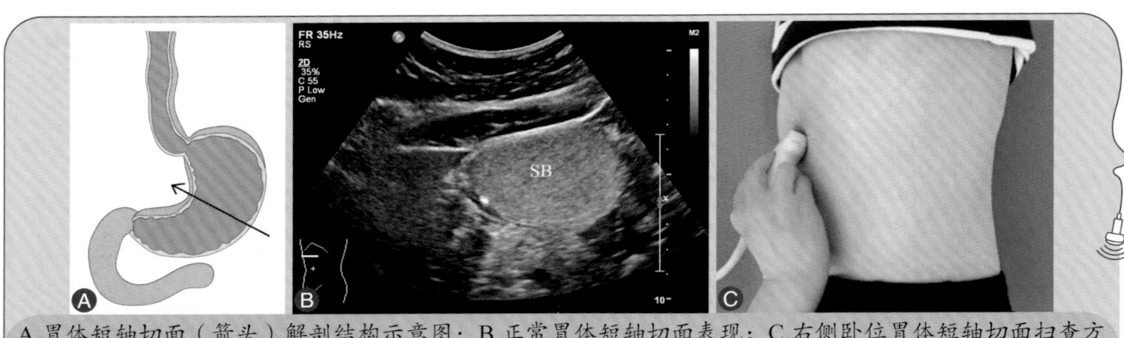

A.胃体短轴切面（箭头）解剖结构示意图；B.正常胃体短轴切面表现；C.右侧卧位胃体短轴切面扫查方法。SB：胃体。

图 4–33　OCUS 显示胃体短轴切面

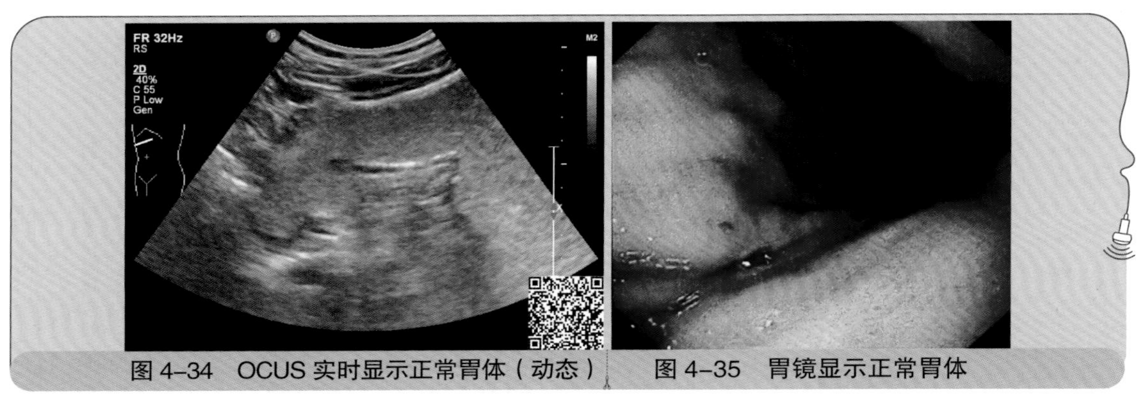

图 4–34　OCUS 实时显示正常胃体（动态）　　图 4–35　胃镜显示正常胃体

4.正常胃角充盈超声造影表现

患者取仰卧位或右侧卧位，探头横置于腹部，在脐部上下各3～5 cm处横切或斜切，可获得“双环征”，双环连接处是胃角横断面，其左侧为胃窦部，右侧为胃体部（图4–36～图4–39）。

5.正常胃窦充盈超声造影表现

患者取坐位或右侧卧位，探头长轴斜横置于脐部与右上腹部间扫查，以不同角度获取胃窦长轴或短轴图像（图4–40～图4–43）。

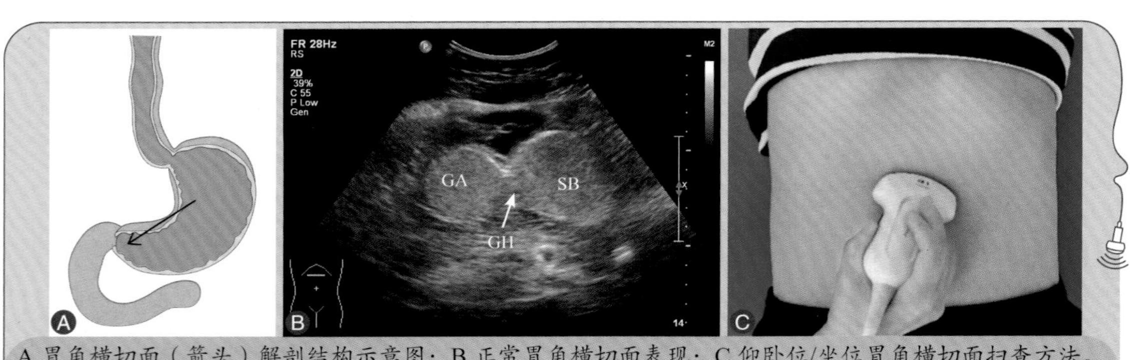

A.胃角横切面（箭头）解剖结构示意图；B.正常胃角横切面表现；C.仰卧位/坐位胃角横切面扫查方法。GH（白箭头）：胃角；GA：胃窦；SB：胃体。

图 4–36　OCUS 显示正常胃角横切面

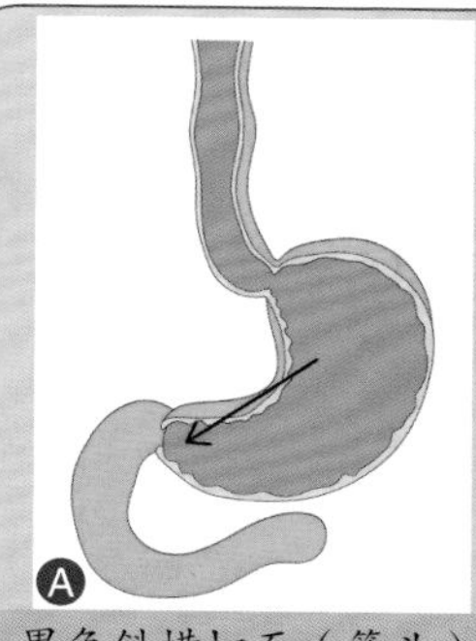

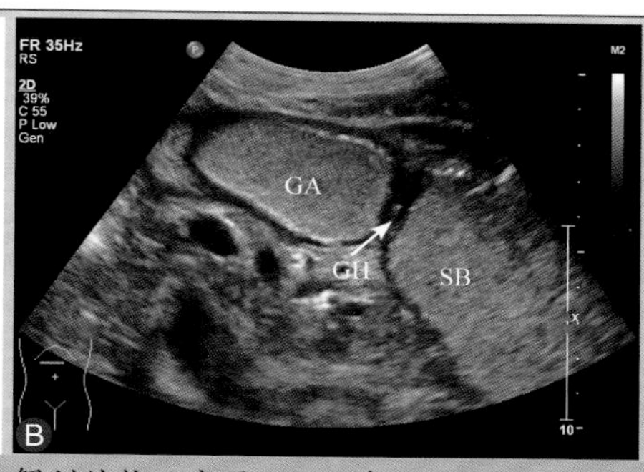

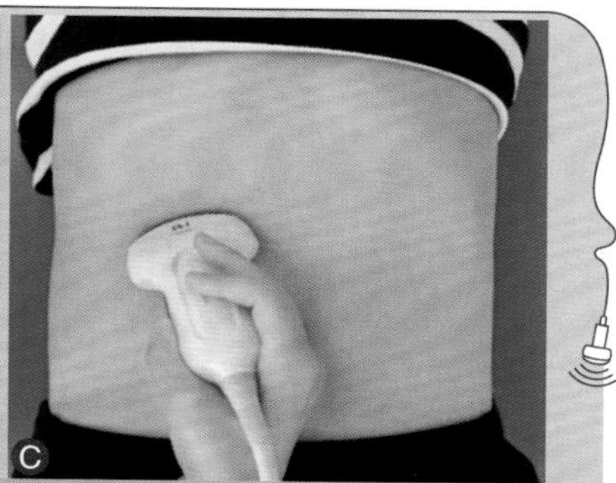

A.胃角斜横切面（箭头）解剖结构示意图；B.正常胃角斜横切面表现；C.仰卧位/坐位胃角斜横切面扫查方法。GH（白箭头）：胃角；GA：胃窦；SB：胃体。

图 4–37　OCUS 显示正常胃角斜横切面

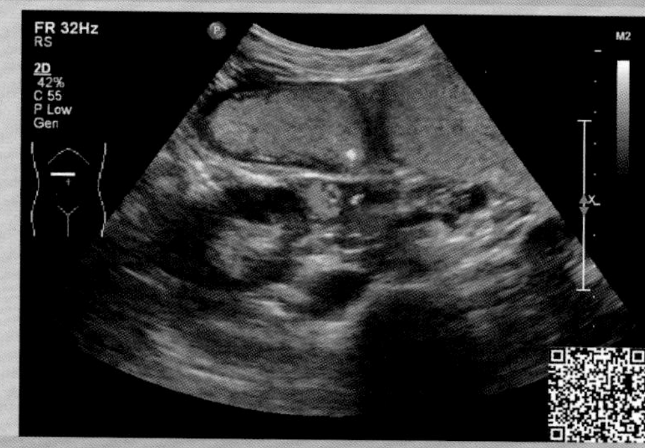

图 4–38　OCUS 实时显示正常胃角（动态）

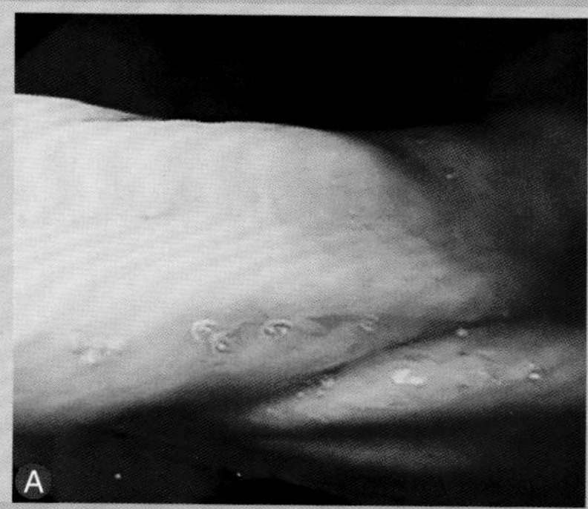

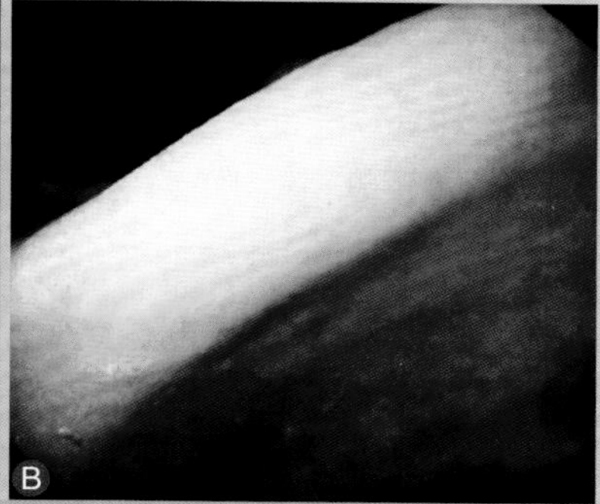

A.胃蠕动收缩时的胃角；B.胃舒张时的胃角。

图 4–39　胃镜显示正常胃角变化

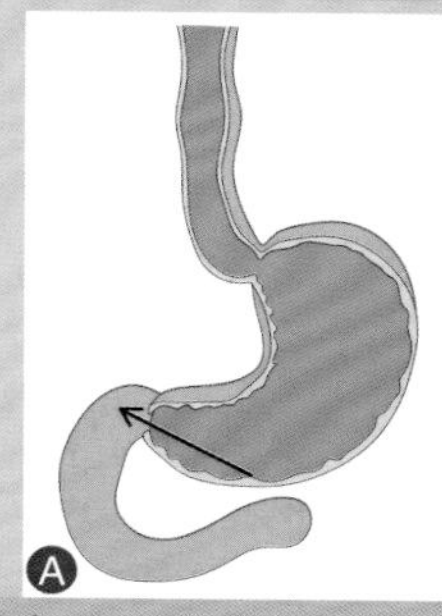

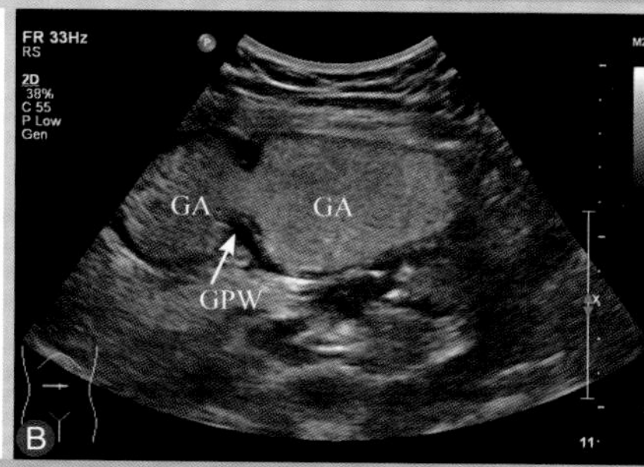

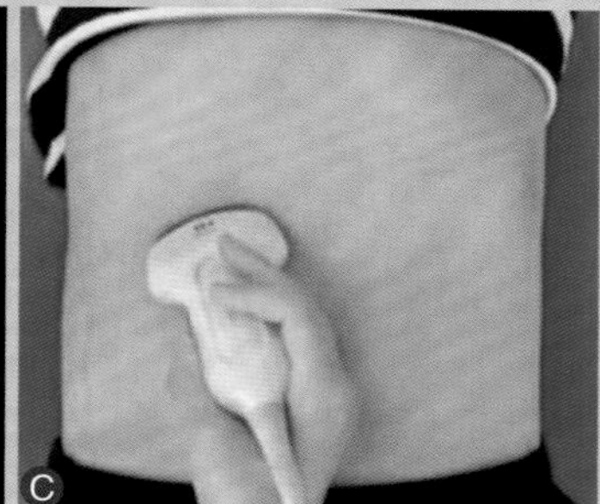

A.胃窦长轴切面（箭头）解剖结构示意图；B.正常胃窦长轴切面表现；C.仰卧位/坐位胃窦长轴切面扫查方法。GA：胃窦；GPW（白箭头）：蠕动波。

图 4–40　OCUS 显示胃窦长轴切面

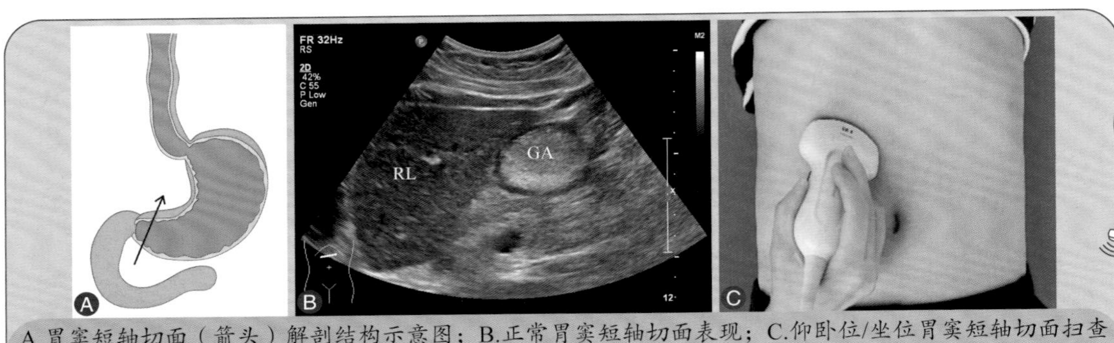

A.胃窦短轴切面（箭头）解剖结构示意图；B.正常胃窦短轴切面表现；C.仰卧位/坐位胃窦短轴切面扫查方法。GA：胃窦；RL：肝右叶。

图 4–41 OCUS 显示正常胃窦短轴切面

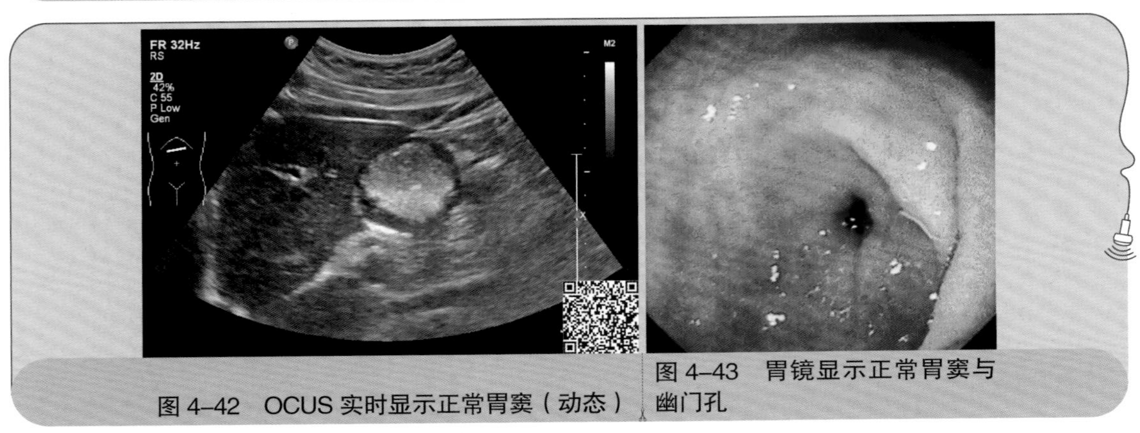

图 4–42 OCUS 实时显示正常胃窦（动态）

图 4–43 胃镜显示正常胃窦与幽门孔

6.正常幽门充盈超声造影表现

患者取坐位或右侧卧位，探头置于脐部与右上腹部多角度扫查，可获得幽门部、幽门管及十二指肠球部图像（图4–44 ~ 图4–47）。

7.正常胃冠状斜切面充盈超声造影表现

患者取坐位或右侧卧位，探头斜置于脐部与左上腹部之间连续多角度扇形扫查，可获得胃冠状切面图像（图4–48 ~ 图4–51）。

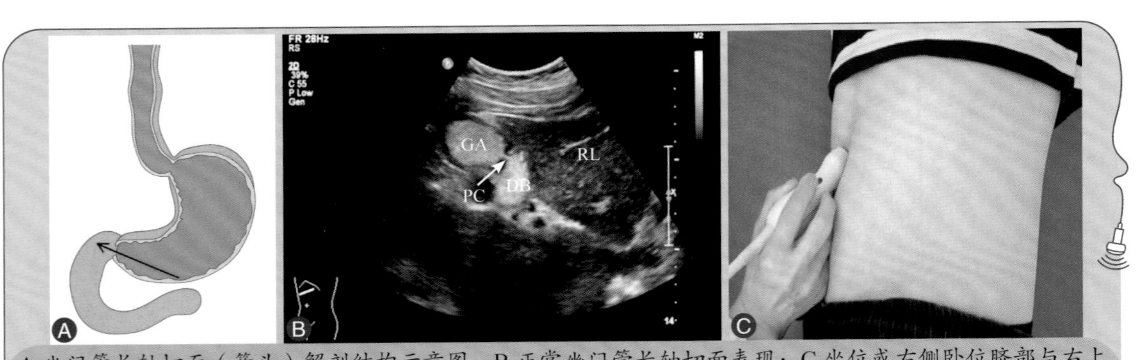

A.幽门管长轴切面（箭头）解剖结构示意图；B.正常幽门管长轴切面表现；C.坐位或右侧卧位脐部与右上腹部幽门管长轴切面扫查方法。GA：胃窦；PC（白箭头）：幽门管；DB：十二指肠球部；RL：肝右叶。

图 4–44 OCUS 显示正常幽门管长轴切面（1）

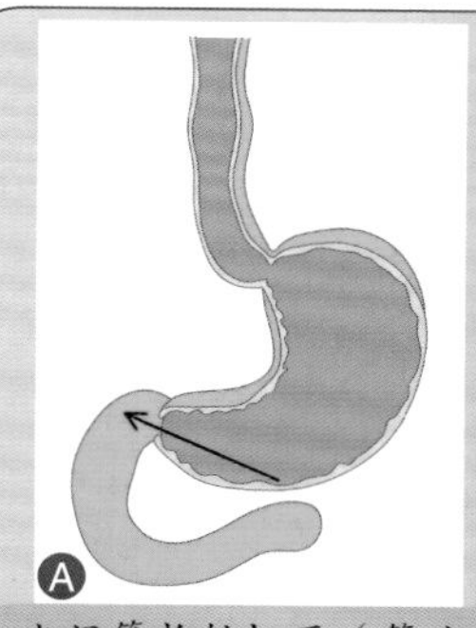

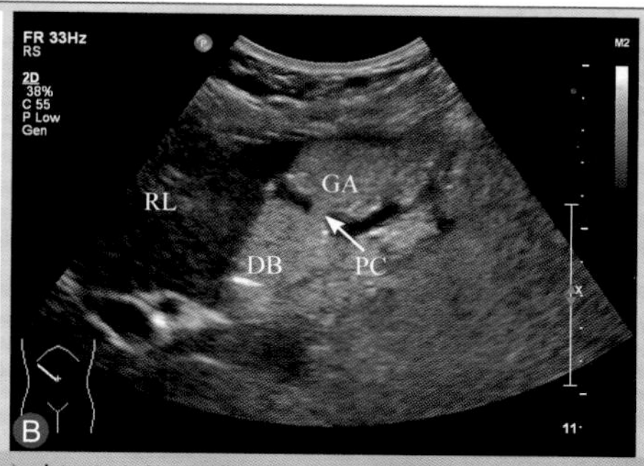

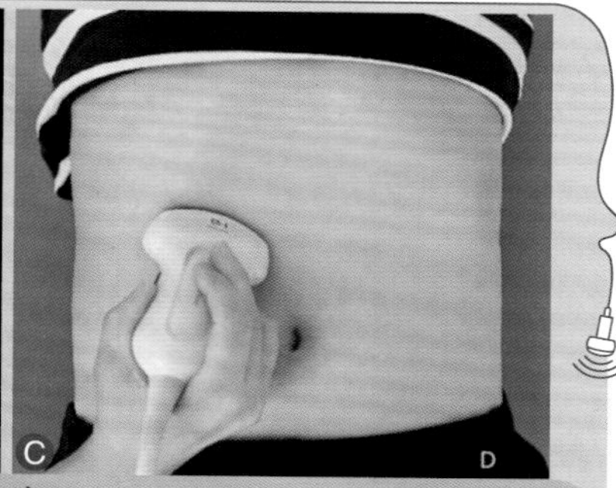

A.幽门管长轴切面（箭头）解剖结构示意图；B.正常幽门管长轴切面表现；C.坐位或平卧位脐部与右上腹部幽门管长轴切面扫查方法。GA：胃窦；PC（白箭头）：幽门管；DB：十二指肠球部；RL：肝右叶。

图 4-45　OCUS 显示正常幽门管长轴切面（2）

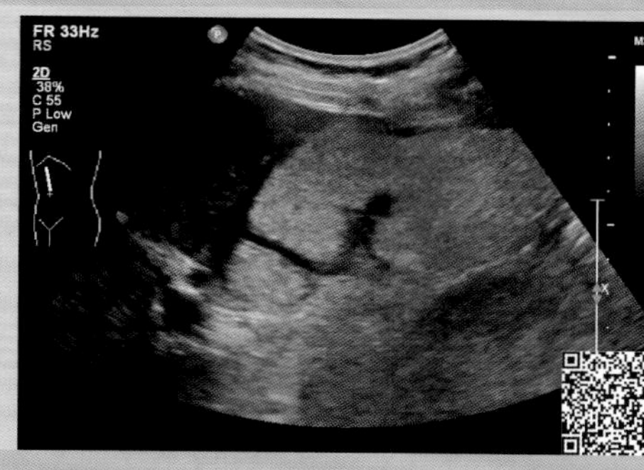

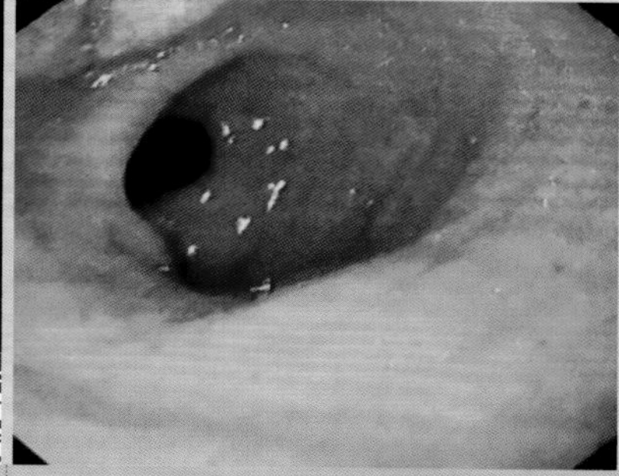

图4-46　OCUS显示正常幽门开放（动态）

图 4-47　胃镜显示正常胃窦幽门管（幽门开放状态）

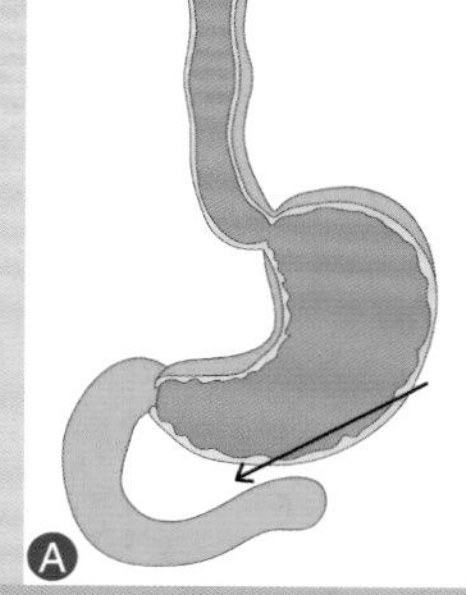

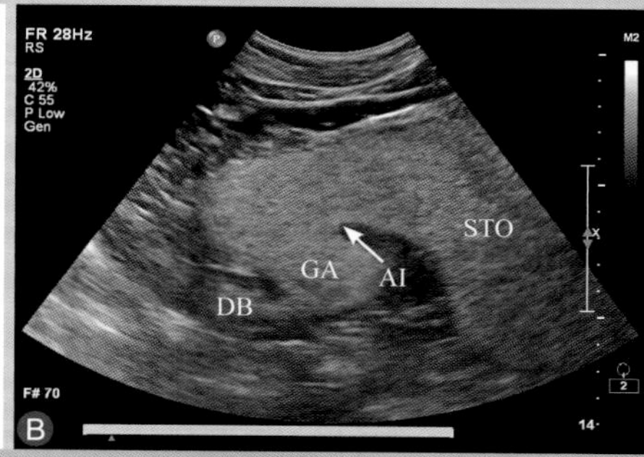

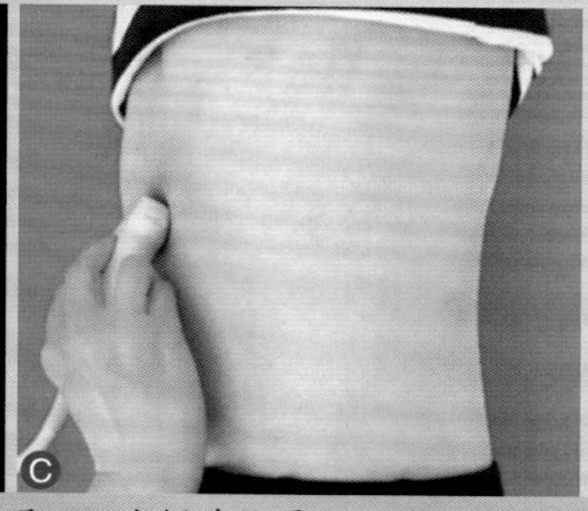

A.胃冠状斜切面（箭头）解剖结构示意图；B.正常胃冠状斜切面表现；C.右侧卧位胃冠状斜切面扫查方法（探头朝向右肋上方）。STO：胃腔；AI（白箭头）：角切迹；GA：胃窦；DB：十二指肠球部。

图 4-48　OCUS 显示正常胃冠状斜切面（1）

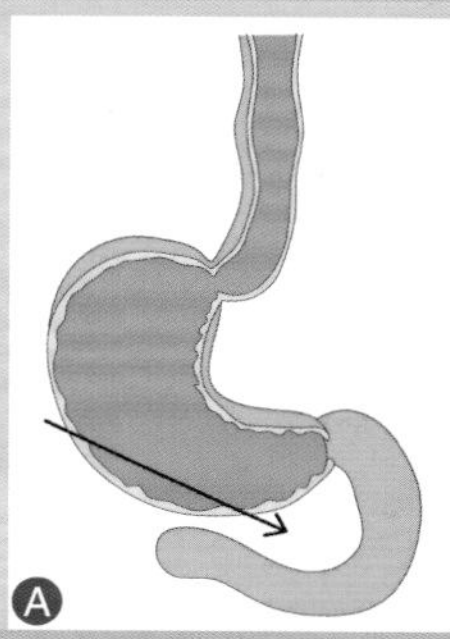

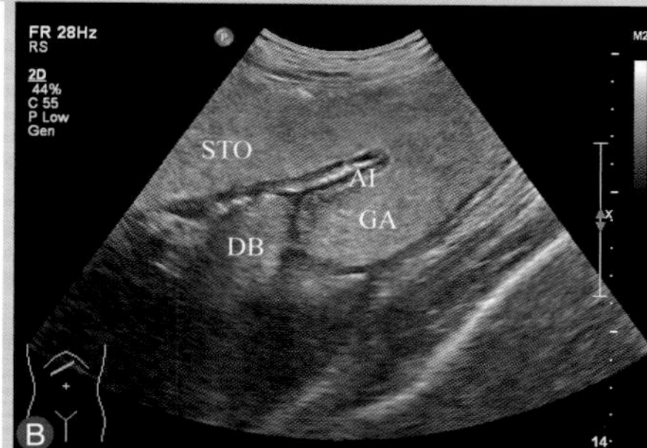

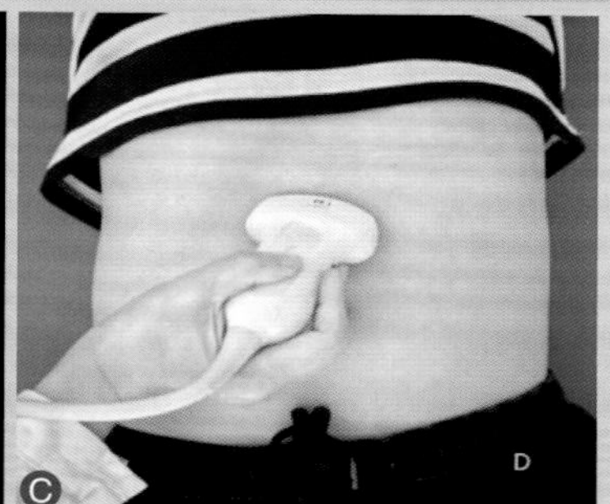

A.胃冠状斜切面（箭头）解剖结构示意图；B.正常胃冠状斜切面表现；C.平卧位胃冠状斜切面扫查方法（探头反向朝左肋下方向）。STO：胃腔；AI：角切迹；GA：胃窦；DB：十二指肠球部。

图 4-49　OCUS 显示正常胃冠状斜切面（2）

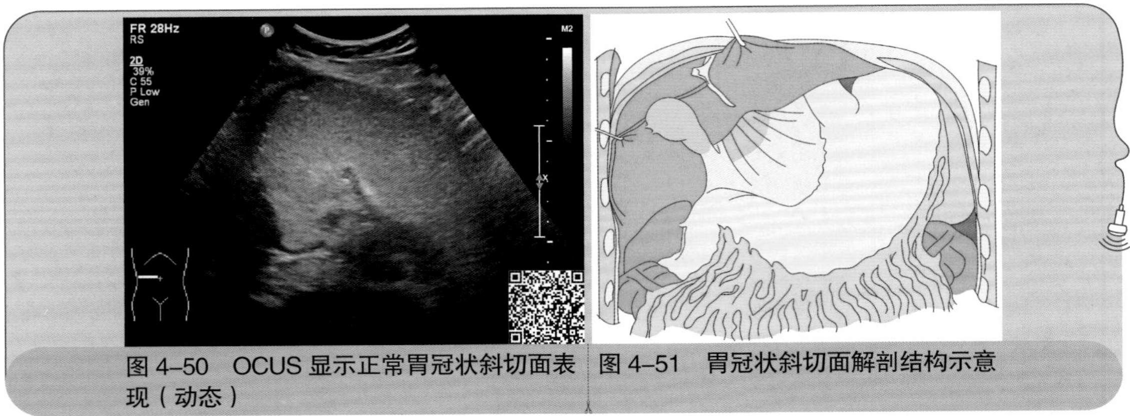

图 4-50　OCUS 显示正常胃冠状斜切面表现（动态）

图 4-51　胃冠状斜切面解剖结构示意

四、正常胃蠕动充盈超声造影表现

口服超声造影剂胃腔充盈后，胃的蠕动起始于胃体部，通常以1 cm/s的速度向幽门方向运动。胃蠕动波波形呈节律性和对称性收缩，蠕动的频率通常为4～5次/分（图4-52，图4-53）；胃窦蠕动收缩时呈“花瓣形”（图4-54～图4-56）；正常胃窦规律性收缩，幽门管随胃蠕动节律性开放（图4-57～图4-59）。若胃蠕动波发生频繁、切迹深大则为蠕动亢进；若胃蠕动波浅且缓慢（<3次/分），则为蠕动功能减弱（图4-60）。若胃蠕动波从胃窦向胃体反向运动则为逆蠕动（图4-61）。

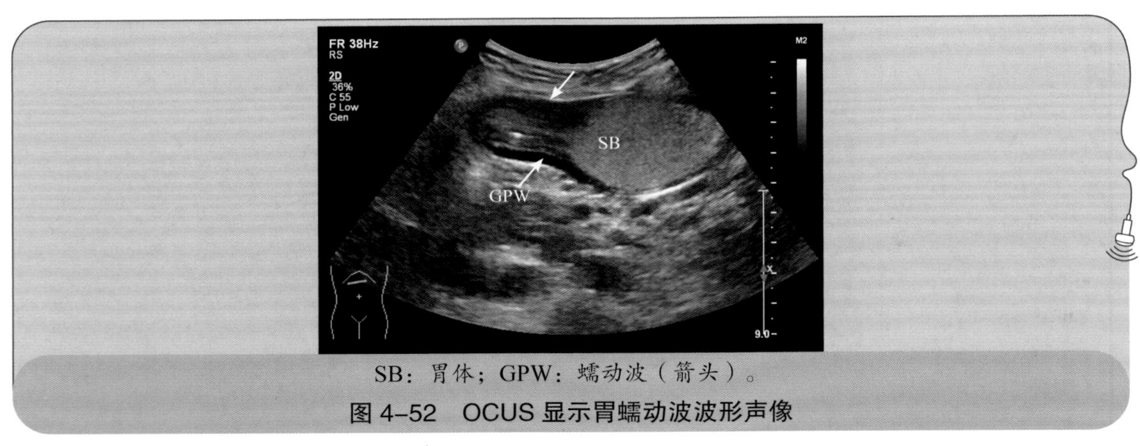

SB：胃体；GPW：蠕动波（箭头）。

图 4-52　OCUS 显示胃蠕动波波形声像

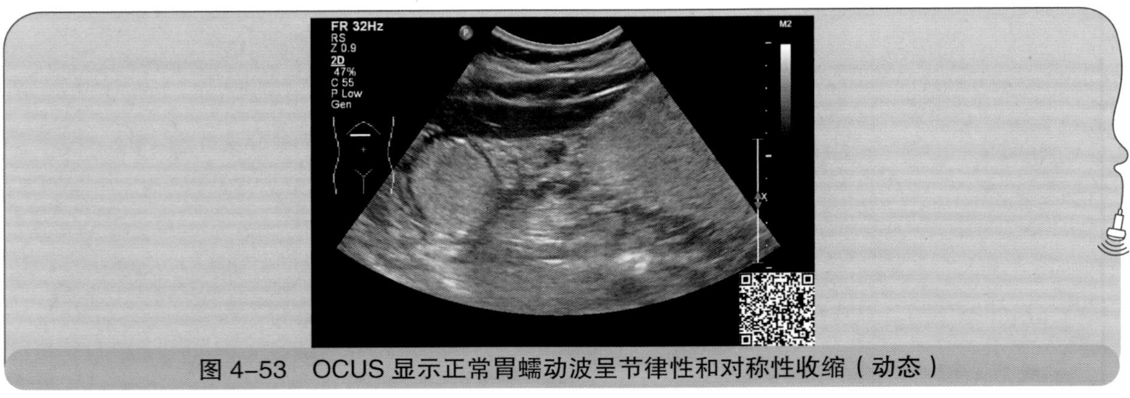

图 4-53　OCUS 显示正常胃蠕动波呈节律性和对称性收缩（动态）

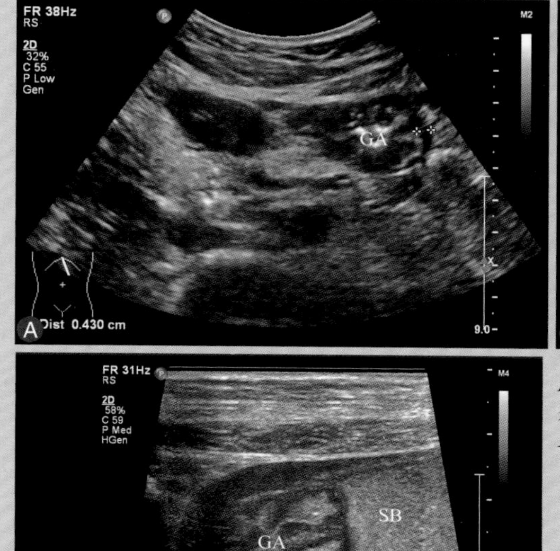

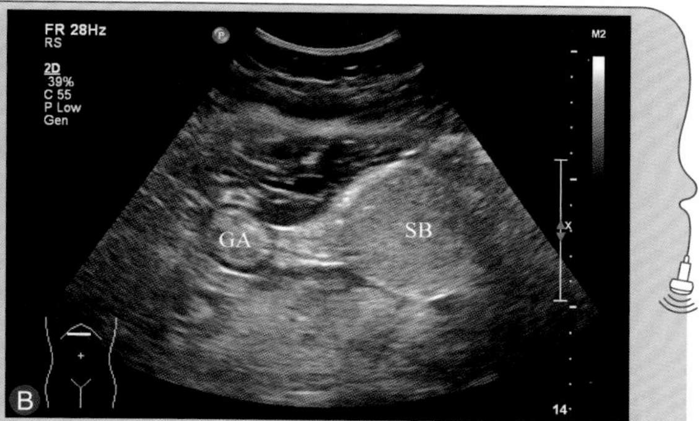

A、B.胃窦蠕动收缩短轴切面（箭头）解剖结构示意图；C.高频超声显示胃窦蠕动收缩长轴切面表现。GA：胃窦；SB：胃体；GH：胃角（箭头）。

图 4–54　OCUS 显示胃窦蠕动收缩时呈“花瓣形”

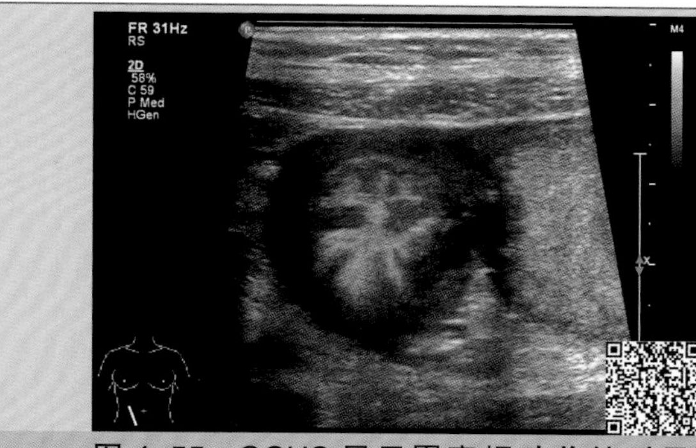

图 4–55　OCUS 显示胃窦蠕动收缩时呈“花瓣形”（动态）

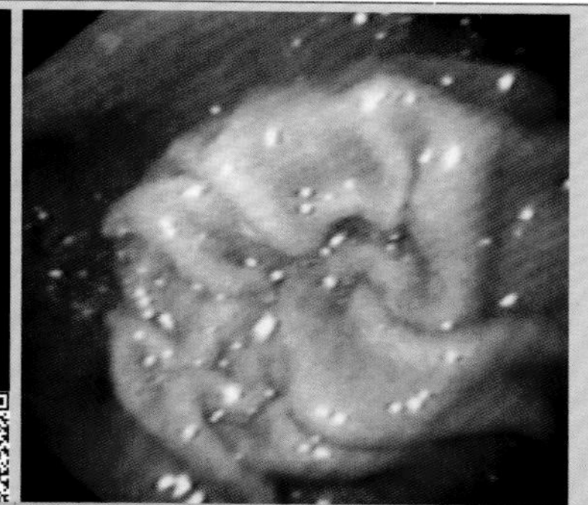

图 4–56　胃镜显示胃窦蠕动收缩时呈“花瓣形”

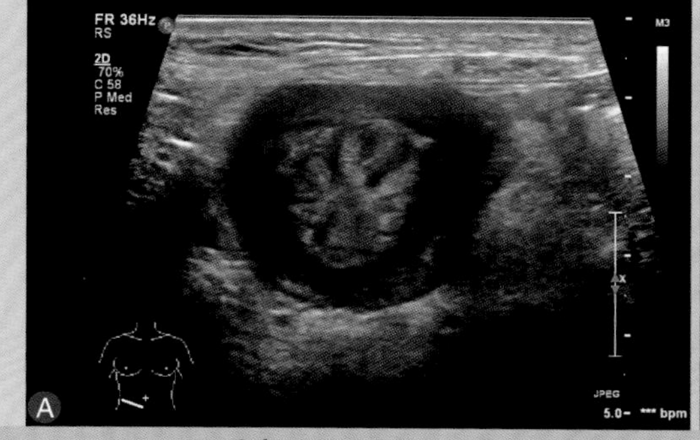

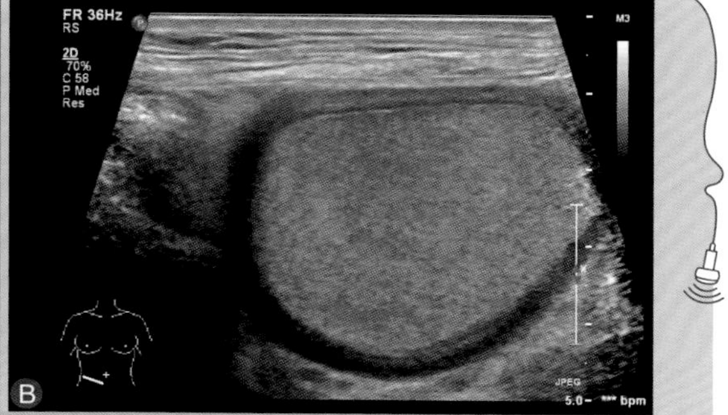

A.胃窦收缩黏膜皱襞呈“花瓣形”；B.胃窦舒张之后黏膜舒张均匀展平。

图 4–57　同一患者胃窦收缩、舒张前后黏膜变化声像

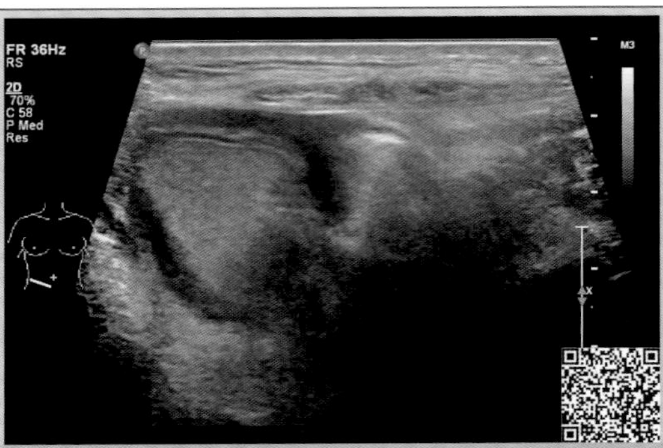

图 4-58　OCUS 胃蠕动——胃窦收缩、舒张黏膜皱襞变化（动态）

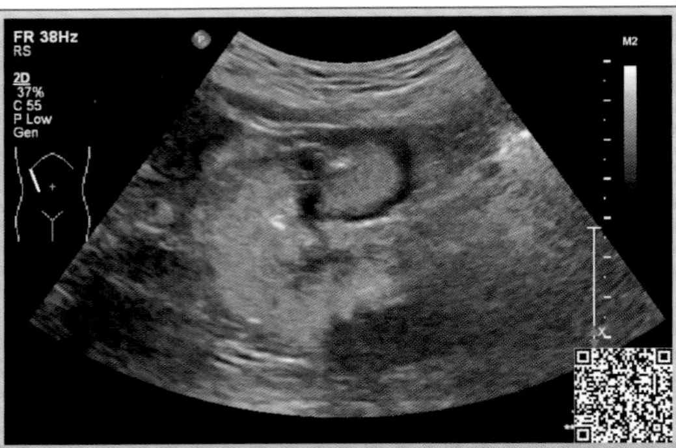

图 4-59　OCUS 胃蠕动——幽门管节律性开放（动态）

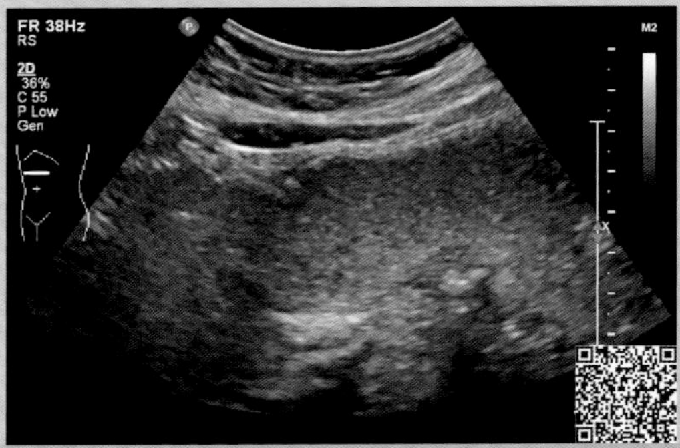

图 4-60　OCUS 胃蠕动浅缓（动态）

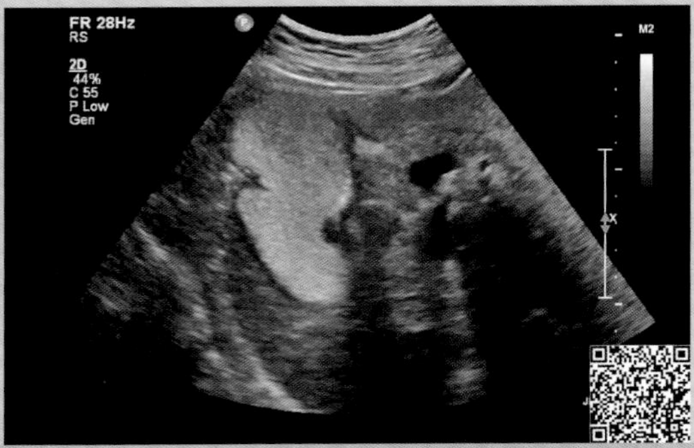

图 4-61　OCUS 胃逆蠕动（动态）

五、正常十二指肠充盈超声造影表现

口服超声造影剂胃腔充盈后，患者取坐位、仰卧位或右侧卧位，探头置于右上腹，其上端向右旋转60°，向左旋转30°，探头下端相对固定扫查十二指肠。

随着胃窦蠕动及幽门管的开放，十二指肠大小、形态随幽门开放出现规律性变化。充盈后的十二指肠球部形态多样，通常呈“球形”“三角形”“橄榄形”等，边界规整，球部内为均匀的高回声，十二指肠球部充盈时球壁黏膜面光滑，没有黏膜皱襞回声，观察球部外形、球壁层次结构更重要（图4-62～图4-64）。

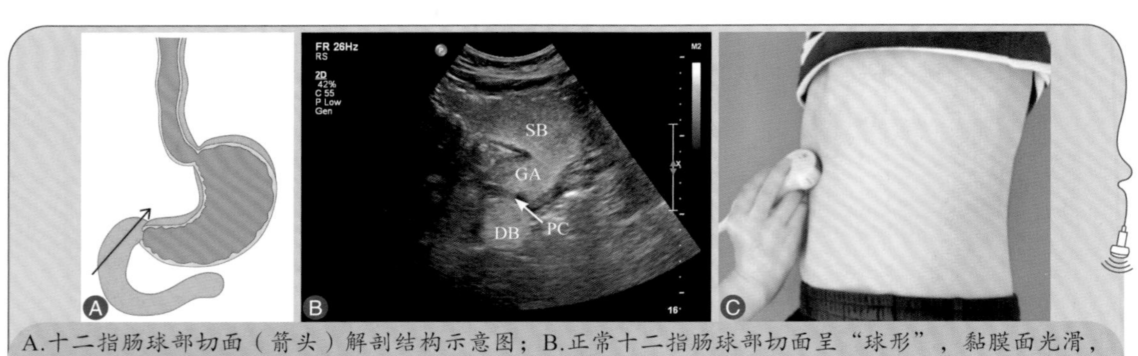

A.十二指肠球部切面（箭头）解剖结构示意图；B.正常十二指肠球部切面呈“球形”，黏膜面光滑，没有黏膜皱襞；C.右侧卧位十二指肠球部切面扫查方法（探头朝向右肋上方）。GA：胃窦；PC（白箭头）：幽门管；DB：十二指肠球部；SB：胃体。

图 4-62　OCUS 显示十二指肠球部呈“球形”

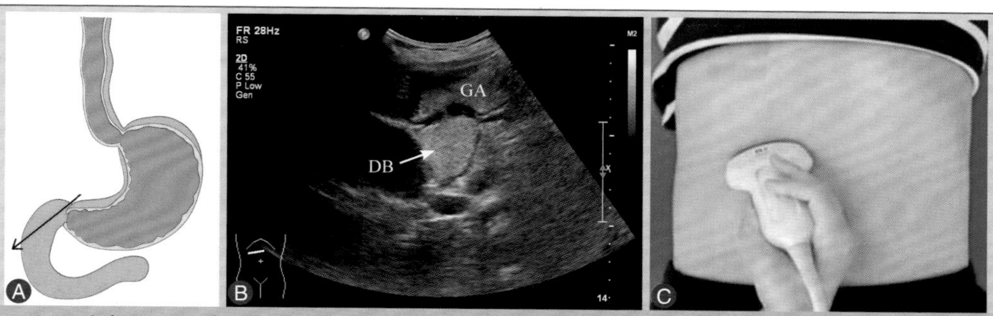

A.十二指肠球部切面（箭头）解剖结构示意图；B.正常十二指肠球部切面呈“三角形”，黏膜面光滑，没有黏膜皱襞；C.仰卧位十二指肠球部切面扫查方法（探头朝向右肋上方）。GA：胃窦；DB（白箭头）：十二指肠球部。

图 4-63　OCUS 显示十二指肠球部呈“三角形”

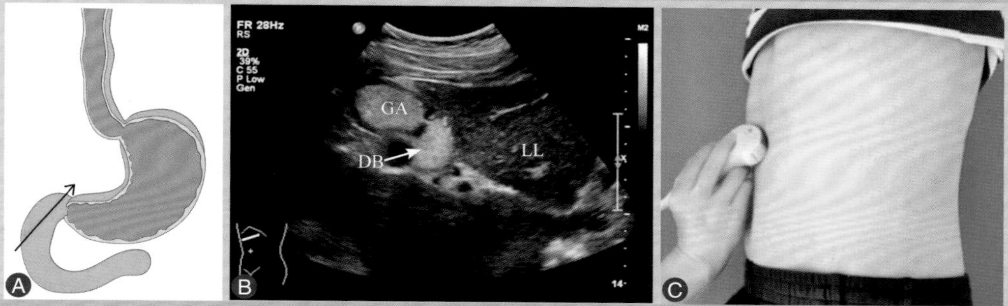

A.十二指肠球部切面（箭头）解剖结构示意图；B.正常十二指肠球部切面呈“橄榄形”；C.右侧卧位十二指肠球部切面扫查方法（探头朝向右肋上方）。GA：胃窦；DB（白箭头）：十二指肠球部；LL：肝左叶。

图 4-64　OCUS 显示十二指肠球部呈“橄榄形”

如果患者超声显像条件较好，十二指肠球部、降部、水平部及升部全程管腔内呈均匀的高回声，随着胃蠕动及幽门的自然开放，十二指肠球部、降部、水平部，甚至升部管腔均可充盈并呈“C”字形且显示清晰，肠壁结构完整，肠腔内未见狭窄与扩张（图4-65～图4-75）。

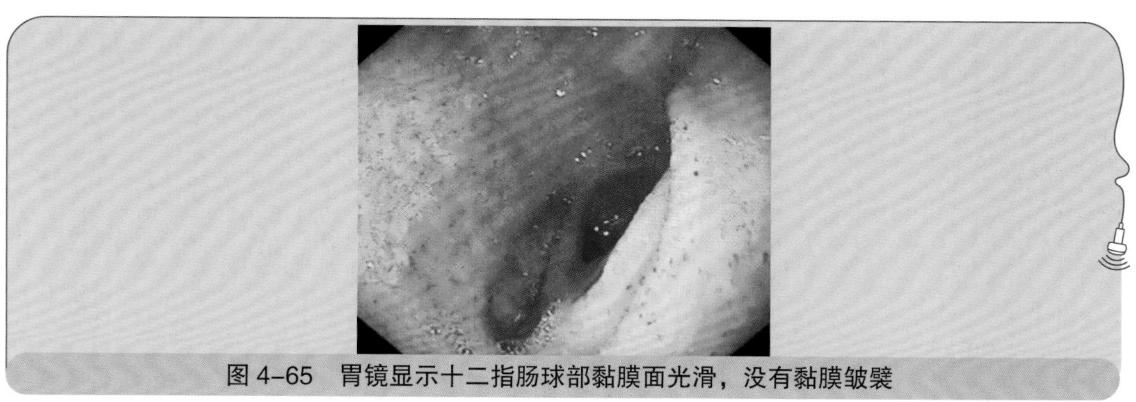

图 4-65　胃镜显示十二指肠球部黏膜面光滑，没有黏膜皱襞

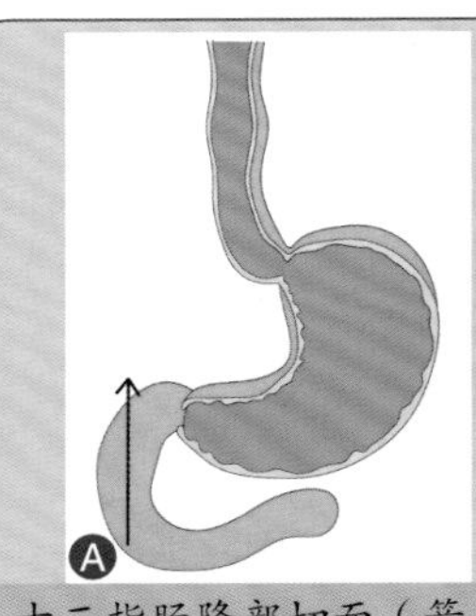

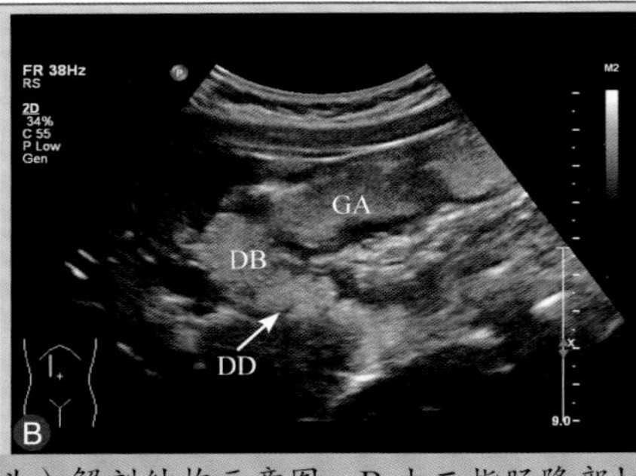

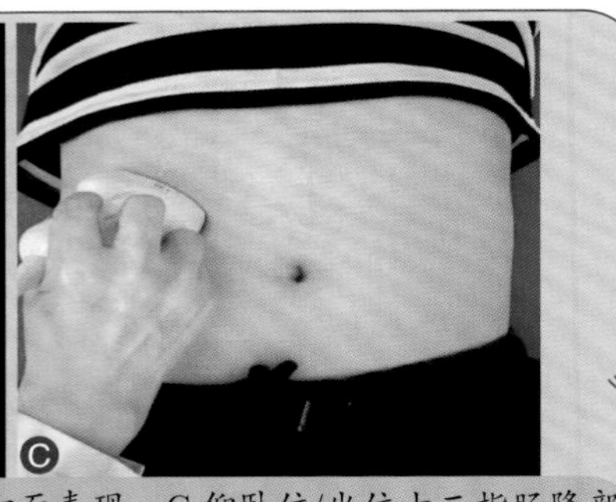

A.十二指肠降部切面（箭头）解剖结构示意图；B.十二指肠降部切面表现；C.仰卧位/坐位十二指肠降部切面扫查方法（探头向右旋转）。DB：十二指肠球部；DD（白箭头）：十二指肠降部；GA：胃窦。

图 4-66　OCUS 显示十二指肠降部切面

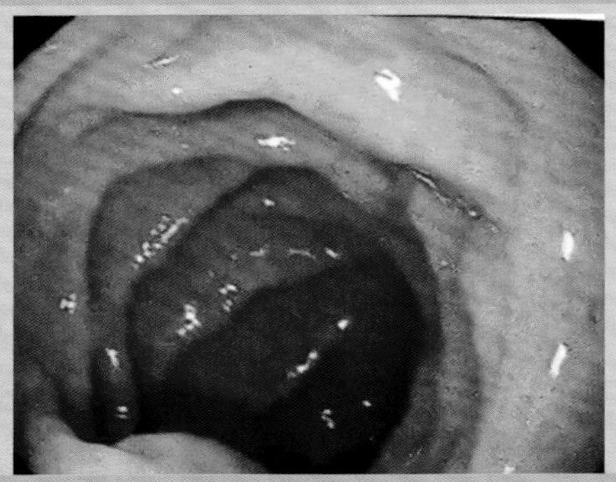

图 4-67　胃镜显示十二指肠降部黏膜面光滑，可见黏膜皱襞

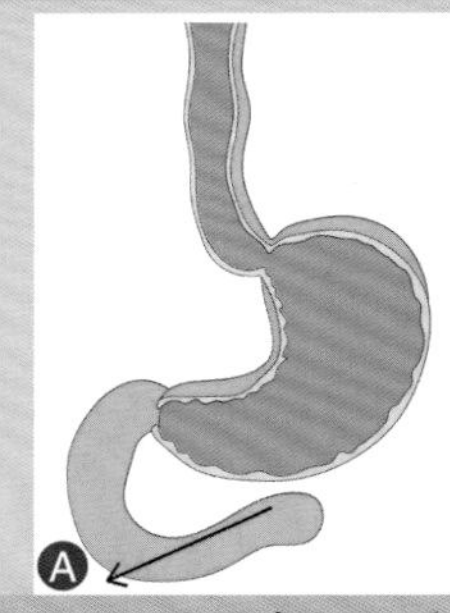

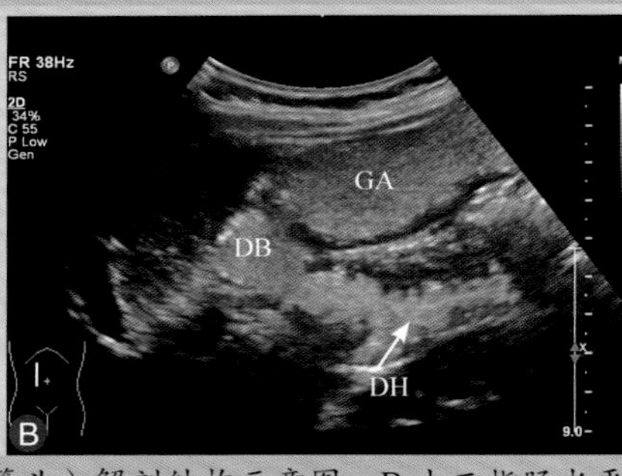

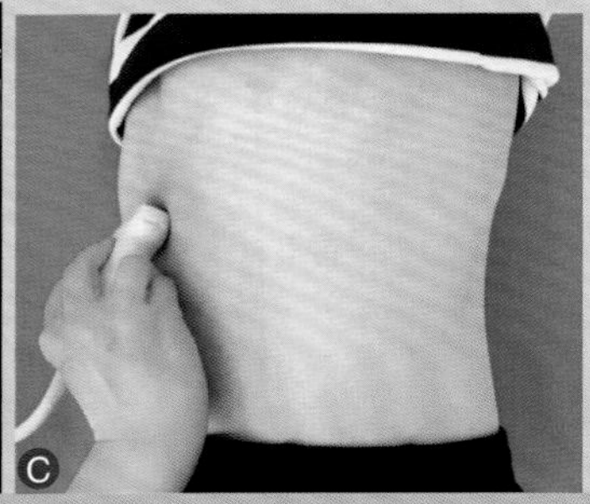

A.十二指肠水平部切面（箭头）解剖结构示意图；B.十二指肠水平部切面表现；C.右侧卧位十二指肠水平部扫查方法（向右旋转）。DB：十二指肠球部；DH（白箭头）：十二指肠水平部；GA：胃窦。

图 4-68　OCUS 显示十二指肠水平部切面

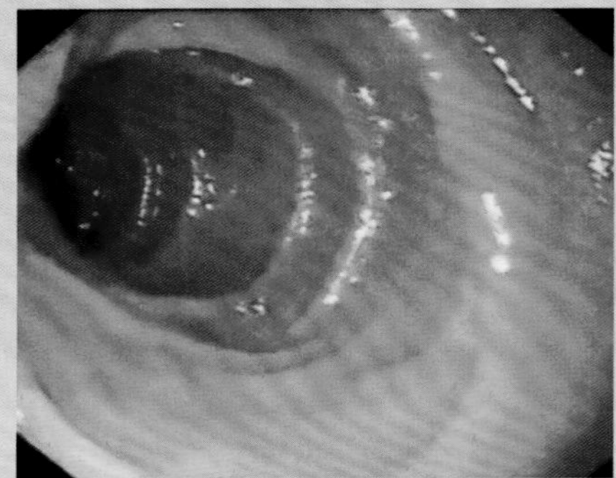

图 4-69　胃镜显示十二指肠水平部黏膜面光滑，可见黏膜皱襞

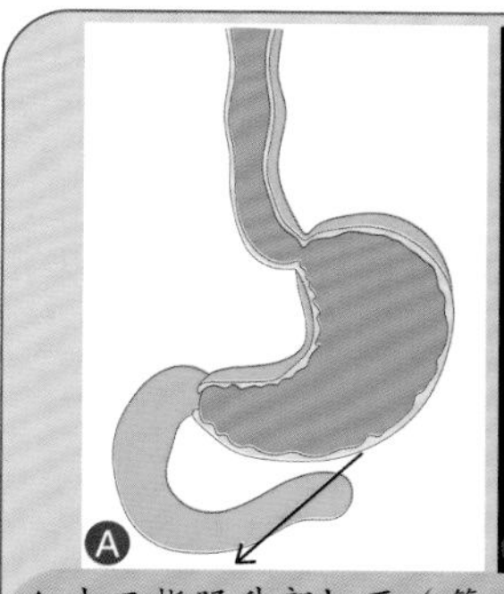

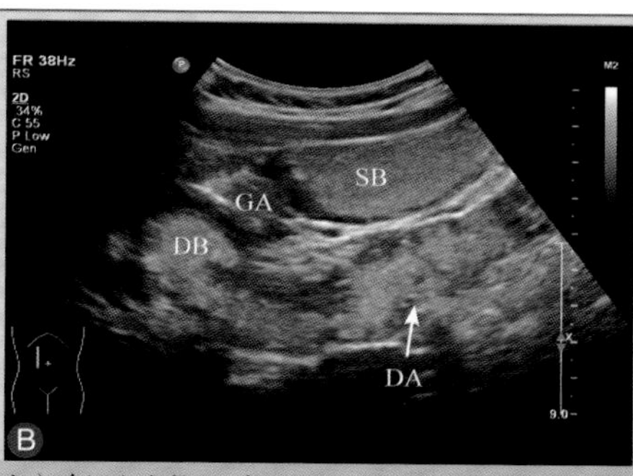

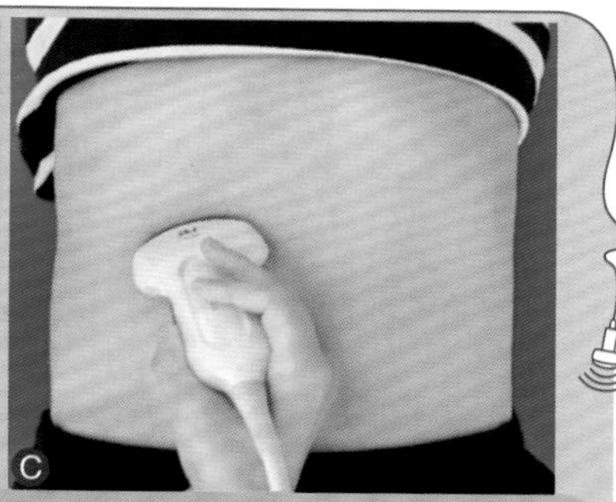

A.十二指肠升部切面（箭头）解剖结构示意图；B.十二指肠升部切面表现图；C.仰卧位/坐位十二指肠升部扫查方法（向右旋转）。DB：十二指肠球部；DA（白箭头）：十二指肠升部；GA：胃窦；SB：胃体。

图 4–70　OCUS 显示十二指肠升部切面

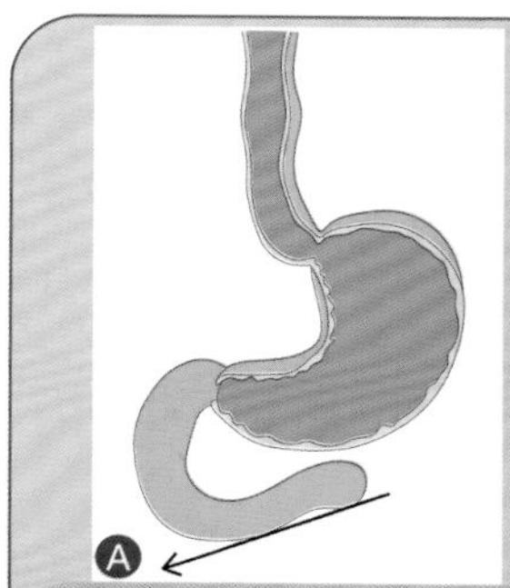

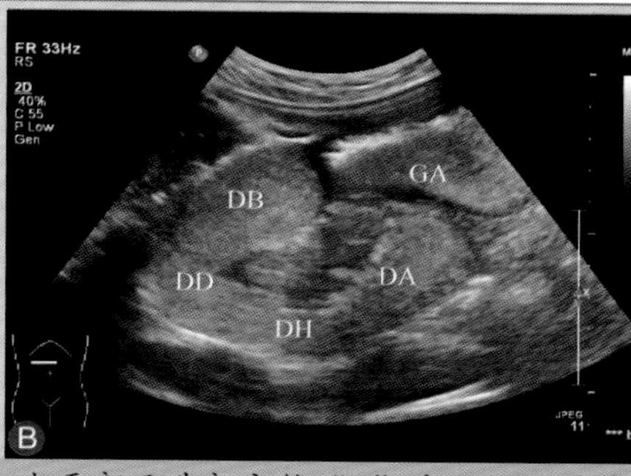

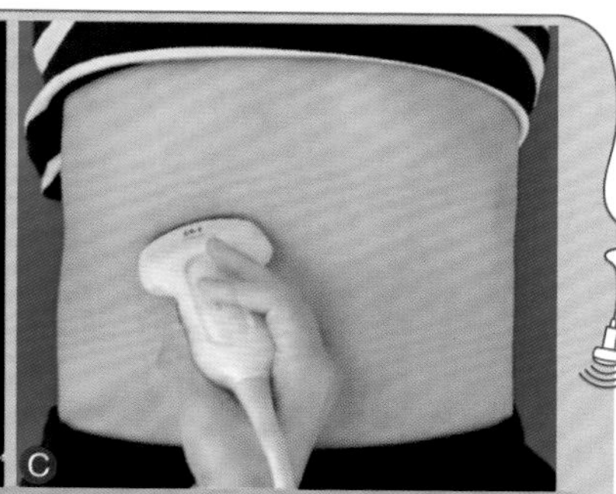

A.十二指肠球部、降部、水平部及升部完整“C”字形切面（箭头）解剖结构示意图；B.十二指肠球部、降部、水平部及升部完整“C”字形切面表现；C.仰卧位/坐位胃窦、幽门和十二指肠球部、降部、水平部及升部“C”字形切面扫查方法（探头向右旋转）。DB、DD、DH、DA：十二指肠球部、降部、水平部及升部；GA：胃窦。

图 4–71　OCUS 显示胃窦、幽门和十二指肠球部、降部、水平部及升部完整“C”字形切面

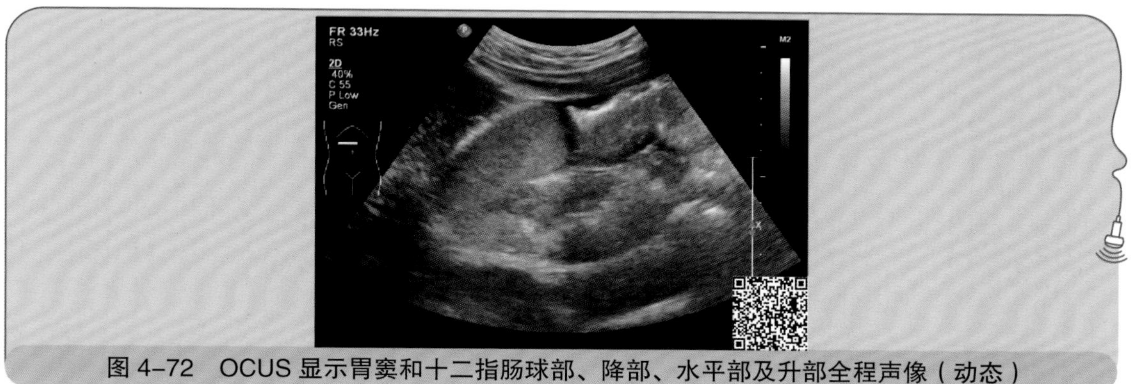

图 4–72　OCUS 显示胃窦和十二指肠球部、降部、水平部及升部全程声像（动态）

六、正常胃十二指肠充盈超声造影测量参考值

口服胃超声造影剂待胃十二指肠腔充盈良好后，在扫查标准的声像图上进行胃十二指肠腔内径和壁厚度的测量。成年人正常参考值（口服500 ~ 600 mL，胃十二指肠腔充盈良好状态）如下：①食管颈部直径2.0 ~ 3.0 cm（生理性狭窄处直径为1.5 cm左右）；②贲门管径：0.5 ~ 1.2 cm；③食管壁厚度：0.3 ~ 0.6 cm；④胃壁厚度：0.3 ~ 0.6 cm；⑤胃黏膜皱襞厚

度：胃体黏膜皱襞的厚度为0.4～0.6 cm，胃窦和胃底部黏膜皱襞的厚度通常小于胃体部黏膜皱襞的厚度；⑥胃黏膜皱襞的宽度小于0.5 cm；⑦幽门管：在幽门开放时内径宽度为0.2～0.4 cm，长度为0.5～0.8 cm；⑧十二指肠球面积：3～5 cm^2；⑨十二指肠壁厚度：0.3～0.4 cm；⑩十二指肠腔内径：2.0～4.0 cm；⑪十二指肠黏膜皱襞厚度：十二指肠球部充盈时一般不显示黏膜皱襞，十二指肠降部、水平部及升部可显示黏膜皱襞，厚度0.4～0.6 cm。

参考文献

[1] 中国医药教育协会超声专委会胃肠超声学组.中国胃充盈超声检查专家共识.肿瘤预防与治疗，2020，33（11）：817–819.

[2] 袁帆，钟清连，傅绢，等.胃口服超声造影在腹部体检中的实用价值.中国超声医学杂志，2021，37（5）：560–563.

[3] 徐荣，王迎春，尹小花.口服超声造影剂在社区人群胃部疾病筛查中的应用价值.中国超声医学杂志，2021，37（2）：153–156.

[4] 肖翠丽.胃肠超声造影诊断胃十二指肠疾病的价值研究.数理医药学杂志，2021，34（6）：918–920.

[5] 刘锦萍，余立群.胃肠超声造影在胃十二指肠占位性病变诊断中的应用.影像研究与医学应用，2021，5（2）：106–107.

[6] 袁坤山，王如蒙，张淑欣，等.口服胃肠超声助显剂的研究进展.中华医学超声杂志（电子版），2020，17（6）：587–590.

[7] 吴琴，瞿绍立，白建宁.胃肠超声造影对胃十二指肠疾病的诊断价值分析.中国现代医生，2020，58（8）：117–119.

[8] 沈理，章建全.积极开展胃超声检查创新发展胃癌防治研究.中华医学超声杂志（电子版），2020，17（10）：923–926.

[9] 姜玉新，冉海涛.医学超声影像学.2版.北京：人民卫生出版社，2016.

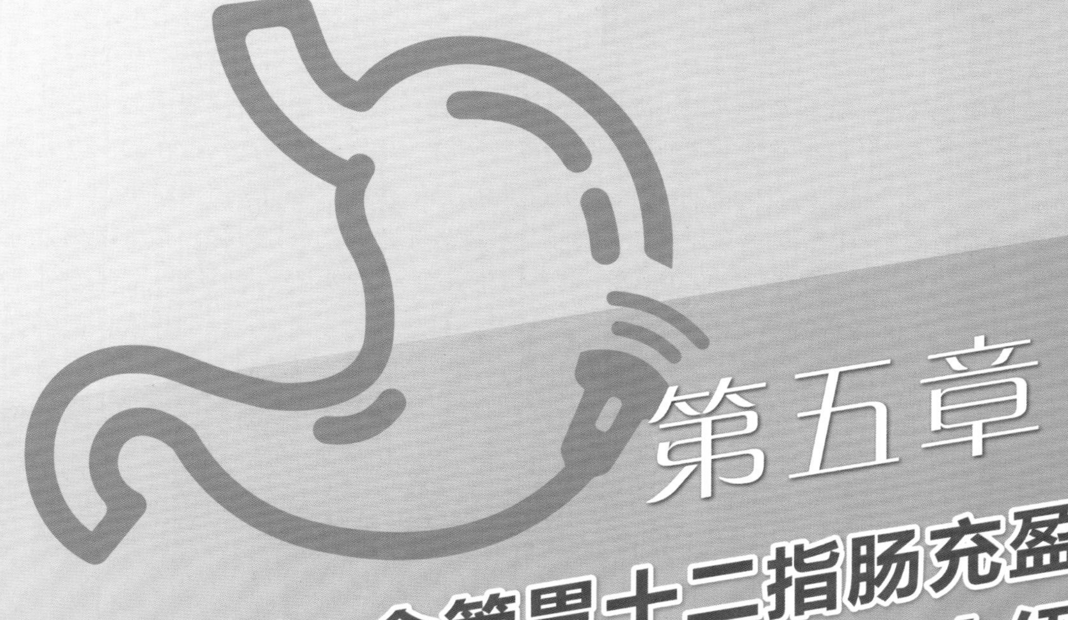

第五章

食管胃十二指肠充盈超声造影经典病例介绍

第一节 食管病变

一、食管裂孔疝

1.病因与病理

正常人体的胸腔与腹腔由膈肌分开，二者借助腔静脉裂孔、主动脉裂孔及食管裂孔相通。食管由后纵隔通过膈肌后部的孔进入腹腔，此孔称为食管裂孔（图5-1-1）。食管裂孔疝（esophageal hiatal hernia，EHH）是指腹腔内脏器（主要是胃及胃食管结合部）暂时或长期通过膈肌食管裂孔或膈食管间隙进入胸腔所致的疾病。食管裂孔疝在膈疝中最为常见，达90%以上。食管裂孔疝在经济发达地区或饮食以高脂肪、高蛋白地区高发，在60岁以上的西方人群中，食管裂孔疝的发生率达60%。食管裂孔疝是一种良性疾病，但也对患者、社会造成了严重的痛苦和负担，同时还可能引发包括导致患者死亡的严重并发症。食管裂孔疝的发病机制尚不完全清楚，目前公认的机制主要有以下几种：①腹内压增加使得胃食管结合部（gastroesophageal junction，GEJ）上移至胸腔；②各种原因（先天或后天）导致食管短缩使胃食管结合部上移至胸腔；③由于年龄或遗传因素相关的肌肉或结缔组织成分改变，导致膈肌食管裂孔扩大引起胃食管结合部的迁移。食管裂孔疝分为Ⅰ、Ⅱ、Ⅲ、Ⅳ型。Ⅰ型：滑动型食管裂孔疝，胃食管结合部转移到了膈肌的上部，胃部仍然保持正常的形态，我国95%的食管裂孔疝为这一型，常常易漏诊；Ⅱ型：食管旁疝，胃食管结合部保持在其正常的解剖位置，一部分胃通过膈肌裂孔食管疝进入胸腔内；Ⅲ型：前两种的混合型，胃食管结合部和胃

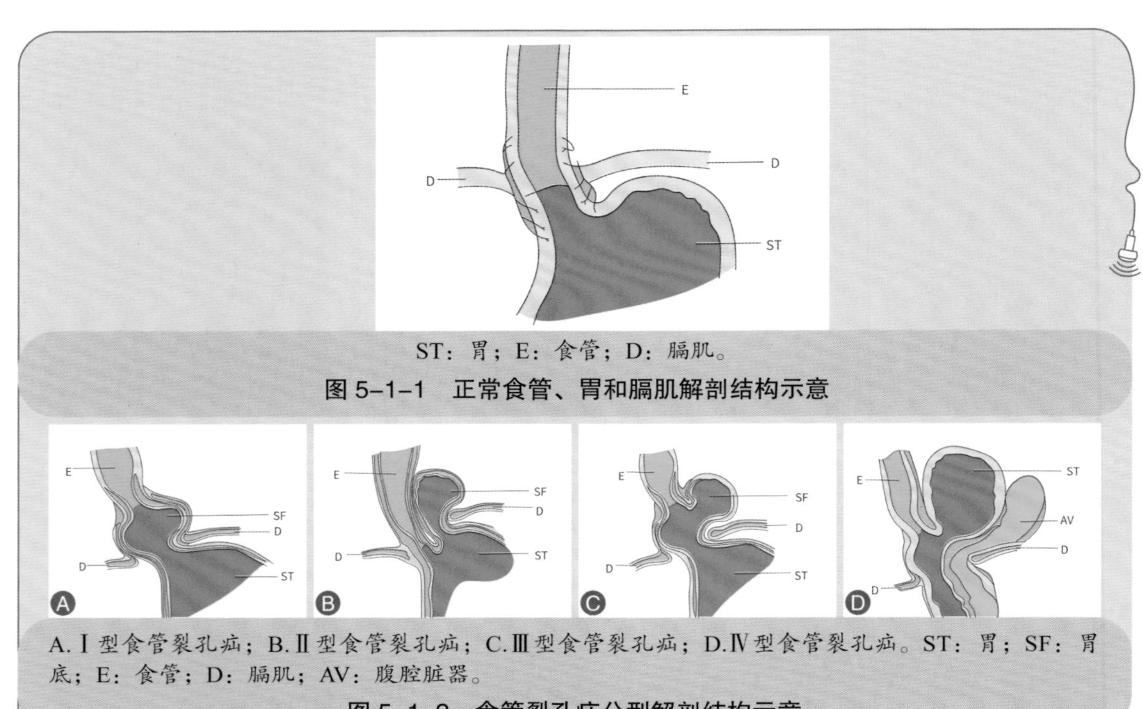

ST：胃；E：食管；D：膈肌。

图5-1-1 正常食管、胃和膈肌解剖结构示意

A.Ⅰ型食管裂孔疝；B.Ⅱ型食管裂孔疝；C.Ⅲ型食管裂孔疝；D.Ⅳ型食管裂孔疝。ST：胃；SF：胃底；E：食管；D：膈肌；AV：腹腔脏器。

图5-1-2 食管裂孔疝分型解剖结构示意

底均位于膈肌上方；Ⅳ型：除胃以外，还有腹腔内的其他脏器进入胸腔（图5-1-2）。

2.临床表现

食管裂孔疝的临床表现多种多样，缺乏特征性，主要表现为反酸、烧心、腹痛、腹胀等临床症状。本病易与食管膈壶腹、食管贲门失弛缓症、食管贲门癌、冠状动脉粥样硬化性心脏病（简称冠心病）、肺心病等的症状相混淆，应注意鉴别。

3.OCUS检查

（1）仪器与造影剂：腹部彩色多普勒超声仪，凸阵探头（频率为3.5～7.0 MHz），线阵高频探头（频率为3.0～9.0 MHz）。造影剂选择有回声型口服谷物制成的胃肠造影剂，按照说明书配制成稀糊状的溶液500～600 mL，待冷却至常温后备用。

（2）检查方法与表现：受检者取仰卧位，高频探头置于其颈部偏左侧，首先进行食管颈段横、纵切面扫查，观察食管颈段有无异常。

然后嘱受检者取坐位，并口服造影剂，探头置于剑突下斜切面，按胃超声造影的各部顺序扫查：食管腹段、贲门、胃底、胃体大小弯、胃前后壁、胃角、胃窦及十二指肠，重点实时观察造影剂通过食管末端、进入贲门及胃腔的情况。接着嘱受检者取仰卧位将探头置于剑突下斜切面、右侧卧位将探头置于右上腹斜切面观察食管下段及贲门，纵切面显示一倒置的漏斗状结构，横切面呈“靶环征”，管壁厚度均匀，强回声居中。膈肌呈水平走行或垂直带状强回声。声像图显示横膈上方囊袋状结构，囊壁与膈肌下方胃壁相连续，呈“葫芦状”“烧瓶状”，疝囊直径为2.5～6.2 cm，平均直径为4.2 cm。疝囊的诊断标准：小疝囊（≤3.0 cm），中疝囊（3.1～6.0 cm），大疝囊（6.1～9.0 cm）。

参照食管裂孔疝的钡餐造影诊断标准，食管裂孔疝超声造影声像图分型特征如下。直接征象：①膈上疝囊，如疝出物为胃，可见疝囊内黏膜皱襞与膈下胃内黏膜皱襞相连；②B环上移（食管-胃环）。间接征象：①食管裂孔增宽；②胃食管反流；③胃底横膈异常；④His角变钝。食管旁疝胃食管连接部位于膈下，膈上疝囊位于食管一侧，疝出物为胃，可见疝囊内黏膜皱襞与膈下胃内黏膜皱襞相连。混合性食管裂孔疝膈上可见一巨大疝囊。

鉴别诊断：食管裂孔疝需与膈上憩室、膈膨升、食管下段囊肿、贲门失弛缓症相鉴别。

1）膈上憩室：为食管下段近膈上处，平滑肌层的某一薄弱处，由某种原因引起食管内压力增高，致使黏膜膨出，OCUS检查显示膨大处与食管壁相连续，食管裂孔内径正常，横膈走行正常，与食管裂孔疝多不难鉴别。

2）膈膨升：注意不要把上移的胃当成疝囊，胃形态正常，未见明显缩窄环（B环）。

3）食管下段囊肿：常无临床症状，较大可引起食管、气管梗阻表现，口服超声造影能显示食管壁各层结构，发现肿块位于食管壁内，多可明确诊断。

4）贲门失弛缓症：OCUS检查显示食管下段扩张，食管及贲门连接的长轴面形成尖锥状管状结构，造影剂通过缓慢，食管裂孔无扩大，横膈形成无改变，可与食管裂孔疝相鉴别。

总之，OCUS检查可以对滑动性食管裂孔疝、食管旁疝、混合型食管裂孔疝做出初步判断，并且食管裂孔疝具有典型的声像图特征。OCUS检查因其无痛、无损伤、无射线损害等优点，易被患者接受，可作为食管裂孔疝的筛查手段。

4.经典病例

患者女性，87岁，嗳气、反酸、胸骨后疼痛3年余，因高龄伴高血压，一直未能进行胃镜检查，长期按胃炎治疗，症状未见明显好转，故来消化内科就诊，申请OCUS检查。

患者口服500 mL造影剂，OCUS检查所见：膈肌呈带状强回声，横膈上方可见一膨出的囊袋状结构回声，大小约为7.3 cm × 4.9 cm，食管裂孔直径为1.78 cm，口服超声造影剂实时动态观察可见造影剂自胃腔底部向胃腔逆反流至膈上疝囊内。OCUS检查提示：食管裂孔疝（混合型）伴胃食管反流（图5-1-3）。

胃镜检查结果见图5-1-4。

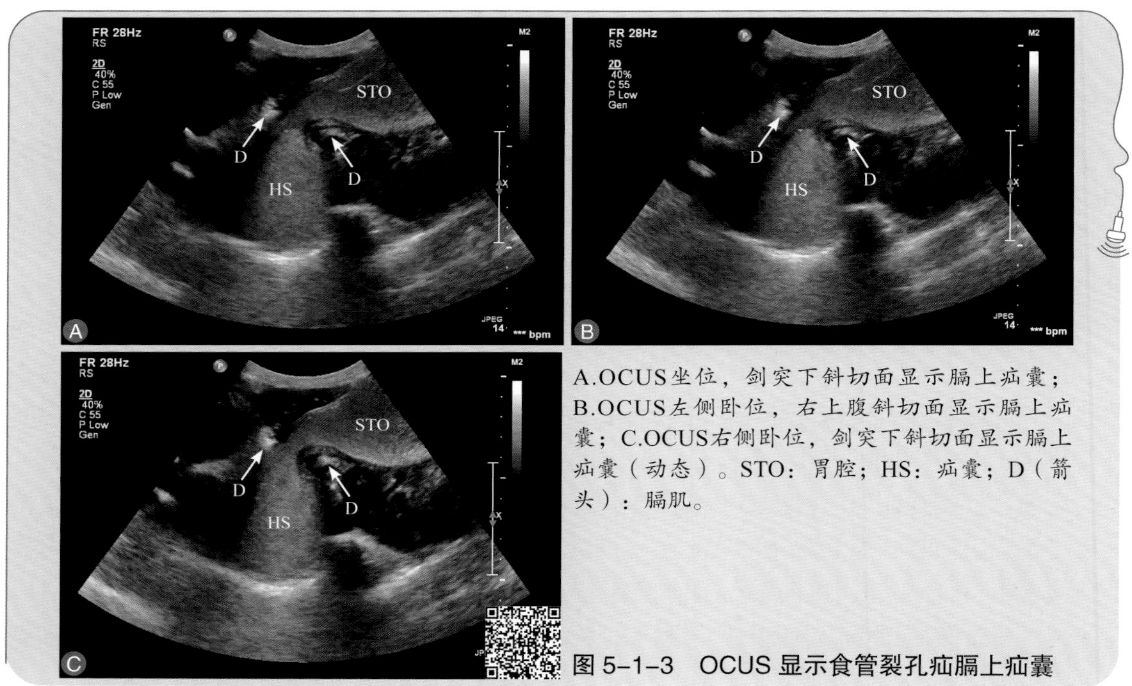

A.OCUS坐位，剑突下斜切面显示膈上疝囊；B.OCUS左侧卧位，右上腹斜切面显示膈上疝囊；C.OCUS右侧卧位，剑突下斜切面显示膈上疝囊（动态）。STO：胃腔；HS：疝囊；D（箭头）：膈肌。

图 5-1-3　OCUS 显示食管裂孔疝膈上疝囊

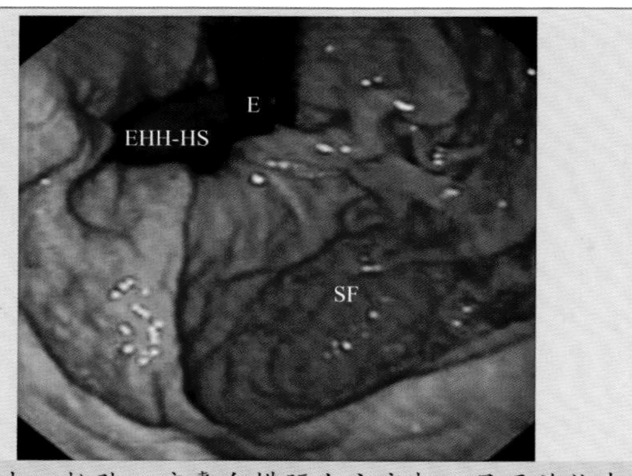

反转镜身检查所见：贲门口扩大、松弛、疝囊向横膈上方突起，呈开放状态，黏膜充血。E：食管；EHH-HS：食管裂孔疝疝囊；SF：胃底。

图 5-1-4　食管裂孔疝胃镜表现

二、食管憩室

1.病因与病理

食管憩室（esophageal diverticulum，ED）是指食管壁局限性向外突出，形成与食管腔相通的具有完整覆盖上皮的囊状盲袋，多为后天性，先天性憩室罕见。目前学者倾向于认为食管憩室是食管动力紊乱，引起食管内压力增高，致使食管黏膜及黏膜下层通过肌层向腔外呈“囊袋样”膨出。但其具体的病因和发病机制尚未完全清楚。

食管憩室按病因可以分为先天性憩室和后天性憩室；按病机可分为牵引型憩室、内压型憩室、牵引内压型憩室；按憩室壁的结构可分为真性憩室（含有正常食管壁全层）和假性憩室（缺少正常食管壁的肌层）；按发生部位可分为食管颈段憩室（即咽食管憩室、Zenker憩室）、食管中段（胸上段）憩室和膈上（胸下段）憩室（图5–1–5，图5–1–6）。其中，咽食管憩室最多见，多发生在左侧，容易与甲状腺或甲状旁腺病变混淆而引起误诊，甚至因其内部有散在点状强回声而被误诊为甲状腺癌，应注意鉴别。

图 5–1–5　食管解剖结构示意　　图 5–1–6　食管憩室的分型示意

2.临床表现

食管憩室较小，可无明显症状或仅表现轻度的咽喉部异物感。其发病率：男性患者为女性患者的3倍。食管憩室是否出现症状，症状的轻重与憩室的大小、位置、开口，憩室内是否含食物（分泌物），以及食管压力等因素有关。食管憩室较大者主要表现为患者吞咽困难，其次是进食后不适和胃食管反流，严重者表现为肺部感染和呕吐。随着憩室体积的不断增大，患者吞咽困难加重。极少数可发生恶变，因此需提高其检出率，减少误诊及漏诊。

3.OCUS表现

颈段的咽食管憩室主要表现为气管旁或甲状腺后方混合回声包块，大小为1.0 ~ 2.0 cm，边界清晰，横切面混合回声包块位于食管旁偏左侧，纵切面可见与食管壁相连续，内含气体呈强回声，部分憩室内可见少量液性回声。若有气体、食物残渣潴留混合，则显示为杂乱的强弱不均质回声，后方伴声影，一般包块壁较厚，CDFI显示包块内部无血流信号或管壁点状血流信号。随着吞咽动作，包块与甲状腺呈相对运动，且大小、形态随之改变，内部强回声气体也会出现动态变化。口服造影剂时实时动态观察可见造影剂自颈部进入包块内，并可见液体流动征象。

4.经典病例

病例1：

患者女性，77岁，因吞咽梗阻感逐渐加重2年余，胸骨后隐痛3月余，故来心血管内科就诊，经相关检查排除冠心病，申请OCUS检查。

患者口服500 mL造影剂，OCUS检查所见：食管颈部偏左侧局部向外隆起一混合回声以液性为主的包块，横切面位于食管旁，纵切面可见与食管壁相连续，大小约为1.65 cm × 1.05 cm（图5-1-7）。患者吞咽造影剂时，动态观察造影剂自食管进入局部呈囊袋状向外隆起的包块内，并可见包块内液体流动征象，包块较前增大，造影后大小约为1.89 cm × 1.25 cm。OCUS检查提示：食管颈段憩室（图5-1-8）。

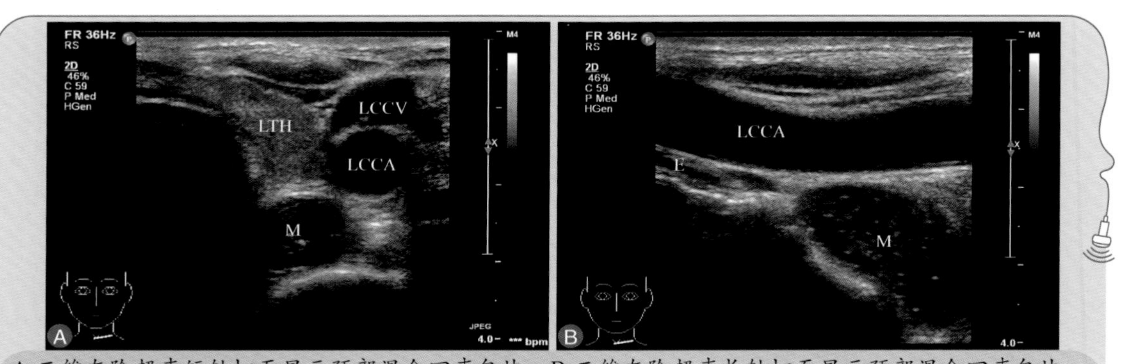

A.二维灰阶超声短轴切面显示颈部混合回声包块；B.二维灰阶超声长轴切面显示颈部混合回声包块。LTH：甲状腺左叶；LCCA：左侧颈总动脉；LCCV：左侧颈静脉；E：食管；M：包块。

图 5-1-7 颈部包块

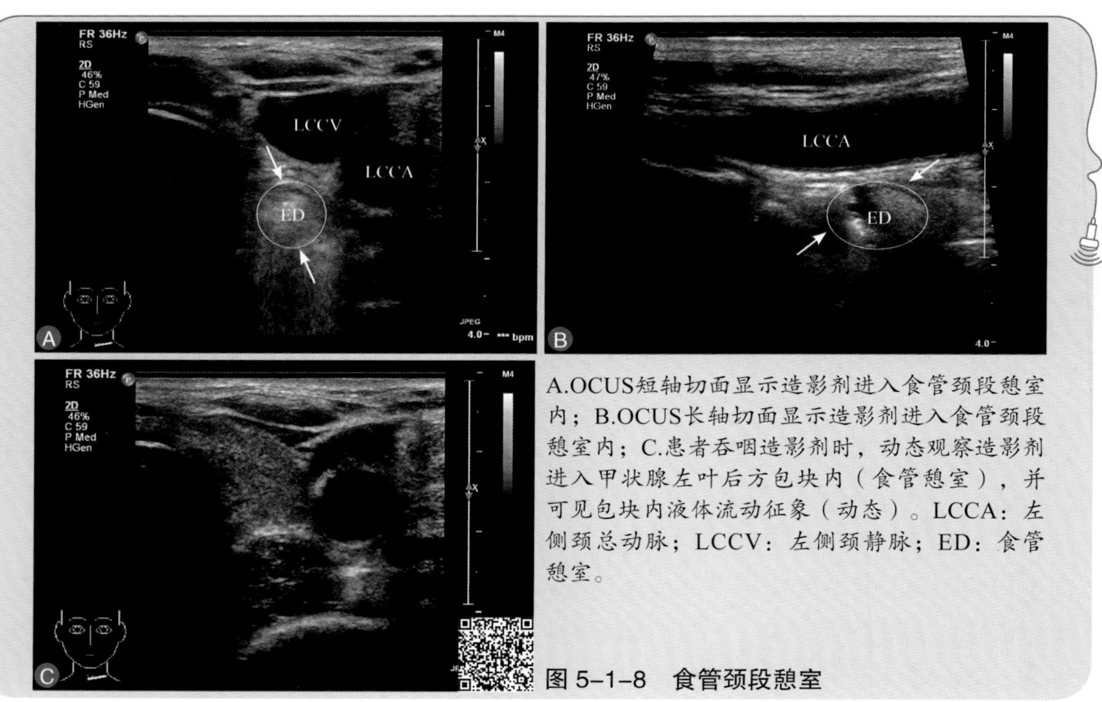

A.OCUS短轴切面显示造影剂进入食管颈段憩室内；B.OCUS长轴切面显示造影剂进入食管颈段憩室内；C.患者吞咽造影剂时，动态观察造影剂进入甲状腺左叶后方包块内（食管憩室），并可见包块内液体流动征象（动态）。LCCA：左侧颈总动脉；LCCV：左侧颈静脉；ED：食管憩室。

图 5-1-8 食管颈段憩室

X线钡餐及胃镜检查结果见图5-1-9和图5-1-10。

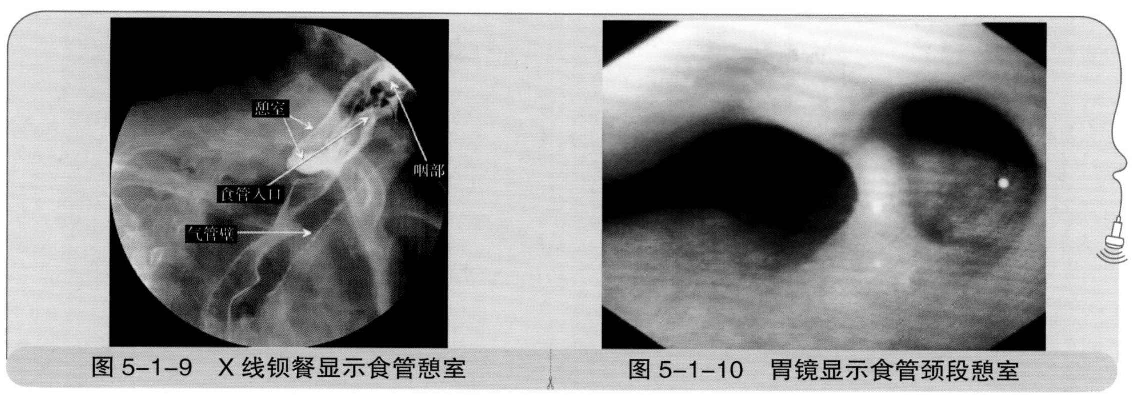

图 5-1-9　X 线钡餐显示食管憩室

图 5-1-10　胃镜显示食管颈段憩室

病例2：

患者女性，61岁，因体检发现甲状腺左叶实性结节3年，近期复查结节增大就诊。颈部增强CT检查提示：甲状腺左叶受压前移，考虑甲状旁腺瘤。故来超声科复查甲状腺，疑甲状腺左叶结节为食管憩室，建议OCUS进一步检查。

患者口服造影剂，OCUS检查所见：食管颈部偏左侧紧贴甲状腺左叶中上段后方可见一不均质回声包块，横切面位于食管旁，纵切面可见与食管壁相连续，大小约为1.59 cm × 1.03 cm（图5-1-11）。患者吞咽造影剂时，动态观察造影剂自食管经过一小口（直径约为0.20 cm）进入局部向外呈囊袋状隆起的包块内，并可见包块内液体流动征象，包块较前略增大，造影后大小约为1.65 cm × 1.13 cm。OCUS检查提示：食管颈段憩室（图5-1-12）。

胃镜检查结果见图5-1-13。

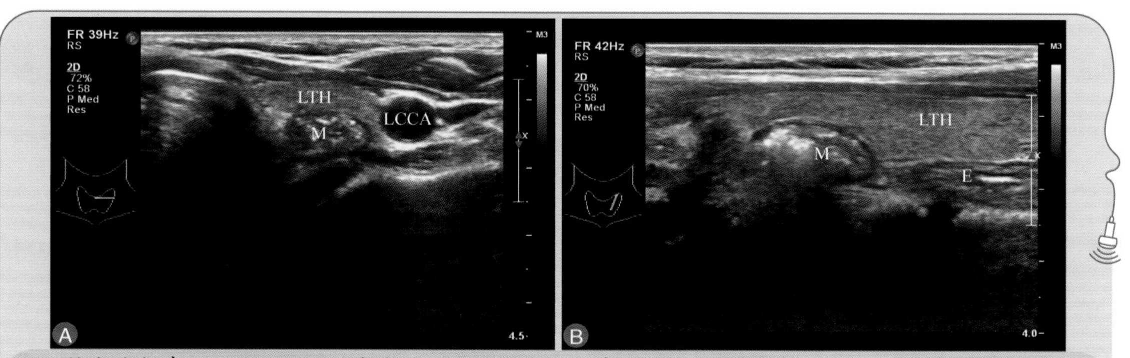

A.二维灰阶超声短轴切面显示颈部包块；B.二维灰阶超声长轴切面显示颈部包块。LCCA：左侧颈总动脉；LTH：甲状腺左叶；M：包块；E：食管。

图 5-1-11　颈段包块似"甲状腺左叶结节"

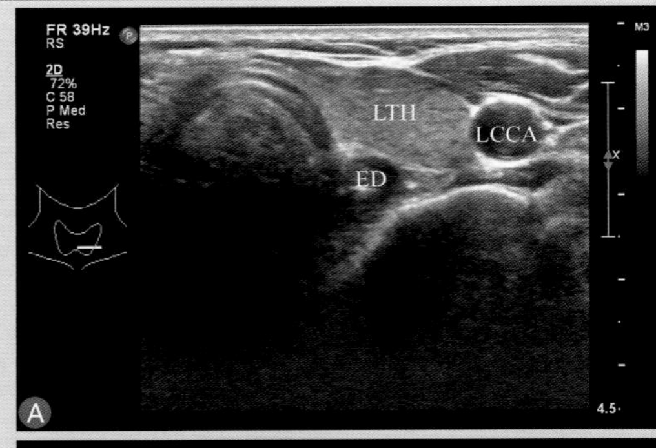

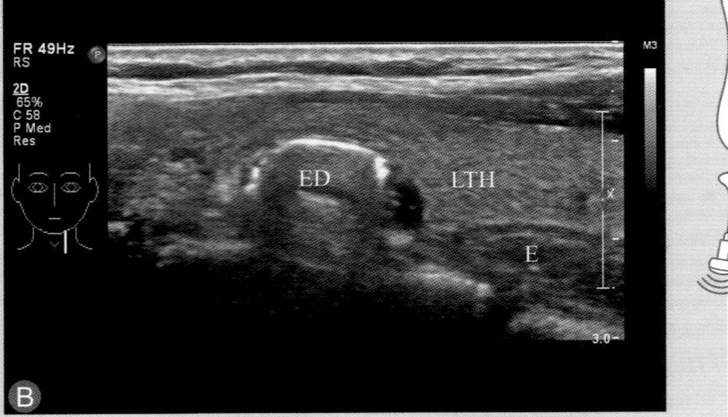

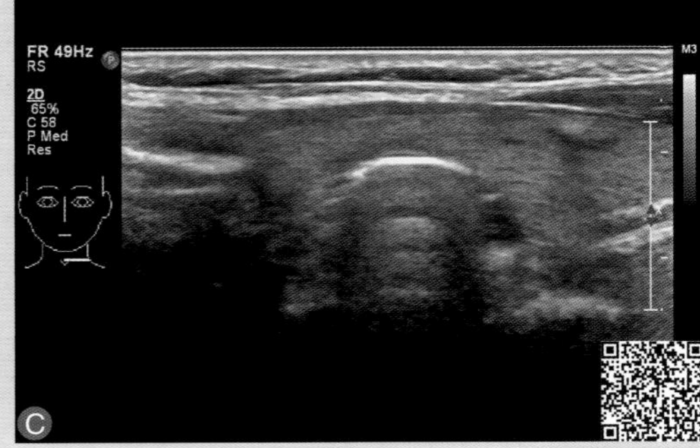

A.OCUS短轴切面显示造影剂进入食管颈段憩室内；B.OCUS长轴切面显示造影剂进入食管颈段憩室内；C.患者吞咽造影剂时，动态观察造影剂进入甲状腺左叶后方包块内（食管颈段憩室），并可见包块内液体流动征象（动态）。LCCA：左侧颈总动脉；LTH：甲状腺左叶；ED：食管憩室；E：食管。

图 5-1-12　食管颈段憩室

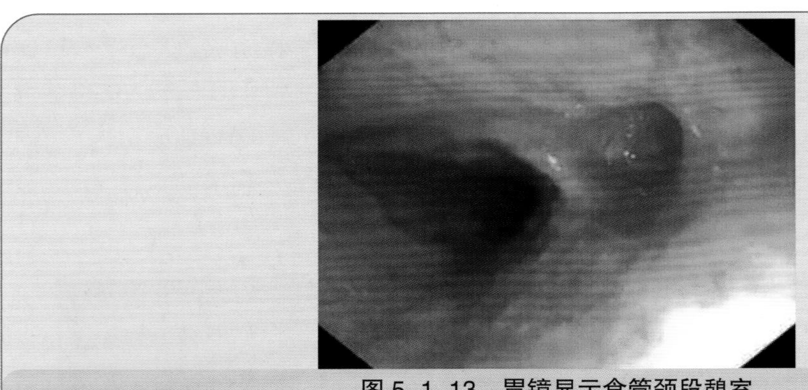

图 5-1-13　胃镜显示食管颈段憩室

三、食管淋巴管瘤

1.病因与病理

食管淋巴管瘤（esophageal lymphoma，EL）的发病原因还没有完全明确，可能源于胚胎期的异常淋巴组织，其成因可能与淋巴管堵塞、淋巴管内皮细胞增生和淋巴管扩张有关，或者是先天性淋巴组织异位所致。食管淋巴管瘤属于比较少见的良性肿瘤，好发于舌、颈、腋窝及腹股沟等部位的浅表组织内，也可见于胃肠道、腹膜后和肠系膜等处。淋巴管瘤分为4型：毛细淋巴管瘤、海绵状淋巴管瘤、蔓状淋巴管瘤、囊状淋巴管瘤。该病多位于皮下及黏膜下疏松结缔组织内，多数由扩张盘曲的淋巴管或含淋巴液的大小不等的囊构成。

2.临床表现

食管淋巴管瘤的临床表现与病变部位有关。发生于颈部者，约50%可出现不同程度的吞咽困难、胸部不适或疼痛等；发生于胃肠道者，表现为腹痛、餐后呕吐等。

3.OCUS表现

肿物位于食管黏膜下层，呈无回声的包块，其内可见条状高回声带，表面光滑，边界清晰，包膜完整，包块大小、位置、形态不随吞咽运动而变化。

4.经典病例

患者男性，54岁，因间断吞咽哽噎感，时轻时重，偶有恶心、呕吐4年，加重2个月，故来就诊，申请OCUS检查。

患者口服500 mL造影剂，OCUS检查所见：因患者有吞咽困难，先行食管颈段检查，于食管颈段甲状腺水平食管前壁黏膜下层探及一2.08 cm × 0.86 cm的无回声区，边界清，形态欠规则，包膜完整，内可见多条分隔（图5–1–14A，图5–1–14B）。CDFI显示其内未见彩色血流信号；CDE显示其内未见血流信号，周边壁上见微细血流信号（图5–1–15）。超声弹性成像评分1分（图5–1–16）。患者吞咽造影剂时，动态观察造影剂通过食管颈段时包块内未见造影剂进入，口服造影剂前后包块大小、位置、形态无变化。OCUS检查提示：食管颈段前壁黏膜下层隆起性病变，考虑食管囊状淋巴管瘤（图5–1–14C）。胃镜检查结果：近端距门齿约17 cm食管颈段黏膜下隆起性病变，大小约为2.0 cm × 0.9 cm，黏膜面光滑（图5–1–17）。

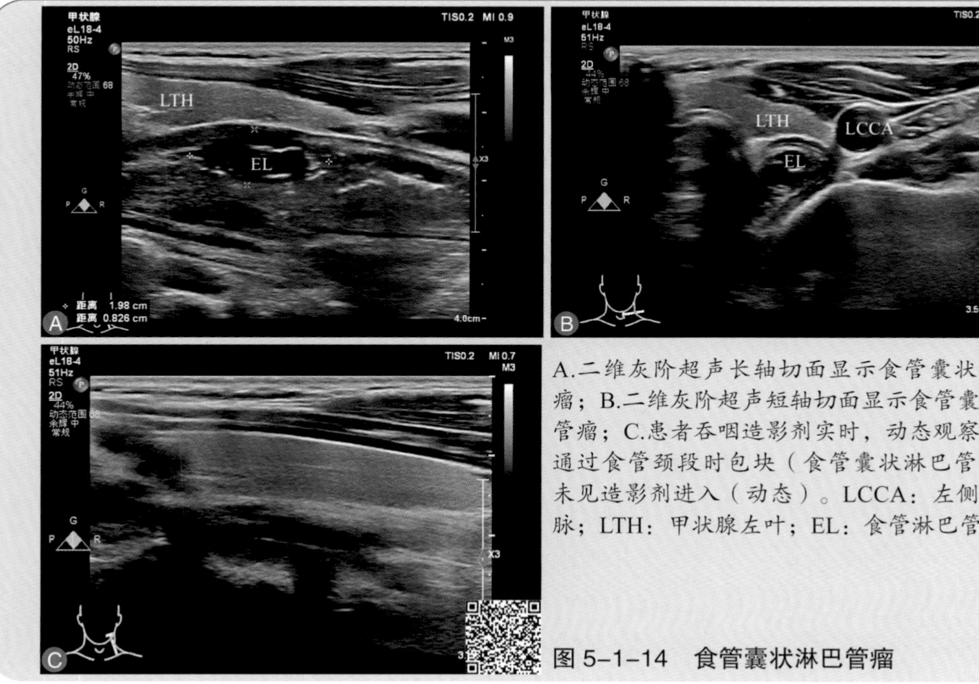

A.二维灰阶超声长轴切面显示食管囊状淋巴管瘤；B.二维灰阶超声短轴切面显示食管囊状淋巴管瘤；C.患者吞咽造影剂实时，动态观察造影剂通过食管颈段时包块（食管囊状淋巴管瘤）内未见造影剂进入（动态）。LCCA：左侧颈总动脉；LTH：甲状腺左叶；EL：食管淋巴管瘤。

图 5–1–14　食管囊状淋巴管瘤

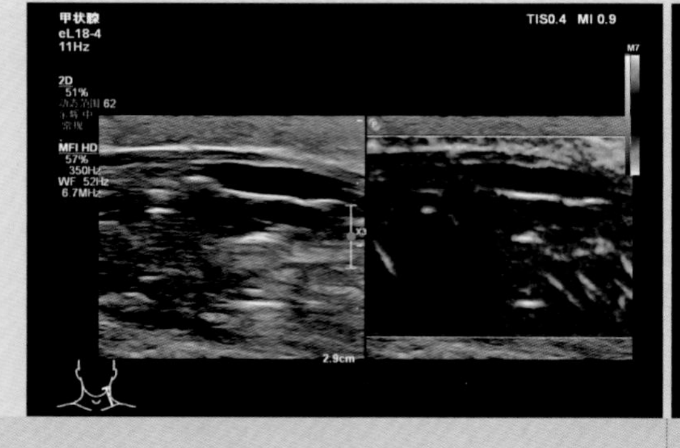

图 5-1-15 CDE 显示食管囊状淋巴管瘤

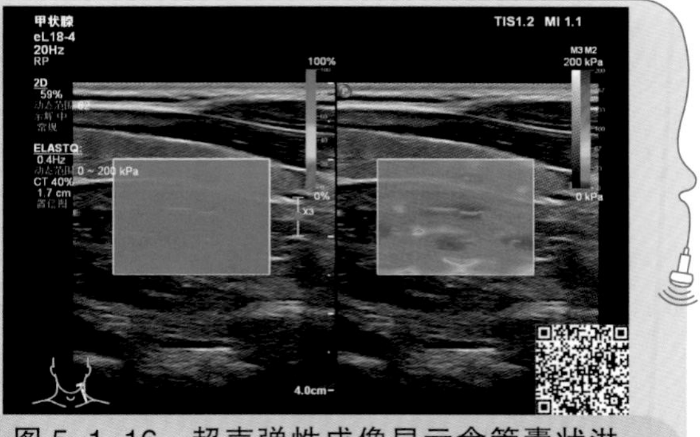

图 5-1-16 超声弹性成像显示食管囊状淋巴管瘤（动态）

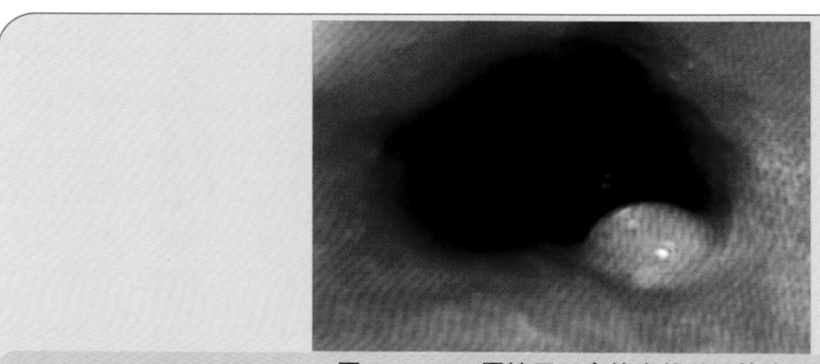

图 5-1-17 胃镜显示食管囊状淋巴管瘤

四、胃食管反流病

1.病因与病理

胃食管反流病（gastroesophageal reflux disease，GERD）为胃内容物反流至食管引起的不适症状和（或）并发症，少数患者反流物可到达咽喉部及口腔，引起食管外症状。正常情况下，食管胃交界处的下食管括约肌、膈肌及附近的肌束和韧带等通过协同作用，在胃食管交界处共同形成一高压带。食管下括约肌（low esophageal sphincter，LES）：在食管下端和胃连接处并不存在明显的括约肌，但在这一区域有一宽1～3 cm的高压区，正常人在静息状态下，食管下括约肌压为10～30 mmHg，比胃内压高5～10 mmHg，成为阻止胃内容物逆流进入食管的一道高压屏障，起着生理性括约肌的作用。同时食管有一道完整的抗反流防御机制，也称为抗反流屏障。在其共同作用下，能有效地阻止过多的胃内容物反流的发生，来抵抗反流物对食管黏膜的损伤。食管的这种抗反流防御机制与反流物对食管黏膜的攻击作用处于平衡状态，当防御机制下降或攻击作用增强，平衡被打破时，就可能导致胃食管反流病。例如，贲门手术后、食管裂孔疝、腹内压升高（如妊娠、肥胖、腹腔积液等）、长期胃内压升高（如胃排空延迟、胃扩张、胃瘫等）导致食管下括约肌结构受损；某些激素、食物（如巧克力、高脂肪）、药物（地西泮）等引起食管下括约肌一过性松弛导致食管反流；长期吸烟、饮酒、吃刺激性食物导致黏膜抵御能力下降。根据是否导致食管黏膜糜烂、溃疡及柱状上皮化生，分为非糜烂性反流病、反流性食管炎及巴雷特食管（图5-1-18）。

胃食管反流病是临床常见疾病，在我国的发病率为5%～10%，且随着年龄的增长而增多。近年来，胃食管反流病的发病率有逐年上升的趋势，西方国家胃食管反流病的发病率增长了5倍左右，我国的发病率亦呈增长趋势。

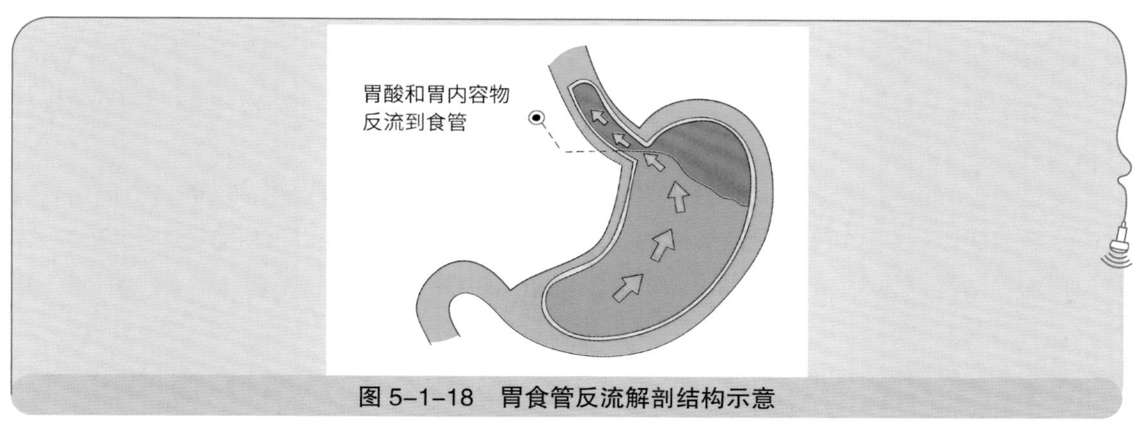

图 5-1-18　胃食管反流解剖结构示意

2.临床表现

胃食管反流病的临床症状复杂多样，包括烧心、反酸、胸痛（可向胸部两侧、背部、肩部、前臂甚至手部放射），部分可出现严重的食管炎或食管溃疡，表现为吞咽疼痛。

3.OCUS表现

患者口服造影剂观察胃底、贲门及腹段食管，至少持续观察腹段食管及贲门5分钟。检查体位以仰卧位、右侧卧位和坐位为主。必要时行腹部加压试验，并变换不同体位结合呼吸动作反复观察。

动态显示食管下括约肌开放，高回声造影剂间断经贲门由胃腔反流至腹段食管或造影剂夹杂气体形成的强回声快速从胃通过贲门反流至食管腹段。大部分患者的His角（食管和胃小弯纵轴所成的夹角，正常呈30°～50°）增大，食管裂孔增宽，腹段食管缩短，食管壁结构清晰，邻近胃壁未见增厚，右侧卧位更容易显示。

胃食管反流病的超声诊断标准，参照X线钡餐诊断标准。检查时需患者变换多个体位，如仰卧位、右侧卧位或坐位，多切面动态观察造影剂反流次数及反流时间，以确定是否为病理性反流。

生理性胃食管反流：患者口服造影剂时，动态观察5分钟内总反流次数≤2次，和（或）总的反流时间≤2秒。

病理性胃食管反流：患者口服造影剂时，动态观察5分钟内总反流次数≥3次，和（或）总的反流时间≥3秒。

胃镜诊断反流性食管炎，根据其病变程度，分为4级（1991年洛杉矶会议分类）。

反流性食管炎Ⅰ级：结合部的贲门松弛开大，胃黏膜可见，为轻度食管裂孔疝。齿状线上方有纵行充血斑1～2条，长度0.1～0.4 cm，＜0.5 cm。食管黏膜可有白色混浊。

反流性食管炎Ⅱ级：结合部的贲门松弛明显，并有食管裂孔疝，齿状线上方见糜烂2～3条或有溃疡形成，长度＞0.5 cm，伴有黏液渗出或白苔，病变不连续。

反流性食管炎Ⅲ级：除Ⅱ级外，还有糜烂和纵行溃疡，长度0.5～1.0 cm；也有环周状溃疡，环周范围<75%，但无食管狭窄。

反流性食管炎Ⅳ级：齿状线可见糜烂及溃疡，长度>1.0 cm，并有融合现象，有全周性食管狭窄，环周范围>75%，常伴有明显的食管裂孔疝。

4.经典病例

患者男性，85岁，因上腹痛、上腹部烧灼感5年余，由于高龄伴高血压病一直未能进行胃镜检查，逐渐加重半年，故来消化内科就诊，申请OCUS检查。

患者口服500 mL造影剂，OCUS检查所见：实时动态观察可见造影剂间断经贲门由胃腔反流至食管腹段，反流束长度约为4.6 cm，5分钟内总反流次数≥3次，总的反流时间≥3秒，贲门口内径增宽，约为1.8 cm，仰卧位检查反流显示更明显，食管壁结构尚清，患者的His角增大，食管黏膜面粗糙不平。OCUS检查提示：贲门口松弛、胃食管反流病（图5-1-19）。胃镜检查结果见图5-1-20。

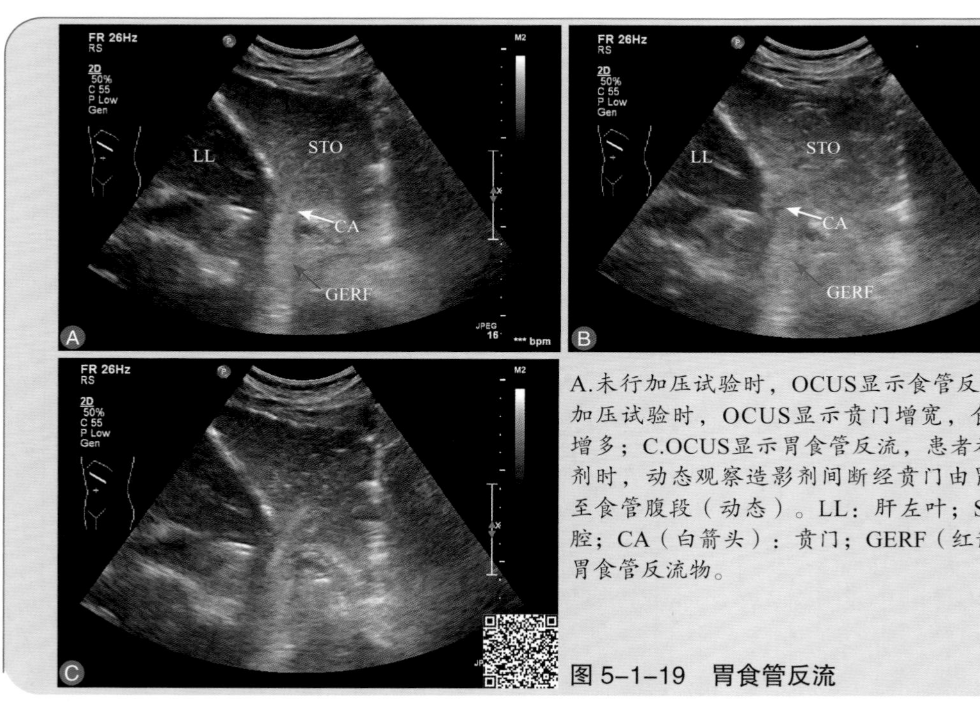

A.未行加压试验时，OCUS显示食管反流；B行加压试验时，OCUS显示贲门增宽，食管反流增多；C.OCUS显示胃食管反流，患者吞咽造影剂时，动态观察造影剂间断经贲门由胃腔反流至食管腹段（动态）。LL：肝左叶；STO：胃腔；CA（白箭头）：贲门；GERF（红箭头）：胃食管反流物。

图 5-1-19　胃食管反流

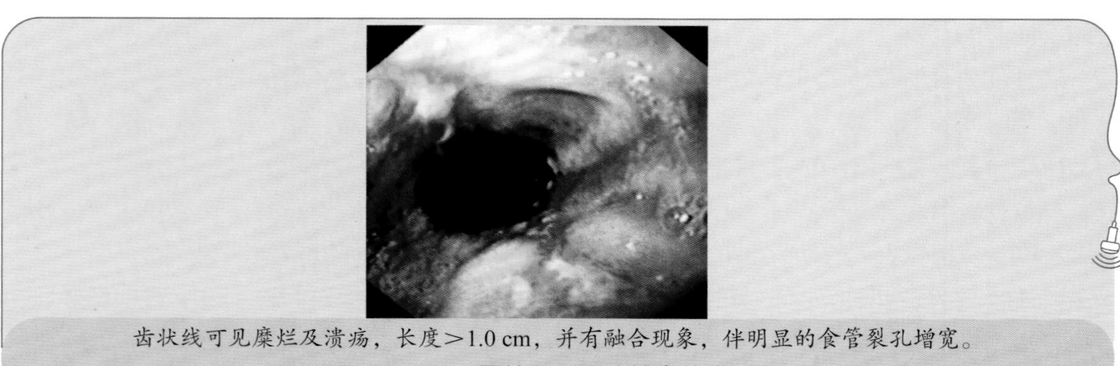

齿状线可见糜烂及溃疡，长度>1.0 cm，并有融合现象，伴明显的食管裂孔增宽。

图 5-1-20　胃镜显示反流性食管炎Ⅳ级

五、胃贲门失弛缓症

1.病因与病理

贲门失弛缓症是一种由食管下段贲门处的括约肌舒缩障碍导致的食管运动障碍性疾病，又称贲门痉挛（cardiospasm）、食管失蠕动（aperistalsis of the esophagus）或巨食管症（megaesophagus）。本病少见，主要表现为食物不能顺利通过贲门入胃，导致食管潴留，直到内容物重力大于食管下端括约肌压力时，才能进入胃内，故本病引起食管扩张的程度显著。初期食管可呈梭形扩张，继而可逐渐伸长和弯曲。食管壁可出现继发性肥厚、炎症、憩室、溃疡或癌变。

2.临床表现

贲门失弛缓症的发病年龄为45～50岁，男女发病率大致相等，儿童少见，主要表现为吞咽困难，早期呈间歇性，后期为持续性，伴剑突下或胸骨后疼痛。

3.OCUS表现

贲门痉挛，造影剂通过不畅，食管下段呈锥状或漏斗状扩张，造影剂潴留，贲门不定时再次开放，造影剂进入胃，周而复始。严重者，可有食管下段壁增厚。

4.经典病例

患者女性，53岁，因吞咽不适，伴胸部隐痛半年，加重1个月，故来消化科门诊就诊，申请OCUS检查。

患者口服500 mL造影剂，OCUS检查所见：造影剂经贲门通过不畅，贲门管壁均匀性轻度增厚，食管下段扩张呈锥状，造影剂滞留于食管下段，食管壁蠕动增强。患者吞咽造影剂时，动态观察造影剂通过食管下段管腔充盈达一定程度时内容物暂时通过贲门入胃，继续饮造影剂时又复阻塞。OCUS检查提示：胃贲门失弛缓症（图5–1–21）。

电子胃镜检查：食管下段扩张，其内有大量潴留液，食管表面覆盖大量白色豆腐渣样物，贲门痉挛不开放，进镜阻力大（图5–1–22）。

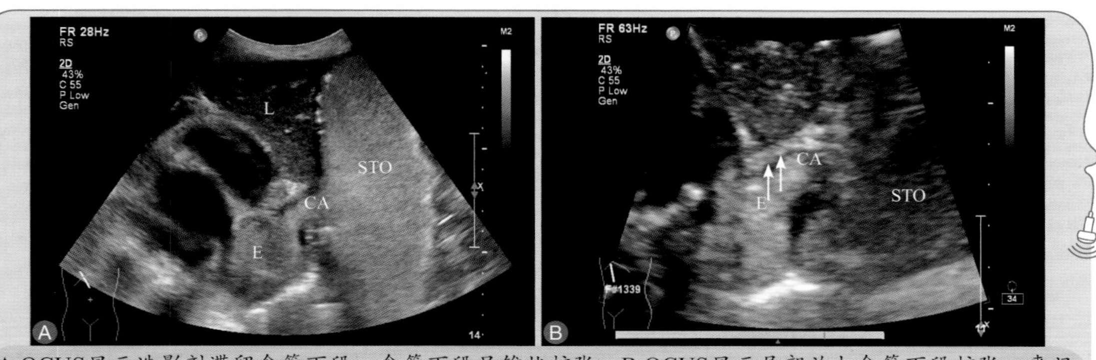

A.OCUS显示造影剂滞留食管下段，食管下段呈锥状扩张；B.OCUS显示局部放大食管下段扩张，贲门壁轻度增厚。STO：胃腔；CA：贲门；E：食管；L：肝脏；箭头：贲门壁增厚。

图 5–1–21　胃贲门失弛缓症

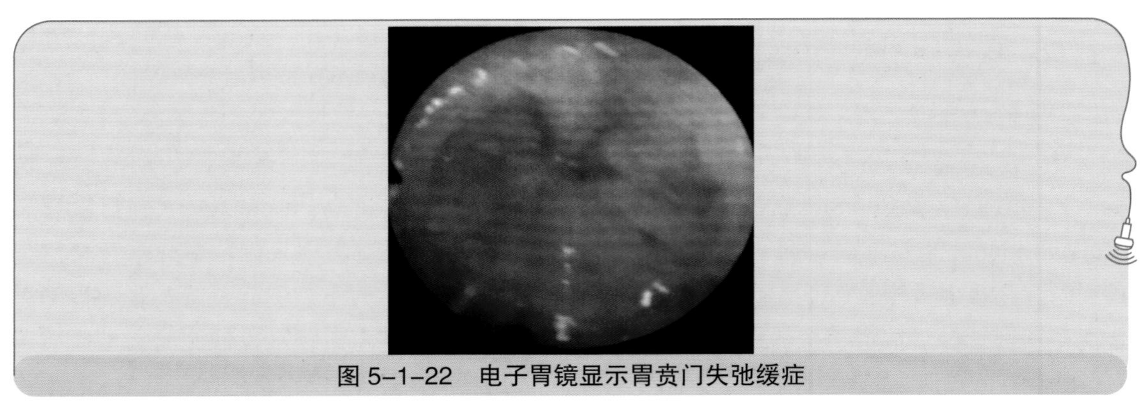
图 5-1-22 电子胃镜显示胃贲门失弛缓症

第二节 胃十二指肠恶性病变

一、胃癌

1.病因与病理

胃癌（gastric carcinoma，GC）是起源于胃黏膜上皮细胞的恶性肿瘤，是我国发病率较高的恶性肿瘤，严重威胁居民健康。据2018年国家癌症中心发布的统计数据显示，全球胃癌新发病例数为103.4万，占全部恶性肿瘤发病的5.7%，位于恶性肿瘤发病第6位。我国是全球胃癌的高发区，发病数占世界的44.1%。胃癌任何年龄均可发病，但以中老年多见，40～60岁患者占2/3。其发病原因不明，可能与多种因素如生活习惯、饮食种类、环境因素、遗传因素、精神因素等有关，也与慢性胃炎、胃息肉、胃黏膜异形增生和肠上皮化生、手术后残胃，以及长期幽门螺杆菌（helicobacter pylori，HP）感染等有一定的关系。胃癌可发生于胃的任何部位，多数发生于胃窦部、胃小弯及前后壁，其次在贲门部，胃体区相对较少。根据癌组织浸润深度分为早期胃癌和进展期胃癌（中晚期胃癌）。早期胃癌病变局限于黏膜层和黏膜下层，无论有否淋巴结转移。其分型可简化为3型：隆起型、平坦型、凹陷型。微小胃癌为早期胃癌的始发阶段，直径<0.5 cm的胃癌为微胃癌，直径为0.6～1.0 cm的胃癌为小胃癌，统称为微小胃癌。进展期胃癌是指癌浸润至固有肌层或浆膜层者，大体形态上按Borrmann分型法分成肿块型（Ⅰ型）、局限溃疡型（Ⅱ型）、浸润溃疡型（Ⅲ型）及弥漫浸润型（Ⅳ型）（图5-2-1）。

2.临床表现

早期胃癌多数患者无明显症状，随着病情的发展，可逐渐出现非特异性的、类同于胃炎或胃溃疡的症状，包括上腹部饱胀不适或隐痛、泛酸、嗳气、恶心，偶有呕吐、食欲减退、消化不良、大便隐血试验阳性或黑便、不明原因的乏力消瘦或进行性贫血等。

进展期胃癌患者可见胃区疼痛，常为咬齿性，与进食无明显关系，也有类似消化性溃疡的疼痛，进食后可以缓解。

贲门癌患者主要表现为剑突下不适、疼痛或胸骨后疼痛，伴进食哽咽感或吞咽困难。

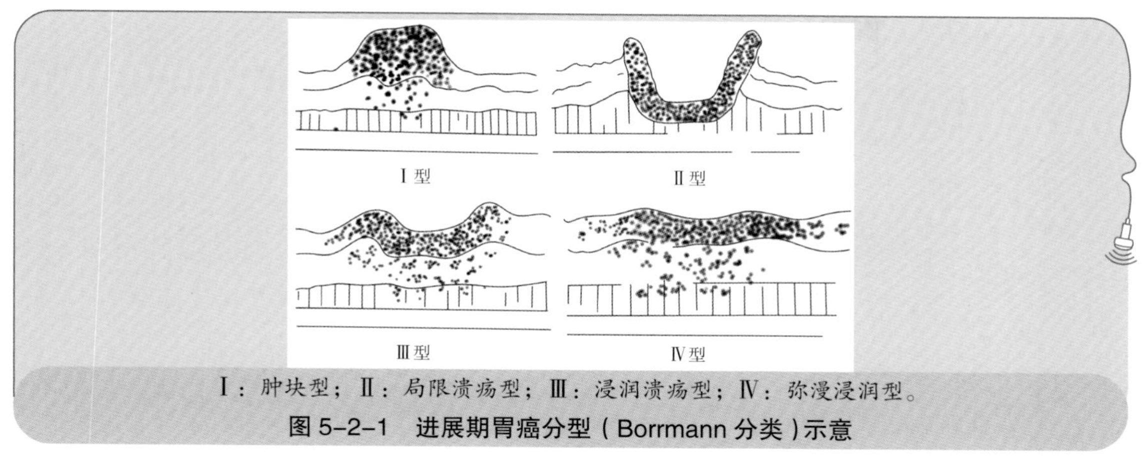

Ⅰ：肿块型；Ⅱ：局限溃疡型；Ⅲ：浸润溃疡型；Ⅳ：弥漫浸润型。

图 5-2-1　进展期胃癌分型（Borrmann 分类）示意

胃底及贲门下区癌患者常无明显症状，直至肿瘤巨大发生坏死破溃引起上消化道出血时才引起注意，或因肿瘤浸润延伸到贲门口引起吞咽困难后始予重视。

胃体部癌患者疼痛不适出现较晚。

胃窦小弯则以溃疡型癌最多见，故患者出现上腹部疼痛的症状较早，当肿瘤延及幽门口时，则可引起恶心、呕吐等幽门梗阻症状。

癌症扩散转移可引起腹水、肝大和黄疸，以及肺、脑、心、前列腺、卵巢、骨髓等转移而出现相应的症状。绝大多数胃癌患者无明显体征，部分患者有上腹部轻度压痛。位于幽门窦和胃体的进展期胃癌有时可扪及肿块，肿块常呈结节状、质硬，当肿瘤向邻近脏器或组织浸润时，肿块常固定而不能推动。胃癌发生肝转移时，可在增大的肝脏触及结节状物。当腹腔转移肿块压迫胆总管时可发生梗阻性黄疸。有幽门梗阻者上腹部可见扩张的胃型，并可闻及振水声，癌肿通过胸导管转移可出现左锁骨上淋巴结肿大。晚期胃癌有盆腔种植时，直肠指检于直肠膀胱凹或直肠子宫陷凹内可扪及结节。有腹膜转移时可出现腹水。小肠或系膜转移使肠腔缩窄可导致部分或完全性肠梗阻。癌肿穿孔导致弥漫性腹膜炎时出现腹膜刺激征，亦可浸润邻近脏器而形成内瘘。

TNM分期是恶性肿瘤的一种分期方法，临床中已经明确胃癌患者的手术治疗效果及治疗后所获得的预后与肿瘤的早期发现、术前准确的TNM分期、病理分型等因素均存在密切联系，提示准确判断进展期胃癌患者术前TNM分期情况，对于制定合理的治疗方案、判断预后及评价疗效甚为重要。传统的胃癌TNM分期检查主要为双重对比钡餐透视、胃镜检查等能够对病变进行较明确的诊断，但是不能了解病灶浸润胃壁的层次结构及其周围组织、远处脏器转移情况，因此传统的临床检查对胃癌患者术前TNM分期的评价效果仍有不足。近年来，随着胃窗声学造影剂的不断完善和进步，胃癌的超声检查结果已经明显改善，超声检查结果对于胃癌患者诊断的临床价值也逐步得到临床医师的认可。有学者将OCUS与超声内镜检查相比，发现OCUS对于胃癌患者的TNM分期有较佳的诊断准确性，且操作方便无痛苦，更容易被患者所接受，可为手术治疗提供较佳依据。胃癌TNM分期的判断标准采用国际抗癌联盟（Union for International Cancer Control，UICC）及美国癌症联合委员会（American Joint Committee on Cancer，AJCC）颁布的第8版胃癌TNM分期标准（图5-2-2，表5-2-1）。

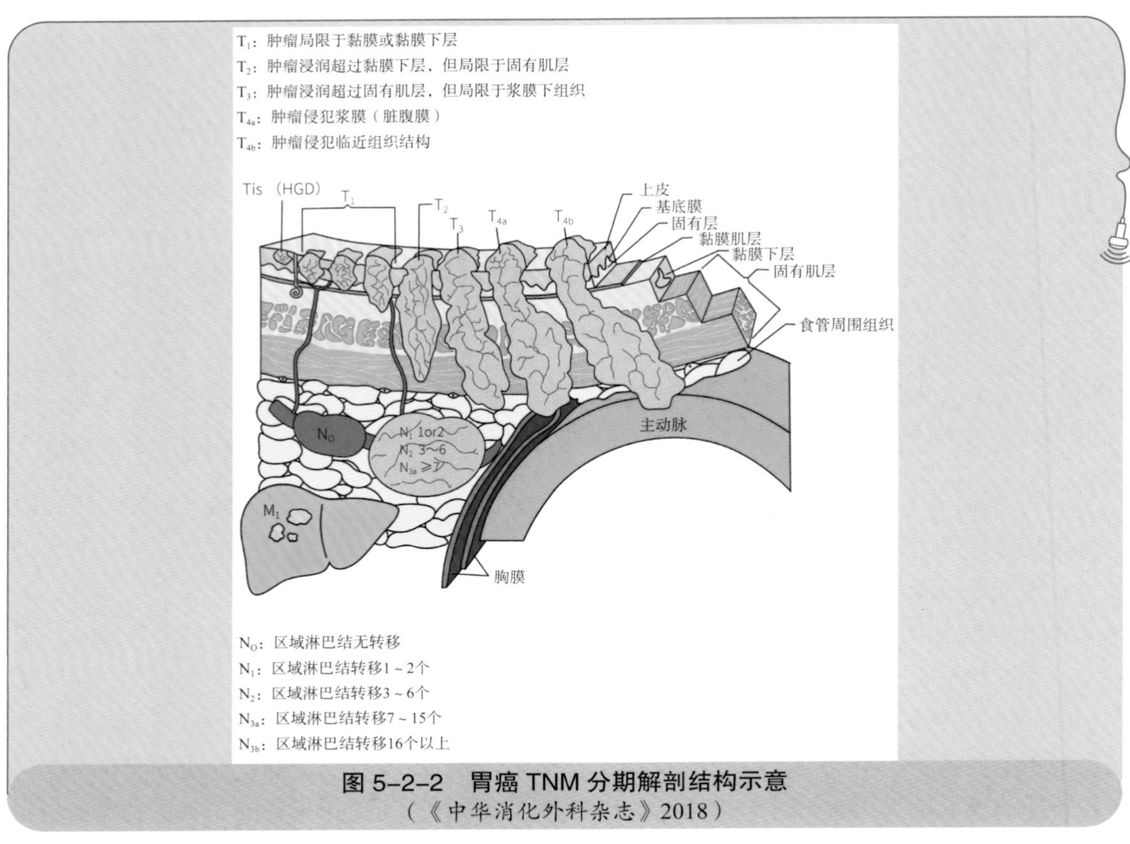

图 5-2-2　胃癌 TNM 分期解剖结构示意

（《中华消化外科杂志》2018）

表 5-2-1　AJCC ／ UICC 胃癌 TNM 分期（第 8 版）

分期符号		临床意义
T	Tx	原发肿瘤不能评估
	T_0	无原发肿瘤的证据
	Tis	原位癌：未侵犯黏膜固有层的上皮内肿瘤，重度不典型增生
	T_{1a}	肿瘤侵犯黏膜固有层或黏膜肌层
	T_{1b}	肿瘤侵犯黏膜下层
	T_2	肿瘤侵犯固有肌层
	T_3	肿瘤穿透浆膜下结缔组织但未浸润脏腹膜或邻近结构
	T_{4a}	肿瘤侵犯浆膜（脏腹膜）
	T_{4b}	肿瘤侵犯邻近结构/器官
N	Nx	区域淋巴结不能评估
	N_0	无区域淋巴结转移
	N_1	1~2个区域淋巴结转移
	N_2	3~6个区域淋巴结转移
	N_3	≥7个区域淋巴结转移
	N_{3a}	7~15个区域淋巴结转移
	N_{3b}	≥16个区域淋巴结转移
M	M_0	无远处转移
	M_1	存在远处转移

注：AJCC，美国癌症联合委员会；UICC，国际抗癌联盟；T，原发肿瘤；N，区域淋巴结；M，远处转移。

肿瘤穿透固有肌层并延伸至胃结肠韧带或肝胃韧带，或侵入大小网膜，但没有穿透覆盖这些结构的脏腹膜，这种情况下的原发肿瘤分期为T_3。如果穿透覆盖胃韧带或网膜的脏腹膜，则应当被分为T_4期；胃的邻近结构包括脾、横结肠、肝脏、膈肌、胰腺、腹壁、肾上腺、肾脏、小肠及后腹膜；经胃壁内扩展至十二指肠或食管的肿瘤不考虑为侵犯邻近结构，而是应用这些部位的最大浸润深度进行分期。

要达到准确分期，区域淋巴结的数目应该≥16个，最好≥30个；若肿瘤累及食管胃交界部，肿瘤中心在食管胃交界部食管侧者或在胃侧2 cm之内者（Siewert分型Ⅰ型和Ⅱ型），按食管癌分期；肿瘤中心在近端胃2 cm之外者（Siewert分型Ⅲ型），按胃癌分期。肿瘤中心虽在近端胃2 cm之内但未累及食管胃交界部者，按胃癌分期；胃的神经内分泌瘤分期参照胃神经内分泌瘤的TNM分期；本分期不适用于非上皮性肿瘤，如淋巴瘤、肉瘤、胃肠道间质瘤等。

3.OCUS表现

（1）早期胃癌：病灶较小，仅有局限于黏膜层或黏膜下层结构不清的小低回声，肌层与浆膜层连续、完整，胃蠕动正常。

（2）进展期胃癌：胃壁局限性或弥漫性增厚隆起，形态不规则，内部回声较低、不均质，壁层次破坏，通常侵犯肌层或浆膜层，胃壁结构层次不清、结构紊乱、中断，浆膜回声线不规整。黏膜面显示“多峰征”与“多凹征”，胃腔狭窄，胃蠕动僵硬、减弱或消失。根据进展型胃癌的不同类型，OCUS的声像图特征通常分为以下几种。

1）局部增厚：胃壁局部增厚、回声减低，常呈半环状，局部胃壁结构层次不清，病变浸润黏膜层、黏膜下层。

2）肿块型：最常见，局部胃壁显著增厚、回声不均匀减低，呈结节状或不规则团块状向胃腔内突起，胃壁结构层次消失，局部胃壁僵硬，胃蠕动减弱或消失。

3）溃疡型：较常见，局部增厚的胃壁黏膜面可见不规则凹陷区、底部欠光滑，边缘不规则隆起，部分呈“火山口样”图像，胃壁结构层次消失，胃壁僵硬，胃蠕动减弱或消失。

4）混合型：以上2种或3种类型同时存在。

（3）残胃癌：残胃癌OCUS表现和进展型胃癌基本类似，主要显示胃壁低回声肿块增厚隆起，内部回声不均匀、层次破坏，吻合口变形，胃腔不同程度狭窄，黏膜面不规则，凹凸不平。

（4）胃癌转移征象如下。

1）淋巴结转移：胃旁及周围淋巴结转移，出现单结节型、多结节型或融合型的淋巴结肿大。

2）直接扩散：癌肿蔓延浸润肝脏、胰腺网膜后和腹壁，OCUS检查显示胃壁浆膜回声线破溃、中断，癌肿与邻近器官分界模糊，并发生粘连，局部出现异常肿块。

3）远处转移：可经门静脉转移到肝脏，也可转移到肺、骨、脑等处。肝转移常为多发性，典型声像图呈“靶心样”变化。

4）种植性转移：腹膜异常结节、卵巢肿物、肠粘连及腹水等。

5）早期胃癌声像图黏膜层的不均匀增厚，通常要与胃炎症性病变和活动性胃溃疡相鉴别。部分非典型表现的溃疡型胃癌易与活动性溃疡相混淆。肿块型胃癌需与息肉、胃间质瘤等相鉴别。

6）OCUS检查发现可疑病灶后应建议及时在电子胃镜下取活检组织，以获取病理学诊断结果。

4.经典病例

病例1：

患者男性，68岁，因上腹部疼痛2月余，故来消化内科就诊。8年前因冠心病进行冠状动脉搭桥术，此后一直未能进行胃镜检查。申请OCUS检查。

患者口服500 mL造影剂，OCUS检查所见：胃窦、胃角及部分胃小弯壁不均匀增厚向胃腔内隆起，较厚处为1.83 cm，累及长度约为5.4 cm，形态不规则，内部回声较低，局部壁层次破坏，浆膜回声线不规整，局部胃腔狭窄，胃蠕动僵硬，部分切面胃窦黏膜面不光滑、黏膜层粗糙可见凹陷、凹面伴少许斑点状强回声附着。肝左叶内探及一实性低回声结节，大小约为2.79 cm × 2.56 cm。

OCUS检查提示：①胃窦、胃角及胃小弯隆起性病变（考虑进展溃疡型胃癌可能），建议双重对比超声造影进一步检查；②肝左叶实性占位（考虑肝转移瘤可能，图5-2-3）。

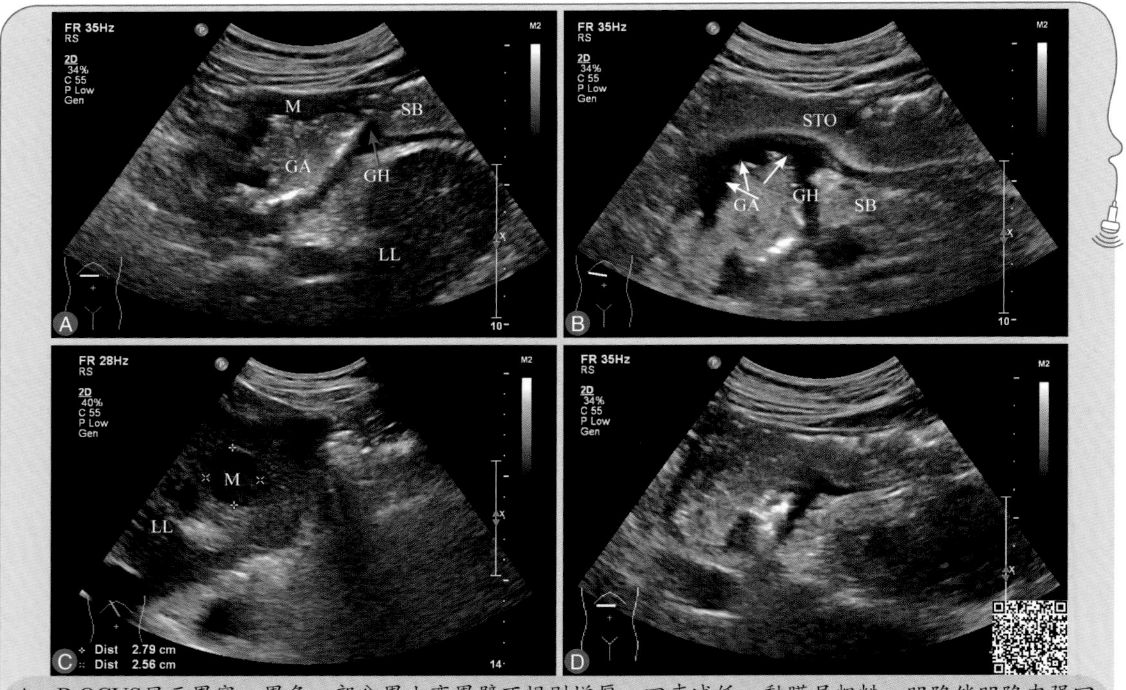

A、B.OCUS显示胃窦、胃角、部分胃小弯胃壁不规则增厚、回声减低，黏膜层粗糙、凹陷伴凹陷内强回声附着，壁层次破坏，浸润浆膜层，胃壁僵硬，胃蠕动减弱，胃周可见淋巴结转移；C.OCUS显示肝左叶转移瘤声像图改变；D.OCUS显示胃癌（动态）。M：肿块；GA：胃窦；GH（红箭头）：胃角；SB：胃体；LL：肝左叶；白箭头：肿块。

图 5-2-3 Borrmann Ⅲ型胃癌（$T_{4a}N_3M_1$）

征得患者及其家属同意并签署知情同意书后，当即在我科进行了双重对比超声造影检查（详见第九章），不规则增厚的胃壁或肿块增强早期呈快速不均匀高增强即正性显影（与周围正常组织比较），增强晚期快速廓清呈低增强即负性显影，表现“快进快出”，黏膜下层、肌层及浆膜层中断。肝左叶实性低回声结节表现为低增强。双重对比超声造影检查提示：胃窦、胃角及胃小弯胃壁占位性病变（溃疡浸润型胃癌伴肝转移瘤，T_4期，图5-2-4）。

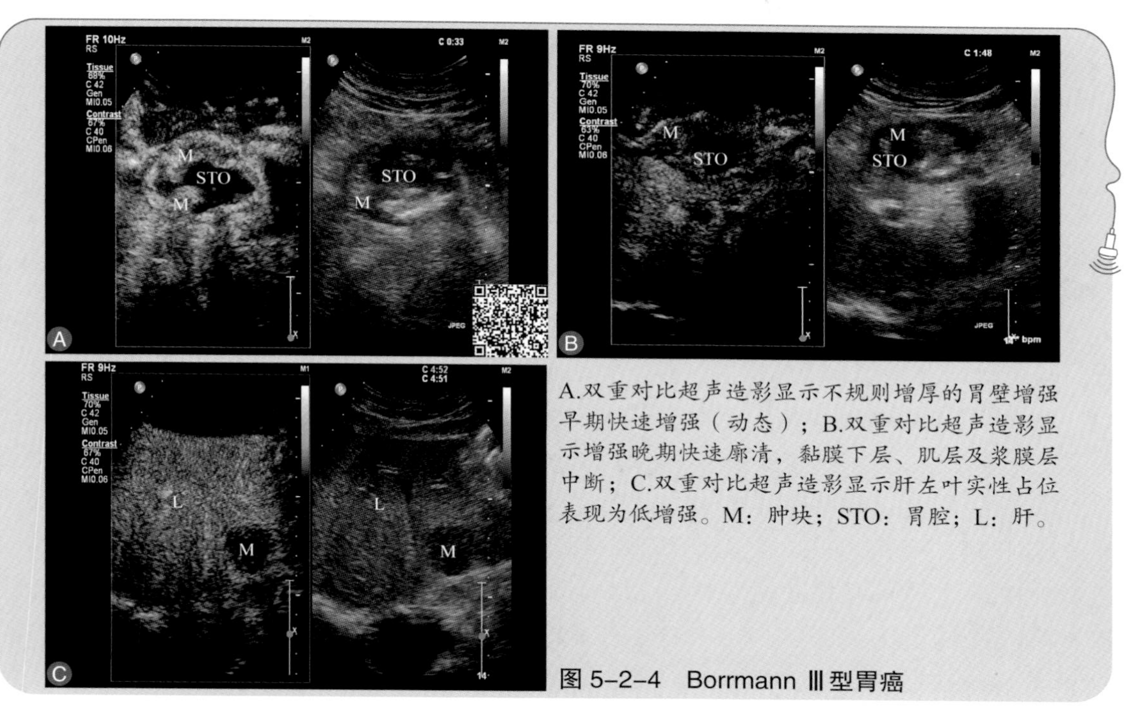

A.双重对比超声造影显示不规则增厚的胃壁增强早期快速增强（动态）；B.双重对比超声造影显示增强晚期快速廓清，黏膜下层、肌层及浆膜层中断；C.双重对比超声造影显示肝左叶实性占位表现为低增强。M：肿块；STO：胃腔；L：肝。

图 5-2-4　Borrmann Ⅲ型胃癌

患者在普外科进行了胃全切手术，术中见癌肿侵犯胃窦、胃角及胃小弯部位，部分穿透相应胃壁浆膜层，胃周及网膜可见≥7个区域淋巴结转移（图5-2-5）。

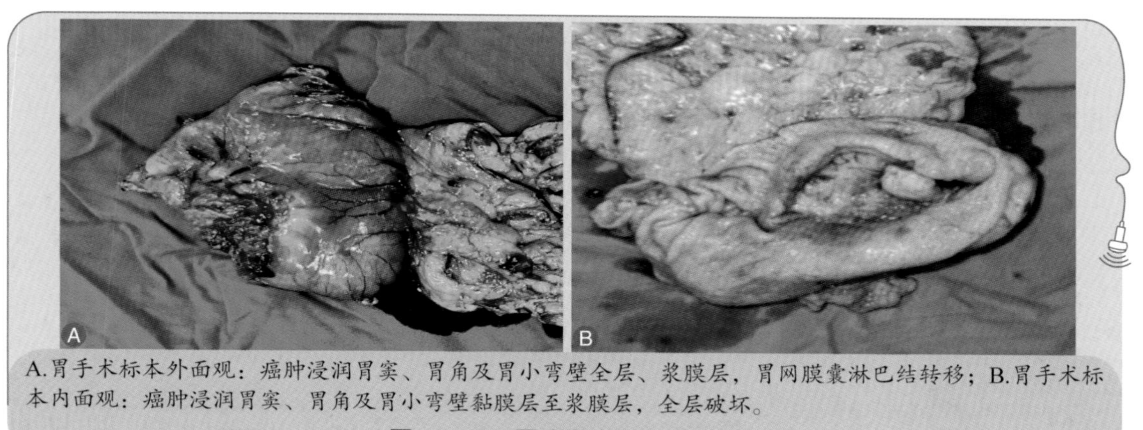

A.胃手术标本外面观：癌肿浸润胃窦、胃角及胃小弯壁全层、浆膜层，胃网膜囊淋巴结转移；B.胃手术标本内面观：癌肿浸润胃窦、胃角及胃小弯壁黏膜层至浆膜层，全层破坏。

图 5-2-5　胃癌胃全切手术标本

手术标本病理报告：胃低分化腺癌，含部分印戒细胞癌成分（$T_{4a}N_3M_1$期，图5-2-6）。

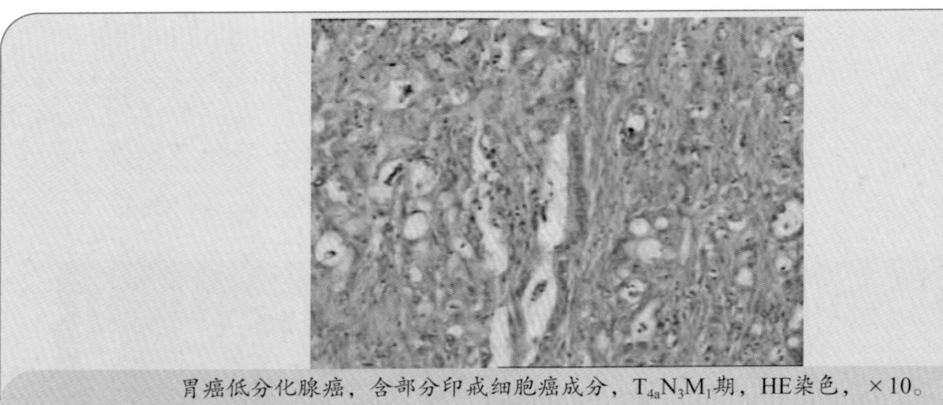

胃癌低分化腺癌，含部分印戒细胞癌成分，$T_{4a}N_3M_1$期，HE染色，×10。

图 5-2-6　胃癌病理结果

病例2：

患者男性，71岁，因腹痛、腹胀3个月，纳差半月余，故来消化内科就诊，申请OCUS检查。既往史：5年前因胃中低分化腺癌行胃大部分切除毕Ⅰ式吻合手术。

患者口服400 mL造影剂，OCUS检查所见：食管末端及贲门入口处造影剂通过顺利，残胃胃腔充盈欠佳，贲门部胃壁稍增厚，壁层次结构尚清，黏膜欠光滑；吻合口胃侧局部不均匀增厚向腔内隆起，最厚处约为1.67 cm，回声不均匀减低，壁层次结构不清，黏膜面粗糙，伴不规则凹陷，凹面内斑片状强回声附着，凹陷大小为1.03 cm × 0.56 cm，浆膜层不规则、连续性中断，残余胃蠕动僵硬（图5-2-7A，图5-2-7B）。CDFI显示近吻合口胃侧壁内探及较丰富不规则彩色血流信号（图5-2-7C）。残余胃体近吻合口旁可见3 ~ 6个淋巴结，较大者约为0.6 cm × 0.4 cm（图5-2-7D）。OCUS检查提示：①胃大部切除毕Ⅰ式吻合术后：残胃吻合口胃侧胃壁隆起性病变（残胃癌可能）；②慢性贲门炎。

血液肿瘤标志物检测报告均增高：CEA为7.88 ng/mL（正常参考值≤3.4 ng/mL），CA-125为84.06 U/mL（正常参考值<25 U/mL），CA-199为72.5 U/mL（正常参考值≤25 U/mL），CA-153为36.391 U/mL（正常参考值≤27 U/mL）。

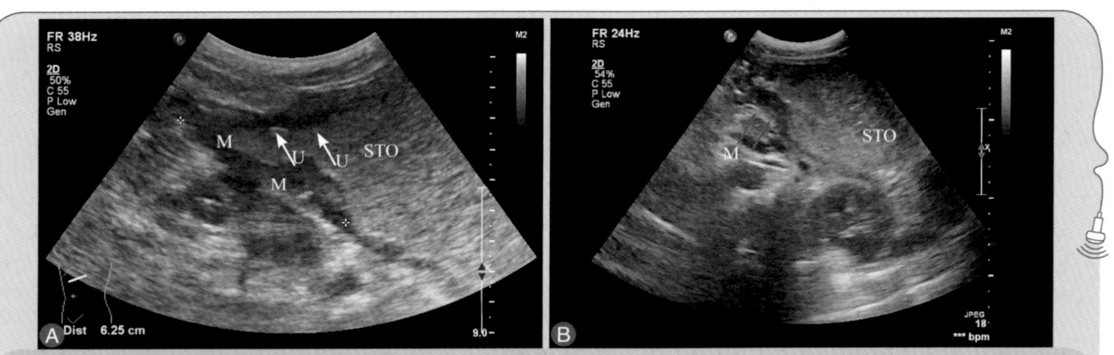

A.OCUS显示残胃吻合口胃侧壁不均匀增厚向腔内隆起，壁层次结构不清，黏膜面粗糙、凹陷伴溃疡；B.OCUS显示另一切面浆膜层不规则、连续性中断，癌肿侵犯浆膜层。U（白箭头）：溃疡；STO：胃腔；M（红箭头）：占位。

图 5-2-7　残胃癌（$T_{4a}N_2M_0$期）

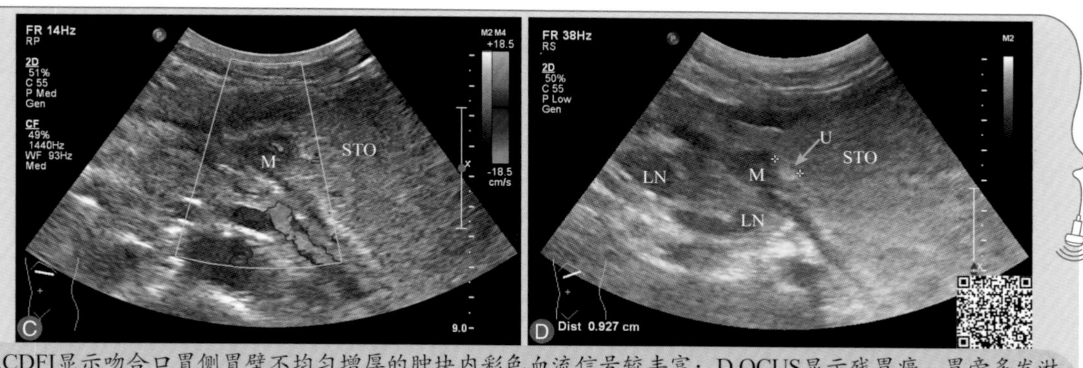

C.CDFI显示吻合口胃侧胃壁不均匀增厚的肿块内彩色血流信号较丰富；D.OCUS显示残胃癌，胃旁多发淋巴结转移（动态）。M：占位；STO：胃腔；U（黄箭头）：溃疡；LN：淋巴结。

图 5-2-7　残胃癌（$T_{4a}N_2M_0$ 期）（续）

电子胃镜检查：吻合口胃侧胃壁增厚隆起病变，黏膜面粗糙不平，表面有不规则溃疡，覆白苔（图5-2-8）。胃镜取活检病理报告：中低分化腺癌（$T_{4a}N_2M_0$期，图5-2-9）。

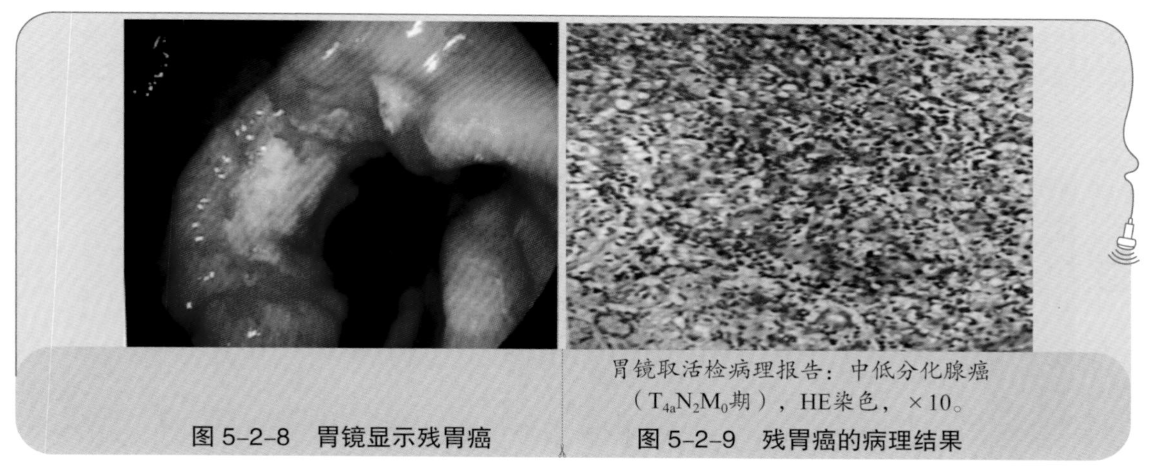

图 5-2-8　胃镜显示残胃癌

胃镜取活检病理报告：中低分化腺癌（$T_{4a}N_2M_0$期），HE染色，×10。

图 5-2-9　残胃癌的病理结果

病例3：

患者男性，78岁，因上腹隐痛不适半年余，加重1个月，故来消化内科就诊，申请OCUS检查。

患者口服500 mL造影剂，OCUS检查所见：胃窦、胃角及胃体上部小弯后壁及侧壁呈结节状向胃腔内增厚隆起，较厚3.5 cm，范围为7.9 cm×6.5 cm，胃壁层次结构不清，黏膜下层、肌肉及浆膜层回声中断，黏膜层可见不规则凹陷，凹陷内伴片状强回声附着，胃腔狭窄，胃壁蠕动僵硬，胃周见多发淋巴结肿大。OCUS检查提示：胃窦、胃角及胃体上部小弯后壁及侧壁巨大结节状隆起性病变（考虑进展型胃癌），胃周多发淋巴结肿大（淋巴转移可能）（图5-2-10）。

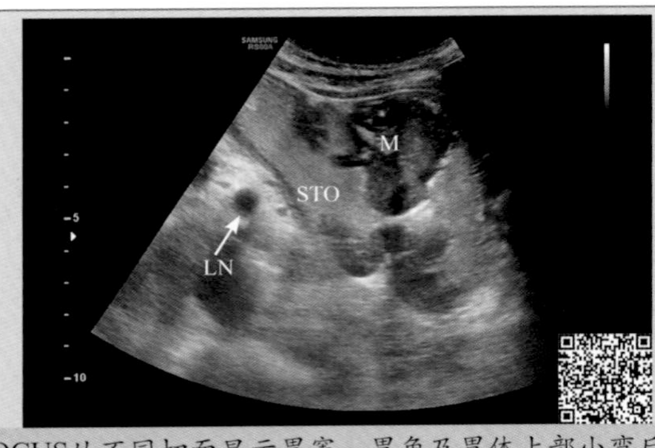

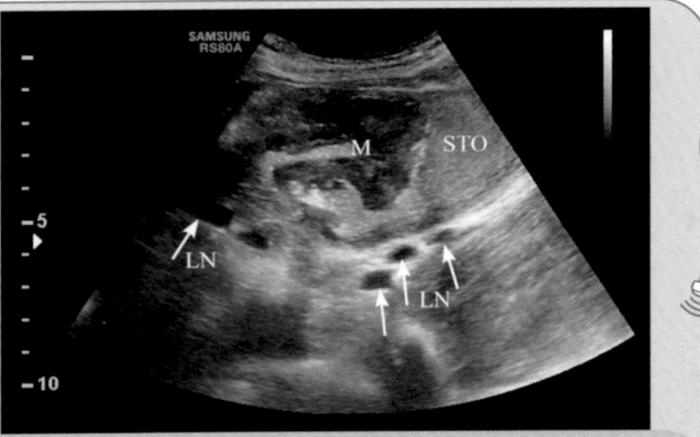

OCUS从不同切面显示胃窦、胃角及胃体上部小弯后壁及侧壁呈结节状向胃腔内增厚隆起，胃壁层次结构不清，黏膜下层、肌肉及浆膜层回声中断，黏膜层可见不规则凹陷，凹陷内伴片状强回声附着，胃腔狭窄，胃壁蠕动僵硬，胃周见多发淋巴结肿大（动态）。STO：胃腔；LN（箭头）：肿大淋巴结；M：肿块。

图 5-2-10 Borrmann Ⅲ型胃癌（$T_{4a}N_3M_0$ 期）

经鼻腔胃镜检查：胃腔扭曲变形狭窄，胃窦、胃体上部小弯后及侧壁可见一巨大隆起型病变，中央溃疡形成浸润性生长，表面覆盖黄白色污秽苔，胃壁僵硬蠕动，周边呈结节样隆起，病变处质脆、易出血（图5-2-11）。经鼻腔胃镜取活检病理报告：低分化腺癌（$T_{4a}N_2M_0$期，图5-2-12）。

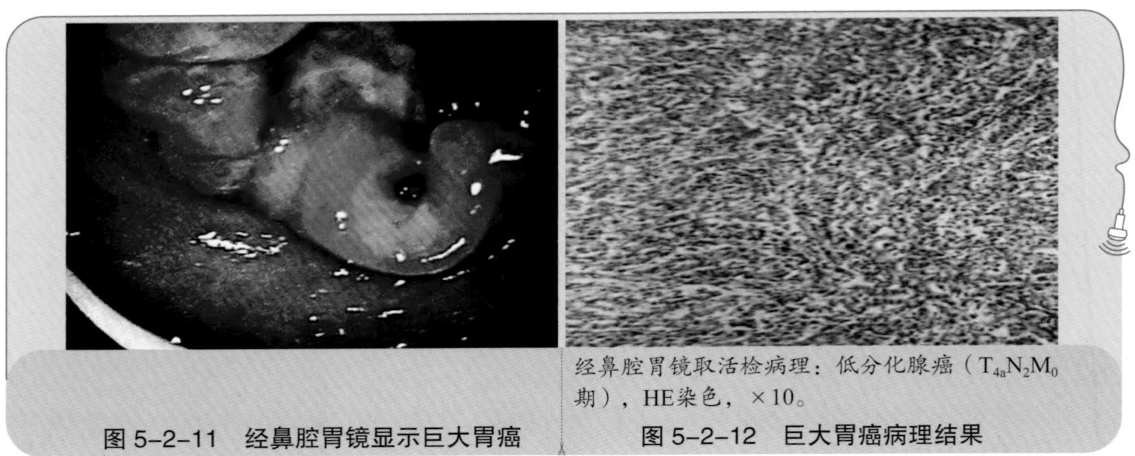

经鼻腔胃镜取活检病理：低分化腺癌（$T_{4a}N_2M_0$期），HE染色，×10。

图 5-2-11 经鼻腔胃镜显示巨大胃癌

图 5-2-12 巨大胃癌病理结果

病例4：

患者女性，85岁，因腹胀6个月，伴纳差1个月，故来消化内科就诊，申请OCUS检查。

患者口服500 mL造影剂，OCUS检查所见：胃角侧偏前胃壁处可见一范围为1.05 cm×0.6 cm的黏膜面凹陷，凹陷内有片状强回声附着，其旁胃壁呈低回声向胃腔内隆起，较厚处为0.97 cm，累及长度约为1.78 cm，局部胃壁黏膜下层、肌层及浆膜层层次不清，部分切面浆膜层连续性欠佳，胃蠕动减弱。OCUS检查提示：胃角侧偏前胃壁隆起性病变伴溃疡形成（溃疡型胃癌？建议胃镜进一步检查及活检病理检查，图5-2-13）。

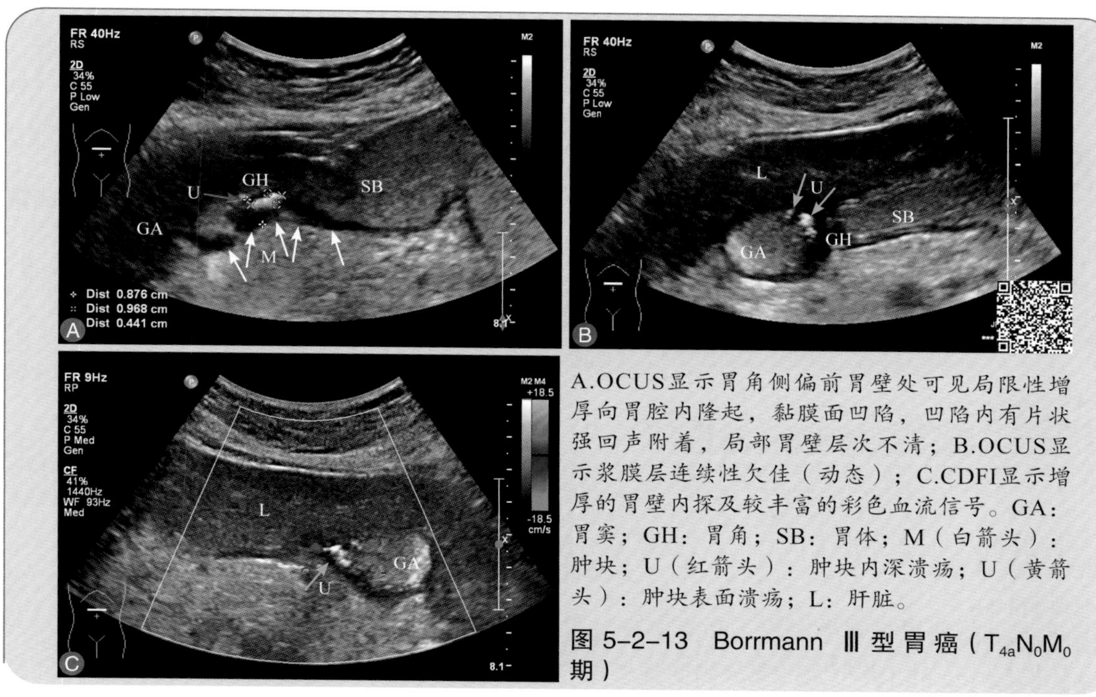

A.OCUS显示胃角侧偏前胃壁处可见局限性增厚向胃腔内隆起，黏膜面凹陷，凹陷内有片状强回声附着，局部胃壁层次不清；B.OCUS显示浆膜层连续性欠佳（动态）；C.CDFI显示增厚的胃壁内探及较丰富的彩色血流信号。GA：胃窦；GH：胃角；SB：胃体；M（白箭头）：肿块；U（红箭头）：肿块内深溃疡；U（黄箭头）：肿块表面溃疡；L：肝脏。

图 5-2-13　Borrmann Ⅲ 型胃癌（$T_{4a}N_0M_0$期）

电子胃镜检查：胃角切迹体侧前壁处有一不规则溃疡，溃疡前后壁黏膜增厚隆起，周围黏膜境界不清，溃疡底低平，覆白苔，易出血，取3块活检（图5-2-14）。胃镜取活检病理报告：印戒细胞癌（$T_{4a}N_2M_0$期，图5-2-15）。

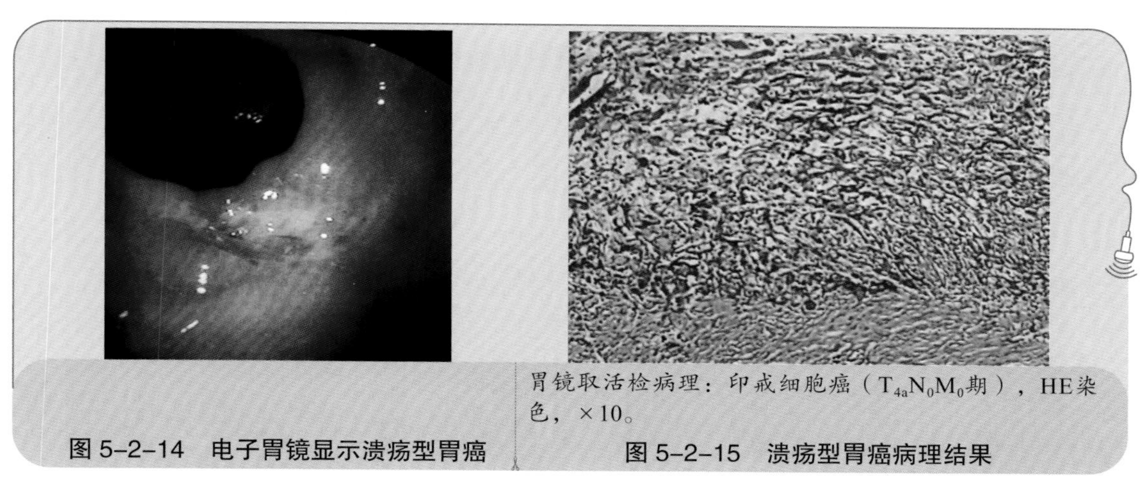

图 5-2-14　电子胃镜显示溃疡型胃癌

胃镜取活检病理：印戒细胞癌（$T_{4a}N_0M_0$期），HE染色，×10。

图 5-2-15　溃疡型胃癌病理结果

病例5：

患者女性，72岁，因上腹部胀痛不适，食欲减退2月余，故来消化内科就诊，申请OCUS检查。

患者口服500 mL造影剂，OCUS检查所见：胃窦后壁局限性增厚，较厚处0.78 cm，累及长度约为2.5 cm，局部向胃腔内隆起，黏膜不光滑，可见斑点状强回声附着，黏膜下层及黏膜肌层结构层次不清，固有肌层及浆膜层连续性完整，胃蠕动减弱。OCUS检查提示：胃窦后壁隆起性病变（局限型胃癌？建议胃镜进一步检查及活检病理检查，图5-2-16）。

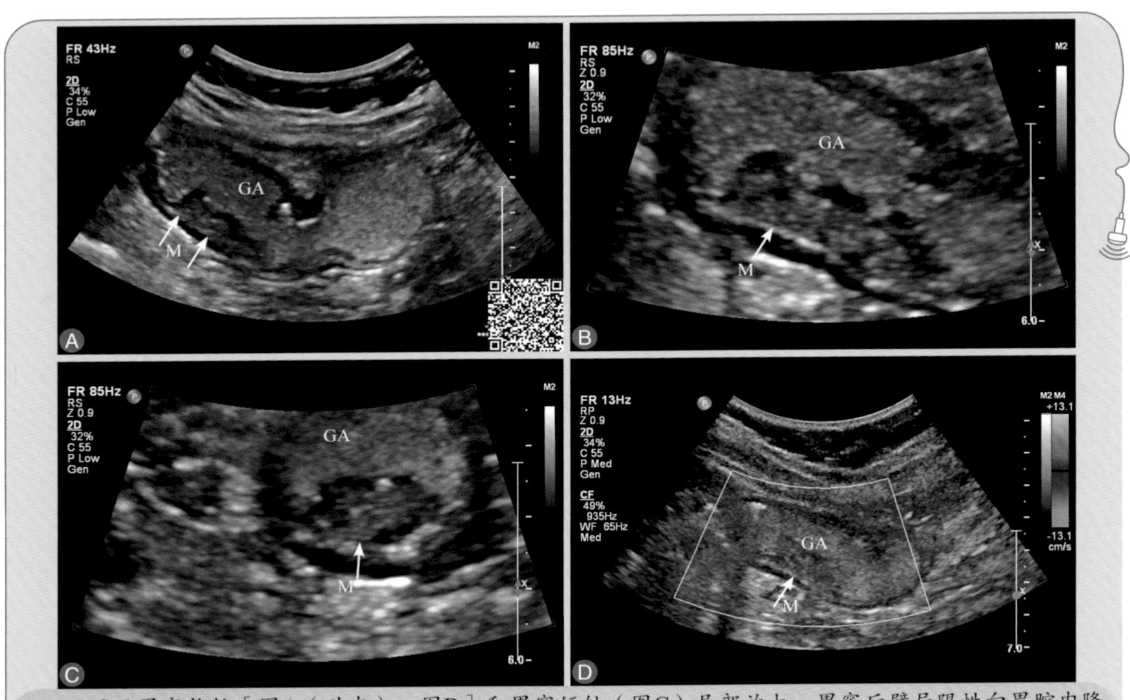

OCUS显示胃窦长轴［图A（动态），图B］和胃窦短轴（图C）局部放大，胃窦后壁局限性向胃腔内隆起，黏膜不光滑伴斑点状强回声附着，黏膜下层及黏膜肌层层次不清，固有肌层及浆膜层连续性完整；CDFI显示增厚的胃窦壁内可见细小彩色血流信号（图D）。GA：胃窦；M（箭头）：肿块。

图 5-2-16　Borrmann Ⅱ型胃癌（$T_{1b}N_0M_0$ 期）

电子胃镜检查：胃窦后壁黏膜层可见溃疡性病变，局部胃壁呈“河堤样”隆起，黏膜层不规整，表面充血、易出血，取活检组织5块（图5-2-17）。胃镜取活检病理报告：低分化腺癌（$T_{1b}N_0M_0$期）（图5-2-18）。

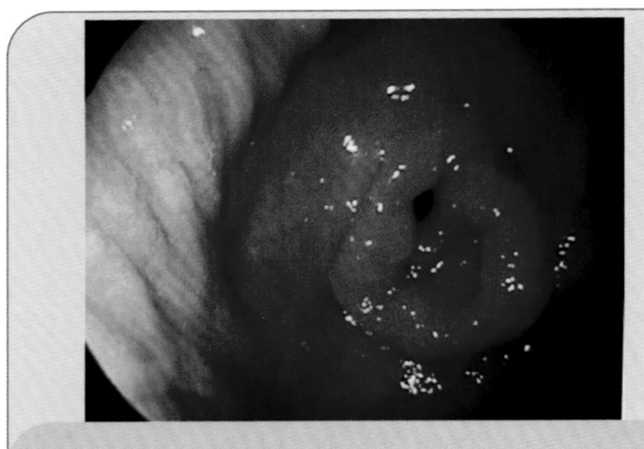

图 5-2-17　胃镜检查显示 Borrmann Ⅱ型胃癌

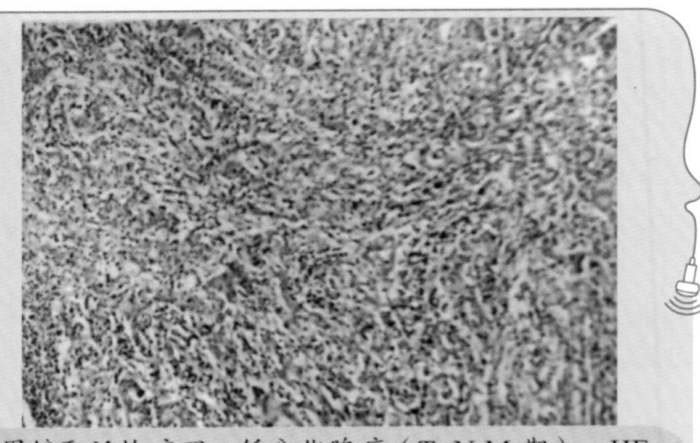

胃镜取活检病理：低分化腺癌（$T_{1b}N_0M_0$期），HE染色，×10。

图 5-2-18　低分化腺癌病理结果

病例6：

患者女性，54岁，因腹胀3个月，来消化内科就诊，申请OCUS检查。

患者口服500 mL造影剂，OCUS检查所见：胃窦后壁局部增厚向胃腔内隆起，较厚处1.35 cm，累及长度约为2.4 cm，黏膜面欠光滑，局部胃壁黏膜下层、肌层及浆膜层层次不清，浆膜面连续性欠佳，胃蠕动尚正常。OCUS检查提示：胃窦后壁局限性增厚（胃癌？建议胃镜进一步检查及活检病理检查，图5–2–19）。

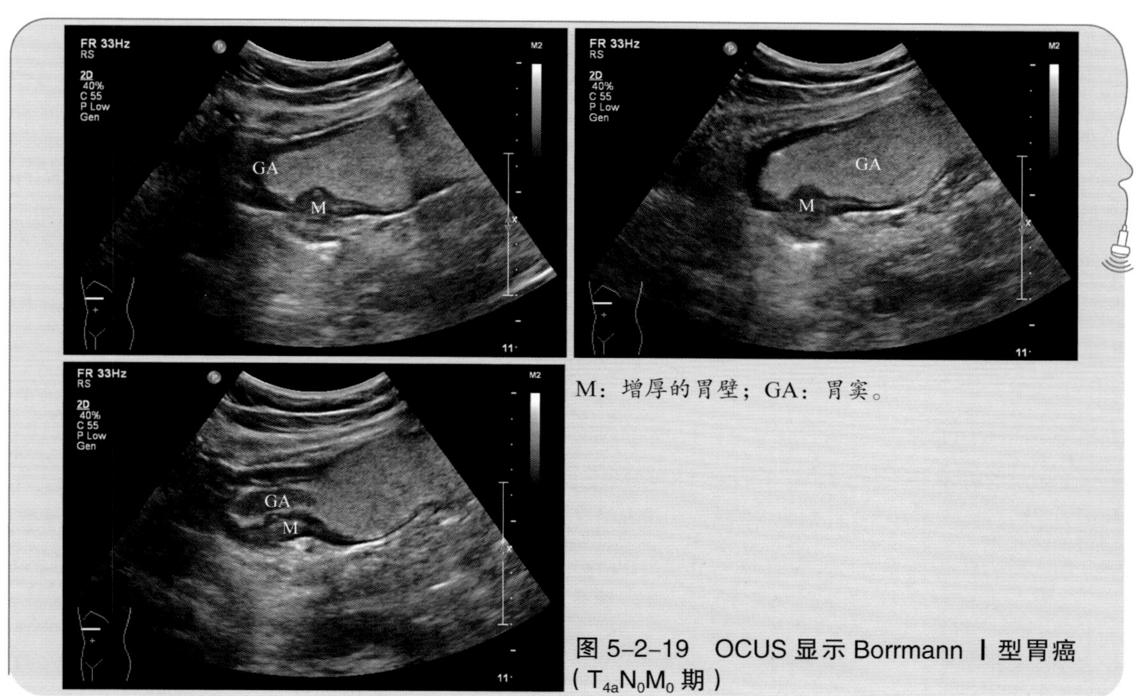

M：增厚的胃壁；GA：胃窦。

图 5–2–19　OCUS 显示 Borrmann Ⅰ型胃癌（$T_{4a}N_0M_0$ 期）

电子胃镜检查：胃窦后壁局部增厚隆起，黏膜面充血，取活检组织3块（图5–2–20）。胃镜取活检病理报告：高分化腺癌（$T_{4a}N_0M_0$期，图5–2–21）。

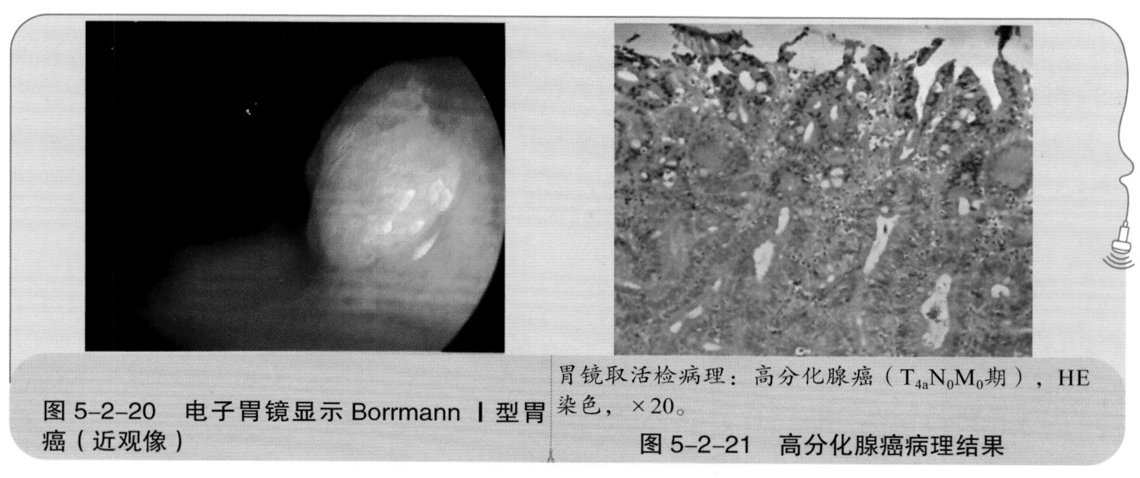

图 5–2–20　电子胃镜显示 Borrmann Ⅰ型胃癌（近观像）

胃镜取活检病理：高分化腺癌（$T_{4a}N_0M_0$期），HE染色，×20。

图 5–2–21　高分化腺癌病理结果

二、原发性胃淋巴瘤

1.病因与病理

原发性胃肠道淋巴瘤（primary gastrointestinal lymphoma，PGIL）是指原发于胃肠道黏膜内淋巴组织的恶性肿瘤，是最常见的结外淋巴瘤。原发性胃肠道淋巴瘤可以发生于整个消化道，但是最常见的发生部位是小肠和胃。组织学分型以非霍奇金淋巴瘤居多，在亚分类中，以黏膜组织相关淋巴组织（mucosa associated lymphoid tissue，MALT）淋巴瘤和弥漫性B细胞性淋巴瘤（diffuse large B-cell lymphoma，DLBCL）多见。淋巴瘤按发生部位划分为结内和结外淋巴瘤，结外淋巴瘤是指发生淋巴结以外的淋巴瘤，约占淋巴瘤的26%～30%，胃肠道是其好发部位之一，其中以胃淋巴瘤最为常见，占结外淋巴瘤的30%～45%。

原发性胃淋巴瘤（primary gastric lymphoma，PGL）指原发于胃而起源于黏膜下层淋巴组织的恶性肿瘤。发病率低，几乎90%的原发性胃淋巴瘤是B细胞谱系，很少有T细胞淋巴瘤和霍奇金淋巴瘤，由于其临床缺乏明显特征性，易被漏诊、误诊。近年来，随着诊断水平的提高及对该疾病认识的深入，确诊为原发性胃淋巴瘤的患者呈增加趋势。原发性胃淋巴瘤病因及发病机制尚不清楚，一些可能的危险因素，如免疫抑制、幽门螺杆菌感染、HIV感染、腹腔疾病、EB病毒等与其发病相关，但非特异性腹部症状（如腹部不适、恶心呕吐和体重减轻）往往导致诊断延迟。

原发性胃淋巴瘤可发生于胃的任何部位，较多侵犯胃的远端，最常见于胃窦部，其次为胃体部、贲门和幽门。肿瘤直径2～18 cm，可单发或呈弥漫浸润性生长，逐渐累及整个胃壁，并可扩展至邻接的十二指肠、食管和邻近脏器，常有胃周淋巴结转移，也可见反应性增生所致的区域淋巴结肿大。按病理形态可分为浸润型、溃疡型、结节型、肿块型4种，可混合出现。

2.临床表现

原发性胃淋巴瘤起病隐匿，临床表现缺乏特异性。此病男多于女，发病年龄多在50～60岁。主要表现为上腹饱胀与疼痛、恶心、呕吐、食欲减退、贫血、弛张热、浅表淋巴结肿大及肝脾大等。其各种影像学表现与胃癌相近，与胃癌鉴别困难，误诊、漏诊率较高，治疗方式与胃癌不同，预后较胃癌好。因此，早期准确诊断具有非常重要的临床意义。原发性胃淋巴瘤的检查方法有胃镜、上消化道钡餐造影、超声、螺旋CT等。纤维胃镜是目前诊断原发性胃淋巴瘤最主要的手段，但由于原发性胃淋巴瘤来源于胃黏膜下肿瘤，组织学活检和病理诊断也有一定困难，OCUS可弥补胃镜检查的不足，联合应用有望提高原发性胃淋巴瘤的早期检出率。

3.OCUS表现

（1）胃壁弥漫性增厚或肿块形成，病变起于黏膜下层。

（2）增厚的胃壁和（或）肿物呈低回声或近似无回声，后方组织回声略增强，提高增益可见肿物内部呈多结节状。

（3）由于肿瘤质地较软，导致胃腔狭窄的程度较轻。

（4）依据声像图表现，可分为浸润型、多结节型、肿块型和溃疡型。

（5）胃周常可见淋巴结肿大。

（6）胃淋巴瘤需与胃癌、胃巨皱襞症鉴别。原发性胃淋巴瘤回声低且较均匀，胃壁增厚的程度比胃癌明显，本病起自黏膜下层增厚的胃壁或形成的肿块，肿物内部呈多结节状，但质地较软。与胃癌相比，胃腔狭窄或梗阻不严重，较少侵犯浆膜层。胃巨皱襞症以黏膜增粗肥大为主，胃壁的层次正常，易于区别。确诊仍需要胃镜或手术后标本取得病理学检查报告。

4.经典病例

患者女性，69岁，因上腹疼痛、饱胀、纳差、体重减轻3个月，来全科门诊就诊，申请OCUS检查。

患者口服500 mL造影剂OCUS检查所见：胃窦后壁可见结节状低回声似起始于黏膜下层向胃腔内及浆膜外隆起，范围约为3.4 cm × 1.9 cm，胃周可见多发淋巴结回声，部分紧密相连、部分互相融合。OCUS检查提示：胃窦后壁占位性病变，胃周多发淋巴结肿大（考虑胃淋巴瘤可能，图5-2-22）。

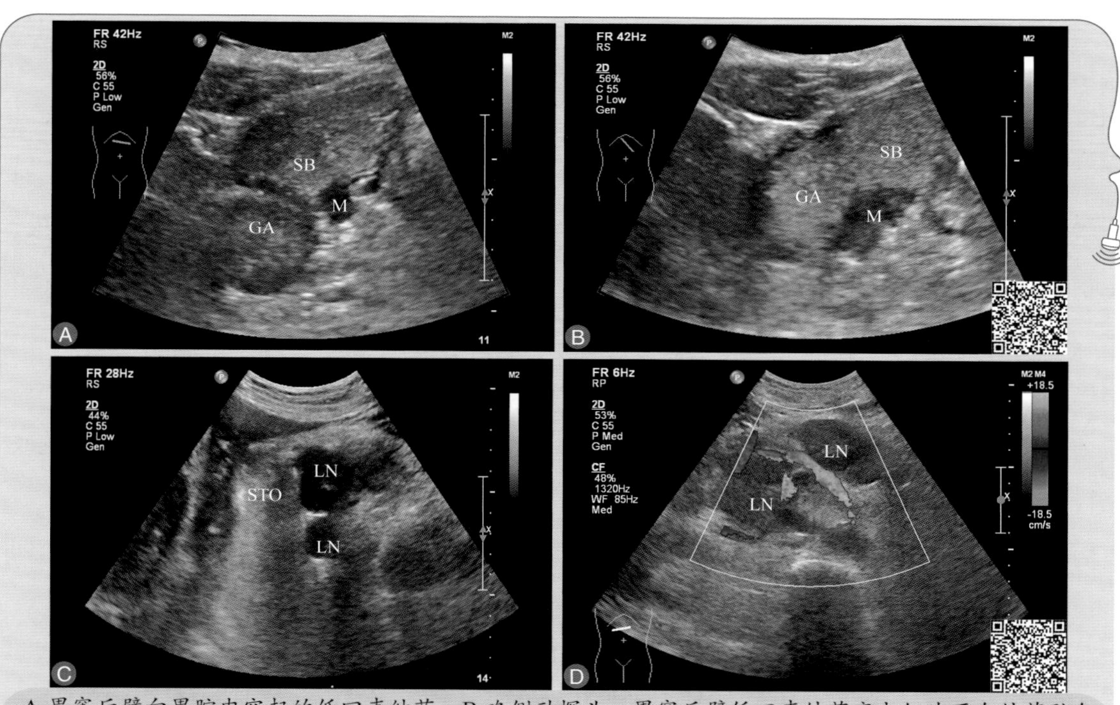

A.胃窦后壁向胃腔内突起的低回声结节；B.略侧动探头，胃窦后壁低回声结节变大似为两个结节融合（动态）；C.胃周多发淋巴结肿大；D.胃周多发淋巴结肿大CDFI表现（动态）。GA：胃窦；SB：胃体；M：肿块；STO：胃腔；LN：淋巴结。

图 5-2-22 OCUS 显示胃淋巴瘤

胃淋巴瘤电子胃镜表现及病理结果见图5-2-23和图5-2-24。

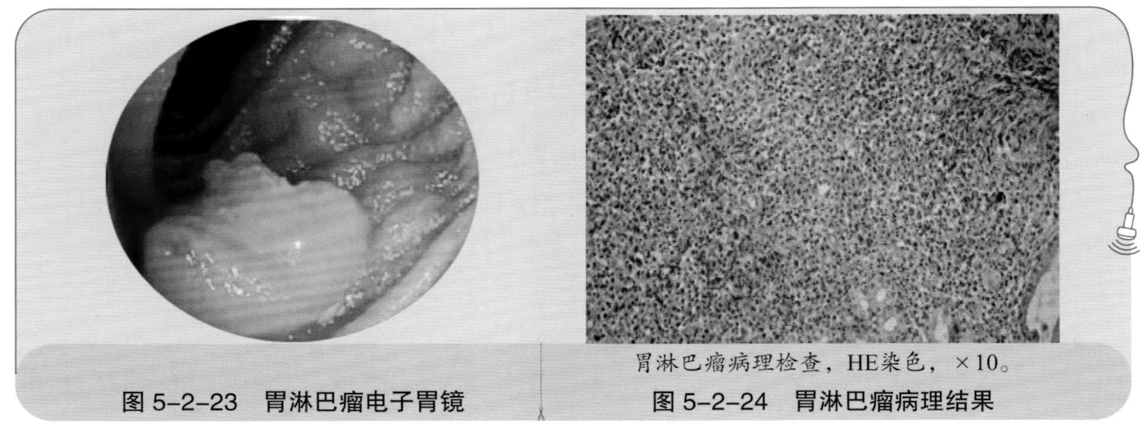

胃淋巴瘤病理检查，HE染色，×10。

图 5-2-23　胃淋巴瘤电子胃镜

图 5-2-24　胃淋巴瘤病理结果

三、十二指肠肿瘤

1.病因与病理

十二指肠肿瘤是临床上较为罕见的消化道肿瘤，发病率极低，占全消化道肿瘤的0.6%～3.1%。十二指肠肿瘤分为原发性十二指肠良性肿瘤和原发性十二指肠恶性肿瘤，其中恶性肿瘤约占75%。病理类型以腺癌多见，包括原发性十二指肠癌、壶腹癌。发病部位以乳头部最为常见，而球部、水平部和升部较为少见。原发性十二指肠癌发生率极低，占消化道肿瘤的0.1%～0.35%，占全部小肠恶性肿瘤的30%～45%，但其发病率呈逐年增加的趋势。

2.临床表现

由于十二指肠肿瘤不具有特异性的临床征象，故临床上易发生误诊和漏诊，特别是原发性十二指肠癌，早期起病隐匿，有时仅表现为上腹部不适等类似于消化道溃疡或胃炎的症状；进展期肿瘤可有上腹痛的溃疡症状、肠管出血、肠管闭塞、黄疸、发热等类似于胆道梗阻的症状。肿瘤所在部位不同，出现的症状亦不同，其中以腹痛最为常见。

3.OCUS表现

（1）十二指肠形态变异，造影剂通过不畅，幽门口径增宽，通常＞0.5 cm。

（2）病变部位局部增厚隆起，厚径＞1.0 cm，形态不规则。

（3）肠腔出现狭窄，病变近端肠管可出现不同程度的扩张。

（4）良性肿物周围肠壁可正常，肿物内部回声减低，境界清晰，病变直径通常＜3.0 cm。

（5）恶性肿物外形不规则、内部回声不均质，病变处肠壁僵硬、蠕动消失。

（6）常伴有胆道梗阻，一旦出现周围淋巴结明显肿大和胰腺、肝脏等器官转移征象，首先考虑恶性肿瘤。

（7）CDFI可显示病变内部丰富的血流信号。

（8）应与胰头部和壶腹部肿瘤鉴别，也应与十二指肠球后部溃疡、克罗恩病等鉴别，注意结合临床和其他检查方法综合分析进行诊断。

4.经典病例

患者男性，66岁，因上腹胀痛3个月，伴恶心、呕吐1周，来消化内科就诊。申请OCUS检查。

患者口服500 mL造影剂OCUS检查所见：十二指肠降部后侧壁近十二指肠大乳头旁局限性增厚，回声不均匀减低，大小约为2.3 cm × 1.8 cm，局部壁层次显示不清，黏膜面不光滑，主胰管扩张、内径约为0.84 cm。OCUS检查提示：十二指肠降部后侧壁占位性病变（十二指肠肿瘤？建议胃镜进一步检查，图5-2-25）。

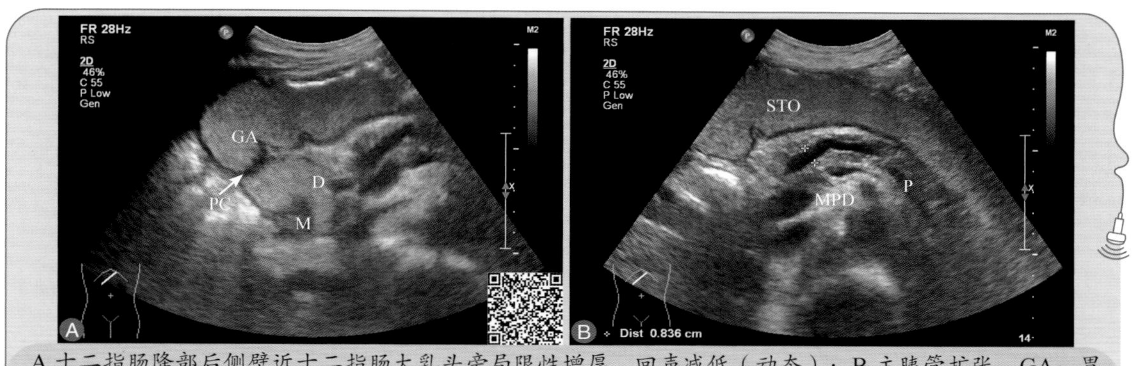

A.十二指肠降部后侧壁近十二指肠大乳头旁局限性增厚、回声减低（动态）；B.主胰管扩张。GA：胃窦；PC（白箭头）：幽门管；D：十二指肠；STO：胃腔；P：胰腺；MPD（红箭头）：扩张的主胰管；M：肿块。

图 5-2-25　OCUS 显示十二指肠降部腺癌

电子胃镜表现及病理结果见图5-2-26和图5-2-27。

电子胃镜检查：镜身通过狭窄，十二指肠降部后外侧壁局部隆起性肿物突入肠腔，黏膜表面颗粒状不平、充血。

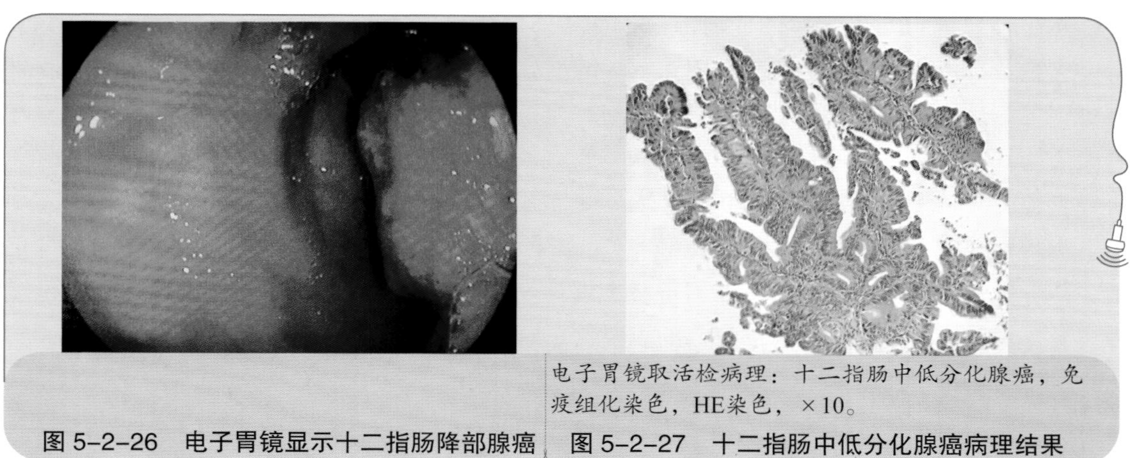

图 5-2-26　电子胃镜显示十二指肠降部腺癌

电子胃镜取活检病理：十二指肠中低分化腺癌，免疫组化染色，HE染色，×10。

图 5-2-27　十二指肠中低分化腺癌病理结果

第三节 胃十二指肠隆起性病变

一、胃息肉

1.病因与病理

胃息肉（gastric polyps，GPs）是指起源于胃黏膜或黏膜下层凸向胃腔的宽基底或带蒂的隆起性病变。胃息肉的具体病因及发病机制尚不明确，可能与多种因素有关，如遗传、胃黏膜长期的慢性炎症刺激、感染（如幽门螺杆菌感染）、不恰当地长期服用质子泵抑制剂（如奥美拉唑等）、不良的生活习惯（如吸烟、饮酒、高脂低纤维饮食）等。既往常在胃镜检查时被偶然发现，内镜检出率为2%～6.25%。胃息肉可以单发，也可以多发，多者可以达到十几枚、几十枚甚至上百枚。胃息肉的直径多数为几毫米，有时可见直径＞1 cm，直径数厘米的少见。胃息肉具有一定的恶变风险，具体需根据息肉的大小和病理类型进行判断。胃息肉的病理分型比较复杂，但其病理分型与癌变风险密切相关。根据病理组织学分型，胃息肉主要分为胃底腺息肉、腺瘤性息肉、增生性息肉、炎性息肉等。

胃底腺息肉多发于胃体，其次是胃底，还有少部分发生于贲门、胃窦、胃角等。这些胃底腺息肉有些可能与长期口服质子泵抑制剂类药物有关，癌变率＜1%。直径＜1.0 cm的息肉在患者停用质子泵抑制剂一段时间后可能会消失，直径≥1.0 cm的通常建议在内镜下切除。

腺瘤性息肉分为管状腺瘤、绒毛管状腺瘤、绒毛状腺瘤。可能跟幽门螺杆菌感染、萎缩性胃炎、肠化生存在一定相关性，此型息肉恶变率相对较高，特别是直径＞2.0 cm、病理为绒毛管状腺瘤者，有文献报道，其恶变率可达28%～40%，最好行内镜下切除，并定期进行胃镜检查，监测3～5年。

增生性息肉可发生于胃的任何部位，如胃体、胃底、胃窦、胃角、贲门，直径大小不等，多数≤1.0 cm，主要是广基息肉，较大的增生性息肉可有蒂或亚蒂。通常与幽门螺杆菌感染、萎缩性胃炎等长期慢性炎症有关，有一定的恶变风险，但是恶变率较低，有研究报道其发展为胃上皮内皮瘤的概率为5%～19%。40%的增生性息肉在根除幽门螺杆菌后会消退，直径≥1.0 cm者恶变风险有所增加，也有推荐直径＞0.5 cm要切除。

炎性息肉是胃黏膜组织的良性增生，大多无蒂，体积较小，形似黄豆或绿豆，表面光滑，部分可伴有糜烂溃疡。多见于胃部长期慢性炎症的人群。目前幽门螺杆菌感染是引起慢性胃炎、胃溃疡、十二指肠球部溃疡的重要致病原因，因此，根除病因至关重要。

2.临床表现

大多数胃息肉不会有特殊不适的症状，但是胃息肉可能会合并胃炎、幽门螺杆菌感染、胆汁反流等，所以有些患者会出现腹部不适、上腹隐痛、腹胀、恶心、消化不良等症状。如果息肉体积较大、数量较多，或者位置特殊（位于贲门或幽门），或有糜烂渗血等情况，极可能会出现腹痛、吞咽不畅、腹胀、黑便、贫血等症状。

3.OCUS表现

（1）病变自胃壁黏膜层向胃腔突出，呈低或中等回声。

（2）一般形态规整，呈圆形或类圆形，边界清晰，表面光滑，大小多为1～2 cm。

（3）常形成蒂状肿物，部分呈“豆芽状”或“半球形”回声，基底部较狭窄，与胃壁紧贴，改变体位不与胃壁分离。

（4）多为单发，也可多发，部分局部胃壁黏膜层与黏膜下层难以区分。

（5）CDFI可显示病变内血流信号。

（6）胃部附壁的胃息肉，应注意与较小的胃癌、向腔内生长的胃间质瘤及胃巨皱襞症等相鉴别。

4.经典病例

病例1：

患者女性，79岁，因间断上腹部隐痛1年余，加重2个月，于2021年5月8日来消化内科就诊，申请OCUS检查。

患者口服500 mL造影剂OCUS检查所见：胃腔充盈良好，胃体小弯自胃壁黏膜层向胃腔突起一低回声结节，形态规整，呈类圆形，边界清，表面尚光滑，大小为1.28 cm×1.13 cm，基底部与胃壁紧贴，改变体位时不与胃壁分离，局部胃壁结构层次清晰，胃蠕动正常。OCUS检查提示：胃体小弯部隆起性病变（符合胃息肉声像改变，图5-3-1，图5-3-2）。

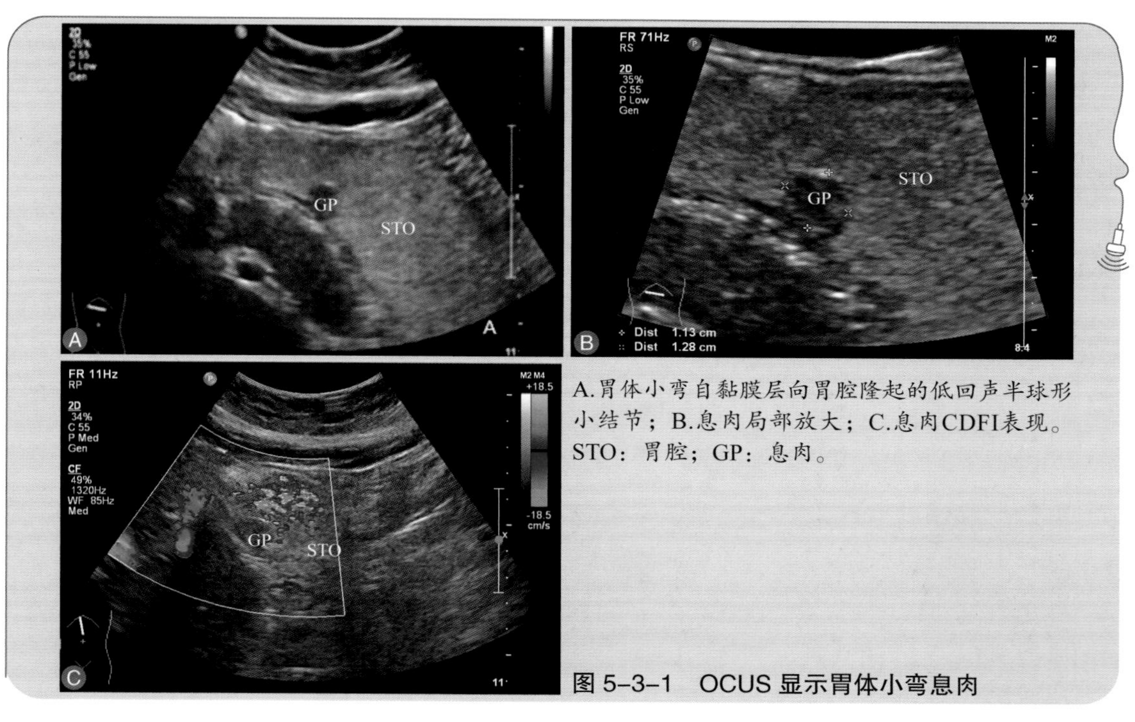

A.胃体小弯自黏膜层向胃腔隆起的低回声半球形小结节；B.息肉局部放大；C.息肉CDFI表现。STO：胃腔；GP：息肉。

图 5-3-1　OCUS 显示胃体小弯息肉

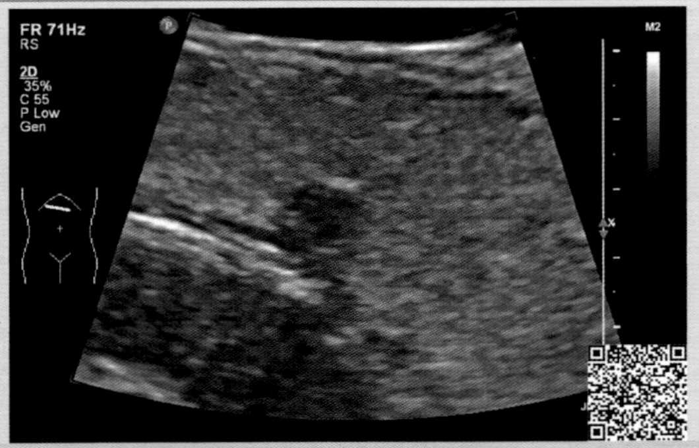

图 5-3-2　OCUS 显示胃体腺息肉（动态）

电子胃镜表现及病理结果见图5-3-3和图5-3-4。

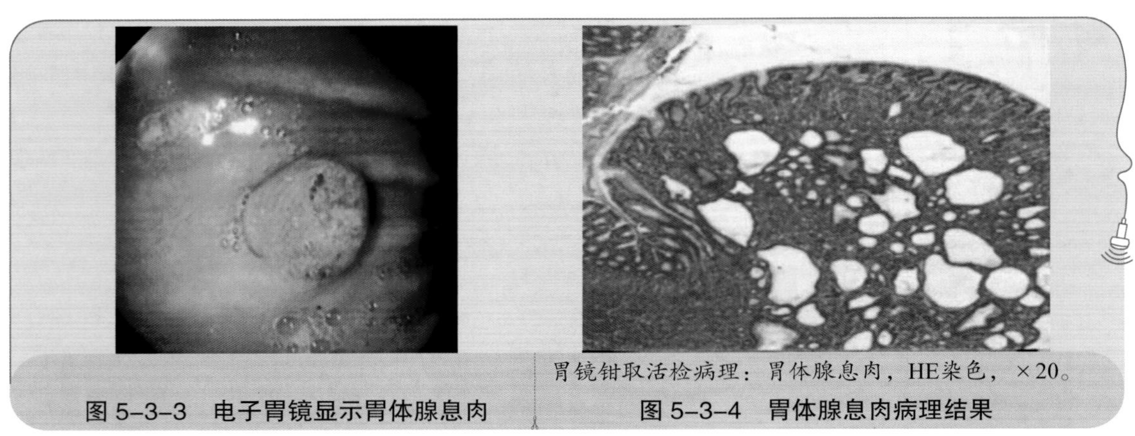

图 5-3-3　电子胃镜显示胃体腺息肉

胃镜钳取活检病理：胃体腺息肉，HE染色，×20。

图 5-3-4　胃体腺息肉病理结果

病例2：

患者女性，58岁，因上腹隐痛1个月，加重1周，于2021年5月8日来消化内科就诊，申请OCUS检查。

患者口服500 mL造影剂，OCUS检查所见：胃腔充盈良好，胃底部自胃壁黏膜层向胃腔突出一低回声小结节，大小为0.9 cm × 0.7 cm，形态规整，呈类圆形，边界清，表面欠光滑，见细点状强回声，基底部与胃壁紧贴，改变体位不与胃壁分离，局部胃壁层次结构清晰，胃蠕动正常。OCUS检查提示：胃底部隆起性病变（考虑胃底部息肉可能，图5-3-5）。

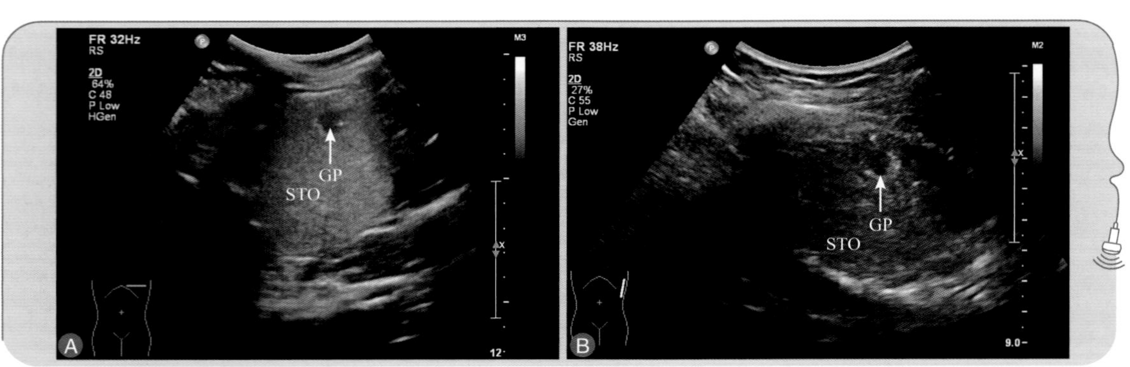

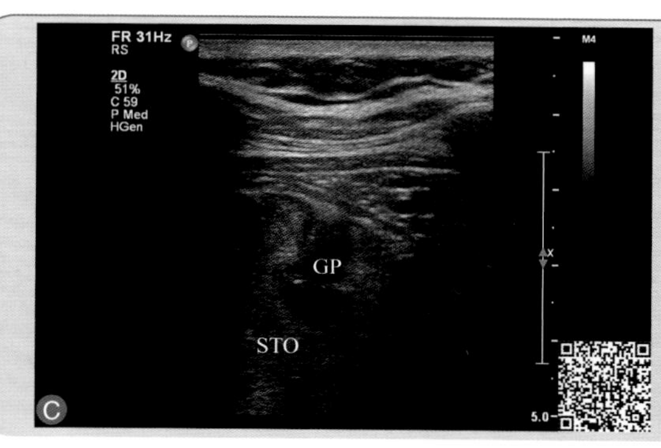

A.仰卧位切面显示胃底自黏膜层向胃腔突出的低回声，表面附着小点渗出炎性息肉；B.左侧卧位切面显示胃底息肉；C.高频超声局部放大显示胃底息肉自黏膜层向胃腔内突起（动态）。STO：胃腔；GP（箭头）：胃息肉。

图 5-3-5　OCUS 显示胃底部炎性息肉

电子胃镜表现及病理结果见图5-3-6和图5-3-7。

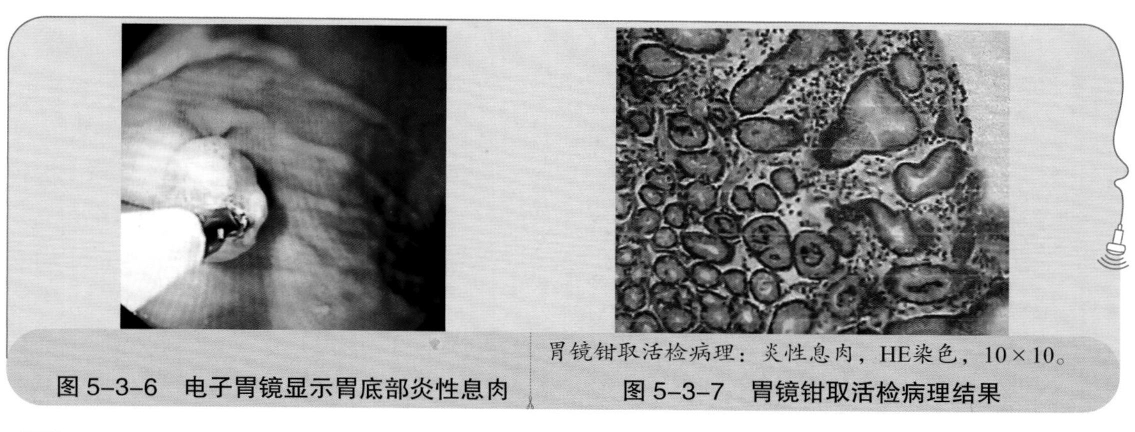

图 5-3-6　电子胃镜显示胃底部炎性息肉

胃镜钳取活检病理：炎性息肉，HE染色，10×10。

图 5-3-7　胃镜钳取活检病理结果

病例3：

患者男性，68岁，2年前行电子胃镜检查时发现多发性息肉，并行胃镜钳取术，2021年12月25日申请OCUS复查。

患者口服500 mL造影剂，OCUS检查所见：胃腔充盈良好，胃体部可见多发的自胃壁黏膜层向胃腔突起的低回声小结节，形态规整，呈类圆形，边界清，表面尚光滑，较大的为0.9 cm × 0.6 cm，基底部紧贴于胃壁黏膜层，改变体位不与胃壁分离。OCUS检查提示：胃体部隆起性病变（考虑胃体部多发小息肉，图5-3-8）。

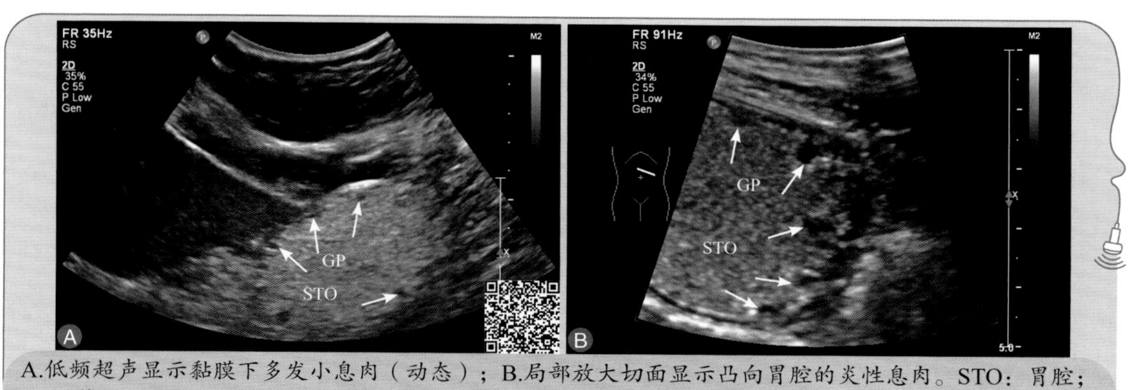

A.低频超声显示黏膜下多发小息肉（动态）；B.局部放大切面显示凸向胃腔的炎性息肉。STO：胃腔；GP（箭头）：胃息肉。

图 5-3-8　OCUS 显示胃体部多发息肉

胃镜检查结果见图5-3-9。

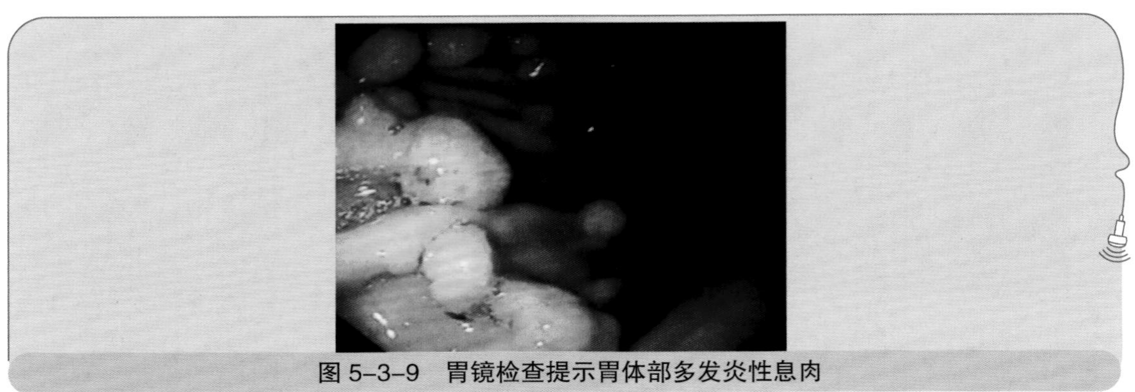

图 5-3-9　胃镜检查提示胃体部多发炎性息肉

病例4：

患者女性，53岁，无明显不适感，因目前胃镜检查发现胃息肉，伺机行OCUS检查。

患者口服500 mL造影剂OCUS检查所见：胃腔充盈良好，胃体前壁见一自胃壁黏膜层向胃腔突起的低回声结节，形态规整，呈类圆形，边界清，表面尚光滑，大小为0.8 cm×0.6 cm，基底部紧贴于胃壁黏膜层，改变体位不与胃壁分离。OCUS检查提示：胃体部隆起性病变（考虑胃体部息肉，图5-3-10）。

胃镜检查结果见图5-3-12。

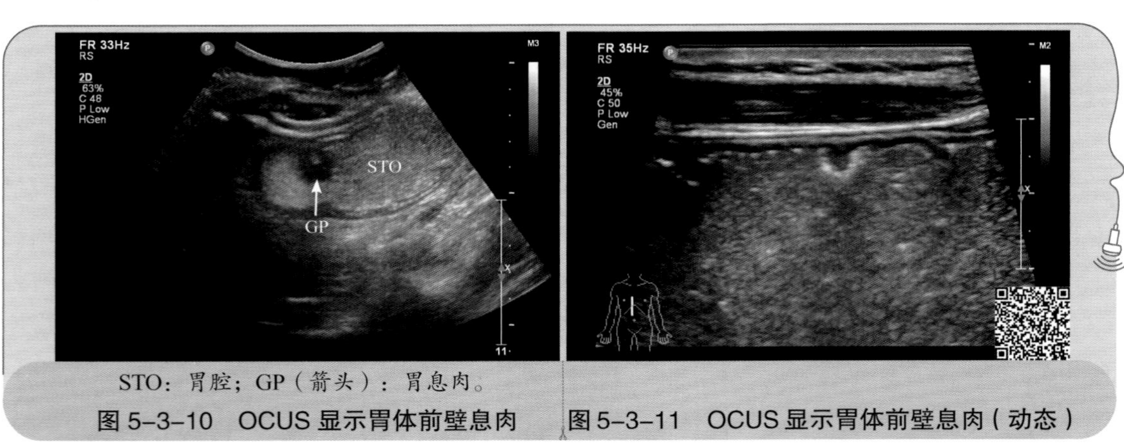

STO：胃腔；GP（箭头）：胃息肉。

图 5-3-10　OCUS 显示胃体前壁息肉　　图 5-3-11　OCUS 显示胃体前壁息肉（动态）

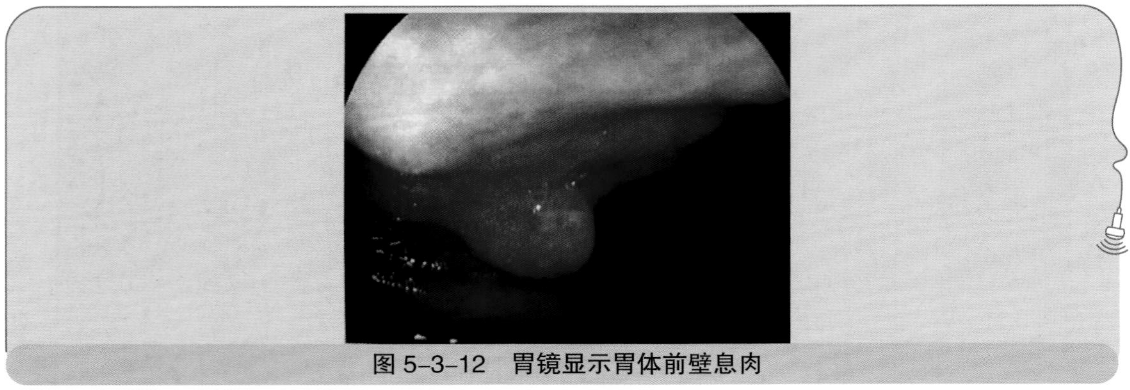

图 5-3-12　胃镜显示胃体前壁息肉

二、胃壁间质瘤

1.病因与病理

胃肠道间质瘤（gastrointestinal stromal tumor，GIST）是胃肠道最常见的间叶源性肿瘤，约占全部胃肠道恶性肿瘤的0.1%～3%，发病率在（7～15）/100万，好发年龄为50～70岁，无性别优势。

胃肠道间质瘤的种类繁多，并且形态各异。这种肿瘤既不属于神经源性肿瘤，也不属于平滑肌瘤。目前，国内外大部分报道证实，来源于胃肠道的绝大多数梭形细胞性肿瘤是一种非定向分化的间质瘤，它不具有平滑肌或神经分化特征，现在大多数学者认为胃肠道间质瘤是来源于消化道间质原始干细胞（卡哈尔细胞和平滑肌细胞共同的起源）或卡哈尔细胞的肿瘤。胃肠道间质瘤可以发生在胃肠道的各级导管，并可原发于网膜和肠系膜。有学者报道，胃肠道间质瘤主要发生于胃（50%～70%）和小肠（20%～30%），部分病例位于结肠（5%～15%）。

胃间质瘤是消化道常见的间叶源性肿瘤，发病机制复杂，与胃肠道微生物菌群失调、胃间质干细胞中血小板生长因子受体基因突变、促癌基因突变活化、肿瘤免疫逃逸、凝血功能异常等有关。

胃间质瘤是具有潜在恶性倾向的侵袭性肿瘤，据流行病学统计，近年来其患病率和死亡率呈逐年上升态势，起源于胃肠道卡哈尔间质细胞，以胃体和胃底多发。

随着人们对胃肠道间质瘤重视程度的提高和研究的不断深入，该病在诊断、生物学行为、手术、分子靶向药物耐药和新药研发方面取得诸多进展，新研究证据层出不穷，国内外相关指南也随之做出更新。

由于胃间质瘤多位于胃壁黏膜下，故普通内镜检查时可见黏膜局部隆起，但不能发现壁内情况。由于胃肠超声造影的广泛应用，胃肠道间质瘤的术前检出率有了很大的提高。OCUS或IFCU-RRE不仅能观察到瘤体的形态、大小、边界及肿瘤的内部回声，还可以清晰地显示肿块与周围组织的关系及肿块周围有无肿大淋巴结，同时还可以通过CDFI来显示肿瘤内部与外周的血流情况，可以弥补普通胃肠镜不能发现黏膜下病变的不足，对胃肠道间质瘤诊断特异性较高。

提高术前诊断率的关键是提高超声医师对本病的认识与警惕性，在术前诊断该病时，要结合临床症状，考虑与之相关的疾病并加以鉴别，从而不断提高本病的诊断率。

2.临床表现

一般情况下，患者没有特异性的临床表现，瘤体<2.0 cm者可无任何症状，当肿瘤较大或伴溃疡形成时，可导致胃受压或上消化道出血等症状，部分患者常常因为伴有胃肠道症状来就诊，其中包括腹部不适、疼痛、呕血、便血和黑便等，部分患者还可以伴有梗阻或压迫症状，当患者以腹部触诊到明显包块来就诊时，往往肿块已经很大，并且病程时间较长。

3.OCUS表现

（1）胃壁内局限性肿块，起源于肌层，可呈圆形、哑铃形、分叶形和不规则形。肿块呈低回声，甚至接近无回声，周缘境界清晰，良性肿瘤内部回声均匀。

（2）多发生于胃体上部，以单发为主，大小一般在5 cm以内。

（3）按肿瘤的生长位置与趋势，表现为腔内型、壁间型和腔外型。

（4）部分肿瘤黏膜面常伴有溃疡凹陷。

（5）CDFI显示部分病变内部有血流信号。

（6）伴有以下征象者需考虑恶性病变的可能：①起始于胃壁肌层的肿物较大，直径常>5 cm；②肿物形态不规则，周缘回声略毛糙，内部回声不均质，可见液化的无回声区，部分伴有少量不规则强回声；③肿物黏膜面常伴较大溃疡，形态不规整，可与液化区贯通，形成假腔；④注意瘤体周边胃壁层次结构的辨认及浆膜层的完整性，显示不清晰时，应嘱患者用力呼吸或加压探头，判断有无与周围组织相对移动的征象，以明确周围有无浸润粘连；⑤肝脏和（或）周围淋巴结转移病灶。

（7）有时肿瘤在声像图中回声极低，不能分辨囊性或实性，需要进一步显示肿瘤内部性质时，结合CEUS了解病灶的血流灌注状况，对区别病灶的囊实性或液化坏死有帮助。胃双重超声造影检查对鉴别胃肠道间质瘤、肿块型胃恶性淋巴瘤和胃癌有较重要的参考价值。

4.经典病例

病例1：

患者男性，86岁，因上腹胀痛不适半年，加重1周，于2022年6月10日来消化内科就诊，申请OCUS检查。

患者口服500 mL造影剂OCUS检查所见：胃底体交界处后壁黏膜下层探及一类圆形低回声向胃腔内隆起，大小为2.11 cm × 1.86 cm × 1.68 cm，边界清，黏膜面光滑，回声欠均匀，局部胃壁层次清晰，胃蠕动正常。OCUS检查提示：胃底体交界处后壁黏膜下隆起性病变（考虑胃间质瘤可能，图5-3-13）。胃镜检查结果见图5-3-14。

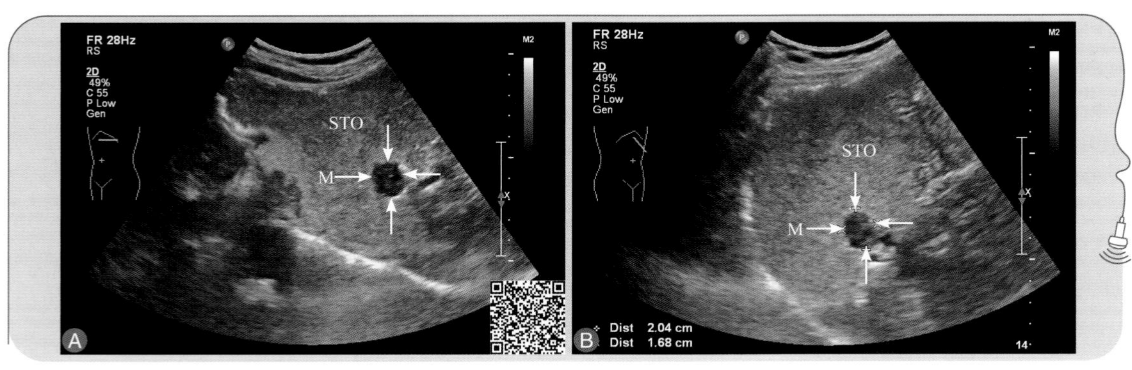

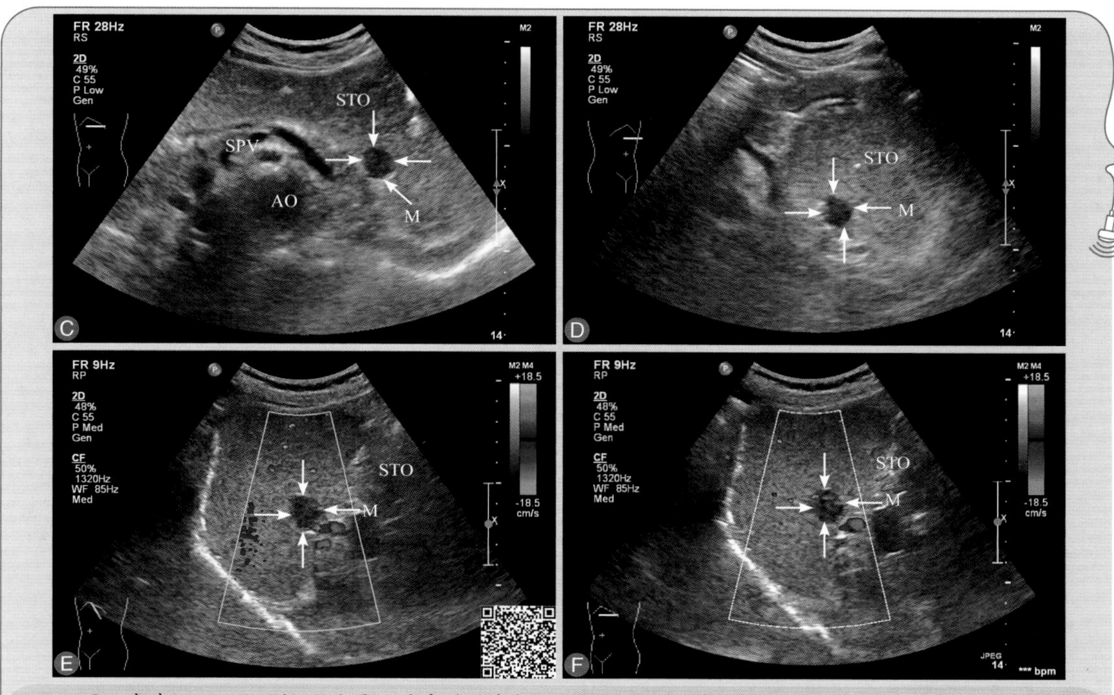

A～D.同一患者OCUS不同切面的胃间质瘤（动态）；E、F.OCUS状态下CDFI内可见少许彩色血流信号（动态）。STO：胃腔；M（箭头）：肿块；SPV：脾静脉；AO：腹主动脉。

图 5-3-13　OCUS 显示胃间质瘤

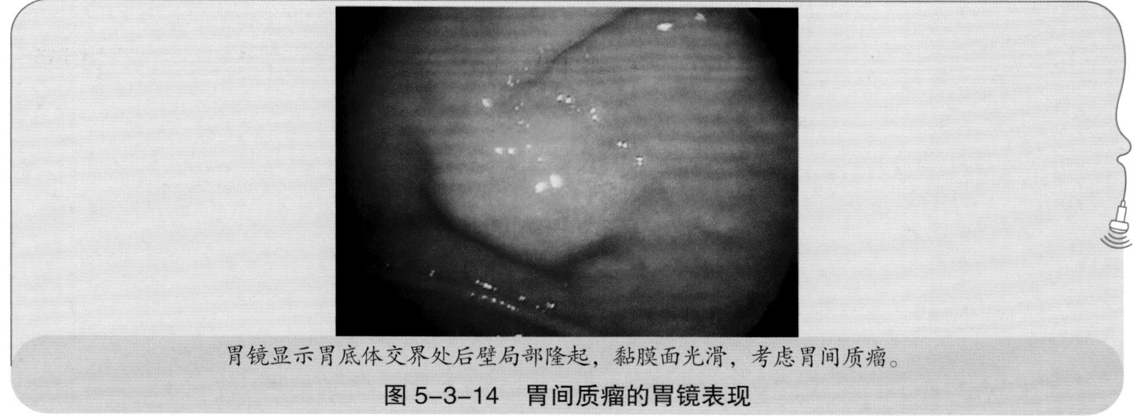

胃镜显示胃底体交界处后壁局部隆起，黏膜面光滑，考虑胃间质瘤。

图 5-3-14　胃间质瘤的胃镜表现

病例2：

患者男性，58岁，因腹部隐痛半月，于2021年10月25日来消化内科就诊，申请OCUS检查。

患者口服500 mL造影剂OCUS检查所见：胃腔充盈良好，胃窦后壁黏膜下层见一实性低回声，大小为0.7 cm × 0.6 cm，略向胃腔突起，形态规整，呈类圆形，边界清晰，表面光滑，胃壁层次结构清晰，胃蠕动正常。OCUS检查提示：胃窦后壁黏膜下层隆起性病变（考虑胃间质瘤，图5-3-15）。胃镜检查结果见图5-3-16。

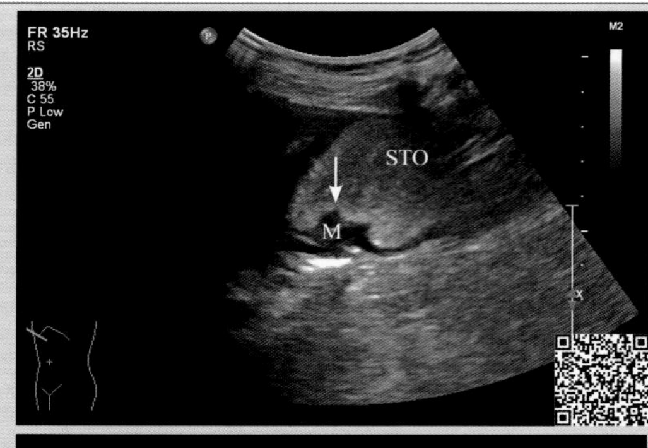

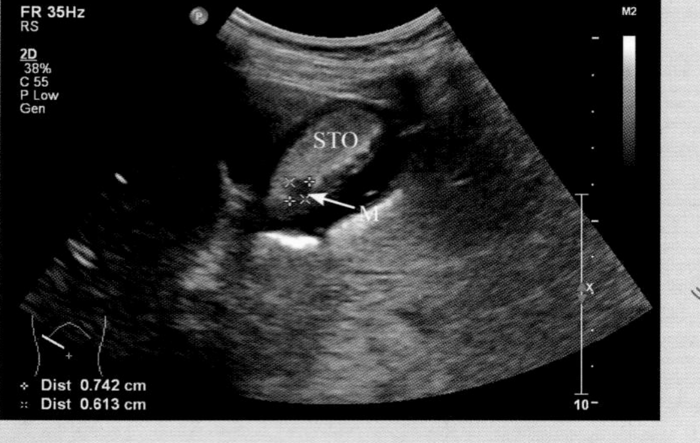

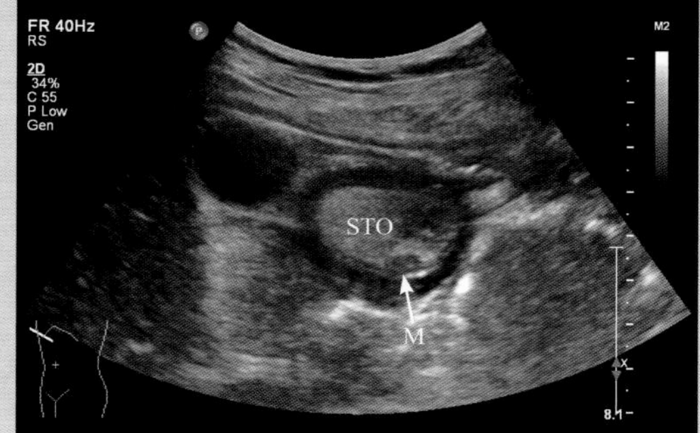

同一患者不同切面的胃体后壁黏膜下层低回声结节间质瘤（动态）。STO：胃腔；M（箭头）：占位。

图 5-3-15　OCUS 显示胃窦后壁间质瘤

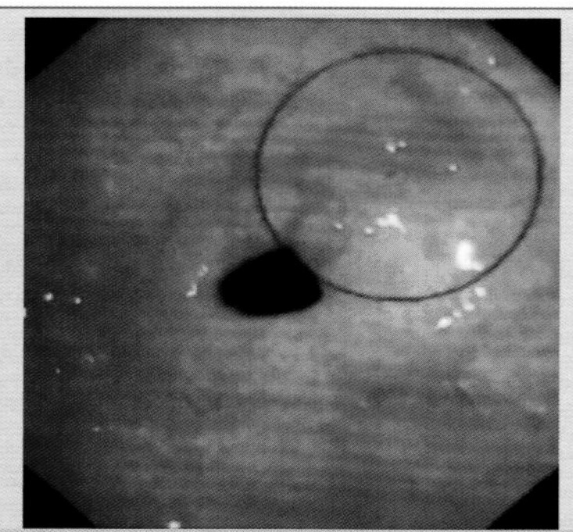

胃镜显示胃窦后壁局部略隆起，但黏膜面光滑，考虑胃窦后壁小间质瘤。

图 5-3-16　胃窦后壁小间质瘤胃镜表现

三、胃壁平滑肌瘤

1.病因与病理

胃平滑肌瘤（gastric leiomyoma）是起源于胃壁固有肌层或黏膜肌层的一种临床少见的肿瘤。胃平滑肌肿瘤可分为良性的胃平滑肌瘤和恶性的平滑肌肉瘤。多以单发的形式出现。本病病程长，常无特异症状或体征，肿瘤又多为隐匿性生长，极易误诊、漏诊。可发生于任何年龄和胃的任何部位，好发于40～60岁，多见于胃体，其次为胃窦，但胃的任何部位均可发生。目前对本病术前诊断的检查方法有上消化道X线钡餐造影、胃镜、口服胃超声造影。X线钡餐造影多数表现为凸向胃腔的肿物，对诊断有一定的价值；常规胃镜可以看到局部胃黏膜隆起，但是不能直视胃壁内的病变；口服胃超声造影可以弥补常规胃镜的不足，可以检查胃壁内病变的位置、大小、形态、与胃腔内外的关系，可提供有价值的诊断依据。

2.临床表现

瘤体较小时可无任何临床症状，肿瘤很大或者出现溃疡时，可出现上腹部饱胀不适、隐痛等症状。严重时可出现间歇性呕血和黑便，长期慢性出血可致患者发生贫血。

3.OCUS表现

胃壁可见局部呈类圆形结节向胃腔内突起，回声较均匀，边界清楚，表面光滑，内部回声较低，肿瘤一般位于胃壁的黏膜肌层、固有肌层内。

4.经典病例

患者女性，57岁，因上腹部隐痛1个月，于2020年12月3日来消化内科就诊，申请OCUS检查。患者约1年前曾行胃镜检查未发现异常。

患者口服500 mL造影剂，OCUS检查所见：胃腔充盈好，胃壁结构层次清晰，于胃体前壁黏膜肌层内见一1.61 cm × 0.69 cm的低回声结节，黏膜面光滑，边界清，形态欠规则，内部回声尚均匀。OCUS检查提示：胃体前壁隆起性病变（胃壁平滑肌瘤？间质瘤？图5-3-17）。

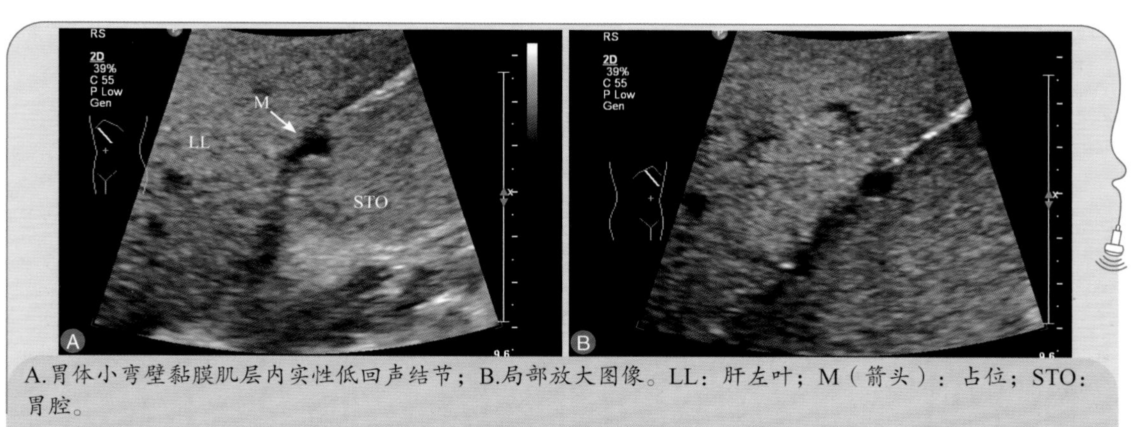

A.胃体小弯壁黏膜肌层内实性低回声结节；B.局部放大图像。LL：肝左叶；M（箭头）：占位；STO：胃腔。

图 5-3-17　OCUS 显示胃体前壁平滑肌瘤

电子胃镜结果见图5-3-18。

2021年3月12日在北京大学肿瘤医院行经鼻腔内镜切除术，病理报告：胃壁平滑肌瘤（图5-3-19）。

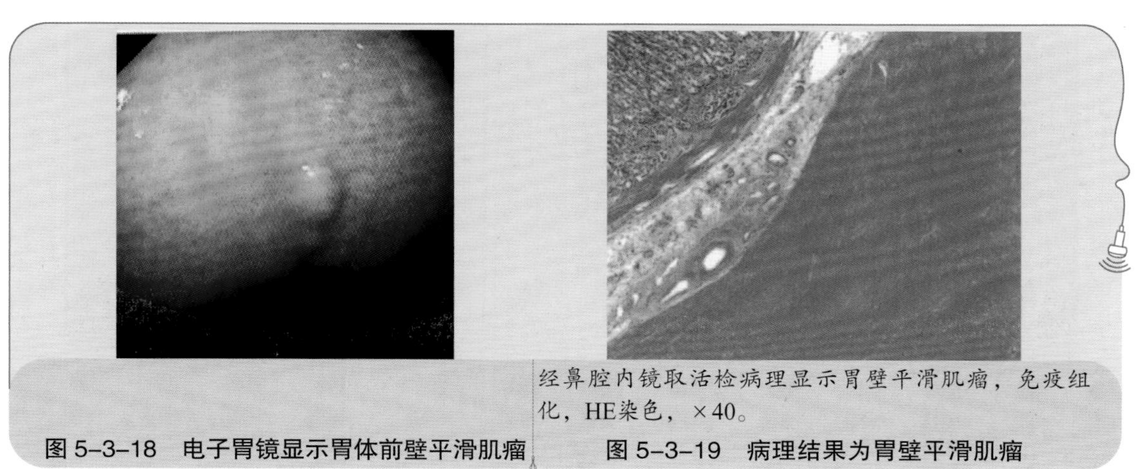

图 5-3-18　电子胃镜显示胃体前壁平滑肌瘤

经鼻腔内镜取活检病理显示胃壁平滑肌瘤，免疫组化，HE染色，×40。

图 5-3-19　病理结果为胃壁平滑肌瘤

四、胃壁间囊肿

1.病因与病理

胃良性肿瘤中胃囊肿较少见，占胃良性肿瘤的4%，其发病机制可能与外伤、化学性腐蚀、胃黏膜腺体潴留及先天性因素等有关，可发生于任何年龄，常无症状，部分囊肿与胃囊性肿瘤形成有关。胃壁的囊肿源于黏膜下层，囊内为潴留性液体。术前诊断困难。通常胃镜检查只能见到局限性隆起，表面色泽正常，胃镜活检刺破囊液流出，难有病理结果。

2.临床表现

胃囊肿属良性病变，通常无症状或出现轻微腹部症状，如上腹部隐痛不适、呕吐等。

3.OCUS表现

局限于黏膜下层的无回声区，壁清晰、光整，伴后方回声增强。较小的囊肿有时呈极低回声，需与胃间质瘤鉴别，经静脉注射声学造影剂可对二者进行鉴别，结节内无造影剂灌注，提示胃壁囊肿。

4.经典病例

患者女性，62岁，无明显不适感，伺机行OCUS检查。

患者口服500 mL造影剂，OCUS检查所见：胃窦后壁黏膜下层见一无回声区局部向胃腔内隆起，范围约为3.4 cm × 1.9 cm，边界清晰，黏膜层光滑，局部胃壁层次清晰，胃蠕动正常。OCUS检查提示：胃窦后壁隆起性病变（潴留性囊肿？图5–3–20）。

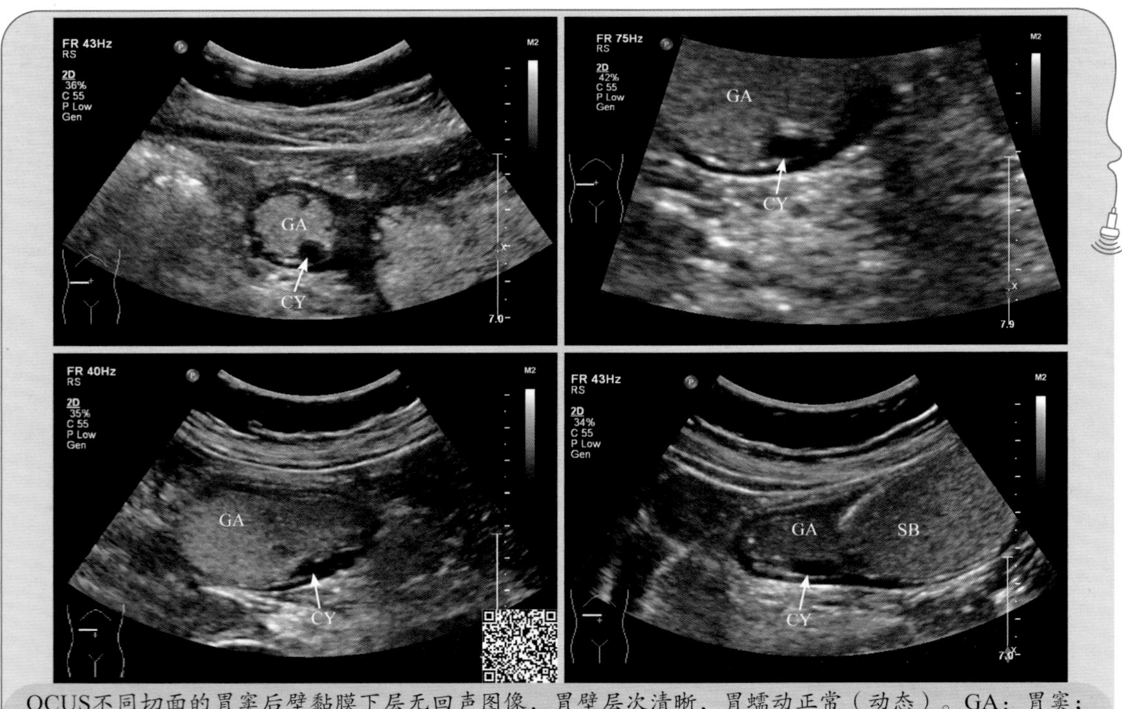

OCUS不同切面的胃窦后壁黏膜下层无回声图像，胃壁层次清晰，胃蠕动正常（动态）。GA：胃窦；CY（箭头）：囊肿；SB：胃体

图 5–3–20　OCUS 显示胃窦后壁囊肿

电子胃镜检查：胃窦后壁隆起性病变（考虑胃肠道间质瘤），取活检致囊壁破损，流出淡黄色液体，原隆起灶消失。胃镜检查结果诊断：胃壁囊肿（图5–3–21）。

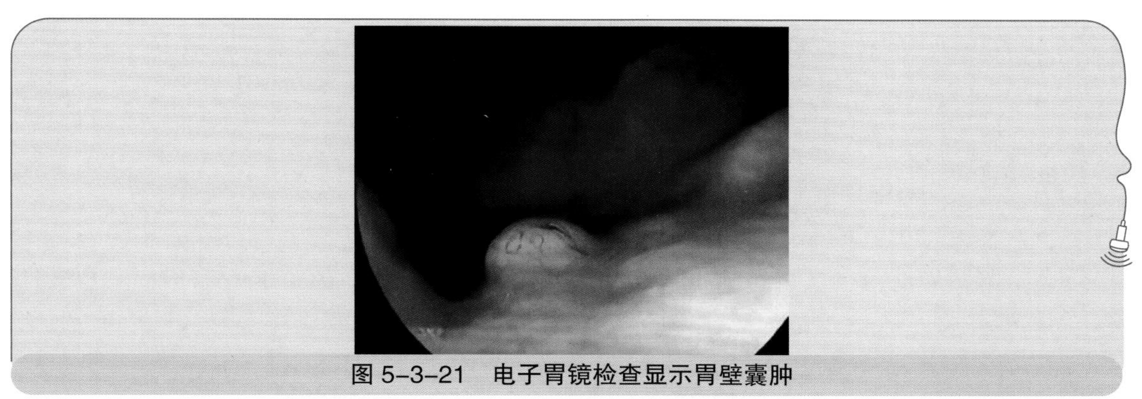

图 5–3–21　电子胃镜检查显示胃壁囊肿

第四节 胃十二指肠溃疡病变

一、胃溃疡

1.病因与病理

胃溃疡（gastric ulcer，GU）是消化系统常见病和多发病。胃溃疡是指胃黏膜在胃酸、胃蛋白酶的侵袭下，防御失衡，反而消化自身黏膜，形成局部炎性缺损，属于消化性溃疡的一种。病因及发病机制尚未完全清楚。研究表明，胃酸分泌过多、幽门螺杆菌感染和服用非甾体抗炎药等是主要病因。胃排空延缓、胆汁反流、遗传因素、环境因素和精神因素等都与发病有关。当这些因素导致胃酸增多或是保护性黏液减少，胃黏膜屏障的防御能力就会弱于胃酸、胃蛋白酶对胃黏膜的侵袭作用，这就导致胃本身稳定的环境失去平衡，使得胃黏膜受损。

胃溃疡多发生在胃小弯和胃窦部，病变多数是单个发生，直径多在0.5 ~ 1.5 cm。典型的溃疡呈圆形或椭圆形，其边缘常有增厚、充血水肿，基底光滑、规整，富含血管的肉芽组织和陈旧瘢痕组织，表面常覆以纤维素膜或纤维脓性膜而呈灰白或灰黄色。

2.临床表现

多以中上腹疼痛起病，呈反复周期性发作特征，全年皆可发作，春秋季多见。胃溃疡的疼痛发作常在餐后1小时内发生，经1 ~ 2小时后逐渐缓解，直至下次进食后重复出现上述节律。疼痛多呈钝痛、灼痛或饥饿性痛，如有持续性剧痛则提示溃疡穿透或穿孔。溃疡发作期，中上腹可有局限性压痛，压痛部位多与溃疡位置基本相符，以手按压疼痛部位、呕吐等方法可使疼痛减轻或者缓解。少数患者可无症状，或以出血、穿孔等并发症为首发症状。

3.OCUS表现

（1）病变处胃壁局部增厚、回声减低。

（2）病变处增厚的胃壁黏膜面回声中断伴凹陷，凹陷形态规整，边缘对称，底部光滑，凹陷内可见强回声附着，不随胃蠕动变化而消失。活动期溃疡，穿透黏膜肌层或达更深层，呈“深凿样”改变。

（3）较大溃疡通常呈腔外型凹陷，并可显示“桥征”或“黏膜纠集征”。

（4）多发性溃疡者可显示互不相连的多处胃壁增厚伴凹陷。

（5）溃疡直径>1.0 cm者，局部胃壁蠕动可减弱。

（6）胼胝体性溃疡、巨大溃疡应先与溃疡型胃癌相鉴别，若连续观察中出现溃疡凹陷，不规则扩大，周缘壁隆起高低不对称，局部胃壁蠕动僵硬，则应高度警惕恶变可能，及时建议行胃镜下活检。

4.经典病例

病例1：

患者男性，50岁，因反酸、腹痛、腹胀3月余，加重1周，疼痛一般餐后1小时左右缓解，上腹部有明显按压痛，于2022年3月13日来消化内科就诊。

患者口服500 mL造影剂，OCUS检查所见：胃窦后壁近胃角处胃壁局限性增厚，回声减低，黏膜层回声中断伴凹陷，凹陷形态规整，左右对称，凹陷达黏膜下层，部分深达固有肌层，呈“深凿样”改变，凹陷内见斑片状强回声附着，大小约为1.3 cm × 0.7 cm（长径 × 深径），不随胃蠕动变化而消失，其周边胃壁层次清晰。OCUS检查提示：胃窦后壁溃疡（图5-4-1）。

2022年4月23日电子胃镜检查：胃窦深凿溃疡，覆盖以白色为主的苔，周缘壁增厚充血（图5-4-2）。

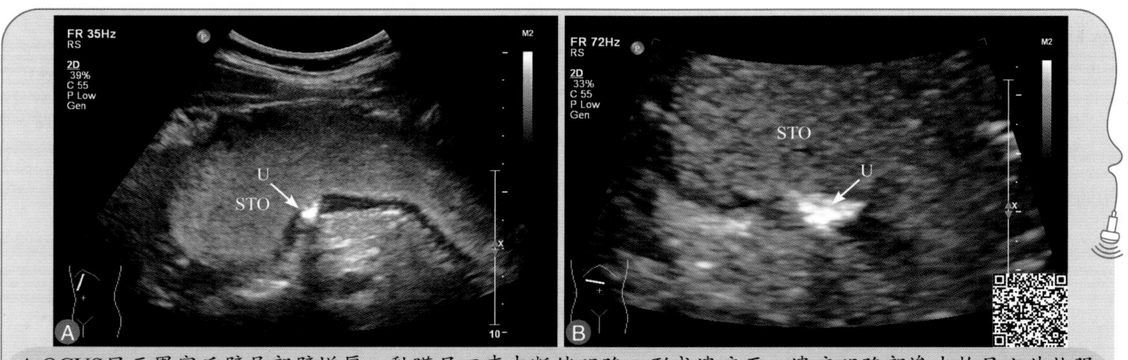

A.OCUS显示胃窦后壁局部壁增厚、黏膜层回声中断伴凹陷，形成溃疡面，溃疡凹陷部渗出物呈斑片状强回声附着（箭头）；B.OCUS显示胃窦后壁溃疡局部放大图像（动态）。STO：胃腔；U（箭头）：溃疡。

图 5-4-1　OCUS 显示胃窦后壁溃疡

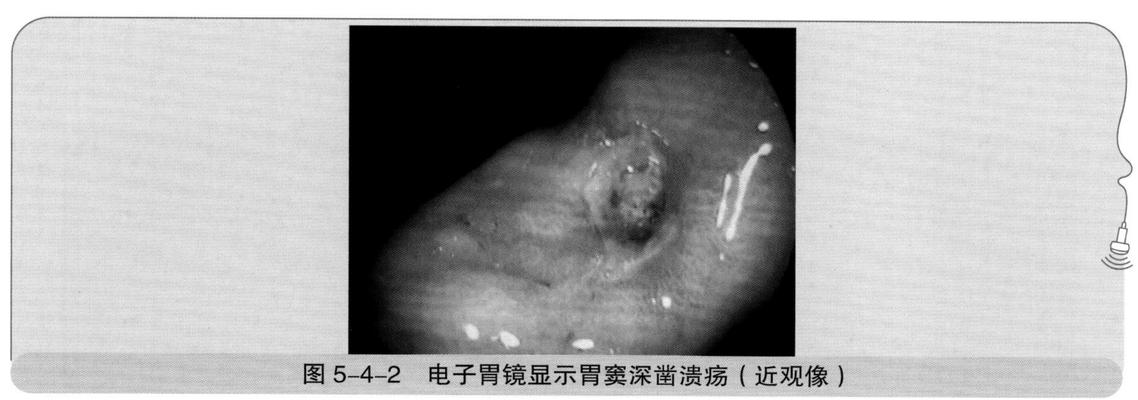

图 5-4-2　电子胃镜显示胃窦深凿溃疡（近观像）

病例2：

患者女性，38岁，因腹部烧灼痛2个月，加重5天，于2021年2月15日来消化内科就诊，申请OCUS检查。

患者口服500 mL造影剂，OCUS检查所见：胃体大弯壁局部增厚，回声不均匀减低，以黏膜层至黏膜下层增厚为著，累及长度约2.75 cm、较厚处1.03 cm，黏膜面粗糙、回声中断伴凹陷，凹陷内伴斑点状强回声附着，局部胃壁层次结构尚清，胃局部蠕动稍减弱。OCUS检查提示：胃体大弯溃疡（图5-4-3）。

胃镜检查结果见图5-4-4。

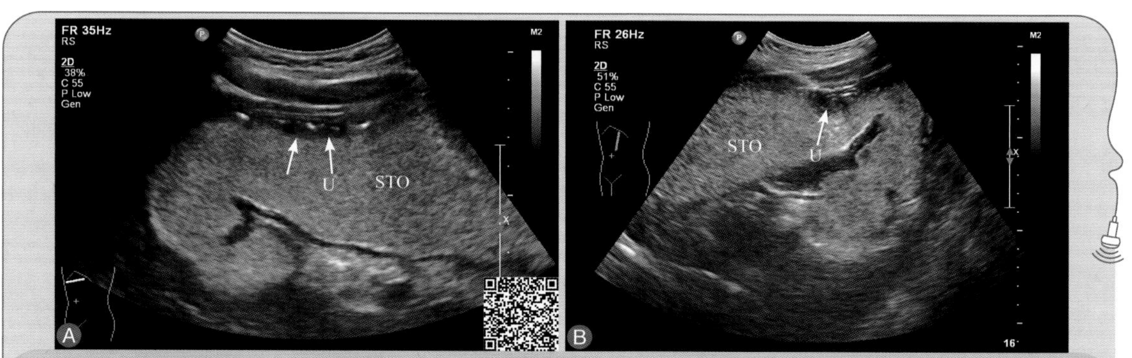

A.OCUS显示胃大弯壁局部增厚，回声减低，黏膜面粗糙、回声中断，形成溃疡，溃疡面有斑点状渗出物附着（动态）；B.探头反向扫查显示同一部位溃疡表现。STO：胃腔；U（箭头）：溃疡。

图 5-4-3　OCUS 显示胃体大弯溃疡

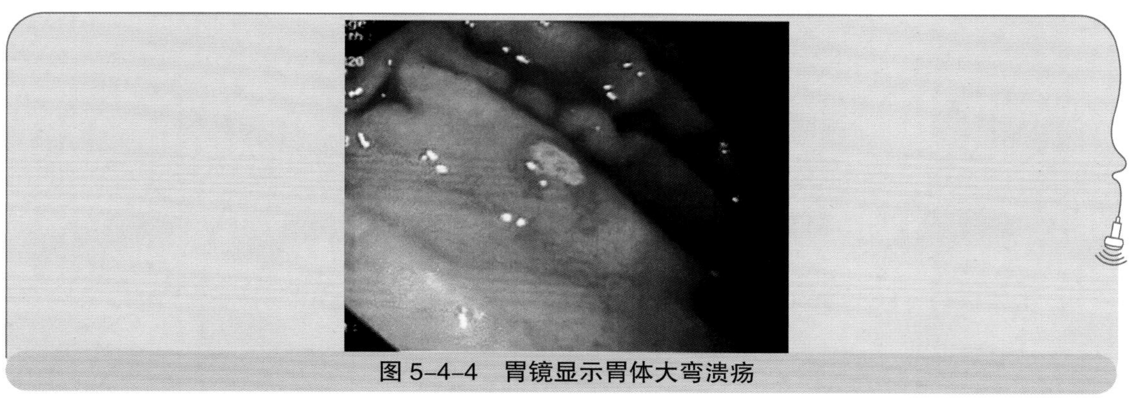

图 5-4-4　胃镜显示胃体大弯溃疡

随访：消化内科按照胃溃疡三联治疗（抑酸、抗感染、保护胃黏膜）2个月后症状消失，3个月后复查OCUS，原胃大弯局部溃疡消失、胃壁恢复正常（图5–4–5）。

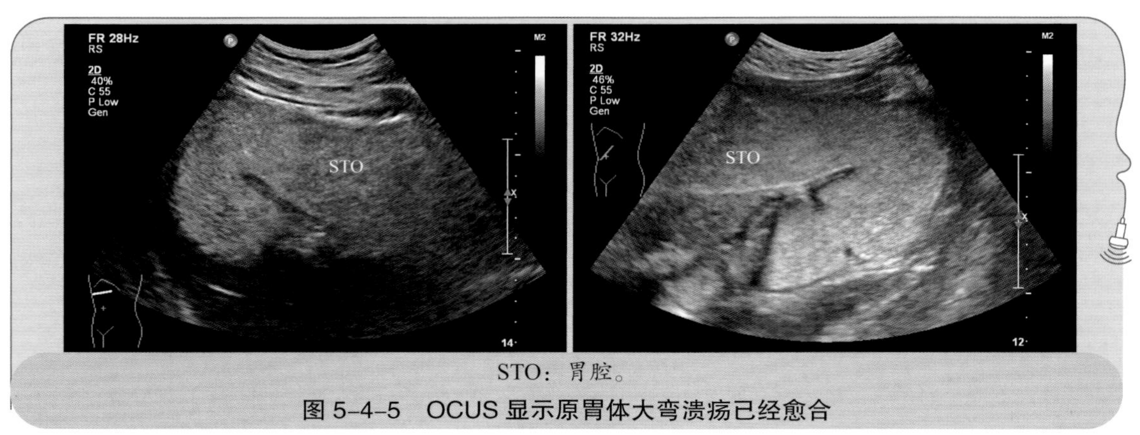

STO：胃腔。

图 5–4–5　OCUS 显示原胃体大弯溃疡已经愈合

病例3：

患者女性，47岁，因腹痛、腹胀于2021年8月2日来消化内科就诊，申请OCUS检查。

患者口服500 mL造影剂，OCUS检查所见：胃角处胃壁增厚，较厚处胃壁1.04 cm，长约1.89 cm，黏膜面粗糙、回声中断伴凹陷，凹面规则，内见斑片状强回声附着，局部胃壁层次结构清，胃蠕动正常。OCUS检查提示：胃角溃疡（图5–4–6）。

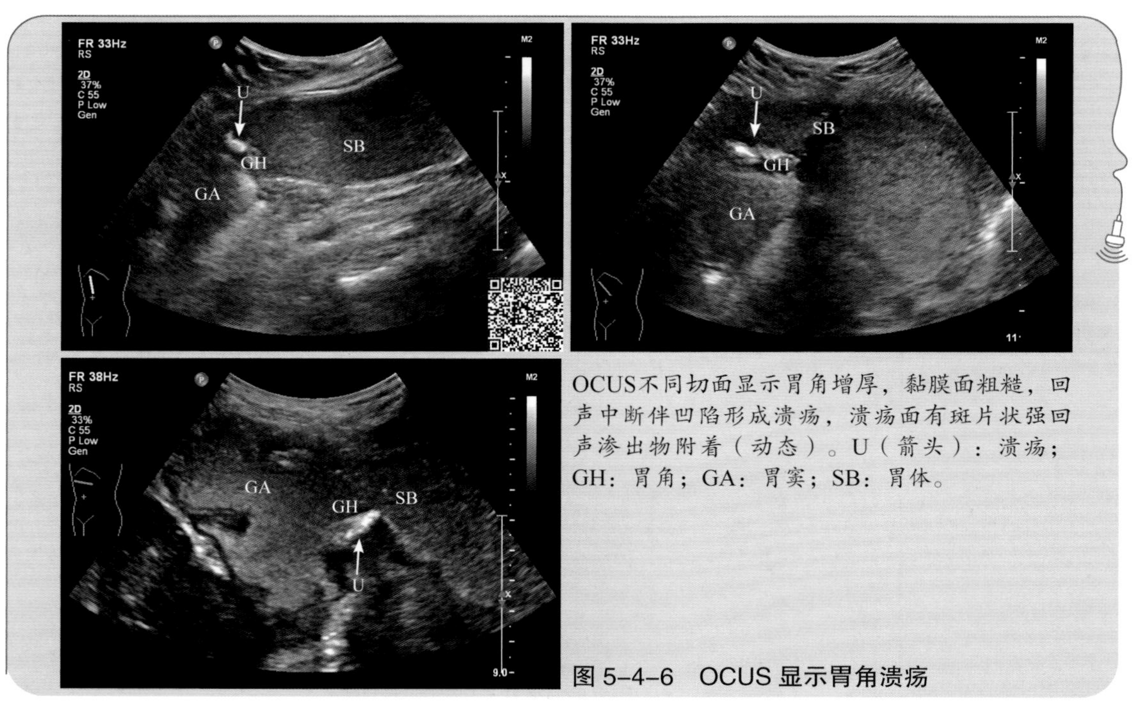

OCUS不同切面显示胃角增厚，黏膜面粗糙，回声中断伴凹陷形成溃疡，溃疡面有斑片状强回声渗出物附着（动态）。U（箭头）：溃疡；GH：胃角；GA：胃窦；SB：胃体。

图 5–4–6　OCUS 显示胃角溃疡

电子胃镜检查结果见图5–4–7。

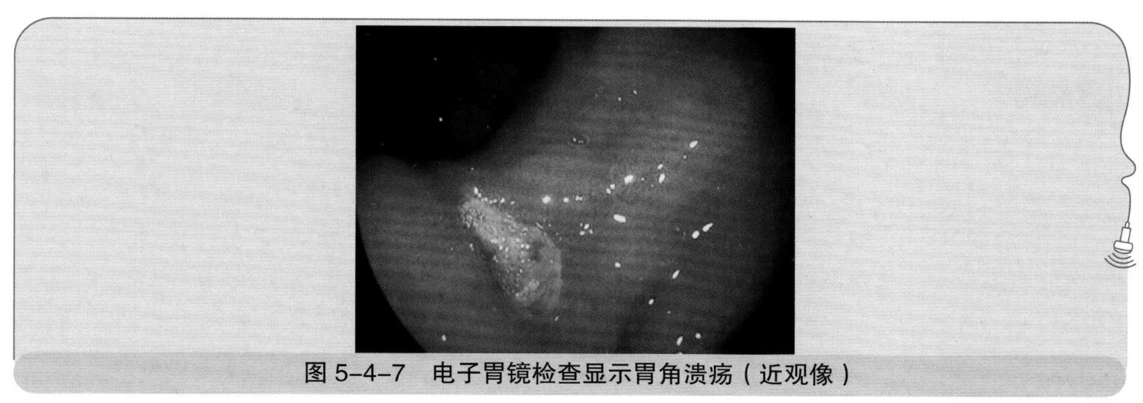
图 5–4–7　电子胃镜检查显示胃角溃疡（近观像）

二、十二指肠溃疡

1.病因与病理

十二指肠溃疡（duodenal ulcer，DU）是临床常见疾病，是由于胃液分泌过多和（或）十二指肠黏膜防御功能减弱，导致十二指肠黏膜被胃液中的胃酸消化腐蚀，形成的局部炎性破损，严重时可损伤黏膜下血管或穿透肠壁肌层引起出血或穿孔。溃疡形成的各种因素中酸性胃液对黏膜的消化作用是溃疡形成的基本因素。常见病因与幽门螺旋杆菌感染、胃酸分泌异常、非甾体抗炎药、生活及饮食不规律、工作及外界压力、吸烟、饮酒、精神心理因素密切相关。十二指肠溃疡主要见于球部，约5%发生在球后部位，称球后溃疡。在球部的前、后壁或大、小弯侧同时出现溃疡者称对吻性溃疡，胃和十二指肠均有溃疡者称复合性溃疡，十二指肠溃疡的直径一般<1.0 cm，溃疡相对浅表，表面常覆以纤维素膜或纤维脓性膜。溃疡进一步发展穿透胃和肠壁全层，被邻近组织和器官阻隔，未与腹腔相通，而粘连穿透入邻近器官或形成包膜，称为穿透性溃疡。当溃疡急性穿透浆膜并与腹腔相交通，即为溃疡病急性穿孔，是溃疡病的严重并发症之一，临床以十二指肠球部溃疡穿孔多见，溃疡多次复发愈合后可留瘢痕，瘢痕收缩时可引起病变局部畸形和幽门梗阻。

2.临床表现

十二指肠溃疡以青壮年多见，男性多于女性。临床表现为中上腹周期性节律性疼痛伴反酸嗳气，疼痛规律，通常为疼痛–进食–缓解–疼痛。有并发症时则会出现“咖啡样”呕吐物，以及黑粪、梗阻、穿孔等相应症状。

3.OCUS表现

十二指肠溃疡的声像图有一定的特异性：十二指肠壁局部增厚、回声减低，黏膜回声断续伴凹陷，溃疡面的炎性渗出表现为凹陷底部表面的强回声，黏膜回声断续面附着斑点状强回声，并不随体位改变而变化。多发性溃疡者可表现多处球壁增厚，伴“凹陷征”及强回声附着。复合性溃疡者，胃和十二指肠均表现壁增厚、回声减低，黏膜面回声中断、凹陷伴强回声附着。多可观察到“激惹征”：造影剂达球部不易停留，迅速排出；幽门管痉挛，开放延迟；胃张力及蠕动异常等方面变化；当胃十二指肠有穿孔时可见到膈下游离气体的回声反射伴“彗尾征”。

4.经典病例

病例1：

患者男性，82岁，服用阿司匹林防治心脑血管疾病10余年，出现腹痛、腹胀、反酸半年余，加重2个月，2021年5月7日来心血管内科就诊，申请OCUS检查。

患者口服500 mL造影剂OCUS检查所见：胃体前壁局部胃壁增厚，较厚处约0.75 cm，累及长度约1.63 cm，黏膜面连续性中断，可见多发凹陷，凹陷内伴斑点状强回声附着，较大者0.79 cm × 0.65 cm，局部胃壁层次结构尚清晰。十二指肠球部、降部、水平部多处壁局部增厚，较厚处0.80 cm，黏膜面粗糙、回声中断伴多处凹陷，凹面见斑点状强回声附着。OCUS检查提示：胃十二指肠复合性溃疡（图5-4-8）。

电子胃镜检查：胃体前壁胃壁充血、水肿，可见多处糜烂及小溃疡，十二指肠球部、降部及水平部可见多发溃疡并覆白苔（图5-4-9）。

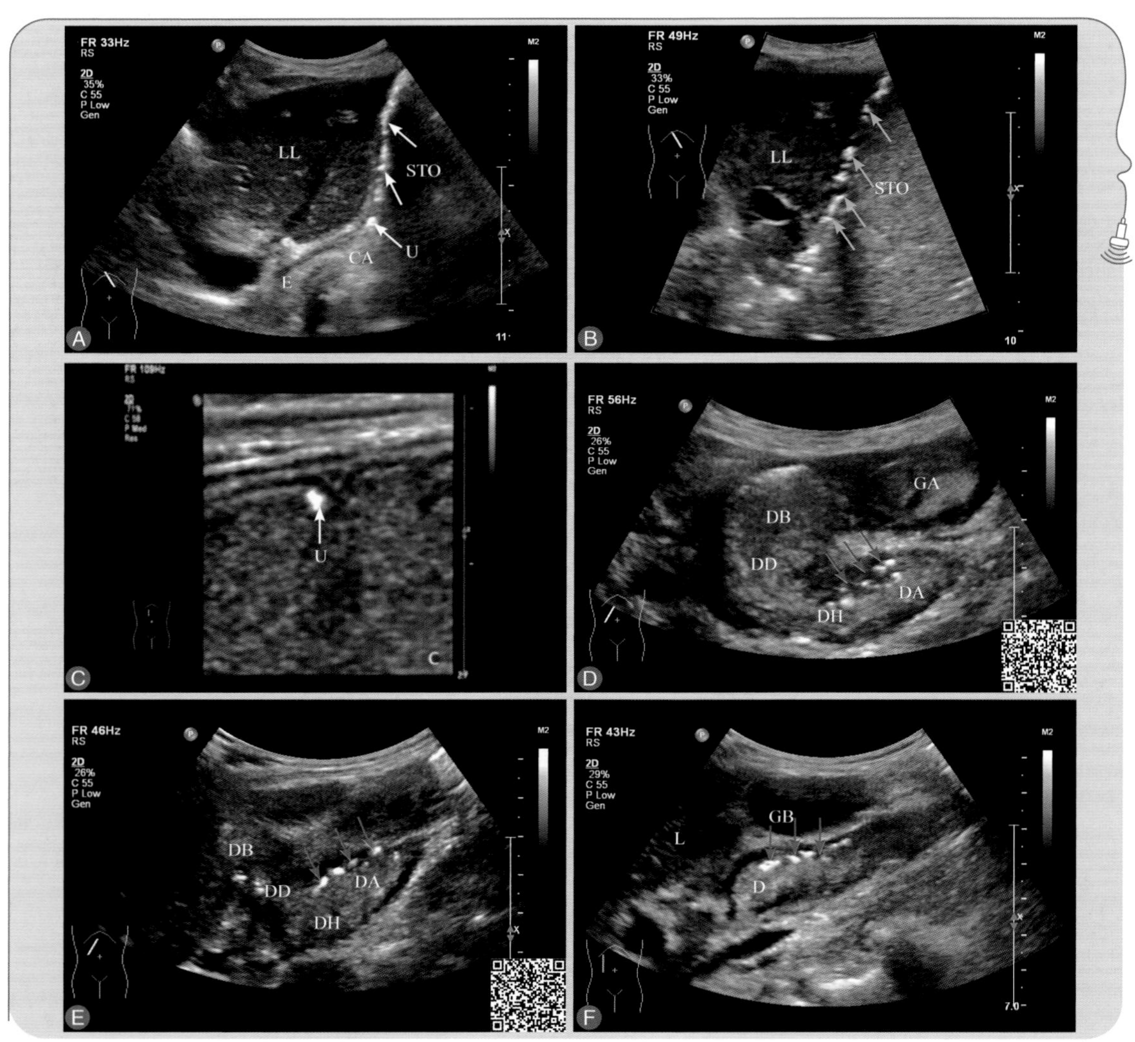

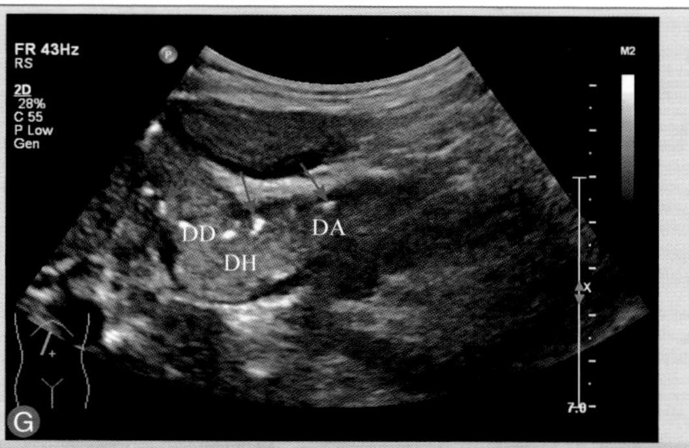

A～C.OCUS显示胃体前壁胃壁增厚，黏膜面回声中断伴多发凹陷，凹陷表面见斑点状强回声附着；D～G.OCUS显示十二指肠球部、降部及水平部多处黏膜面回声中断伴多发凹陷，凹陷内伴斑点状强回声附着（动态）。LL：肝左叶；STO：胃腔；E：食管；CA：贲门；U（白箭头）：胃溃疡；黄箭头：胃体前壁小糜烂；DB：十二指肠球部；DD：十二指肠降部；DH：十二指肠水平部；DA：十二指肠升部；GA：胃窦；红箭头：十二指肠溃疡；GB：胆囊；D：十二指肠。

图 5-4-8　OCUS 显示胃十二指肠复合性溃疡

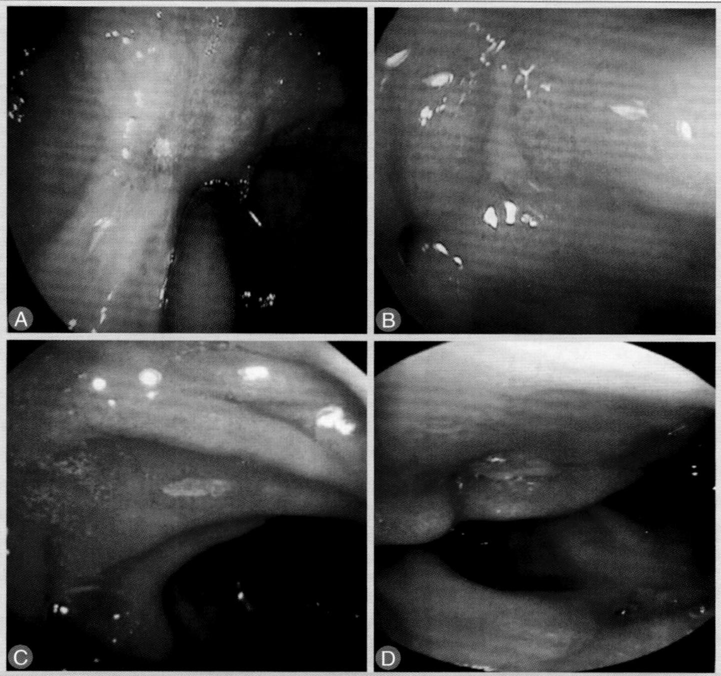

A.胃体前壁溃疡；B～D.分别为十二指肠球部、降部、水平部溃疡。

图 5-4-9　胃镜检查显示胃十二指肠复合性溃疡

病例2：

患者男性，76岁，因上腹部疼痛、反酸，以饥饿及夜间空腹疼痛为主，于2020年4月28日来消化内科就诊，申请OCUS检查。

患者口服500 mL造影剂，OCUS检查所见：十二指肠球壁增厚，较厚处0.76 cm，回声减低，黏膜面不光滑，黏膜线回声中断，见一0.76 cm×0.68 cm的凹陷，凹陷内可见强回声附着，有“激惹征”表现。OCUS检查提示：十二指肠球部溃疡（图5-4-10）。

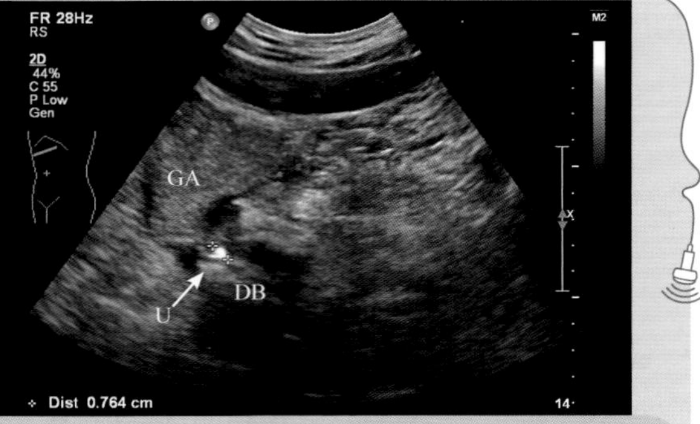

十二指肠球壁增厚，回声减低，黏膜面回声中断，形成溃疡凹陷，溃疡表面附着强回声渗出物（动态）。STO：胃腔；U（箭头）：溃疡；DB：十二指肠球部；GA：胃窦。

图 5-4-10　OCUS 显示十二指肠球部溃疡

电子胃镜检查：十二指肠球部前壁增厚、充血，可见一近椭圆形溃疡，溃疡面覆黄白色苔（图5-4-11）。

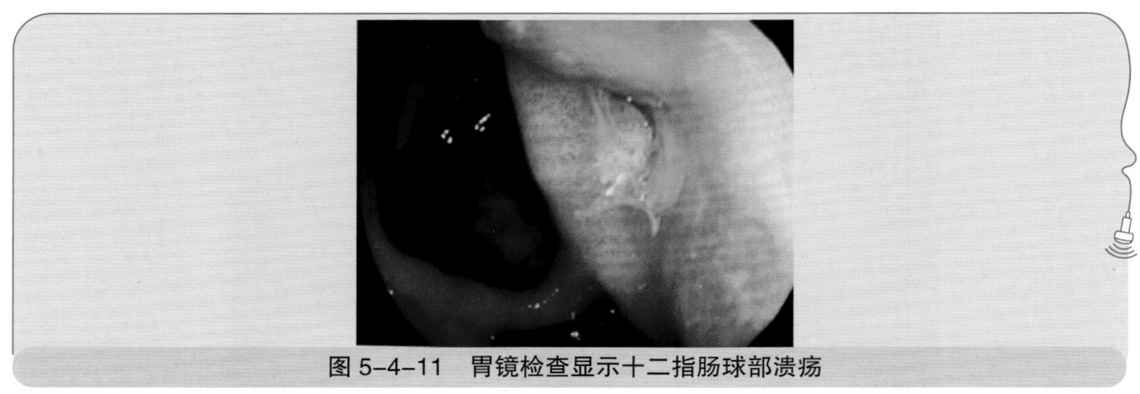

图 5-4-11　胃镜检查显示十二指肠球部溃疡

第五节 胃十二指肠炎性病变

一、胃炎

胃炎指任何原因引起的胃黏膜炎症。按照临床发病的缓急分为急性胃炎、慢性胃炎及特殊类型胃炎3种。

（一）急性胃炎

1.病因与病理

急性胃炎是指各种原因引起的胃黏膜急性炎症，通常由进食不洁、生冷或刺激性食物诱发，病因包括细菌、病毒、寄生虫感染等。非感染性急性胃炎见于应激、药物、酗酒或食物过敏等，心、肝、肾、肺等严重疾病均可为急性胃炎的病因。其病理变化为胃黏膜因弥漫性充血和水肿而呈显著红肿，黏膜面附有黏液，灶状出血，甚至黏膜糜烂以致急性溃疡。

2.临床表现

胃炎临床上常急性发病，以急性中上腹痛为主要症状，呈阵发性，且多为绞痛，有时疼痛较剧烈，部分表现为上腹胀痛、恶心、呕吐等。

3.OCUS表现

急性胃炎多表现胃壁弥漫性、对称性、均匀性增厚，回声减低，厚度为0.5～1.5 cm，以黏膜层和黏膜肌层增厚为主，胃壁层次结构清晰；胃黏膜皱襞肿胀、增粗，黏膜面欠光滑，可见黏膜面凹陷伴不规则点状、片状强回声附着，胃蠕动稍减弱或基本正常。

4.经典病例

病例1：

患者女性，92岁，因上腹痛、恶心、呕吐3天，于2022年5月25日来消化内科就诊，申请OCUS检查。

患者因恶心只能口服400 mL造影剂，OCUS检查所见：胃壁普遍增厚，以黏膜层及黏膜肌层增厚为主，较厚处约0.74 cm，胃黏膜肿胀、增粗、不光滑，黏膜面可见小凹陷伴点片状强回声附着，胃壁结构层次清晰，胃蠕动减弱。OCUS检查提示：急性胃炎（图5-5-1，图5-5-2）。

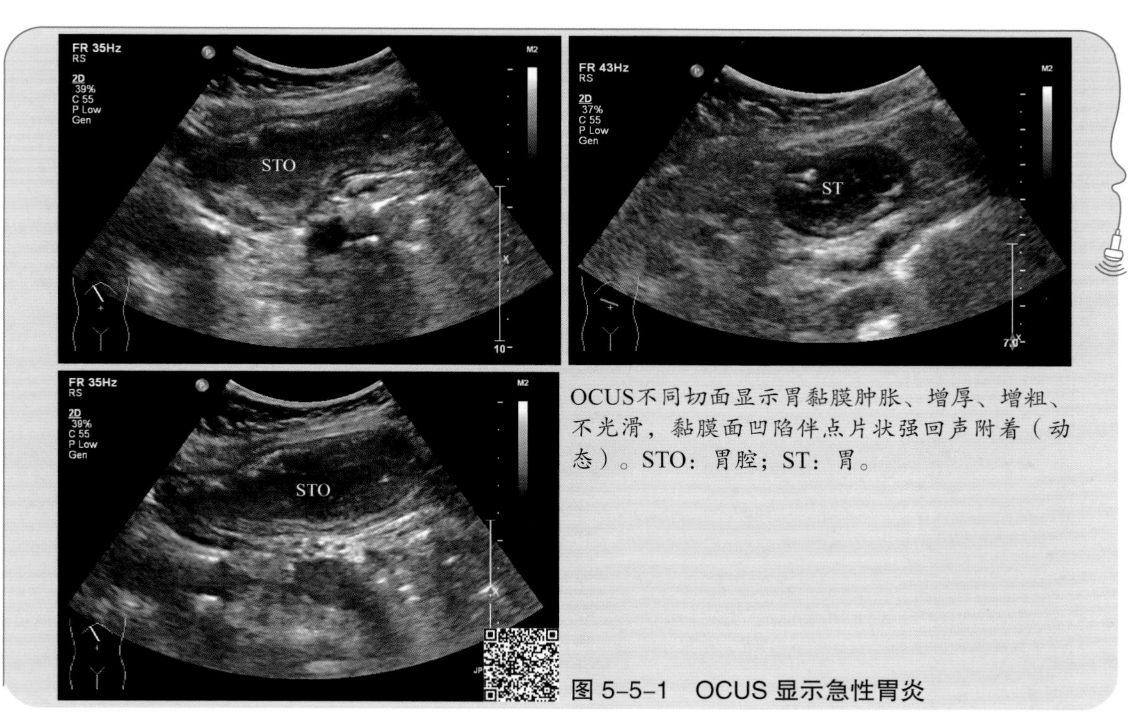

OCUS不同切面显示胃黏膜肿胀、增厚、增粗、不光滑，黏膜面凹陷伴点片状强回声附着（动态）。STO：胃腔；ST：胃。

图 5-5-1 OCUS 显示急性胃炎

随访：诊断为急性胃炎后，消化内科给予抑酸、抗感染治疗，10天后症状明显缓解，15天后上腹痛、恶心、呕吐症状消失，复查OCUS，胃壁厚度恢复正常，见图5-5-2。

病例2：

患者女性，15岁，因进食较多麻辣烫和冷饮后上腹绞痛1天，于2021年11月9日来消化内

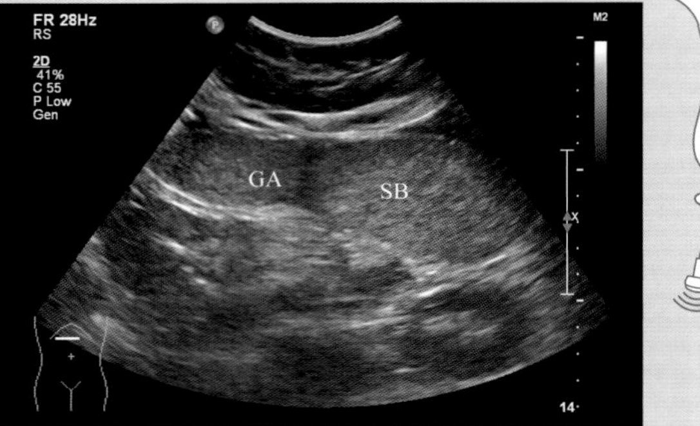

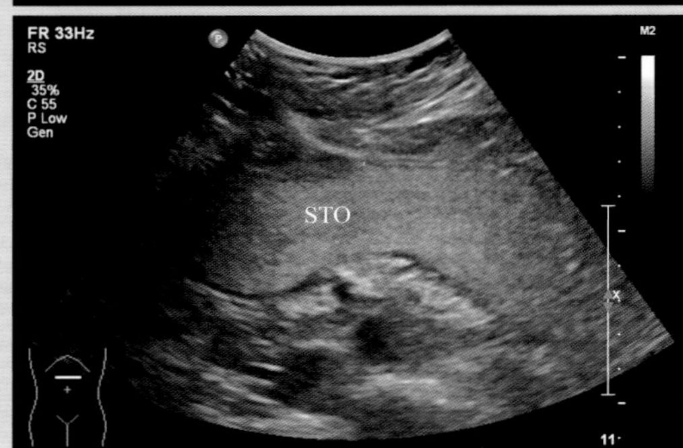

与图5-5-1为同一患者，经消化内科按急性胃炎抑酸、抗感染治疗15天后胃壁厚度恢复正常。STO：胃腔；GA：胃窦；SB：胃体。

图 5-5-2 急性胃炎治疗后复查 OCUS 显示胃壁厚度正常

科就诊，申请OCUS检查。

患者口服500 mL造影剂，OCUS检查所见：胃体前壁、胃窦壁对称性增厚，胃壁较厚处0.76 cm，胃黏膜面粗糙、连续性欠佳，伴多发斑点状强回声附着，较大者0.33 cm × 0.44 cm，胃壁层次结构清晰，胃蠕动正常。OCUS检查提示：急性胃炎伴糜烂（图5-5-3）。

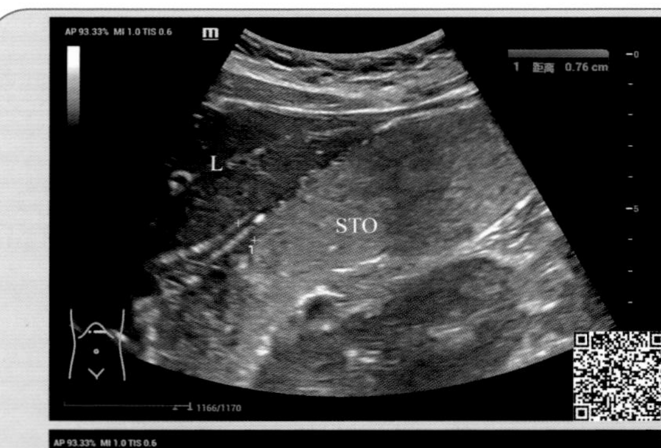

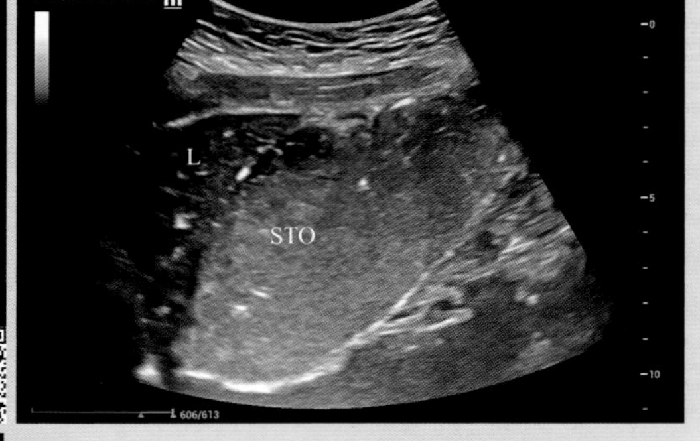

OCUS不同切面显示胃壁增厚、黏膜面粗糙、连续性欠佳伴多发强回声炎性渗出物附着（动态）。L：肝脏；STO：胃腔；箭头：胃黏膜炎症伴糜烂。

图 5-5-3 OCUS 显示急性胃炎

随访：消化内科按急性胃炎治疗3天后症状消失，7天后复查OCUS，胃壁厚度及胃黏膜恢复正常，见图5-5-4。

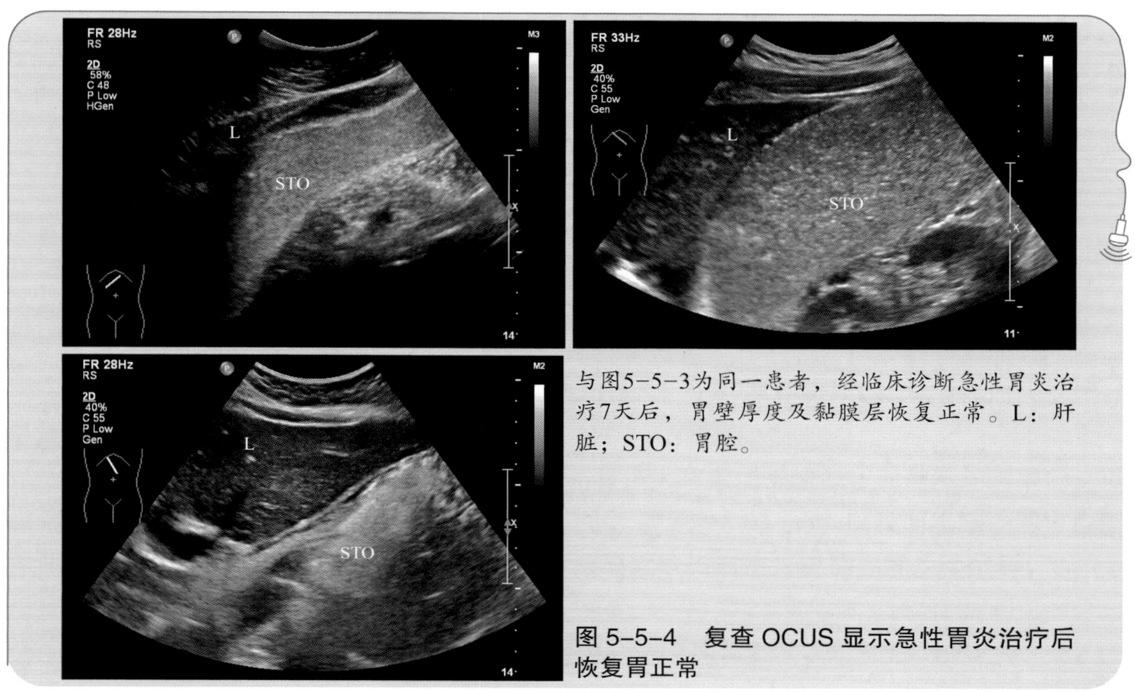

与图5-5-3为同一患者，经临床诊断急性胃炎治疗7天后，胃壁厚度及黏膜层恢复正常。L：肝脏；STO：胃腔。

图 5-5-4　复查 OCUS 显示急性胃炎治疗后恢复胃正常

（二）慢性胃炎

1.病因与病理

慢性胃炎（chronic gastritis，CG）是指多种病因引起的胃黏膜慢性炎症性病变，是一种常见病和多发病，其发病率随着年龄增长呈上升趋势。本病的病因和发病机制尚不完全清楚，可能是多种因素综合作用的结果。已知幽门螺杆菌感染与慢性胃炎关系密切，其他如酗酒、吸烟、十二指肠液胃反流、自身免疫、药物及饮食因素等也可引起慢性胃炎。病理上以淋巴细胞浸润为主要特点，部分患者在后期可出现胃黏膜固有层腺体萎缩、化生，继而出现上皮内瘤变，与胃癌发生具有相关性。在各种胃病中慢性胃炎占首位，以往临床对该疾病诊断多采用胃镜或X线钡餐造影检查，且临床证实胃镜检查可作为慢性胃炎诊断的“金标准”。随着超声仪器分辨率的不断改进及口服胃超声造影技术的不断提高，OCUS检查对慢性胃炎也具有良好的诊断效果，该方法作为一种无创诊断技术具有安全、无创、无痛、无X线辐射等优势，特别适用于不适合做胃镜检查的孕妇、儿童、年老体弱类不能耐受胃镜检查的患者，已经受到越来越多医师的认可和患者的欢迎。

慢性胃炎根据胃镜和病理表现主要分为浅表型胃炎、肥厚型胃炎及萎缩型胃炎三种。

2.临床表现

多数慢性胃炎患者无任何症状或伴消化不良相关表现，如餐后上腹部饱胀不适、隐痛，烧心、嗳气、反酸等，并呈持续性或反复发作。

3.OCUS表现

浅表型胃炎：病变限于胃黏膜层，腺体无明显破坏，可见于胃的各部位，以胃窦部多见。OCUS声像图表现：胃壁黏膜层模糊、毛糙，回声增粗、增强，部分黏膜连续性欠佳，呈“虚线状”改变，胃壁结构层次清晰，胃壁厚度在正常范围（≤0.6 cm），胃蠕动良好。

肥厚型胃炎：胃黏膜异常增生、增厚及粗大皱襞形成，使黏膜呈结节样或息肉样外观，常侵犯大弯侧。OCUS声像图主要表现：胃黏膜明显增粗、增厚，基底窄，呈“琴键状”凸向胃腔内，高度<0.6 cm，胃壁厚度0.7～1.2 cm，胃壁结构层次清，胃蠕动良好。

萎缩型胃炎：病变主要限于黏膜层，固有腺体呈不同程度萎缩，使黏膜层变薄，皱襞低平，伴黏膜肌层平滑肌细胞增生，增生的胃黏膜向表面隆起，呈颗粒状外观、高低不平，病变呈灶性分布，一般窦部重于体部。OCUS声像图主要表现为：胃壁各层厚薄不均，黏膜层毛糙、断续、变薄，回声可减弱，黏膜肌层稍厚，回声增强，黏膜下层回声增粗、增强。胃壁层次结构尚清晰，胃壁厚度≤0.6 cm，胃蠕动常缓慢。

4.经典病例

病例1：

患者男性，61岁，因上腹隐痛、时有反酸、嗳气2年余，于2020年5月9日来消化内科就诊，申请OCUS检查。

患者口服500 mL无回声型造影剂，OCUS检查所见：胃黏膜明显增厚、黏膜皱襞粗大，胃壁厚度约0.78 cm，局部呈“琴键状”凸向胃腔内，高度约0.55 cm，黏膜面不光滑，胃壁结构层次清，胃蠕动良好。OCUS检查提示：慢性胃炎（肥厚型），见图5–5–5。

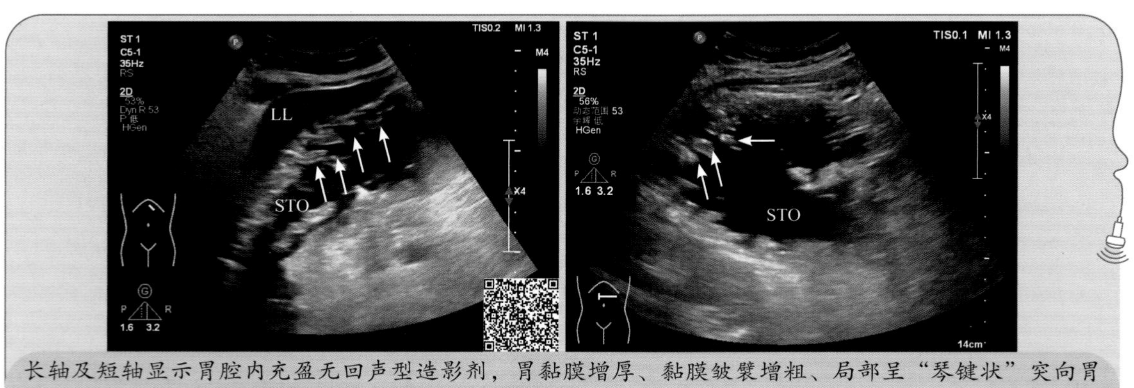

长轴及短轴显示胃腔内充盈无回声型造影剂，胃黏膜增厚、黏膜皱襞增粗、局部呈“琴键状”突向胃腔，胃黏膜面不光滑（动态）。LL：肝左叶；STO：胃腔；箭头：粗大黏膜皱襞。

图 5–5–5　OCUS 显示慢性胃炎（肥厚型）

电子胃镜检查：胃黏膜明显增厚，黏膜皱襞粗大，黏膜面不光滑（图5–5–6）。

病例2：

患者男性，63岁，慢性肺功能衰竭病史15年，长期佩戴自助呼吸机，时常感觉上腹部疼痛不适，因无法行胃肠镜检查，只能对症治疗，症状时好时坏。本次因上腹不适、胸部隐痛住心血管内科，临床排除冠心病所致，于2020年10月7日申请OCUS检查。

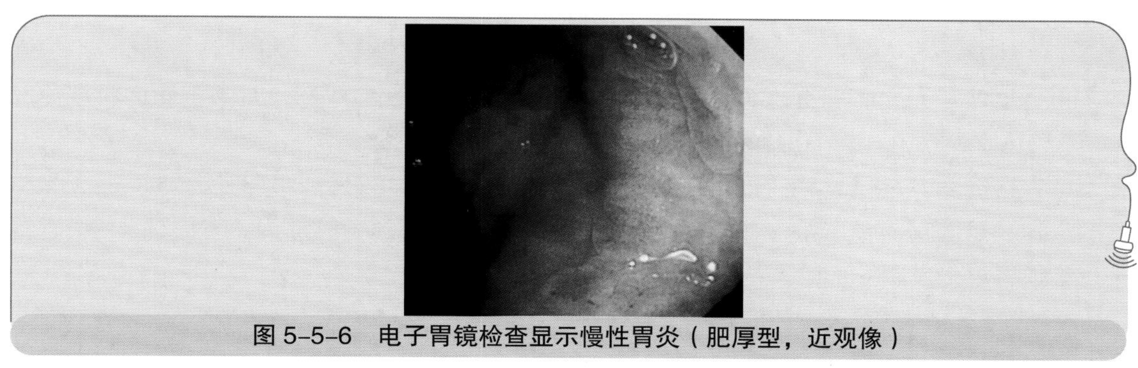

图 5-5-6　电子胃镜检查显示慢性胃炎（肥厚型，近观像）

患者口服500 mL造影剂，OCUS检查所见：胃体、胃角及胃窦壁增厚，较厚处约1.03 cm，黏膜皱襞增粗，黏膜面粗糙不平，连续性中断伴多发凹陷，凹陷内多发斑点状强回声附着，胃壁层次尚可辨，胃蠕动减弱。OCUS检查提示：慢性胃炎伴胃窦、胃体部多处糜烂及溃疡（图5-5-7）。

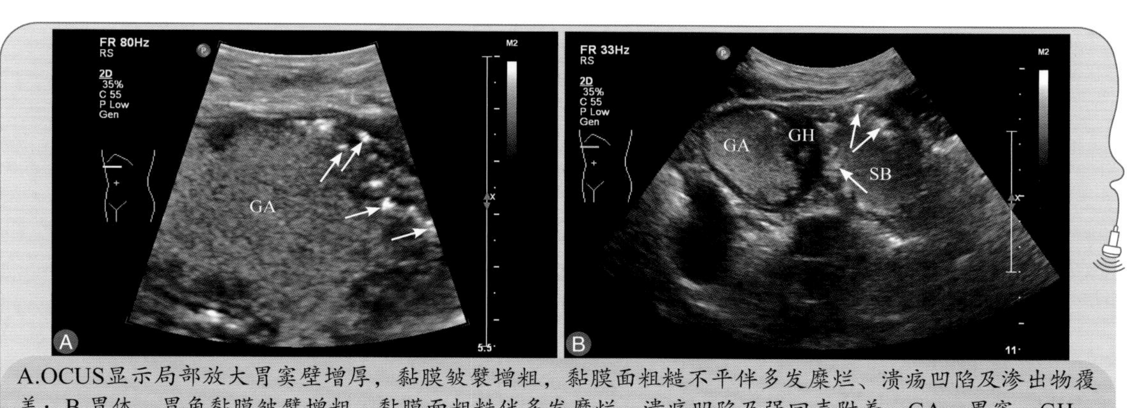

A.OCUS显示局部放大胃窦壁增厚，黏膜皱襞增粗，黏膜面粗糙不平伴多发糜烂、溃疡凹陷及渗出物覆盖；B.胃体、胃角黏膜皱襞增粗，黏膜面粗糙伴多发糜烂、溃疡凹陷及强回声附着。GA：胃窦；GH：胃角；SB：胃体；箭头：糜烂及溃疡。

图 5-5-7　OCUS 显示胃窦、胃体部糜烂及溃疡

随访：临床按胃炎伴胃窦、胃体部多处糜烂及溃疡规律治疗3个月，疼痛症状消失，复查OCUS糜烂、溃疡明显好转，见图5-5-8。

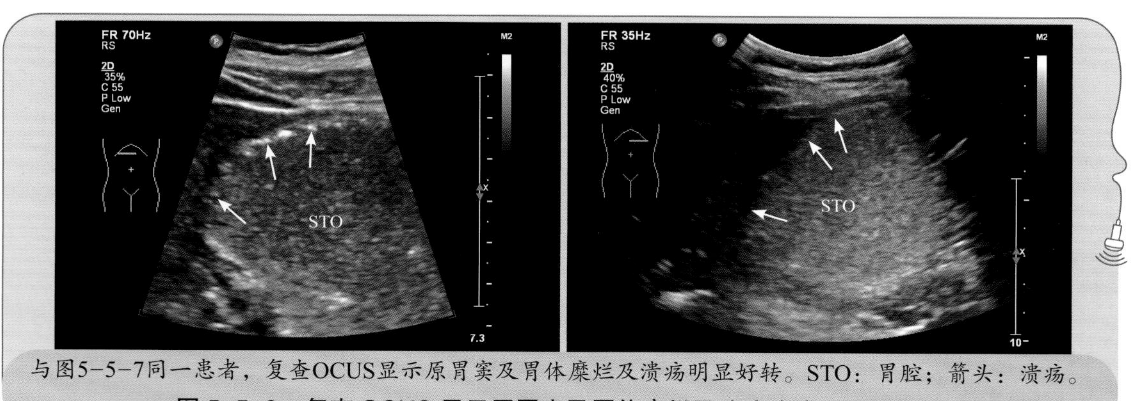

与图5-5-7同一患者，复查OCUS显示原胃窦及胃体糜烂及溃疡明显好转。STO：胃腔；箭头：溃疡。

图 5-5-8　复查 OCUS 显示原胃窦及胃体糜烂及溃疡治疗后明显好转

病例3：

患者男性，52岁，因上腹腹痛、反酸、恶心3个月，于2022年4月1日来消化内科就诊，申请OCUS检查。

患者口服500 mL造影剂，OCUS检查所见：胃窦壁不均匀增厚，最厚处约0.98 cm，黏膜皱襞增粗，黏膜面粗糙不平，连续性欠佳，胃壁层次尚可辨，胃蠕动尚正常。OCUS检查提示：慢性胃窦炎（图5–5–9）。

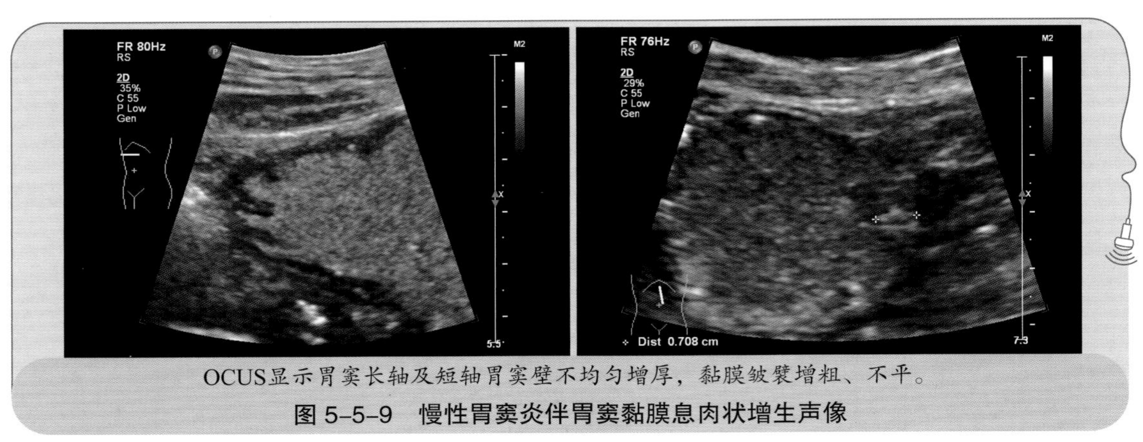

OCUS显示胃窦长轴及短轴胃窦壁不均匀增厚，黏膜皱襞增粗、不平。

图 5–5–9　慢性胃窦炎伴胃窦黏膜息肉状增生声像

电子胃镜所见：胃窦黏膜红白相间，以红为主，黏膜不光滑，可见广泛粗颗粒，呈桑葚样改变。胃镜提示：胃窦炎伴胃窦多发隆起性病变，性质待定，多点取活检。病理报告：胃窦黏膜慢性活动性炎症伴黏膜息肉样增生（图5–5–10，图5–5–11）。

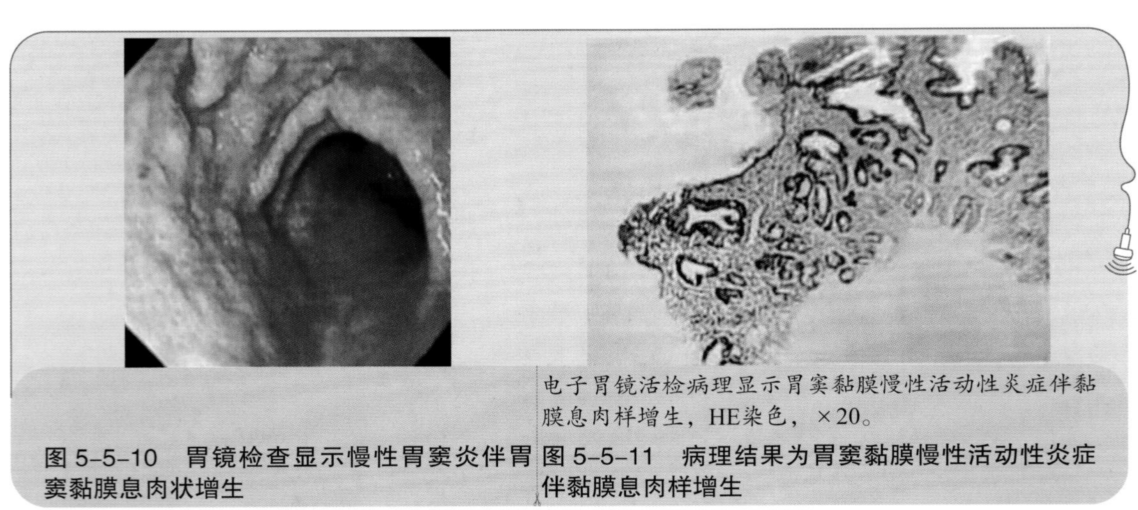

图 5–5–10　胃镜检查显示慢性胃窦炎伴胃窦黏膜息肉状增生

电子胃镜活检病理显示胃窦黏膜慢性活动性炎症伴黏膜息肉样增生，HE染色，×20。

图 5–5–11　病理结果为胃窦黏膜慢性活动性炎症伴黏膜息肉样增生

病例4：

患者男性，73岁，因反复餐后上腹饱胀不适、烧心3年，加重2个月，于2021年4月13日申请OCUS检查。

患者口服500 mL造影剂，OCUS检查所见：胃壁黏膜层毛糙，回声增粗、增强，部分胃黏膜连续性欠佳，胃壁结构层次清晰，胃壁厚度约0.61 cm，胃蠕动良好。OCUS检查提示：慢性胃炎（浅表型）（图5–5–12）。电子胃镜下检查见图5–5–13。

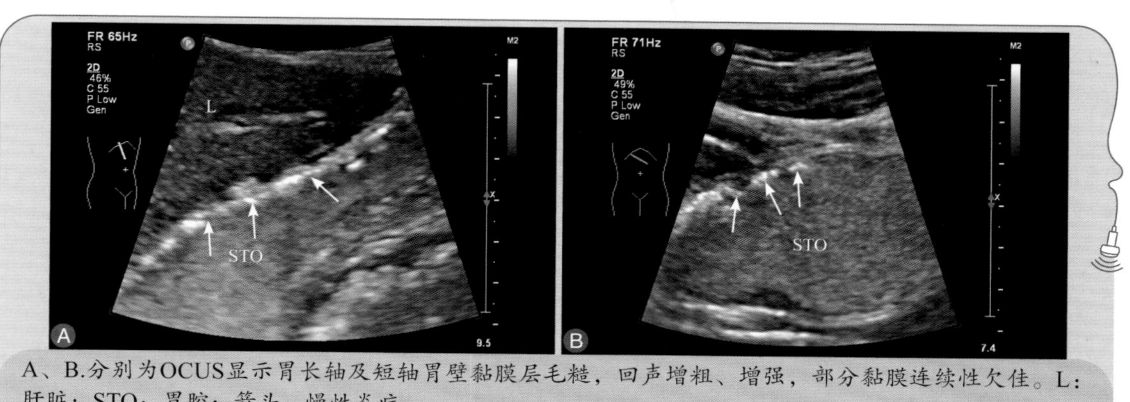

A、B.分别为OCUS显示胃长轴及短轴胃壁黏膜层毛糙，回声增粗、增强，部分黏膜连续性欠佳。L：肝脏；STO：胃腔；箭头：慢性炎症。

图 5–5–12　OCUS 显示慢性胃炎（浅表型）

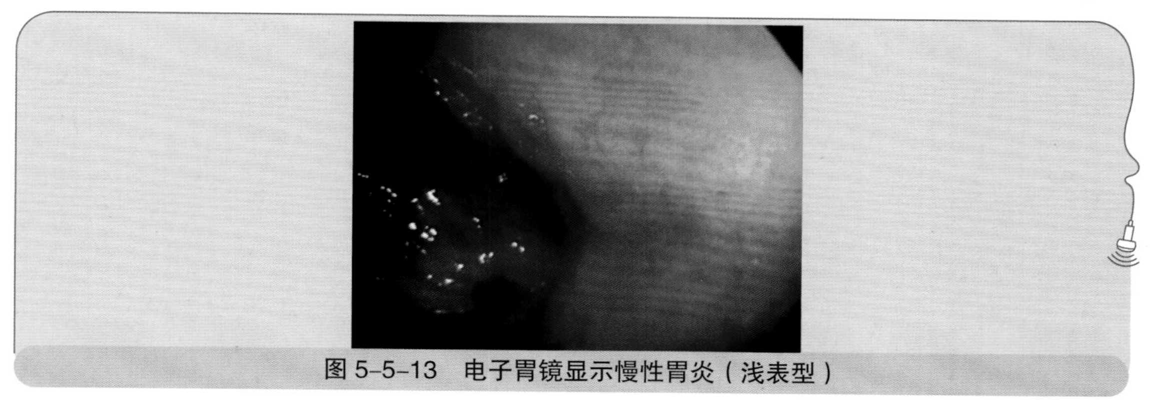

图 5–5–13　电子胃镜显示慢性胃炎（浅表型）

病例5：

患者女性，65岁，因上腹胀痛、反酸1年余，于2021年11月7日来消化内科就诊，申请OCUS检查。

患者口服500 mL造影剂，OCUS检查所见：胃壁黏膜层毛糙、断续、变薄，部分回声减弱，黏膜下层回声增粗、增强，胃壁层次结构尚清，胃壁厚度约0.45 cm，胃蠕动缓慢。OCUS检查提示：慢性胃炎（萎缩型）（图5–5–14）。

电子胃镜结果见图5–5–15。

（三）残胃炎、吻合口炎

1.病因与病理

胃大部切除术后易发生多种残胃病变，其中残胃炎是最常见的一种疾病，一般发生在术后几个月至几年。国内文献报道，胃部分切除术后有60% ~ 100%的患者发生了残胃炎。胃次全切除术后，由于切除了幽门及其支配神经，改变了胃的正常生理结构，破坏了胃窦、幽门及十二指肠的生理功能，使胃窦–幽门–十二指肠的协调运动减少，导致胆汁反流，而碱性的胆汁、溶血磷脂酰胆碱和磷脂酶A2可破坏胃黏膜屏障，清除正常胃黏膜表面的黏液，易溶解

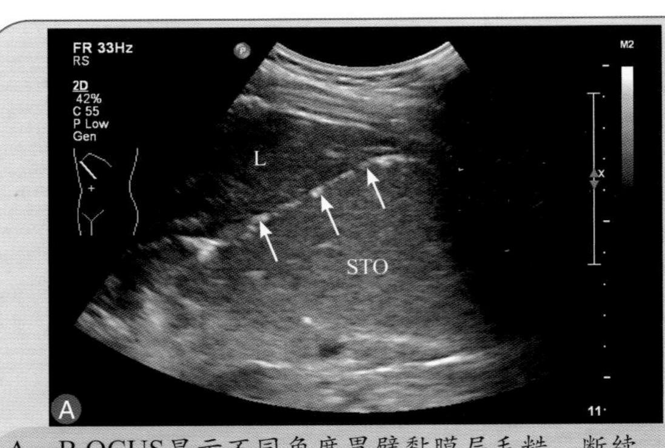

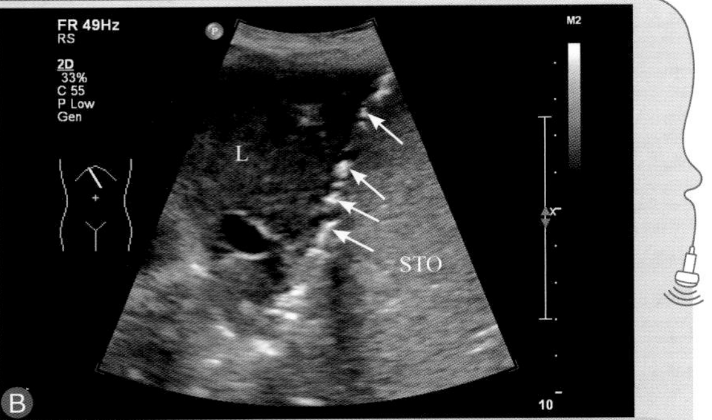

A、B.OCUS显示不同角度胃壁黏膜层毛糙、断续、变薄，部分回声减弱，黏膜下层回声增粗、增强。L：肝脏；STO：胃腔；箭头：慢性炎症。

图 5-5-14　OCUS 显示慢性胃炎（萎缩型）

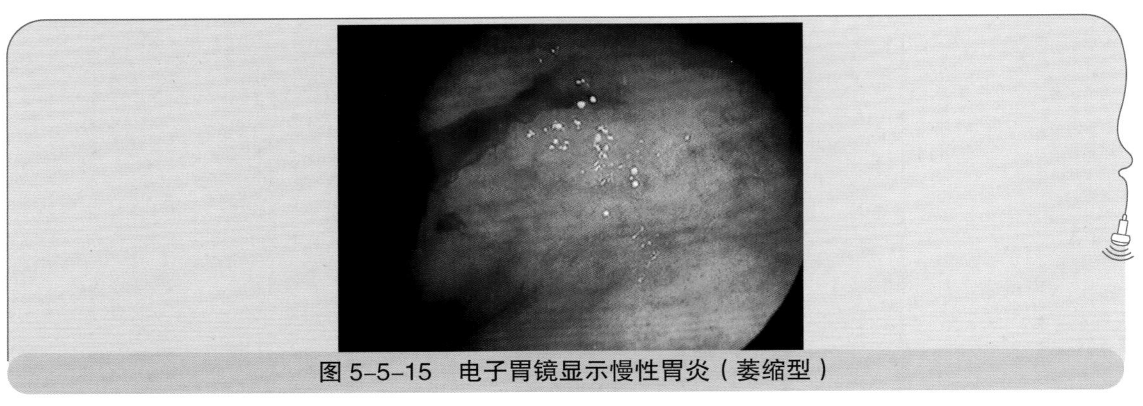

图 5-5-15　电子胃镜显示慢性胃炎（萎缩型）

上皮细胞的脂蛋白，导致H^{+}逆向弥散至黏膜，促进组胺释放致使炎症、糜烂或溃疡形成。胆汁反流是残胃炎的重要病因。吻合口炎占残胃炎的69.82%。除与反流的胆汁有关外，还有另一个重要的原因是食物磨损。术后吻合口要担当起幽门的作用，而吻合口的胃组织没有了支配幽门的神经组织的作用，不能像幽门一样受神经支配自主开放，只能靠食物的挤压排出食物，致使吻合口黏膜上的黏液不断地被食物蹭掉导致食物直接和黏膜接触。加之食物在残胃后胃容积减小，食物在胃内存留时间缩短，从而不能被消化液分解成柔软的食糜。所以，吻合口发生炎症的概率大于胃的其他部位。

胃镜是诊断残胃炎的“金标准”，但是由于手术致吻合口黏膜皱襞重叠缝合后间隙过小，大部分患者胃镜无法进入，致检查无法完成；而且检查有一定的痛苦，部分患者不能接受，无法应用于残胃患者的常规检查中。虽然近期无痛胃镜开展比较风行，但仍有很多禁忌证，如冠心病、高血压、严重的心律失常等；上消化道造影检查有一定的检出率，但是考虑到X线辐射的问题，残胃患者也应该尽量少做；OCUS是一种安全、无创、无痛苦、无X线辐射、重复性好、患者易于接受的方法，通过口服造影剂实时动态观察吻合口情况，不仅较常规腹部超声更敏感，还能弥补胃镜不能观察吻合口壁内病变情况的不足。但是，OCUS检查对超声医师的专业要求比较高，临床医师和广大患者对此项技术了解不够，因此，还没有广泛普及和被广大的患者及临床医师所接受，相信随着超声医学技术的不断发展，OCUS一定会造福更多的患者。

2.临床表现

胃切除术后并发残胃炎临床上较为常见的表现为剑突下灼烧样疼痛、恶心、胆汁样呕吐、反酸、贫血、营养不良等。

3.OCUS表现

残胃胃壁可不同程度增厚，呈非局限性的增厚，黏膜层粗糙、不均匀增厚，黏膜面可伴有凹陷及斑点状强回声附着。

4.经典病例

病例1：

患者男性，80岁，因间断上腹部隐痛1年余，加重1个月，来外科就诊。2年前因胃窦腺癌行毕Ⅱ式胃大部切除术（胃大部切除术、残余胃与空肠上段吻合），申请OCUS检查。

口服300 mL造影剂，OCUS检查所见：残余胃腔黏膜面不光滑，近底部黏膜面粗糙，可见多发的小凹陷伴强回声附着，吻合口壁增厚，厚约1.03 cm，内侧面回声不均匀减低，残胃壁层次结构尚清，蠕动稍减弱。OCUS检查提示：毕Ⅱ式胃大部切除术后，残胃炎，吻合口炎（图5-5-16）。

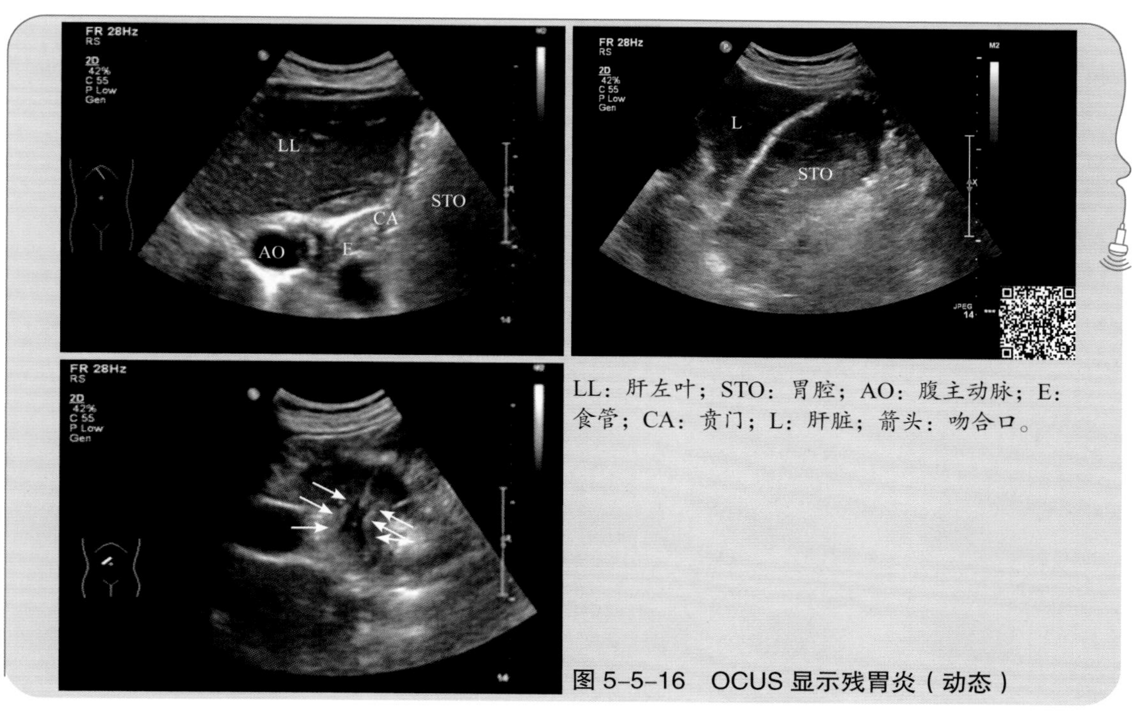

LL：肝左叶；STO：胃腔；AO：腹主动脉；E：食管；CA：贲门；L：肝脏；箭头：吻合口。

图 5-5-16　OCUS 显示残胃炎（动态）

病例2：

患者女性，41岁，因腹痛、恶心呕吐2天，于2021年12月17日来消化内科就诊。8年前因患胃腺癌，行胃全切、食管十二指肠吻合术。申请OCUS检查。

患者口服500 mL造影剂OCUS检查所见：造影剂通过食管下段顺利经过吻合口直接进入十二指肠，十二指肠局部膨大，黏膜面不光滑，近吻合口前壁局部壁增厚，回声稍减低，较厚处约0.83 cm，造影剂随即直接进入空肠，小肠蠕动较活跃。OCUS检查提示：胃全切、食管十二指肠吻合术后，吻合口炎（图5-5-17）。

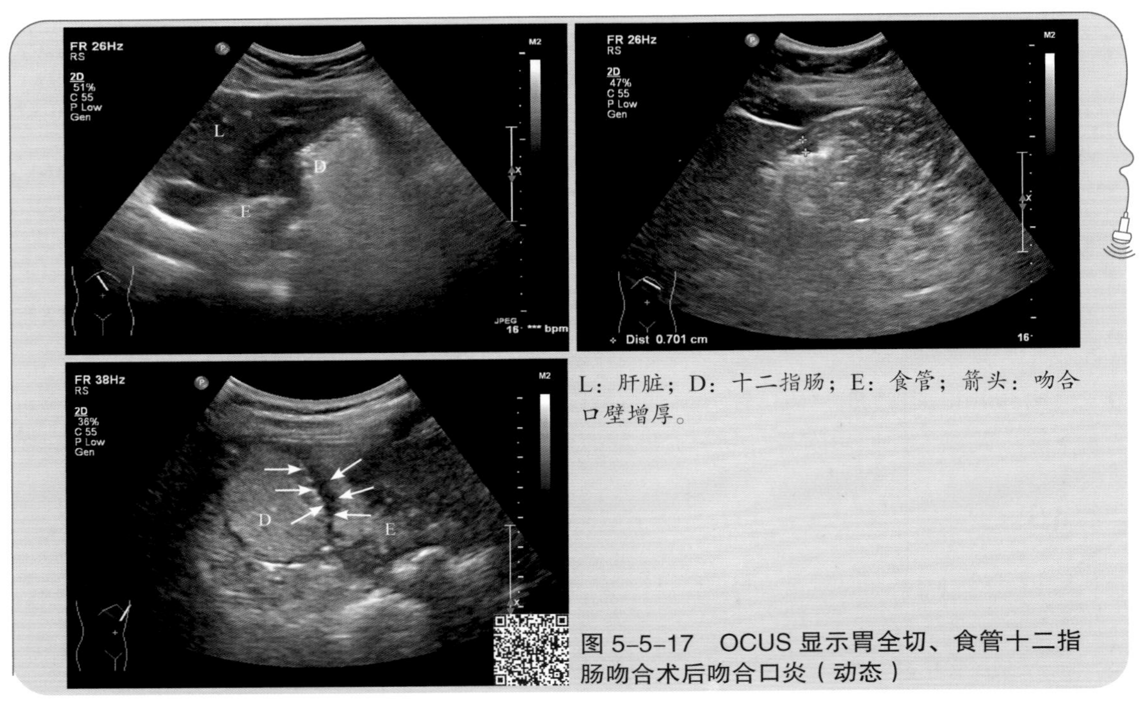

L：肝脏；D：十二指肠；E：食管；箭头：吻合口壁增厚。

图 5-5-17　OCUS 显示胃全切、食管十二指肠吻合术后吻合口炎（动态）

（四）尿毒症胃炎

1.病因与病理

慢性肾衰竭（chronic renal failure，CRF）是各种肾脏疾病引起的缓慢的、进行性肾功能丧失的疾病，可累及多个系统，消化系统最易受累。尿毒症患者由于尿毒素的作用，导致机体内环境紊乱、胆碱能神经传递功能障碍、胃肠激素紊乱、胃肠自主神经病变和胃黏膜微循环障碍等的发生，进而影响了胃肠动力。血浆中多种胃肠激素之间发生不成比例的变化，导致体内生理平衡破坏，削弱自我调节功能，从而引起胃肠运动功能异常和黏膜炎症；调节胃肠动力的胃泌素、胆囊收缩素和调节饥饿和饱食感的胰高血糖素升高直接刺激胃肠平滑肌或中枢神经系统，导致胃肠动力异常。节律紊乱和胃电过速是尿毒症患者的主要胃电图变化，原因可能是潴留的毒性物质（如胍类）干扰了交感神经和副交感神经的活动，副交感神经兴奋增强，破坏了内环境的稳定，导致尿素从消化道排出增多，经细菌或消化道中的水解酶作用而产生碳酸铵和氨，刺激胃肠黏膜，造成胃功能紊乱及广泛的黏膜炎症。尿毒症患者中血尿素氮及胃动素水平升高对胃排空延迟也有一定影响。

（1）胃酸与胃蛋白酶破坏了胃肠道黏膜屏障，如甲状旁腺功能亢进患者血中H受体增加，使胃泌素分泌增加；糖皮质激素或非甾体抗炎药使胃酸、胃蛋白酶增多；尿素、应激对胃黏膜上皮的刺激，导致胆汁反流增加；长期血液透析可能使终末期肾病患者处于高酸状态。

（2）胃肠黏膜防御能力减弱。肾衰竭时，能够保护胃黏膜的前列腺素合成减少；血尿素氮增高致使胃黏膜抵抗力降低；贫血或代谢紊乱使胃肠黏膜长期处于慢性缺血缺氧状态。

（3）血小板功能障碍、血管壁硬化及凝血机制异常也会引起和加重上消化道出血。

（4）幽门螺杆菌感染。有研究表明，幽门螺杆菌感染在肾衰竭患者中高于普通人群。上述因素导致胃黏膜炎症，使胃壁结构发生改变。

2.临床表现

消化系统症状常为尿毒症的首发症状，如恶心、呕吐、腹胀、腹泻、食欲减退等，常为尿毒症患者最常见和最早出现的临床表现。

3.OCUS表现

胃壁普遍不均匀增厚、结构层次模糊是尿毒症患者胃超声造影的特征性表现。OCUS 检查操作方便、安全、无损伤、无电离辐射、重复性强，可实时观察尿毒症患者胃壁结构及胃排空功能的变化，且不影响胃肠道的正常动力，可作为临床检测尿毒症患者胃壁结构和胃排空功能的可靠手段。

4.经典病例

患者男性，73岁，因腹胀、恶心、呕吐、食欲减退1年余，加重1个月入院。既往有尿毒症病史，长期在肾内科进行血液透析（8年余）。2021年9月7日申请OCUS检查。

患者口服500 mL造影剂，OCUS检查所见：胃壁普遍不均匀增厚，较厚处达1.54 cm，胃壁结构模糊尚可显示，回声不均匀减低，黏膜皱襞增粗、紊乱，黏膜面粗糙、不平滑，胃蠕动功能减弱。OCUS检查提示：尿毒症胃炎（图5-5-18）。

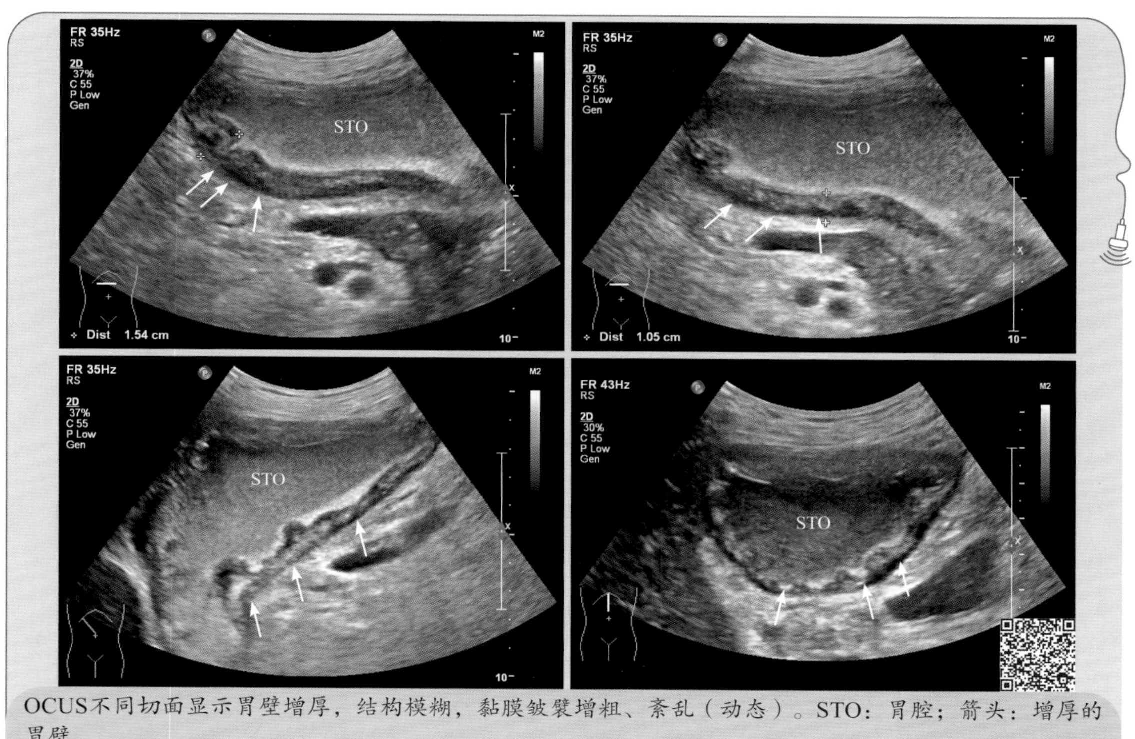

OCUS不同切面显示胃壁增厚，结构模糊，黏膜皱襞增粗、紊乱（动态）。STO：胃腔；箭头：增厚的胃壁。

图 5-5-18　OCUS 显示尿毒症胃炎

二、十二指肠炎

1.病因与病理

十二指肠炎是指各种原因所致的十二指肠黏膜的急性或慢性炎症，临床上分为原发性和继发性两种。其中原发性十二指肠炎较为常见，可能与进食刺激性食物、饮酒、药物、幽门螺杆菌感染等有关；继发性十二指肠炎多与其他脏器疾病有关。

2.临床表现

患者可有上腹饱胀、反酸、嗳气、恶心、饥饿痛、夜间痛、上消化道出血等症状，腹部为轻度不适且有压痛。重者可出现酷似消化性溃疡的各种表现。

3.OCUS表现

（1）十二指肠球壁增厚，厚径>0.4 cm，回声不均匀，球壁层次显示欠佳。

（2）球形态规整，但充盈差，球面积偏小，通常<3.5 cm^2。

（3）常伴有十二指肠“激惹征”。

（4）常伴有慢性胰腺炎或慢性胆囊炎。

4.经典病例

患者男性，35岁，因上腹疼痛、饱胀、反酸，以饥饿痛为主半月，于2022年2月28日来消化内科就诊，申请OCUS检查。

患者口服500 mL造影剂，OCUS检查所见：十二指肠球部及降部壁增厚，厚约0.48 cm，回声不均匀，球壁层次显示欠佳，黏膜面不光滑，断续可见斑点状强回声附着。OCUS检查提示：十二指肠炎（图5-5-19）。

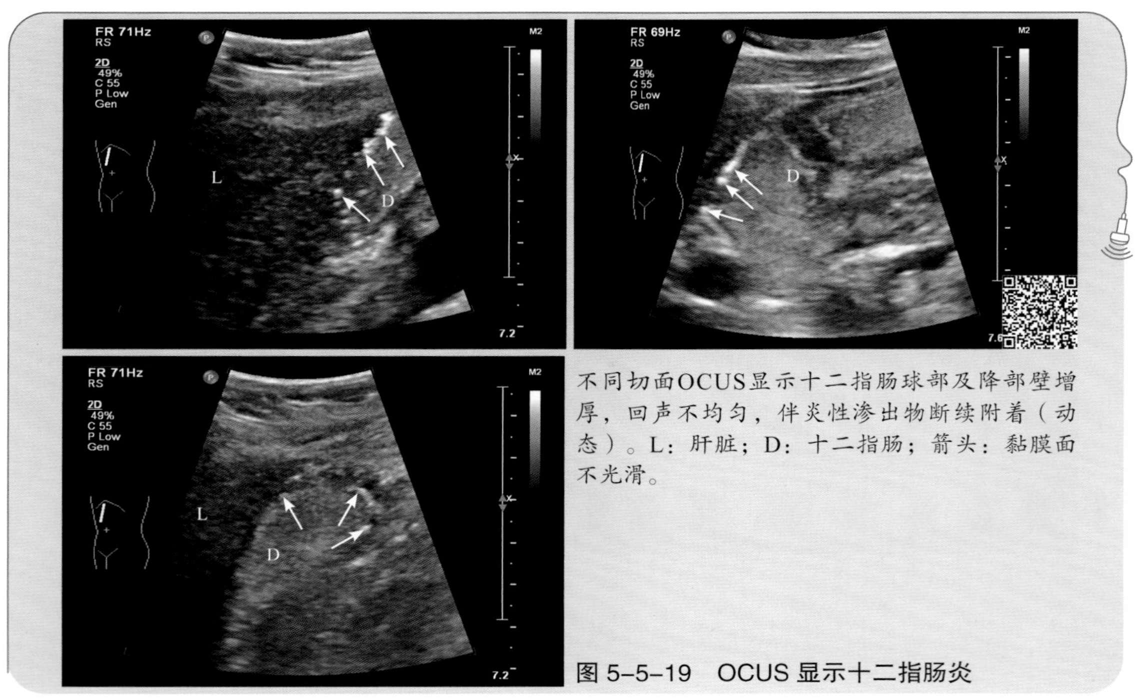

不同切面OCUS显示十二指肠球部及降部壁增厚，回声不均匀，伴炎性渗出物断续附着（动态）。L：肝脏；D：十二指肠；箭头：黏膜面不光滑。

图 5-5-19 OCUS 显示十二指肠炎

第六节　胃动力障碍病变

一、胃轻瘫（胃动力障碍病变）

1.病因与病理

胃轻瘫（gastroparesis，GP）又称胃瘫、胃无力、胃麻痹，胃轻瘫是一种临床综合征，表现为非机械性梗阻导致的胃排空延迟。胃轻瘫主要分为原发性和继发性，其中原发性胃轻瘫主要指病因不明的特发性胃轻瘫（idiopathic gastroparesis，IGP），继发性胃轻瘫主要指胃肠或全身神经肌肉病变导致胃神经肌肉功能损伤而引起的病变。继发性胃轻瘫的常见病因包括糖尿病、手术后（包括胃底折叠术、胃旁路手术、迷走神经切断术等胸腹部手术），其他病因包括药物（如阿片类药物、抗生素、抗心律失常药物、解痉药物等）、神经系统疾病（如帕金森病、淀粉样变性、自主神经功能紊乱等）、副肿瘤疾病、病毒感染（如诺如病毒、疱疹病毒、巨细胞病毒感染等）、结缔组织病（如系统性红斑狼疮、硬皮病等）、肠系膜缺血、肾功能不全等。据统计，胃轻瘫患者中近一半为特发性胃轻瘫，约1/3为糖尿病性胃轻瘫（diabetic gastroparesis，DGP），而1型糖尿病患者胃轻瘫患病率约为5.2%，2型糖尿病患者胃轻瘫患病率约为1%。

胃轻瘫主要由胃排空延迟引起，胃排空是由胃蠕动和分泌活动共同完成的，因此，影响胃排空的病理生理因素也是胃轻瘫的发病机制。目前研究认为，先天免疫失调和通过旁分泌及氧化应激介质对Cajal间质细胞（interstitial cells of Cajal，ICC）及其他肠神经系统成分的损伤可能是胃轻瘫发病机制的核心。正常的胃排空依赖于神经肌肉的相互协调，由肠外神经、肠神经系统、Cajal间质细胞、成纤维细胞样细胞和胃平滑肌共同完成。从神经肌肉的角度来看，胃排空的3个主要区域是胃底、胃窦和幽门。进食后吞咽可引起胃底松弛、胃体积扩大以容纳食物和消化液。随后，胃底推动胃内容物至幽门，此时幽门处于关闭状态，食物得以与胃液充分混合并被磨碎。胃窦收缩频率由位于胃大弯的Cajal间质细胞控制，慢波电位（约3次/分）也由其产生。空腹状态下，胃肠道近端主要是移行性复合运动。进食后，环行蠕动波从胃体中移向幽门。在胃窦部，这些收缩能研磨食物使其与胃液混合，直至所有可消化食物都变成直径＜2 mm的食糜。胃排空还需要胃窦和幽门的协调运动，以及小肠蠕动共同完成，最终将食物排空。胃底、胃体、胃窦、幽门和近端小肠任何一个部位存在异常，均可导致胃排空延迟。

糖尿病胃轻瘫的概念最早于1958年由Kassander提出。长期糖尿病（diabetes mellitus，DM）患者28%～65%存在糖尿病性胃轻瘫。糖尿病性胃轻瘫是糖尿病自主神经病变的常见类型，指由糖尿病引发的在没有胃机械阻塞情况下以胃排空延迟为特征的一种综合征。Choung等学者指出，糖尿病性胃轻瘫在 1 型糖尿病患者中的发病率为33.3%，显著高于其在 2 型糖尿病患者中的发病率（7.5%）。国内学者指出，2 型糖尿病住院患者并发胃排空延迟的比例可高达30%。近年来，随着我国糖尿病发病率的急剧攀升，糖尿病胃轻瘫的发生率亦显著增加，其防治形势也日益严峻。

目前，临床仍缺乏一种简便易行的诊断糖尿病性胃轻瘫的检查方法。

胃轻瘫的诊断需要满足3个条件，即胃排空延迟、除外机械梗阻、病程＞3个月，但一般无法通过临床症状判断胃排空是否延迟，需进行客观检查。目前，临床常用的胃排空延迟检查方法主要包括核素闪烁成像法、无线动力胶囊技术、碳呼气试验3种，其中核素闪烁成像法是现阶段临床诊断胃排空延迟的“金标准”。核素闪烁成像法操作如下：禁食1晚后摄入含^{99}Tc或^{111}In的核素标记试餐，于进食后4小时内每15分钟进行1次胃排空造影，测定胃内核素标记食物量，将进食后2小时胃内残留＞60%或进食后4小时胃内残留＞10%定义为胃排空延迟。研究表明，核素闪烁成像法诊断胃排空延迟的灵敏性为90%，特异度为70%。此外，根据进食后4小时胃潴留量还可将胃排空延迟分为轻度（11%～20%潴留）、中度（21%～35%潴留）、重度（＞35%潴留）。

既往临床诊断胃轻瘫主要依靠胃排空闪烁核素扫描，但是由于核素闪烁成像法价格昂贵、操作复杂，因此普及率较低。而常规腹部超声胃排空测定准确率较低，故临床亟待一种简便易行且准确率高的方法。超声科自2019年以来，与老年医学科、内分泌科共同合作，应用口服胃超声造影技术对在就诊的糖尿病患者进行胃排空功能检测的临床研究。通过应用口服造影剂适度充盈胃腔，实时观察胃蠕动频率、收缩幅度，测量胃腔造影剂的容量及排空情况，评价胃排空功能，这种检查方法具有安全、便捷、无损伤、无电离辐射、重复性好、患者易接受及不影响胃肠道的正常动力等特点，对糖尿病胃轻瘫的诊断具有一定的参考价值，得到了临床医师和患者的认可，为胃轻瘫的诊断和治疗提供了新思路和新方法，值得进一步研究和推广应用。但是该手段对操作者经验要求较高，对于肥胖、胃窦位置较高而位于胸廓内及检测时胃内气体较多的患者准确率有一定的影响。

2.临床表现

胃轻瘫常见的临床症状有餐后饱胀、早饱、恶心、呕吐和腹胀等。50%～60%的胃轻瘫患者有严重的早期饱腹感和餐后饱胀感，且糖尿病性胃轻瘫和特发性胃轻瘫的严重程度相似。约40%的胃轻瘫患者有严重腹胀，胃轻瘫主要症状指数（GCSI，总分为5分）≥4分，这在女性、超重和合并肠道功能异常者中更明显。胃轻瘫的临床症状与其病因有关，糖尿病性胃轻瘫和特发性胃轻瘫有不同的临床表现，糖尿病性胃轻瘫临床表现以呕吐为主，而特发性胃轻瘫则以腹痛为主。糖尿病性胃轻瘫患者比特发性胃轻瘫患者有更严重的干呕和呕吐，而特发性胃轻瘫患者有更严重的早期饱腹感和餐后饱胀感。

此外，1型糖尿病性胃轻瘫患者的胃潴留较特发性胃轻瘫患者更严重。2/3的胃轻瘫患者有中度至重度以上腹痛，且以疼痛为主的胃轻瘫患者生命质量下降程度较以恶心或呕吐为主的胃轻瘫患者更大。

3.检测方法及声像图表现

目前胃排空功能的超声检测（gastric emptying ultrasonography，GEU）主要有3种方法：全胃体积法、胃窦体积法、胃窦单切面积法。目前学者多采用胃窦单切面积法。

患者禁食12小时胃处于排空状态下，准备胃窗声学造影剂一袋48 g，按说明书调制成混悬剂500 mL，温度适宜时开始检查。

采用垂直双径线法测量计算胃窦腔横截面积（crosssectional area of gastric antrum，CSA-GA）以估算胃内容物的总量。首先取坐位，5分钟内饮完500 mL造影剂后让胃腔适度充盈，坐位即刻（0分钟）超声探头于剑突下偏右纵向扫查，在胆囊左侧可见椭圆形胃窦，测量胃窦最大切面、长径（A）及前后径（B），计算公式CSA-GA=（A×B×π）/4。然后观察胃窦收缩幅度及收缩频率，按照胃超声造影常规切面进行扫查排除胃部疾病及引起幽门梗阻的病变后，60分钟、120分钟时再分别以同样的体位、同样的测量方法，坐位经腹各测量一次，计算胃窦面积。3次测量均由同一位医师在相同的切面进行。

观察指标：观察60分钟及120分钟胃内造影剂残留率，计算胃内造影剂排空一半所需的时间，即为胃的半排空时间（gastric half-emptying time，T50），当T50＞70分钟时，考虑胃排空延迟，即胃轻瘫。

4.经典病例

患者男性，65岁，因上腹饱胀感5年，加重半月余，于2020年11月3日来内分泌科住院，申请胃排空功能检查。既往有糖尿病病史18年。

5分钟内口服500 mL造影剂OCUS检查所见：胃腔适度充盈后，坐位即刻（0分钟）测量胃窦腔截面积，然后60分钟、120分钟，再次分别测量胃窦腔截面积，计算T50＞70分钟。OCUS检查提示：胃排空延迟（符合胃轻瘫改变），见图5-6-1。

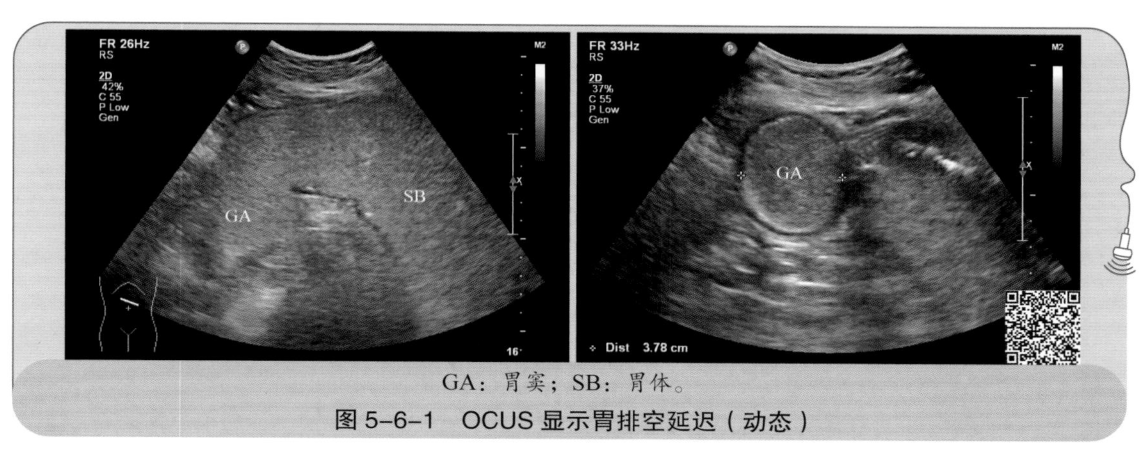

GA：胃窦；SB：胃体。

图 5-6-1　OCUS 显示胃排空延迟（动态）

二、胃潴留

1.病因与病理

胃潴留（gastric retention，GR）或称胃排空延迟是指胃内容物积贮而未及时排空，一般认为呕吐出4～6小时以前的食物或空腹时胃内容物残留量＞200 mL则称为胃潴留。胃潴留的病因复杂多样，可分为器质性和功能性两种。前者包括消化性溃疡所致的幽门梗阻，或肿瘤引起的梗阻。后者多数由于腹部手术引起的胃动力障碍、中枢神经系统疾病、糖尿病所致的神经病变等。但部分患者通常找不到确切的病因。引发胃潴留的病因不同，治疗方法也不同。器质性胃潴留患者一般以手术治疗为主，但由消化性溃疡等引起的水肿性和痉挛性幽门梗阻，可先禁食和胃肠道减压，若减压无效再进行手术治疗。功能性胃潴留的治疗以营养支持、去除病因、药物治疗、内镜治疗为主，很少需要手术治疗，可以配合药物治疗如促胃肠动力药物和止吐药物等。

2.临床症状

胃潴留的临床症状通常与病因无关。主要表现为上腹部饱胀、早饱、食欲减退、恶心、呕吐等，部分患者可出现上腹部疼痛，少数患者伴有便秘或腹泻。

3.声像图表现

胃腔扩张，胃内可见大量食物潴留，胃蠕动功能差。

4.经典病例

患者男性，71岁，因上腹部疼痛伴恶心呕吐1周，于2021年11月15日来外科就诊，诊断“急性坏死性胰腺炎”收住院，住院后经对症治疗后仍出现上腹部胀痛、不适，次日持续有大量呕吐物，量约1200 mL，申请急诊床旁腹部超声检查发现：胃腔过度充盈，内充满积聚的气体和潴留食糜，胃壁不均匀增厚，较厚处1.3 cm，壁结构层尚清晰，回声减低，黏膜面不光滑，黏膜皱襞增多、增粗，胃蠕动减缓。超声提示：考虑急性坏死性胰腺炎并发胃潴留（图5-6-2）。外科会诊后立即在床旁实时超声引导下通过PEG管置入进行胃肠减压术（图5-6-3）。

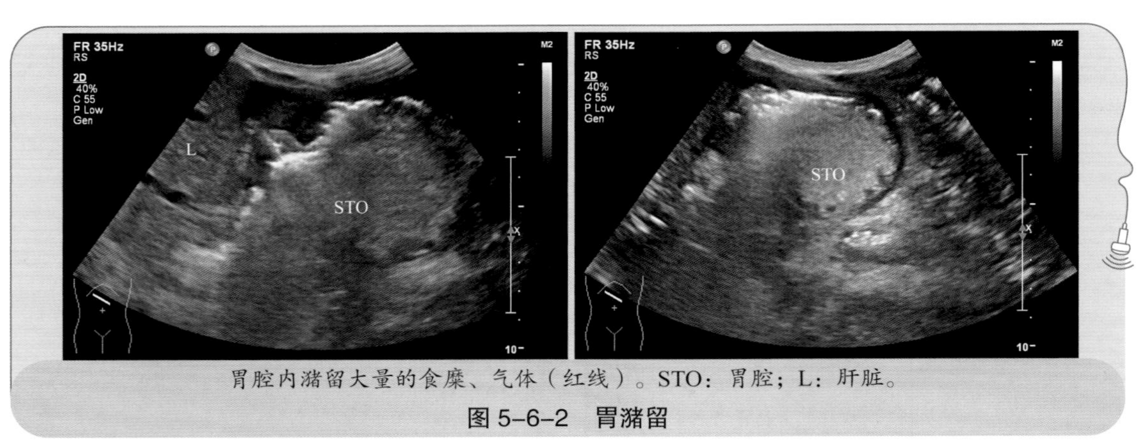

胃腔内潴留大量的食糜、气体（红线）。STO：胃腔；L：肝脏。

图 5-6-2 胃潴留

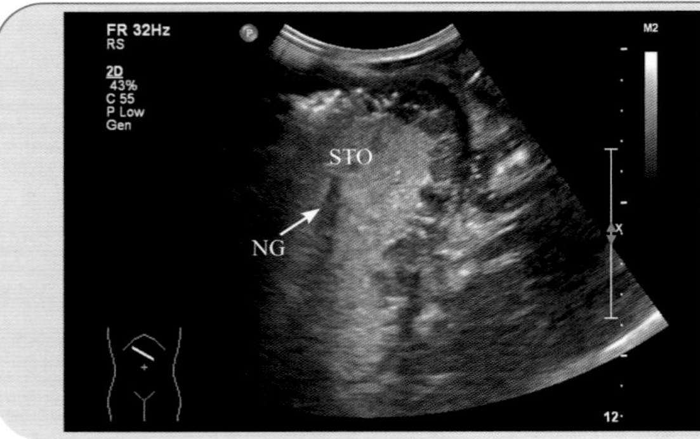

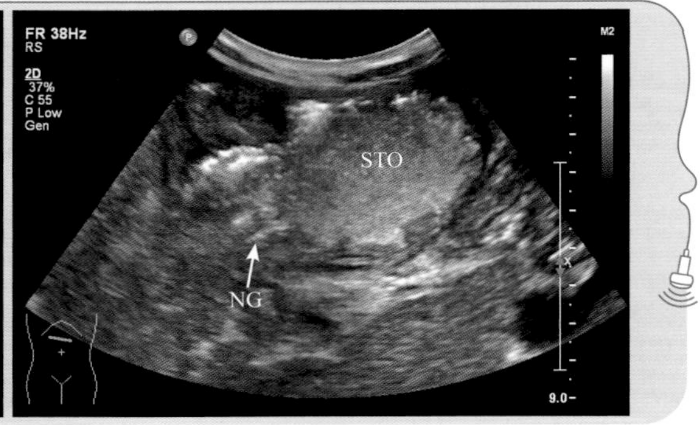

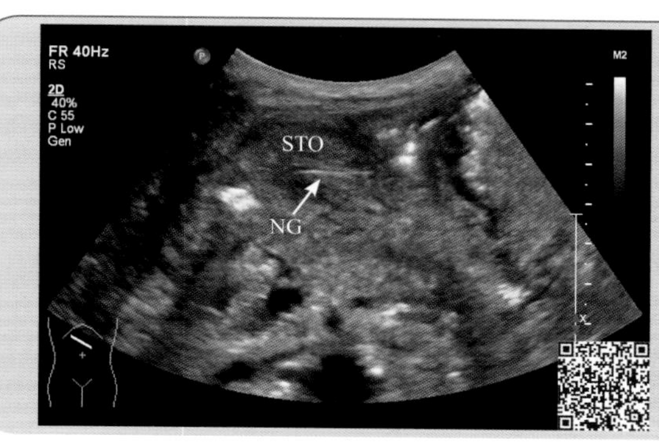

PEG管置入胃腔内将胃肠道积聚的气体、液体和潴留食糜吸出，降低胃肠腔内的压力（动态）。STO：胃腔；NG（箭头）：鼻胃管。

图 5-6-3　超声实时引导下将胃管经鼻腔插入胃腔内

超声引导下置入鼻胃管已广泛应用于临床，在这里介绍一下超声联合胃排空法在胃潴留患者鼻胃管置管中的应用。

重症急性胰腺炎（severe acute pancreatitis，SAP）是一种起病凶险、进展迅速、并发症多、预后差、死亡率高的常见疾病。此病常引起机体的全身炎症反应。胃肠道与胰腺同属消化系统，且在解剖上紧邻胰腺，故胃肠道是重症急性胰腺炎起病早期首先受影响的系统。重症急性胰腺炎早期表现为胃潴留、十二指肠排空迟缓及肠麻痹等，如不及时处理，常会导致水电解质紊乱、酸碱失衡、菌群移位、呼吸循环受限、全身感染等严重后果。急性坏死性胰腺炎并发胃潴留，最常用的紧急处理方法是胃肠减压。

胃肠减压，即经鼻腔或口腔在胃内置入胃管，协助排出积聚在胃内的食糜、液体和气体，从而减缓胃肠道压力。胃肠减压是临床上常用的一种治疗措施，广泛应用于消化系统各种疾病的治疗。胃肠减压利用负压吸引原理，将胃肠道积聚的食糜、气体和液体析出，以降低胃肠道内的压力，改善胃肠壁血液循环，有利于炎症的局限，促进胃肠功能的恢复，是一种常用的治疗方法。

胃肠减压的适应证：①急性幽门梗阻，急性胃扩张高度膨胀；②各种原因引起的肠梗阻；③急性消化道穿孔或腹腔空腔脏器破裂行胃肠减压，可减少胃液及内容物向腹腔溢出，减轻中毒症状；④上消化道出血行胃肠减压抽出血凝块，观察胃液色泽，既用于减轻症状又可观察出血情况；⑤急性胰腺炎及腹部外伤等各种原因引起的腹膜炎；⑥胃肠道手术的术前准备，洗胃及预防术后腹胀；⑦各种服药中毒的洗胃治疗；⑧留置胃管注入药物用于治疗；⑨昏迷患者及不能进食患者的鼻饲。

胃肠减压操作流程如下。

（1）患者取坐位或斜卧位，清洁鼻腔，将胃管前端涂以润滑油，用止血钳夹闭胃管末端，顺鼻腔下鼻道缓缓插入。

（2）胃肠减压管的长度是从前额发际到胸骨剑突的距离或从鼻尖到耳垂再到剑突的距离，一般为45～75 cm，具体长度取决于患者的实际身高，临床应视实际情况而定。因此，操作过程中需要超声医师进行超声引导。胃管插至咽喉部时，嘱患者头稍向前倾，并做吞咽动作，同时将胃管送下。若恶心严重，嘱患者深呼吸，待平稳后再继续插入，超声监测下胃管进入胃腔长度适当后，用注射器抽尽胃内容物，接上胃肠减压器，如双腔管，待管吞至胃窦进入幽门时，由腔内抽出少量碱性液体，此时用注射器向气囊内注入20 mL的空气，夹闭管口，其管端即靠肠蠕动滑至肠梗阻近端。

（3）若抽不出胃液，应注意胃管是否盘曲在鼻咽部，如没有盘曲，可注入少量盐水，冲洗，观察是否通畅，或注入少量的空气，同时听诊上腹部以证实管的位置是否已插入胃内。

（4）用胶布将管固定在上唇颊部，连接胃肠减压器，减压器用注射器每半小时抽吸一次。

胃肠减压主要目的：通过留置胃管，将胃内容物彻底吸除，使胃腔空虚，腹胀减轻；减少胃、肠液向远端十二指肠、空肠流入，减轻其对胆囊、胰腺、肠道等消化器官的刺激，有利于缓解症状。

临床急性胰腺炎患者通过留置胃管，可减少胃液对胰液的刺激，更好地控制胰腺炎。治疗肠梗阻时由于肠道堵塞，胃液仍大量向肠道流入，导致肠道压力逐渐升高，胃肠减压有利于缓解肠梗阻。胃肠减压后还可通过引流物观察疾病变化，引流物为血性表明胃液有血液，粪性引流物表明梗阻部位较低。因此胃肠减压除具治疗作用外，还有一定诊断作用。

第七节 胃十二指肠其他病变

一、胃宿食

1.病因与病理

宿食是指胃内食物经过一夜的消化没有完全排空进入肠道，还留在胃内的食物，常见于消化不良、暴饮暴食患者或食较多不易消化的食物。

2.临床表现

胃宿食可表现为上腹痛、腹胀等症状，部分患者无明显自觉症状。

3.OCUS表现

胃腔内可见不均质团块状回声，随胃蠕动而移动或漂浮，胃壁结构层次清晰，胃蠕动正常。

4.经典病例

患者男性，50岁，因饮酒后腹部隐痛3天，故来消化内科就诊，申请OCUS检查。

患者口服500 mL造影剂，OCUS检查所见：胃腔内可见不均质团块回声，范围约为3.9 cm×3.1 cm，形态欠规则，部分切面似紧贴胃壁，胃壁结构层次清，胃蠕动正常。OCUS检查提示：胃腔内占位性回声（胃腔内宿食？肿块性质待除外，图5-7-1，图5-7-2）。

追问病史，患者检查前一晚因应酬食用较多“烟熏烘干腊肉”，虽已空腹9小时，但由于胃内食物仍未完全消化，考虑可能在胃内集结成类似肿块的“块状物”。建议吃易消化的食物，3天后复查OCUS。

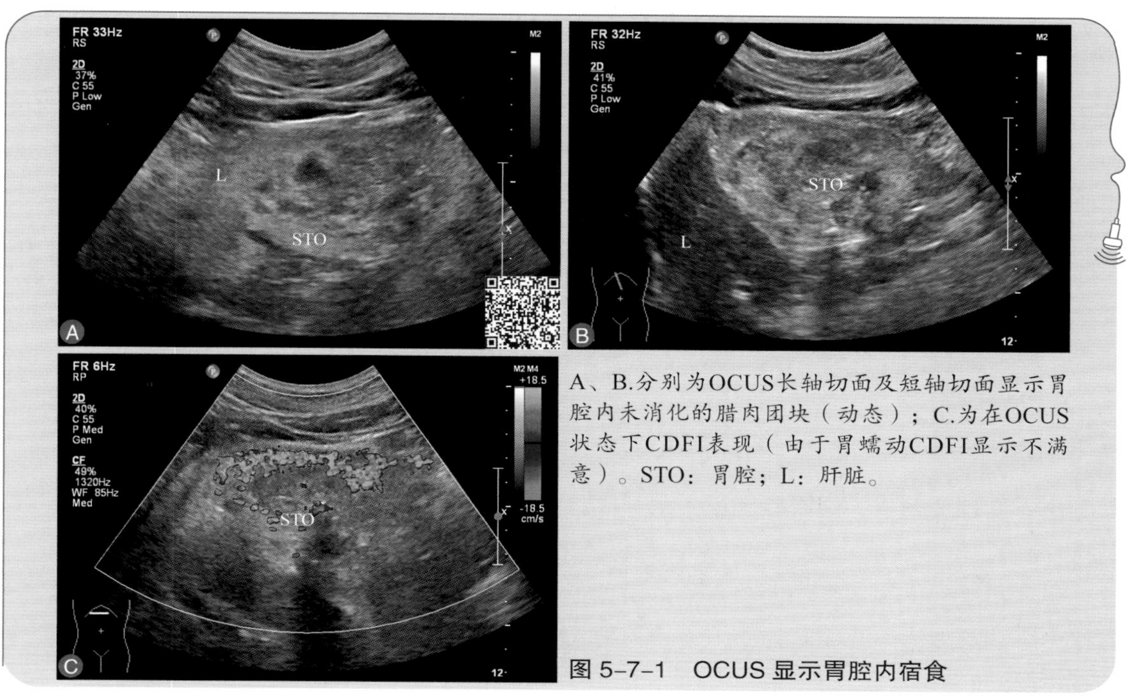

A、B.分别为OCUS长轴切面及短轴切面显示胃腔内未消化的腊肉团块（动态）；C.为在OCUS状态下CDFI表现（由于胃蠕动CDFI显示不满意）。STO：胃腔；L：肝脏。

图 5-7-1　OCUS 显示胃腔内宿食

患者清淡饮食3天后复查OCUS，胃腔内充盈均匀的回声型造影剂，原“肿块”消失，胃腔恢复正常（图5-7-2）。

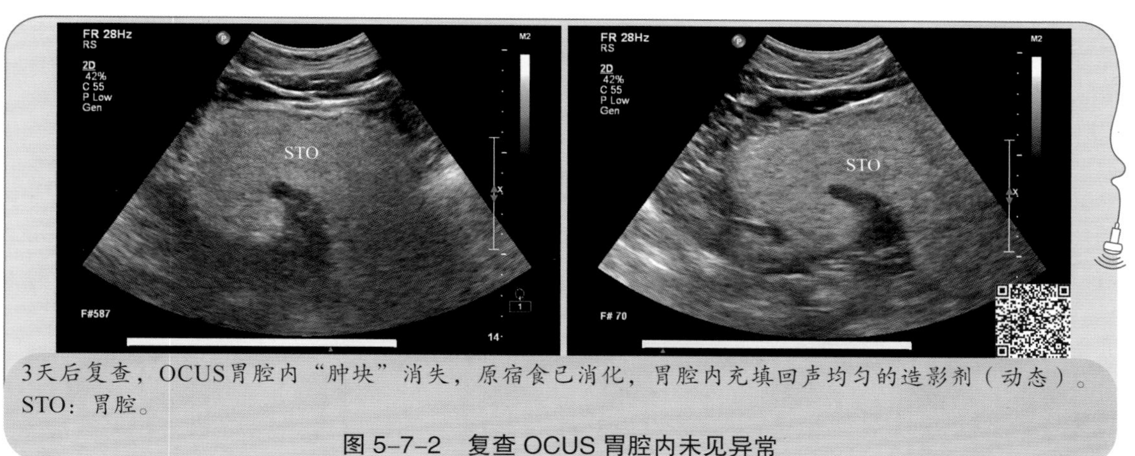

3天后复查，OCUS胃腔内“肿块”消失，原宿食已消化，胃腔内充填回声均匀的造影剂（动态）。STO：胃腔。

图 5-7-2　复查 OCUS 胃腔内未见异常

二、胃石症

1.病因与病理

胃石症（gastrolith）是指进食的某些食物、药物、不能消化的物品、异物等在胃内聚集，形成既不能被消化，又不能及时通过幽门排出的特殊的凝固物或硬块，从而产生各种临床症状的疾病。

2.临床表现

胃石症发病率低，多发于中老年人，在柿子和黑枣盛产地区如东北、华北、山东一带发病率高，好发于秋冬季节。一般无死亡风险，无传染性。常表现为上腹痛、腹胀、嗳气、纳差、恶心、呕吐和上消化道出血等一般胃病表现，可伴有体重减轻。部分年轻患者可无明显自觉症状。

3.OCUS表现

胃腔充盈后，其内可见团块状强回声，后方伴声影或轻度声影，随体位改变或胃蠕动，位置或形态可变化，结石较小时不影响胃蠕动，结石较大者可影响胃蠕动。

4.经典病例

病例1：

患者女性，73岁，因听别人说“每天喝1袋牛奶加6颗山楂既可减肥降血脂又可养生”，坚持1周后，出现腹胀、腹痛、纳差、恶心，来急诊，申请OCUS检查。

患者口服500 mL造影剂OCUS检查所见：胃腔充盈后，胃腔内可见一团块状强回声，后方伴声影，可随体位改变而移动，大小为3.4 cm × 2.2 cm，胃蠕动减弱。OCUS检查提示：胃结石（图5-7-3）。

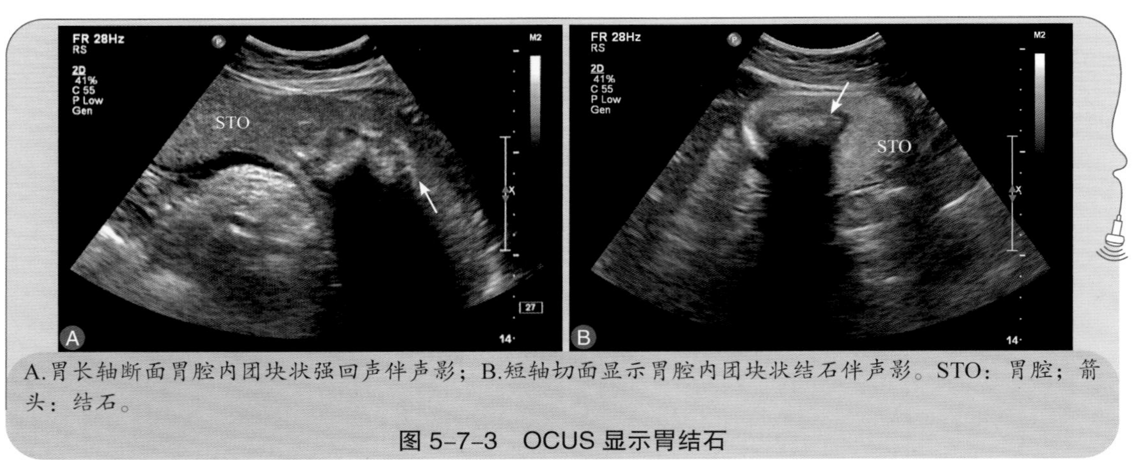

A.胃长轴断面胃腔内团块状强回声伴声影；B.短轴切面显示胃腔内团块状结石伴声影。STO：胃腔；箭头：结石。

图 5-7-3 OCUS 显示胃结石

病例2：

患者男性，29岁，因腹胀、腹痛2月余，于2021年8月17日来消化科就诊，申请OCUS检查。

患者口服500 mL造影剂，OCUS检查所见：胃腔内可见3个强回声，后方伴声影，可随体位改变而移动，大小分别为2.7 cm × 1.8 cm、2.3 cm × 1.4 cm、1.5 cm × 0.1 cm，胃蠕动正常。OCUS检查提示：胃多发结石（图5-7-4）。

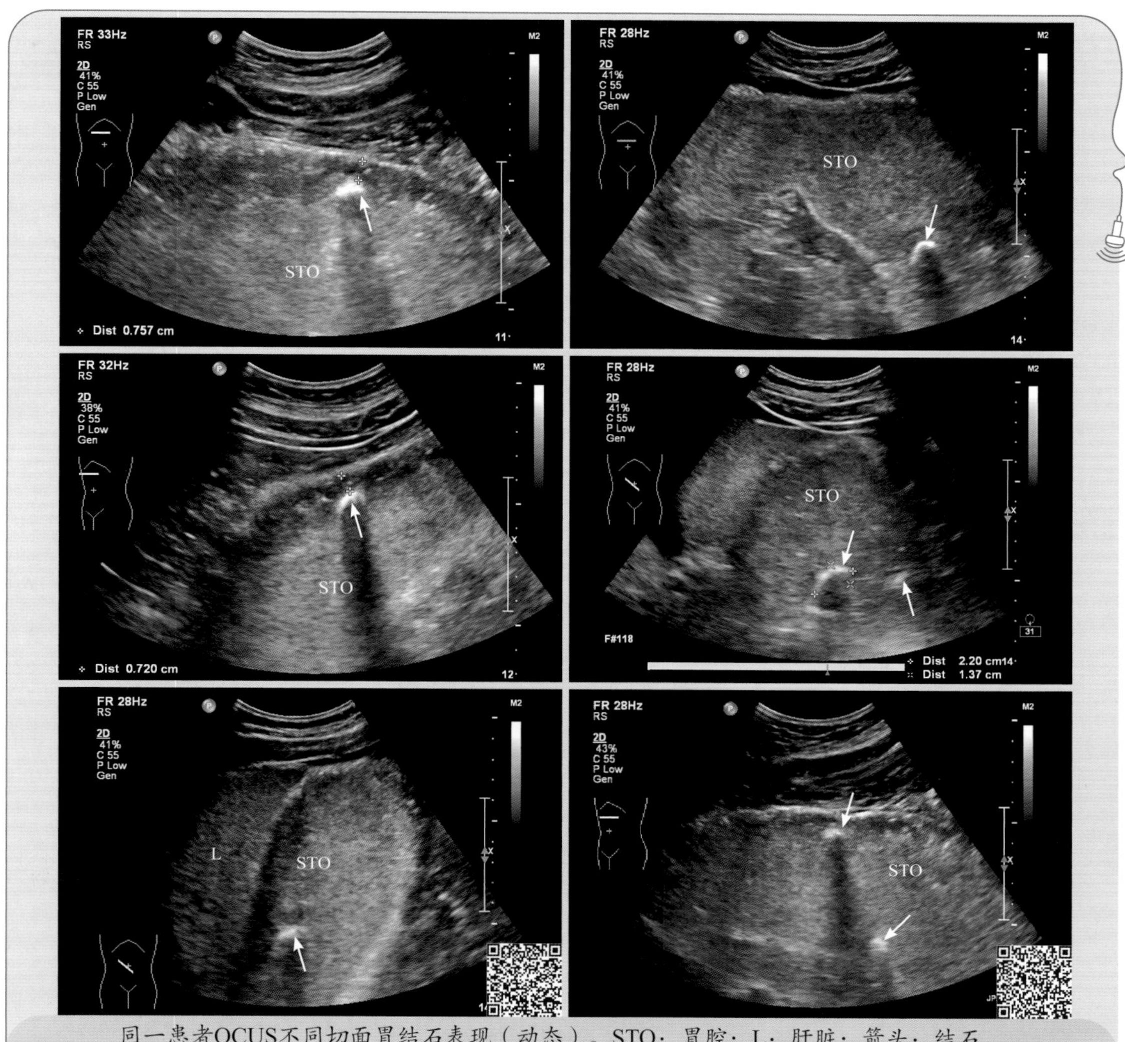

同一患者OCUS不同切面胃结石表现（动态）。STO：胃腔；L：肝脏；箭头：结石。

图 5-7-4　OCUS 显示胃多发结石

三、胃下垂

1.病因与病理

胃下垂是指站立时胃的下缘达盆腔，胃小弯弧线最低点下降至髂嵴连线以下。

2.临床表现

本病多见于体型瘦长的女性。主要症状有慢性腹痛与不适感、腹胀恶心、嗳气和便秘，轻度胃下垂多无症状。由于膈肌悬吊力不足，肝胃韧带、胃膈韧带无力松弛，腹内压下降及腹肌松弛等，加上体型体质等因素，使胃呈低张的“鱼钩状”，胃底体部狭长、十二指肠球向左偏移。

3.OCUS表现

患者口服500 mL造影剂后，胃腔充盈，患者取坐位或立位，胃底部和上胃体形态狭长，充盈不佳，下胃体及胃窦部则松弛膨大，部分伴胃壁蠕动减弱，横断面显示胃角水平低于脐平面。胃角水平位于脐下方3 cm以内者为轻度下垂，位于脐下3 ~ 5 cm者为中度下垂，位于脐下＞5 cm者则为重度下垂。在实际检查中发现有胃角水平位于脐下8 ~ 10 cm的患者。

检查时患者取站位，运用探头直接测得并明确下垂程度，应注意与急性胃扩张和幽门梗阻相鉴别，后两者均有胃腔扩张，但有胃内容物潴留、幽门排空受阻等超声表现。在诊断中需要结合病史综合分析，急性胃扩张声像图常同时显示明显扩张的十二指肠球，幽门梗阻者反之。

4.经典病例

患者女性，83岁，体型瘦高，因间断腹部隐痛5年，加重2个月，于2022年5月9日来消化内科就诊，申请OCUS检查。

患者口服500 mL造影剂，OCUS检查所见：食管、贲门造影剂通过顺利，胃底部和上胃体形态狭长，充盈欠佳，下胃体及胃窦部则膨大，充盈尚可，站立位胃角水平位于脐下方6 cm，胃蠕动减弱，1 ~ 2次/分，收缩幅度浅缓。OCUS检查提示：胃重度下垂，胃蠕动功能减弱、排空延迟（图5–7–5）。

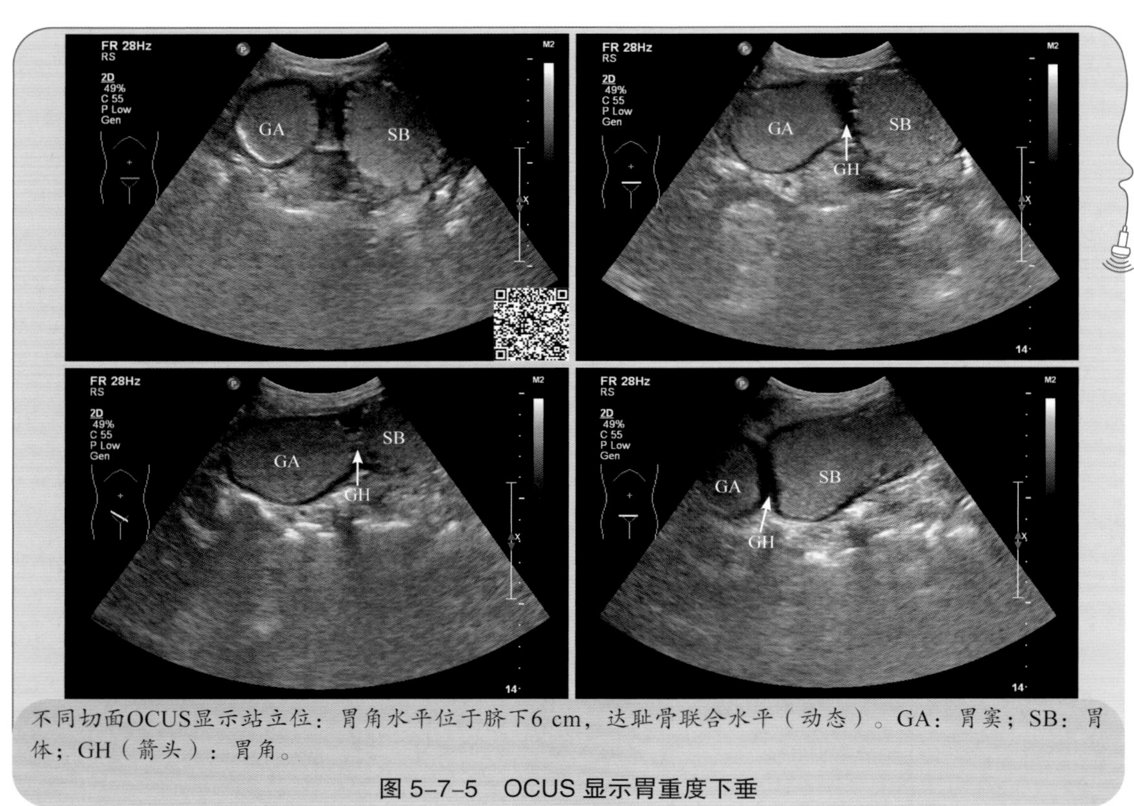

不同切面OCUS显示站立位：胃角水平位于脐下6 cm，达耻骨联合水平（动态）。GA：胃窦；SB：胃体；GH（箭头）：胃角。

图 5–7–5　OCUS 显示胃重度下垂

四、胃异位胰腺

1.病因与病理

异位胰腺（heterotopic pancreas，HP）是胰腺先天性发育异常，表现为异位胰腺组织与原位胰腺分离，且与原位胰腺血管和导管不连续，又称为迷走胰腺或副胰腺。最常发生部位为上消化道。异位胰腺是在胰腺本身之外生长的与正常胰腺组织无解剖及血管联系的孤立胰腺组织，其拥有独立的血液供应和神经支配，是一种不常见的先天发育畸形病理表现。异位胰腺的发病机制目前尚不明确，有研究认为可能是胰腺原基与胚胎原肠粘连或穿透肠壁，并随原肠旋转而分布于各个异常部位所致，也可能是内胚层异常分化的结果。异位胰腺可发生于身体多个部位，其中最常见于胃部，且多发于胃窦，其次是十二指肠、食管及空肠等，也可发生在消化道各段，消化道外器官中也偶有发现。异位胰腺的CT及MRI表现通常与原位胰腺相似，平扫T_1WI呈高信号对本病具有诊断价值；增强CT及MRI表现也与正常胰腺相似，即在动脉晚期明显强化。“脐凹征”是异位胰腺的特异性影像学征象，病理学基础为异位胰腺的导管与肠腔相通。

由于异位胰腺为黏膜下病变，采用内镜活检的方式很难钳取足够的组织，另外多数患者没有明显的症状也不需手术切除，因此异位胰腺在临床上通常不易获得病理诊断，常常会造成误诊或漏诊。对于异位胰腺的诊断，口服胃超声造影可弥补胃镜不易发现黏膜下病变的不足，OCUS与胃镜两者联合诊断可以明显提高相关病症的检出率，可为异位胰腺的临床诊断提供更有效的参考依据。

2.临床表现

异位胰腺患者一般在临床上无特异表现，常于常规胃镜检查时偶然发现，或存在消化道出血、梗阻或恶变时才会出现相应的临床表现。由于生长于某些特殊位置或发生其他病理变化，可出现以下6种临床表现。

（1）梗阻型：生长于消化道的异位胰腺，可引起所在器官的压迫或狭窄而出现梗阻症状。例如，位于胃窦部可引起幽门梗阻；位于乏特壶腹部可引起胆道梗阻；位于肠道可引起肠梗阻或肠套叠等。

（2）出血型：异位胰腺易引起消化道出血，其原因可能是异位胰腺周围胃肠道黏膜充血、糜烂，或侵袭胃肠道黏膜血管导致消化道出血。

（3）溃疡型：位于胃肠道的异位胰腺，由于受消化液的刺激，可分泌胰蛋白酶，消化胃、肠黏膜而形成溃疡；位于黏膜下的异位胰腺，可压迫上层黏膜引起黏膜萎缩，然后发生溃疡。

（4）肿瘤型：异位胰腺如位于胃肠道的黏膜下层，可使黏膜局部隆起；位于肌层内则可使胃壁或肠壁增厚，容易被误诊为消化道肿瘤。偶尔异位胰腺组织会发生胰岛素瘤，引起血糖过低；恶性变时则出现胰腺癌的表现。

（5）憩室型：异位胰腺组织可位于胃肠道的先天性憩室内，尤其在美克尔憩室内最为常见，并可出现憩室炎、出血等症状。

（6）隐匿型：由于异位胰腺是先天性发育异常，因此，有些患者可终生无任何症状，或在手术/检查时偶然被发现。

3.OCUS表现

起自胃黏膜下中等或偏低回声的实质性肿块，以局限增厚型多见，内部回声不均匀，当用高频探头检查发现肿块内有“小囊样”或细小强回声管道结构时有诊断意义。肿块周围胃壁层次清晰完整，胃蠕动正常。

4.经典病例

患者女性，87岁，因反复间断性上腹痛2年余，于2021年10月18日来消化内科就诊，上腹痛为钝痛，多发生于餐后，伴食欲减退，无恶心、呕吐、发热，申请OCUS检查。

患者口服500 mL造影剂，OCUS检查所见：胃窦后壁黏膜下层探及一结节状不均匀低回声向胃腔内隆起，窦后壁黏膜面光滑，大小约为1.89 cm × 1.75 cm，局部胃壁层次结构清晰，OCUS检查提示：胃窦后壁隆起性病变（符合胃窦异位胰腺声像改变）（图5-7-6）。

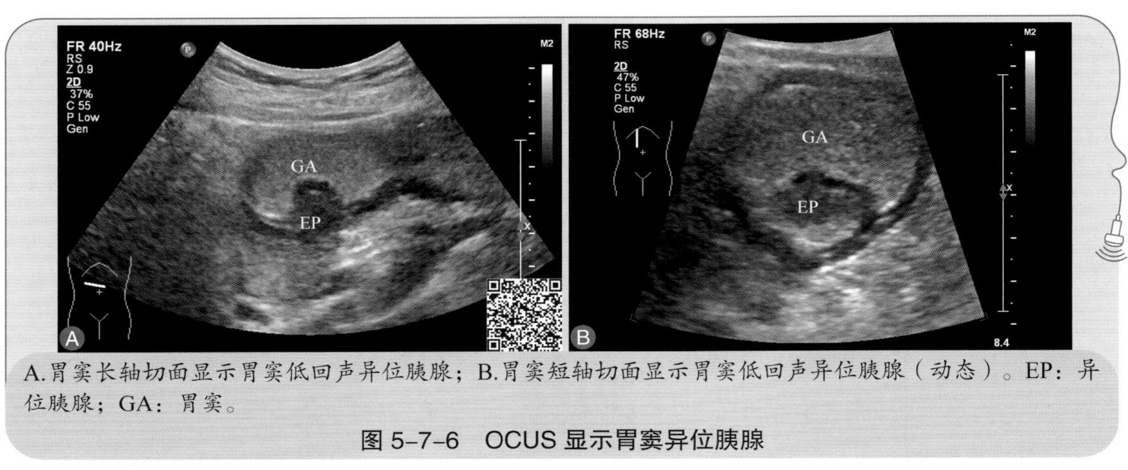

A.胃窦长轴切面显示胃窦低回声异位胰腺；B.胃窦短轴切面显示胃窦低回声异位胰腺（动态）。EP：异位胰腺；GA：胃窦。

图 5-7-6 OCUS 显示胃窦异位胰腺

CT及电子胃镜检查结果见图5-7-7和图5-7-8。

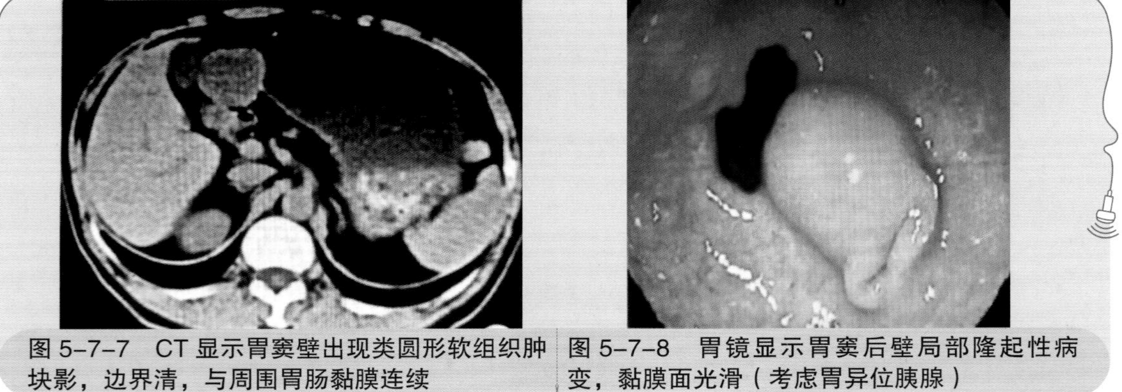

图 5-7-7 CT 显示胃窦壁出现类圆形软组织肿块影，边界清，与周围胃肠黏膜连续

图 5-7-8 胃镜显示胃窦后壁局部隆起性病变，黏膜面光滑（考虑胃异位胰腺）

电子胃镜胃窦后壁低回声结节取活检病理报告：内有胰腺腺泡及导管，伴普通小叶结构（图5-7-9）。

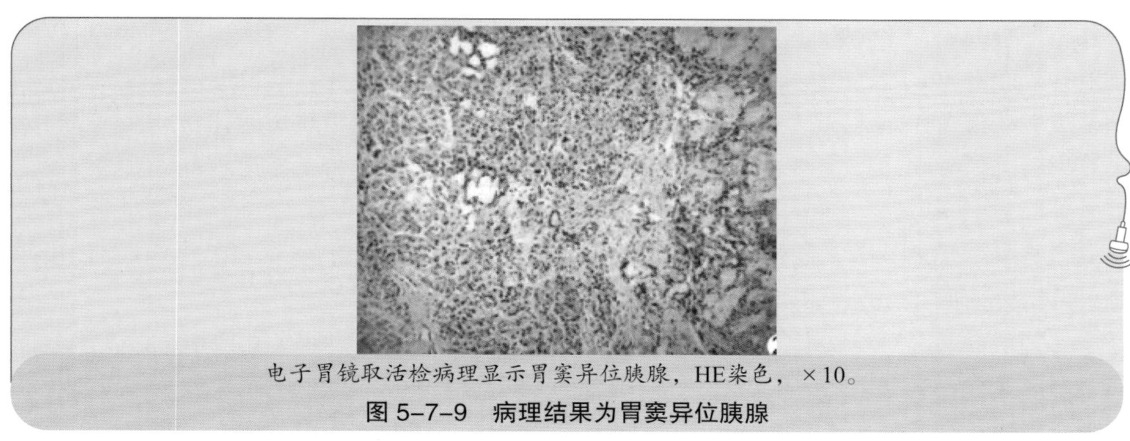

电子胃镜取活检病理显示胃窦异位胰腺，HE染色，×10。

图 5-7-9　病理结果为胃窦异位胰腺

五、十二指肠胃反流

1.病因与病理

十二指肠胃反流（duodenogastric reflux，DGR）是指十二指肠内容物经幽门或不经幽门（手术切除者）反流到胃腔。正常情况下，空腹或餐后都可发生十二指肠胃反流，只是反流量小，持续时间短，且发生次数少，对胃黏膜并无损害，故称为生理性十二指肠胃反流。若反流频发、反流量大且持续时间长，则反流物中的胆汁和胰液等所产生的某些有害物质会削弱胃黏膜屏障，即所谓病理性十二指肠胃反流，可引起反流性胃炎等疾病，甚至继而反流到食管，形成十二指肠–胃–食管反流（duodeno-gastro-esophageal reflux，DGER），损害食管等处黏膜而造成相应疾病，分别称为十二指肠胃反流病（duodenogastric reflux disease，DGRD）和十二指肠–胃–食管反流病。既往这方面的报道较少，由于近时已认识到十二指肠胃反流或十二指肠–胃–食管反流病可包括炎症、溃疡甚至肿瘤，人们越来越关注这方面的研究。

在解剖结构正常者中，幽门起着重要的抗十二指肠胃反流作用。在消化期，幽门连同部分胃窦组织形成狭小的幽门管，对固体食糜起过筛作用，只允许被研磨至1～2 mm的食糜通过并排入十二指肠，此时胃腔内的压力超过十二指肠内压不会产生反流。此外，当十二指肠中的蛋白质、脂肪和碳水化合物含量较高时会强烈刺激局部的感受器而反射性地使幽门关闭，防止其内容物反流到胃腔。然而，在消化间期幽门常开放，尤其在移行性运动复合波（migrating motor complex，MMC）Ⅱ相末期更为明显，此时易发生十二指肠胃反流，因为MMC Ⅱ相时十二指肠中胆汁与胰液的分泌量增加，且该相的运动无规律，为反流提供了物质基础和压力环境。十二指肠胃反流受若干胃肠激素的影响，起抑制作用的主要有胃泌素、胃动素、铃蟾肽和P物质等，而起促进作用的有胆囊收缩素、生长抑素、肠血管活性肽、促胰液素、酪酪肽和神经紧张素等。切除幽门后的患者反流更甚。病理性十二指肠胃反流时较多的胆汁和胰液进入胃腔，形成溶血性卵磷脂和磷脂酶A等，损害胃黏膜，乃至十二指肠–胃–食管反流时的食管黏膜。

随着对十二指肠胃反流的日益重视并深入研究，已有多种方法可以较客观地检出它的存在及评估其反流程度。既往十二指肠胃反流的测定方法及技术有以下几种：①内镜检查：

不能做定量测定，仅是一种观察结果，且检查本身亦可刺激致反流；②X线钡餐造影：仅能了解检查期间短时的改变，不能就此认为系病理性十二指肠胃反流；③放射性核素检查：利用某放射性核素在胆汁内浓聚，而不被胃肠道黏膜吸收，并经肠道排出的特点，来观察有无十二指肠-胃胆汁反流；④十二指肠-胃腔内压力测定：可间接了解十二指肠胃反流发生的基础条件；⑤十二指肠-胃腔内胆红素监测：Bilitec 2000是携带式动态连续记录十二指肠-胃反流的最符合生理的技术，同步行胃腔内pH监测可较全面了解反流情况，由于该仪器价格昂贵，且需胃镜配合检查，目前尚难以在临床上广泛应用。

在开展OCUS工作以来，发现了不少患者存在十二指肠胃反流的情况并经临床诊断证实，超声具有安全、无创、无辐射、无痛苦、便捷、患者易于接受的特点，但是口服胃十二指肠超声造影技术在十二指肠胃反流检查诊断中的应用价值目前报道甚少，因此值得进一步研究和临床应用。

2.临床表现

多数原发性胆汁反流性胃炎患者诉上腹不适或疼痛，与一般胃病相似。嗳苦水是该病较为特殊的临床表现。上腹痛多与饮食无明显关系，部分患者餐后症状加重。因本病症状主要与胆汁对胃的刺激有关，而胆汁反流时间不一，可发生在餐后不久至餐后数小时，故上腹痛较少与饮食有关。嗳酸现象甚少，制酸剂治疗无效。

3.OCUS表现

实时动态观察可见胃逆蠕动，并可见造影剂自十二指肠经幽门反流至胃腔内。

4.经典病例

患者女性，90岁，因上腹胀痛、嗳苦水5年来消化内科门诊就诊，因高龄一直未能进行胃镜检查，间断服药，症状时轻时重，申请OCUS检查。

患者口服500 mL造影剂，OCUS检查所见：造影剂经食管下段及贲门顺利进入胃腔，胃腔充盈良好，可见胃逆蠕动，逆蠕动时造影剂自十二指肠经幽门反流至胃腔内。OCUS检查提示：十二指肠胃反流（图5-7-10）。

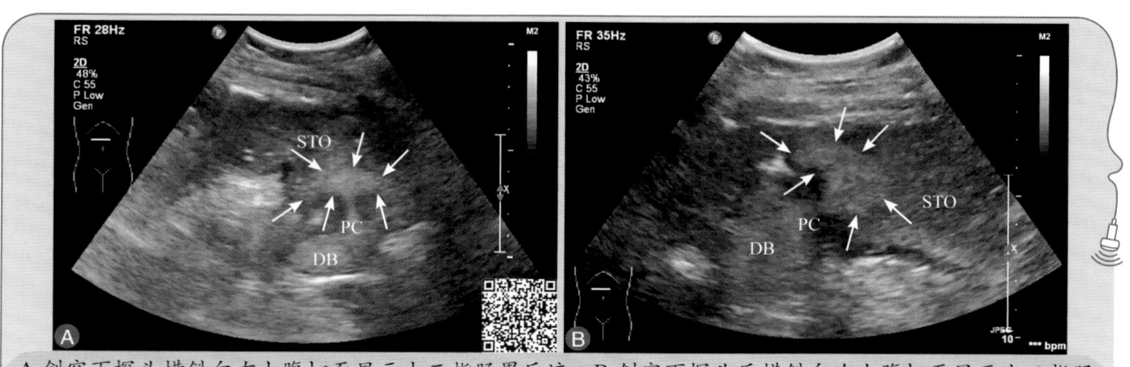

A.剑突下探头横斜向右上腹切面显示十二指肠胃反流；B.剑突下探头反横斜向右上腹切面显示十二指肠胃反流（动态）。STO：胃腔；PC：幽门管；DB：十二指肠球部；箭头：反流物。

图 5-7-10　OCUS 显示十二指肠胃反流

六、十二指肠瘀滞症

1.病因与病理

十二指肠淤滞症（duodenal stasis syndrome，DSS）是指由于各种原因导致的十二指肠远端或十二指肠与空肠交界处狭窄、梗阻，致使其近端扩张、淤滞而产生的一组临床综合征。

十二指肠淤滞症病因复杂，如先天畸形引起解剖结构的异常、肿瘤、手术后粘连、炎症等，有些患者的发病原因至今尚未找到。病因归纳为以下几类：①肠系膜上动脉综合征：此为最常见病因，50%以上的患者由此引起，因此，此病也被称为肠系膜上动脉压迫综合征（superior mesenteric artery syndrome，SMAS），在正常人解剖结构中，肠系膜上动脉经十二指肠水平部前面进入小肠系膜根部，对十二指肠水平部仅有轻度压迫，有利于食物与消化液充分混匀，有研究表明：影像学下测得腹主动脉与肠系膜上动脉之间夹角一般>45°，但此夹角<30°时，十二指肠水平部常被肠系膜上动脉压向后方，从而引起十二指肠肠腔狭窄或梗阻；②肿瘤：包括胰腺肿瘤、小肠肿瘤、右肾肿瘤、结肠肿瘤、肠系膜肿瘤、腹膜后肿瘤等，由于肿瘤不断长大，直接导致十二指肠狭窄或受压，而出现恶心呕吐等症状；③先天畸形：如先天性腹腔粘连、环状胰腺、小肠先天神经节细胞缺乏或数量不足、脊柱前凸畸形等，间接导致十二指肠蠕动减慢或机械性梗阻，从而出现十二指肠近端扩张；④腹腔手术后：如胆囊、胃肠道术后出现粘连或肠扭转，导致十二指肠梗阻，或术后由于胃肠道自主神经功能紊乱等，导致胃肠蠕动减慢或逆蠕动，临床称之为麻痹性肠梗阻；⑤十二指肠浸润性疾病与炎症性疾病：如硬皮病浸润了胃肠平滑肌，使肠壁失去蠕动力，克罗恩病、十二指肠憩室炎、胆囊炎引起炎性粘连牵拉而致十二指肠部分梗阻；⑥淋巴结肿大：近些年有报道发现腹腔淋巴结结核，尤其是十二指肠周围淋巴结结核，由于淋巴结肿大而压迫十二指肠，加之明显的炎性粘连而造成小肠梗阻和淤积，此原因虽少见，但临床医师也应引起重视，以免漏诊；⑦其他：如体型消瘦者肠系膜上动脉与十二指肠之间的脂肪垫较少，容易压迫十二指肠，腹腔脏器下垂者，下垂的脏器直接压迫肠系膜上动脉，引起十二指肠间接受压，引起恶心、呕吐等症状。

既往因临床医师对十二指肠淤滞症缺乏诊治经验且影像技术落后，临床上极易出现误诊和漏诊，虽然近些年随着影像造影技术的发展，此病的诊治过程日益清晰，但此病仍为少见病，未引起广大临床医师重视，至今尚未有明确指南对其诊治进行规范。上消化道钡餐、腹部立位片、腹部血管彩色超声、腹部CT及CTA、肠系膜上动脉造影等均是明确十二指肠淤滞症诊断的重要手段，上消化道造影是十二指肠淤滞症首选也是最重要的影像学诊断方法。腹部血管彩色超声多普勒可观察腹主动脉和肠系膜上动脉的解剖位置关系及走行，测出它们之间夹角的度数（正常为30°～65°），也能测出梗阻部位十二指肠肠腔内径和近端扩张肠管内径，内径>3.0 cm，受压处十二指肠内径<1.0 cm；改变体位（膝胸位、俯卧或右侧卧位）后明确改善，排除十二指肠本身的病变和肠外肿块的压迫等，结合临床表现可提示十二指肠淤滞症。

随着医学影像检查技术的不断发展，该病的检出率呈增高趋势。胃十二指肠口服超声造影与X线钡餐检查具有高度一致性，且口服型超声造影检查对十二指肠淤滞症具有较高的敏感性和准确性，与X线钡餐相比，无放射性、重复性好，可作为诊断本病的一种新方法应用临床。

2.临床症状

十二指肠淤滞症主要表现为上腹部饱胀感，上腹疼痛，以进食后恶心、呕吐为主。其中以肠系膜上动脉综合征最常见，约占50%；呕吐物常为伴胃液甚至胆汁的食物，常发生在餐后和晚上。改变患者体位时（如俯卧位、右侧卧位或膝胸位）可使梗阻症状缓解。体查时多数患者呈蛙状腹、右上腹压痛，发作时上腹部可见胃肠型、扩张的十二指肠、蠕动波和振水音。

3.OCUS表现

（1）十二指肠球部、降部及水平部近端呈持续性充盈，肠腔扩张，内径>3.0 cm。

（2）超声显示十二指肠水平部在脊柱两侧呈“葫芦形”或“漏斗形”图像，受压处十二指肠内径<1.0 cm。

（3）胃十二指肠腔内造影剂往复流动是主要征象。

（4）改变体位（膝胸位、俯卧或右侧卧位）后又可排空，排除十二指肠本身的病变和肠外肿块的压迫等，结合临床表现可诊断为本病。部分患者还可见十二指肠胃反流。

4.经典病例

患者女性，81岁，体型偏瘦，3个月前无明显诱因出现上腹部持续性隐痛，伴恶心，近2周加重伴呕吐，呕吐物为墨绿色胆汁样液体，每天呕吐3～4次，每次呕吐400～700 mL，呕吐后腹痛缓解。于2021年7月1日收入消化内科住院，申请OCUS检查。

患者口服500 mL造影剂，OCUS检查所见：贲门及胃腔各部充盈顺利，胃大弯最低点抵达盆腔，胃底、体、窦层次结构清晰，十二指肠近段（球部、降段及水平部近段）肠腔明显扩张，最宽处管径达4.0 cm，向下延续管腔明显变窄，造影剂在水平部中段通过受阻，呈“漏斗形”征象，最窄处约0.67 cm，造影剂向下通过缓慢并出现往复运动；嘱患者取膝胸位或右侧卧位后，造影剂向下通过有所增快。肠系膜上动脉与腹主动脉夹角较小，约24.7°。OCUS检查提示：十二指肠淤滞症（图5-7-11）。

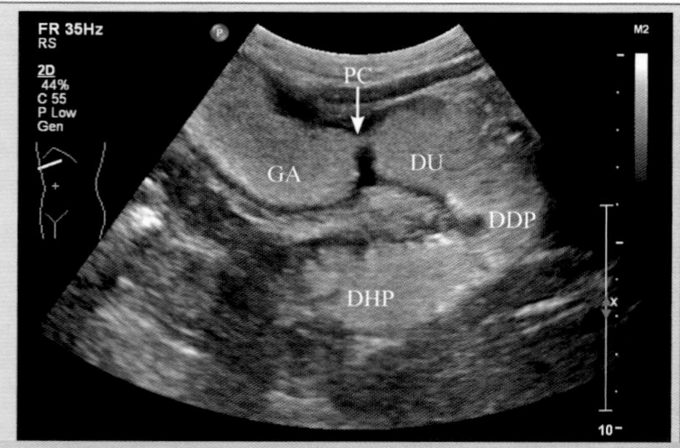

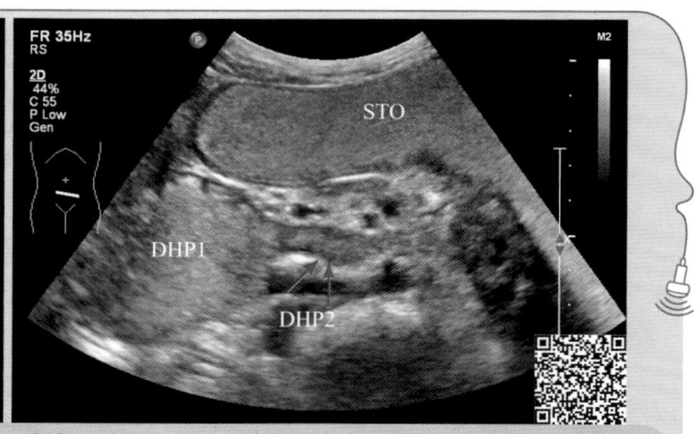

PC（白箭头）：幽门管；GA：胃窦；DU：十二指肠球部；DDP：十二指肠降部；DHP：十二指肠水平部；STO：胃腔；DHP1：十二指肠水平部上段（扩张）；DHP2（红箭头）：十二指肠水平部中、下段变窄。

图 5-7-11　OCUS 显示十二指肠淤滞症（动态）

腹部增强CT和腹主动脉血管造影结果见图5-7-12和图5-7-13。

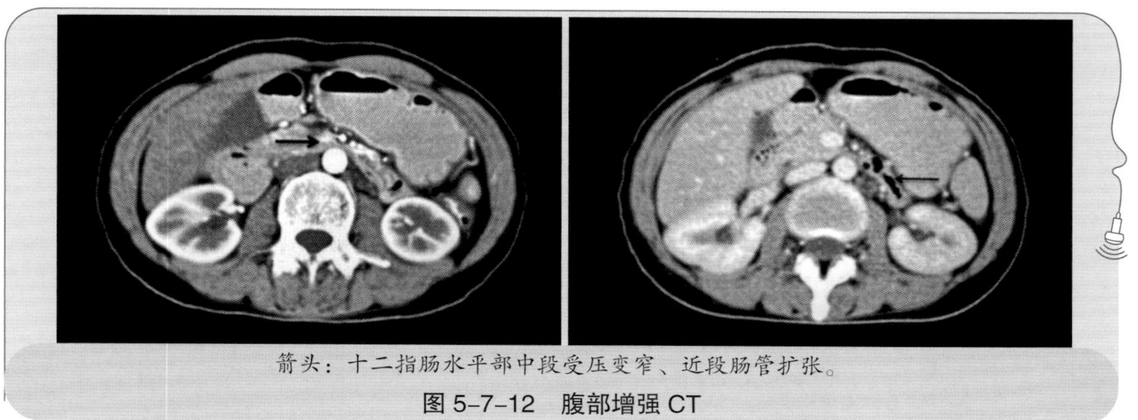

箭头：十二指肠水平部中段受压变窄、近段肠管扩张。

图 5-7-12　腹部增强 CT

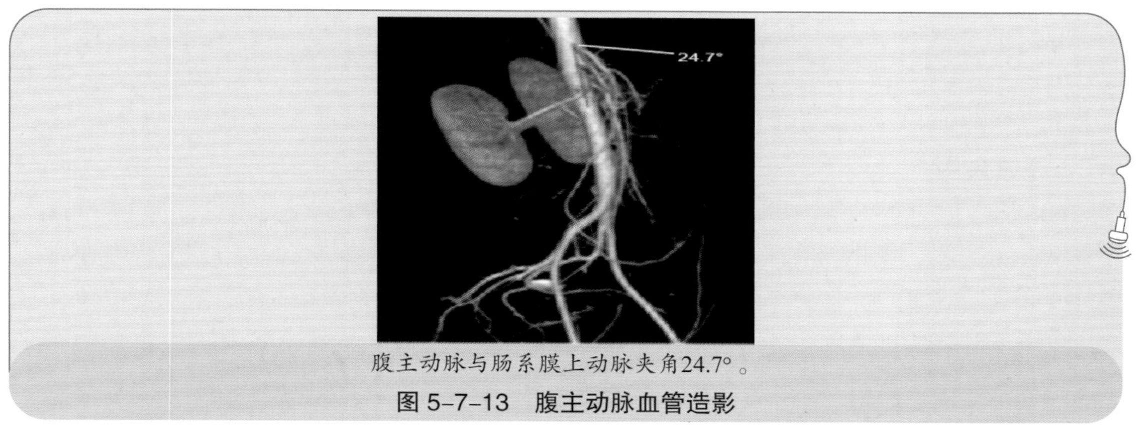

腹主动脉与肠系膜上动脉夹角24.7°。

图 5-7-13　腹主动脉血管造影

七、胃底静脉曲张

1.病因与病理

胃底静脉曲张是门静脉高压的重要并发症之一，在肝硬化进程中，肝细胞坏死、再生结节形成、肝组织结构改变和弥漫性结缔组织增生可造成肝内血液循环紊乱，门静脉、肝静脉小支和肝动脉小支之间出现短路，血管床缩小及血管受到再生结节的挤压，造成肝内血管梗阻，导致门静脉压力升高（>122 mmHg，正常值为10～12 mmHg），形成侧支循环。胃贲门部的侧支循环由门静脉系统的胃左静脉与腔静脉系统的肋间静脉、膈静脉、食管静脉及半奇静脉相吻合，构成了食管与胃底部的静脉曲张，胃底静脉曲张大部分由胃左静脉供血，小部分由胃短静脉供血。

胃镜检查是临床最为常用的诊断胃底静脉曲张的方法，但由于胃镜检查过程较痛苦，患者依从性较差，对重度静脉曲张患者有诱发出血风险，使得反复胃镜检查进行病情评估等受到限制。

既往由于胃肠道内存有一定量的气体与内容物，对常规超声具有较大的干扰与影响，因此常规超声检查无法准确诊断胃肠道疾病，临床应用价值有限。通过口服超声造影对胃底静脉曲张进行检查，患者更易接受，可重复、多次检查，但仍存在一定的不足，如对肥胖患者显示效果相对较差，以及受外界因素影响较多，可将其作为胃镜、钡餐检查的有益补充。

2.临床表现

胃底静脉曲张的临床主要症状为脾大、脾功能亢进、腹水和消化道出血等。任何原因导致的门静脉高压均可能引起胃底静脉曲张，而肝硬化是主要发病原因，其发病率高达80%以上。

3.OCUS表现

（1）胃底部紧附胃壁探及迂曲管状无回声凸向胃腔内，黏膜表面完整，境界清晰，后方无声衰减，形态不随体位变化，加压扫查出现形态变化。

（2）CDFI：迂曲的管状无回声区内为无波动、红色或蓝色的血流信号，并测得低速、连续性的静脉血流频谱。

（3）患者通常伴有肝硬化、门静脉高压和脾大。

（4）明显的胃底食管下段静脉曲张在空腹超声检查时可以发现，病变轻微、范围较小时声像图难以显示。应注意与胃底部癌肿或囊肿等相鉴别。

4.经典病例

患者男性，59岁，因上腹胀痛不适就诊，既往有肝硬化、脾大病史，申请行OCUS检查。

饮水500 mL，超声检查所见：贲门部胃底体小弯侧胃壁增厚，最厚处约1.3 cm，黏膜下层内可见多发迂曲、扩张的无回声区，较宽处内径约0.4 cm，黏膜面光滑、完整，形态不随体位变化，壁层次尚清晰，余胃壁未见明显增厚，层次清晰，胃蠕动正常。CDFI：迂曲的管状无回声区内探及无波动、红色或蓝色的血流信号，内探及静脉血流频谱。超声提示：贲门部胃底体小弯侧胃壁增厚伴壁内静脉曲张（考虑门脉高压性胃病，图5-7-14，5-7-15）。

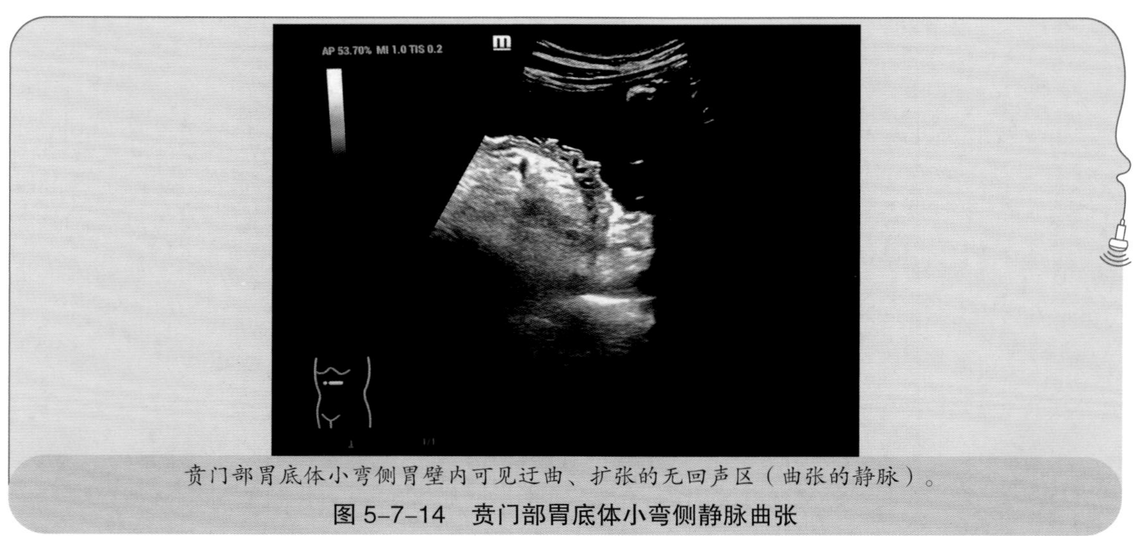

贲门部胃底体小弯侧胃壁内可见迂曲、扩张的无回声区（曲张的静脉）。

图 5-7-14 贲门部胃底体小弯侧静脉曲张

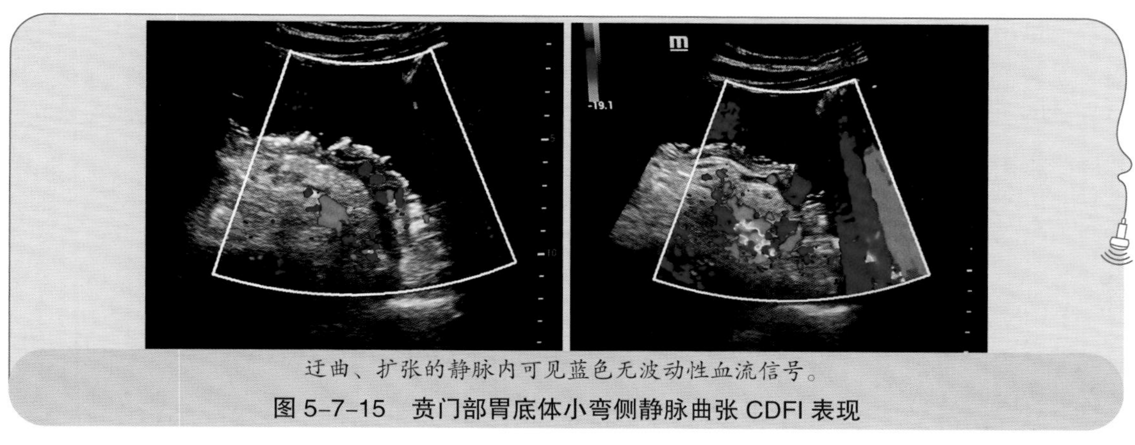

迂曲、扩张的静脉内可见蓝色无波动性血流信号。

图 5-7-15　贲门部胃底体小弯侧静脉曲张 CDFI 表现

胃镜检查所见：胃底部可见3条蓝紫色蛇形迂曲静脉（图5-7-16）。

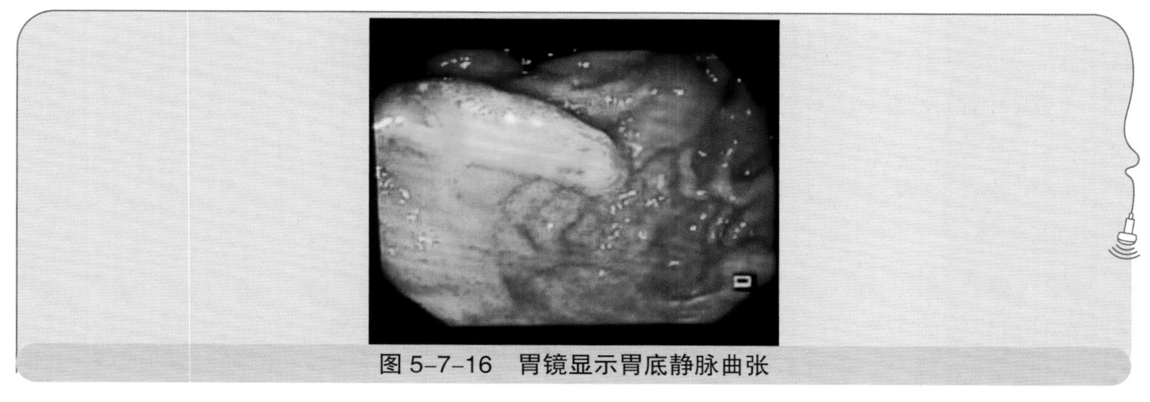

图 5-7-16　胃镜显示胃底静脉曲张

第八节　鼻饲患者胃肠道病变

随着人口老龄化的进展，由于各种原因必须经鼻饲管供给营养的老年患者越来越多，这类患者多为慢性病患者，病程长，常伴有不同程度的意识和行为障碍。由于这类群体的特殊性，无法进行胃肠镜检查，而胃肠道肿瘤早中期临床症状不明显，易使临床医师忽视，导致患者得不到及时的胃肠检查，延误胃肠肿瘤性病变的及时诊断与治疗。针对这一状况，超声科在临床实践中探索出一种无创的胃肠疾病超声诊断技术，并进行了一项通过鼻饲管注入造影剂经OCUS检查在长期鼻饲患者的胃十二指肠肿瘤筛查中的临床应用研究。研究发现，经鼻饲管注入造影剂充盈胃腔与口服造影剂充盈胃腔达到了相同的检查效果，消除了胃腔内气体及内容物的干扰，产生了类似于实质性组织均匀分布的强回声界面，不仅可观察充盈后胃壁结构、胃腔、胃蠕动和排空功能，还能观察黏膜下胃壁肌层内病变，特别是肿瘤侵犯胃壁层次及壁外胃周围的情况，了解病灶的位置、形态、内部回声和对胃壁的浸润深度，以及周边相邻组织与淋巴结是否受累，同时还能利用彩色多普勒超声观察血供情况，从而对胃部的肿瘤性疾病做出诊断。这项研究取得了较好的效果，得到了临床医师、广大患者及其家属的高度认可。

通过鼻饲管注入造影剂经OCUS检查鼻饲患者胃部肿瘤的方法，具有便捷、安全、无创伤、无痛苦、有效等独特的优势，为临床诊断鼻饲患者胃部肿瘤病变提供了一种新的检查手段和诊断思路，弥补了这类人群不能进行胃镜和X线钡餐造影检查的不足，值得进一步研究和推广应用。

一、鼻饲患者胃超声造影检查方法

1.仪器和造影剂

同普通患者OCUS检查使用的仪器和造影剂一样，应用腹部彩色多普勒超声仪，选用医院批准使用的谷物类制成的均匀有回声型胃超声造影剂。

2.检查前准备

（1）要求患者空腹（禁水、禁食8小时以上）。

（2）按照说明书将1袋造影剂冲泡搅拌成均匀的稀糊状溶液500～600 mL，待冷至适宜温度后（一般控制在30～40 ℃）备用。

（3）准备1支50 mL一次性注射器。

（4）经验丰富的超声医师和护士各1名。

（5）检查前与临床医师沟通，并征得患者及其家属的同意。

3.操作方法

（1）经鼻饲注入造影剂之前，先由经验丰富的超声医师进行经腹部常规超声扫查，确定鼻饲管在胃腔内（超声医师应了解鼻胃管置入的方法，有利于鼻胃管的检查，即胃管经鼻腔插入胃腔内末端，常规置于胃窦，鼻饲管总长度为50～75 cm）。

（2）鼻饲时抬高床头40°～50°，由护士用50 mL注射器抽吸上述调制好备用的造影剂、经鼻饲管缓慢注入胃腔（图5-8-1）。在注入造影剂的过程中，超声医师一边将探头置于颈段和剑突下方略向左后方倾斜，一边观察造影剂通过食管和贲门情况；待缓慢注入约500 mL造影剂充盈胃腔后：嘱患者取左侧卧位，超声探头位于左侧肋缘、剑突下，略向左肩方向倾斜扫查胃底部；嘱患者取仰卧位，从左至右依次扫查胃底、胃体大小弯、胃角、胃窦，采用横、纵、斜多切面扫查；嘱患者取右侧卧位，超声探头位于右侧肋缘、右上腹部，

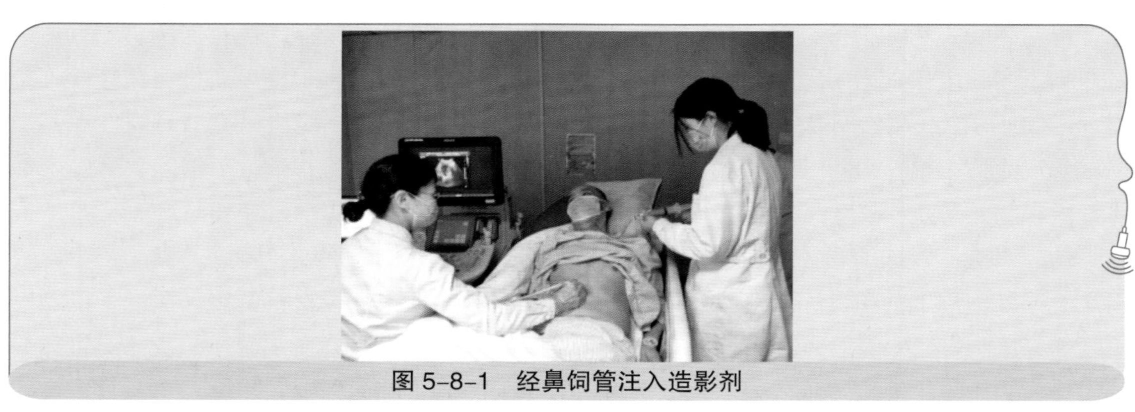

图 5-8-1　经鼻饲管注入造影剂

略倾斜探头连续扫查胃窦、胃角及十二指肠等相关部位；检查胃十二指肠球部及水平部时，由上至下移动探头并做连续扫查；依次连续于纵、横切面扫查观察胃充盈后胃各壁层次结构，胃蠕动和排空功能，观察贲门、胃底、胃体、胃大弯、胃小弯、胃角、胃窦、幽门及十二指肠等黏膜层是否完整，胃壁厚度是否正常及是否有胃腔内外占位性病变等；发现可疑病灶反复多角度观察病灶位置、大小、形态、边界、内部回声及对胃壁浸润程度等声像图特征，观察胃周有无淋巴结肿大；利用彩色多普勒超声观察病灶血流情况，综合分析后做出诊断（图5-8-2，图5-8-3）。

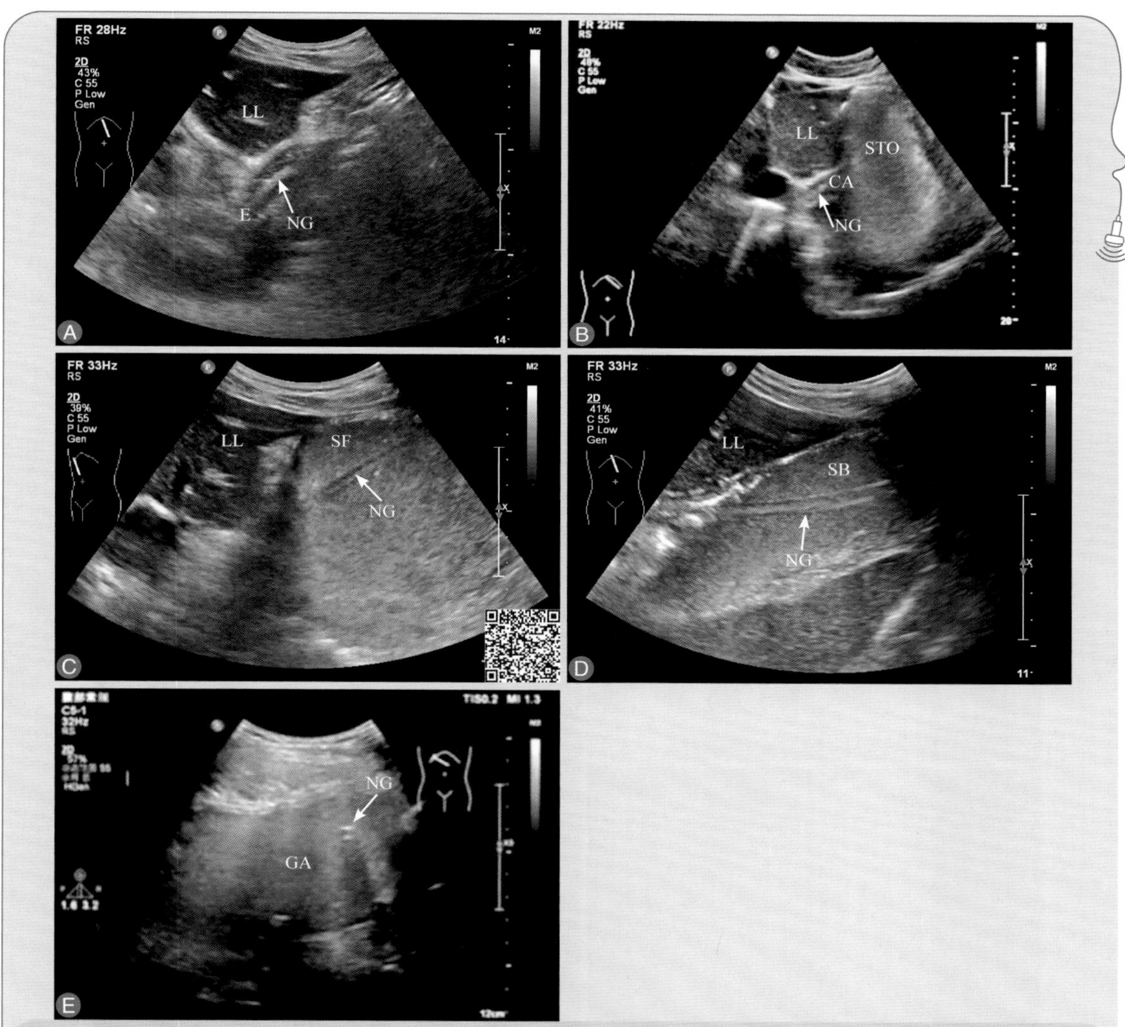

经鼻饲管注入造影剂，不仅能清晰显示鼻饲管在胃腔内的位置、了解鼻饲管是否通畅，还能实时观察造影剂到达的具体部位，实时观察胃部病变的情况。A.OCUS显示造影剂通过鼻饲管到达食管腹段；B.OCUS显示造影剂通过鼻饲管进入贲门；C.OCUS显示造影剂通过鼻饲管达到胃底（动态）；D.OCUS显示造影剂通过鼻饲管到达胃体部；E.OCUS显示造影剂通过鼻饲管到达胃窦部胃腔内。E：食管腹段；NG（箭头）：鼻饲管；LL：肝左叶；CA：贲门；STO：胃腔；SF：胃底；SB：胃体；GA：胃窦。

图 5-8-2　经鼻饲管注入造影剂 OCUS 检查

二、经典病例

病例1：

患者男性，83岁，因纳差4月余，加重伴四肢乏力1周，故入住老年医学科。既往有脑梗死、冠心病、胃溃疡、精神抑郁等28种慢性疾病，经鼻饲营养5年余。

入院检查：血红蛋白93.0 g/L；大便潜血阳性；血液肿瘤标志物9项（AFP、CEA、CA-125、CA-153、CA-199、FER、NSE、CA-724、CYFRA21-1）均在正常范围。

患者因无法耐受胃肠镜检查，申请OCUS检查。经腹部扫查，胃腔内可见鼻饲管回声。经鼻饲管注入400 mL造影剂，OCUS检查所见：胃窦、胃小弯胃壁增厚向胃腔内突起，壁最厚处约为3.4 cm，累及长度9.3 cm，形态不规则，内部回声较低、不均质，黏膜面不规则，呈“多峰征”，壁层次破坏，病变侵犯浆膜层，浆膜回声线不规整，胃腔狭窄，胃蠕动僵硬；胃旁及周围多发淋巴结肿大，部分互相融合。CDFI显示增厚隆起的胃壁周边及内部探及较丰富的彩色血流信号，经鼻饲OCUS检查提示：胃占位性病变（考虑浸润型胃癌）伴淋巴结转移（图5–8–3）。

随访：经鼻饲管注入造影剂，OCUS检查提示浸润型胃癌伴淋巴结转移后，老年医学科请肿瘤科会诊，转入肿瘤内科进一步检查，临床诊断为晚期胃癌。行姑息治疗，1个月后肿

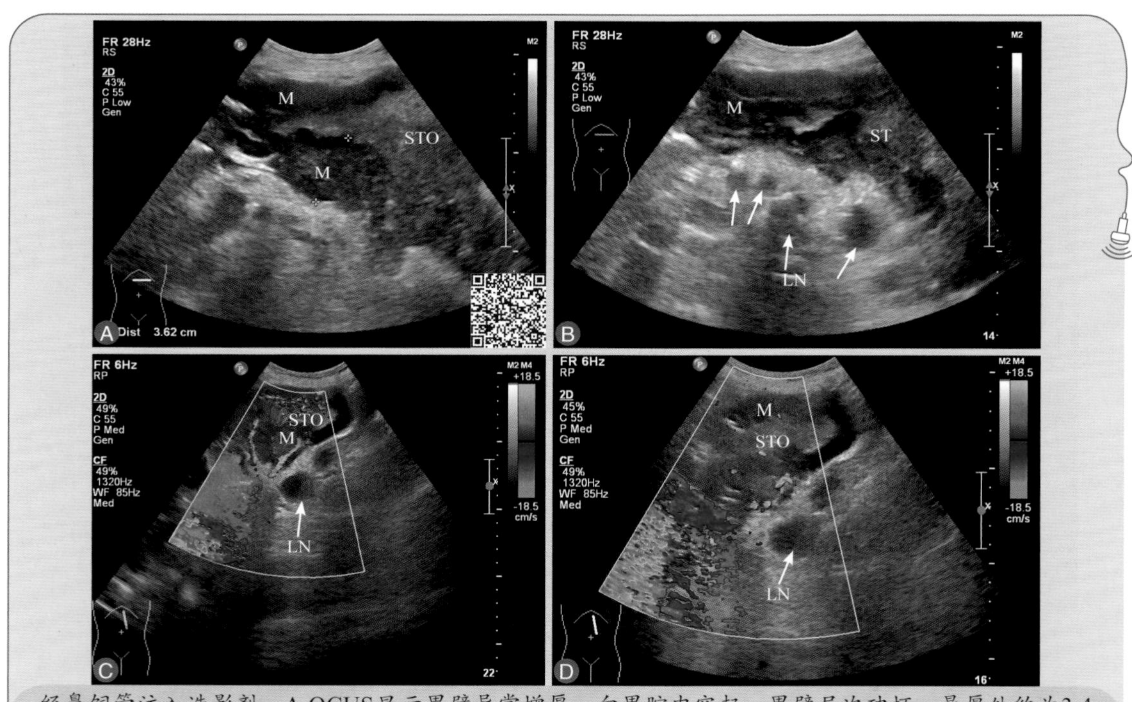

经鼻饲管注入造影剂。A.OCUS显示胃壁异常增厚，向胃腔内突起，胃壁层次破坏，最厚处约为3.4 cm，累及长度9.3 cm，浆膜层回声中断，胃腔狭窄（动态）；B.OCUS显示胃周多发淋巴结肿大转移；C、D.CDFI显示胃癌周边及内部血流信号较丰富。M：肿物；STO：胃腔；ST：胃；LN（箭头）：淋巴结。

图 5–8–3 浸润型胃癌

瘤标志物逐渐升高，血红蛋白持续下降（5.7 g/L）；胃内容物及大便潜血持续阳性，肿瘤标志物4个月后显著升高，详见患者住院肿瘤标志物监测曲线图（图5–8–4）。5个月后患者死亡。

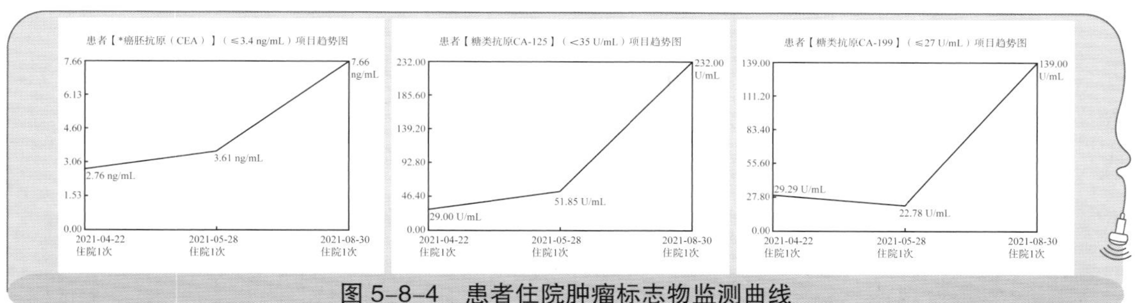

图 5–8–4　患者住院肿瘤标志物监测曲线

病例2：

患者女性，88岁，因恶心、呕吐、腹痛、纳差1周，故入住老年医学科。既往有脑梗死、心肌梗死、糖尿病、高血压病史，经鼻饲营养3年余。

经腹部扫查，胃腔内可见鼻饲管回声。经鼻饲管注入500 mL造影剂，OCUS检查所见：实时动态观察造影剂注入胃腔充盈后，胃蠕动时可见造影剂自十二指肠反流至胃腔内，胃窦前壁黏膜面粗糙、不平，伴斑点状强回声附着，局部胃壁结构层次清晰。经鼻饲OCUS检查提示：十二指肠胃反流伴胃窦炎（图5–8–5）。

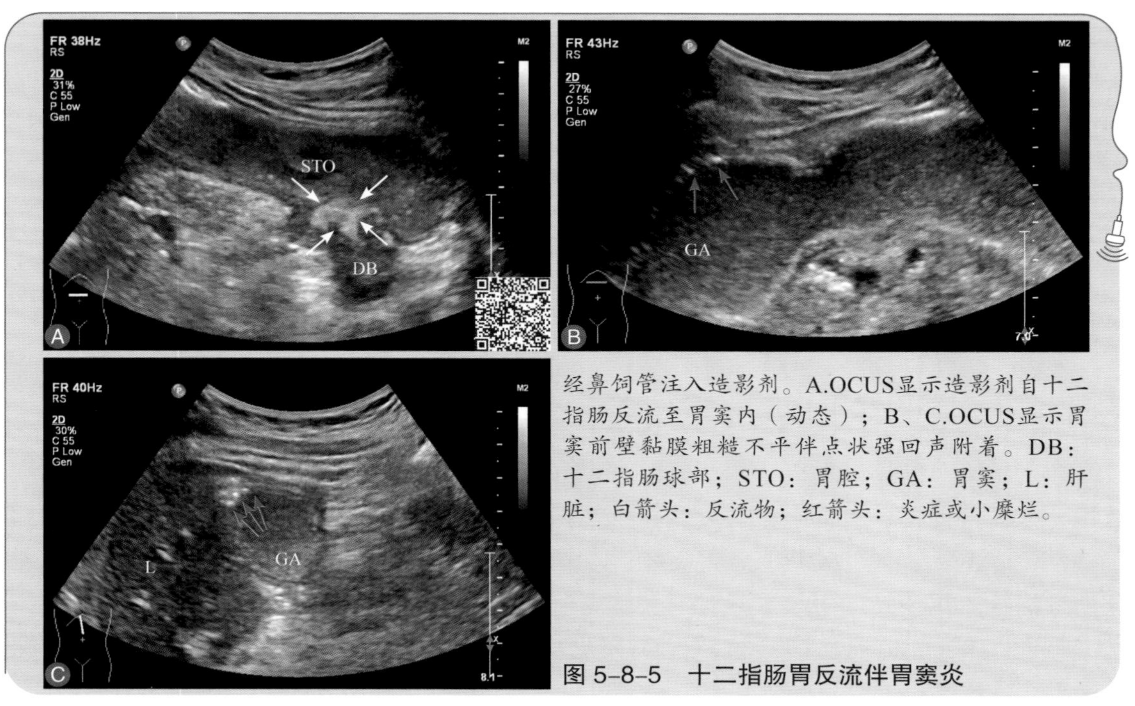

经鼻饲管注入造影剂。A.OCUS显示造影剂自十二指肠反流至胃窦内（动态）；B、C.OCUS显示胃窦前壁黏膜粗糙不平伴点状强回声附着。DB：十二指肠球部；STO：胃腔；GA：胃窦；L：肝脏；白箭头：反流物；红箭头：炎症或小糜烂。

图 5–8–5　十二指肠胃反流伴胃窦炎

病例3：

患者男性，68岁，因腹痛、纳差、恶心10天，腹痛以夜间为著、疼痛难忍，故入住神经内科。既往有脑梗死、糖尿病病史，经鼻饲营养2年余。

经腹部扫查，胃腔内可见鼻饲管回声。经鼻饲管注入500 mL造影剂，OCUS检查所见：贲门部、胃小弯及胃窦的黏膜层及黏膜下层增厚，黏膜皱襞增粗，黏膜面粗糙、不平，胃小弯及胃窦黏膜回声中断，散在多处凹陷，凹陷内伴斑点状强回声附着，局部胃壁结构层次清晰。经鼻饲OCUS检查提示：胃炎伴胃小弯及胃窦糜烂及溃疡（图5-8-6）。

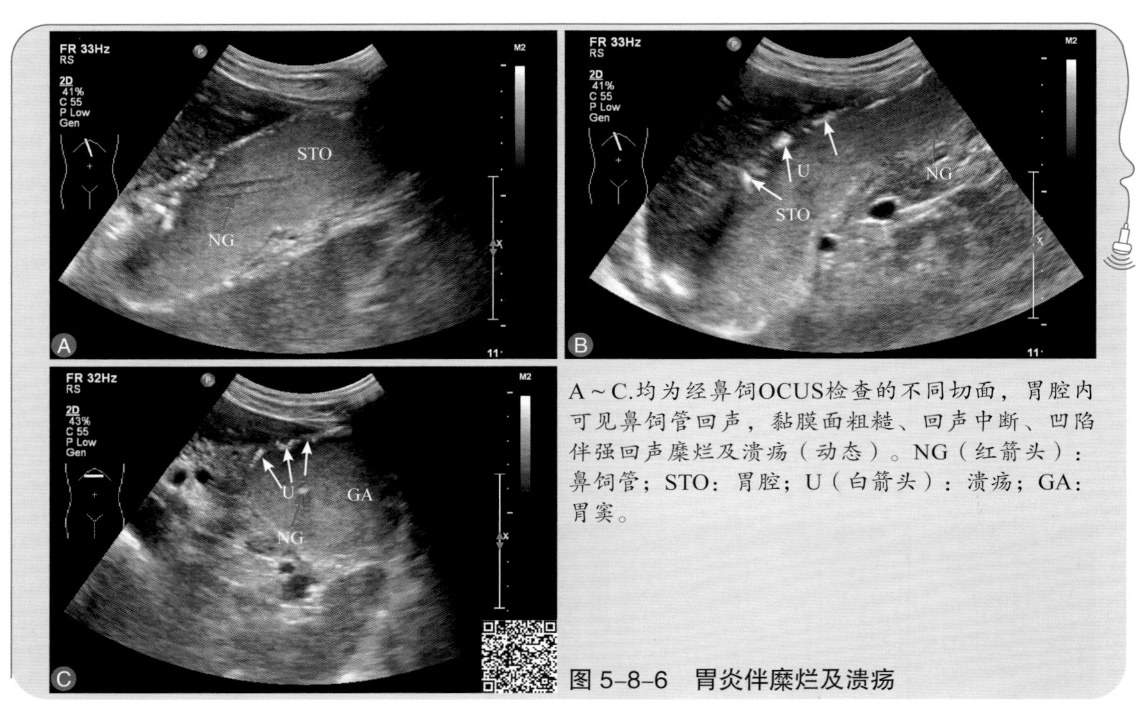

A～C.均为经鼻饲OCUS检查的不同切面，胃腔内可见鼻饲管回声，黏膜面粗糙、回声中断、凹陷伴强回声糜烂及溃疡（动态）。NG（红箭头）：鼻饲管；STO：胃腔；U（白箭头）：溃疡；GA：胃窦。

图 5-8-6　胃炎伴糜烂及溃疡

第九节 特殊类型病变

一、OCUS检查发现腹壁黏液腺癌

经典病例：患者女性，73岁，因上腹部胀痛、恶心、呕吐3月余，曾在北京某三甲医院就诊，拟诊“胃炎、胃部肿瘤待除外”，建议胃镜检查，因疫情原因近3个月未能进行胃镜检查，病情逐渐加重，近2周来频繁呕吐，体重进行性下降（从58 kg降至35 kg），故特来消化内科就诊，申请OCUS检查。既往有胰腺炎合并胰腺假性囊肿病史。

患者口服200 mL造影剂，OCUS检查可见：造影剂通过食管颈段、胸段及腹段顺利，未见潴留，造影剂进入贲门尚顺利，但是经过贲门进入胃腔约150 mL时显示胃腔呈外压性狭窄，嘱患者再饮50 mL造影剂，患者即开始恶心、呕吐，无法再饮，胃腔无法适度充盈。探头朝向腹壁检查，在腹壁探及一巨大实质不均质低回声包块，范围约为9.8 cm ×7.9 cm×2.1 cm，探头加压质地较软。CDFI显示低回声包块内较丰富的彩色血流信号。OCUS检查提示：胃腔外压性狭窄，腹壁巨大肿物，建议进一步检查（图5-9-1，图5-9-2）。

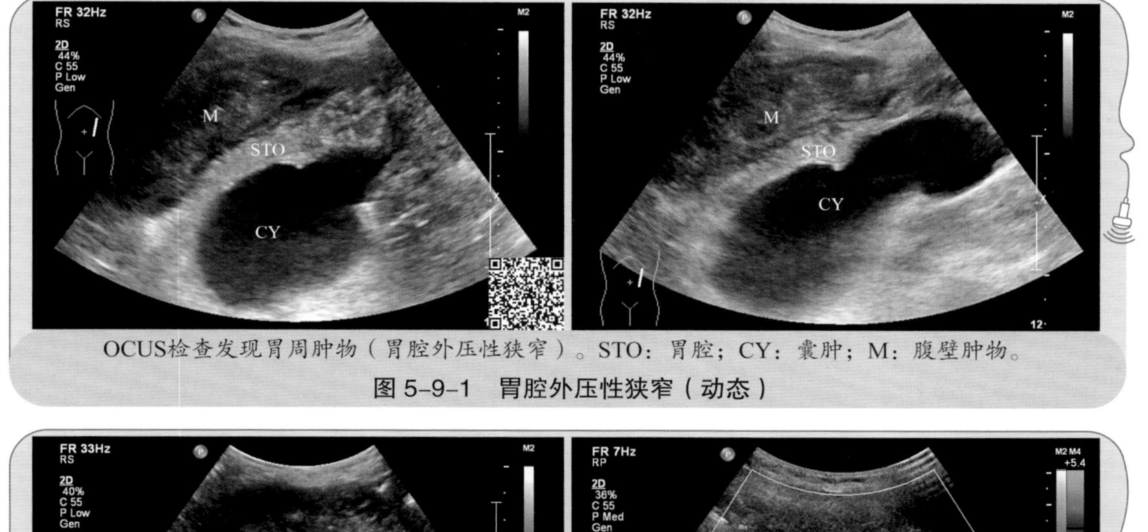

OCUS检查发现胃周肿物（胃腔外压性狭窄）。STO：胃腔；CY：囊肿；M：腹壁肿物。

图 5-9-1　胃腔外压性狭窄（动态）

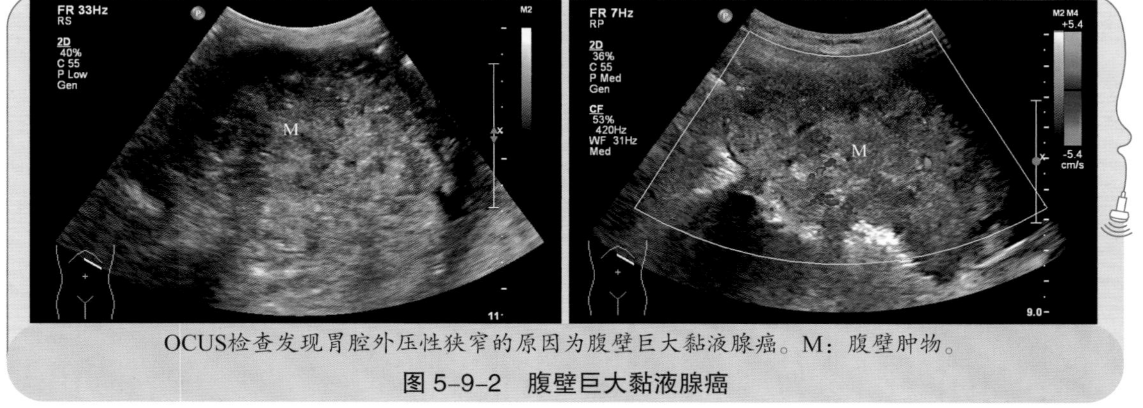

OCUS检查发现胃腔外压性狭窄的原因为腹壁巨大黏液腺癌。M：腹壁肿物。

图 5-9-2　腹壁巨大黏液腺癌

在实时超声引导下进行腹壁肿物穿刺活检术，取出腹壁肿块组织3块（图5-9-3）。病理报告：腹壁黏液腺癌（图5-9-4）。

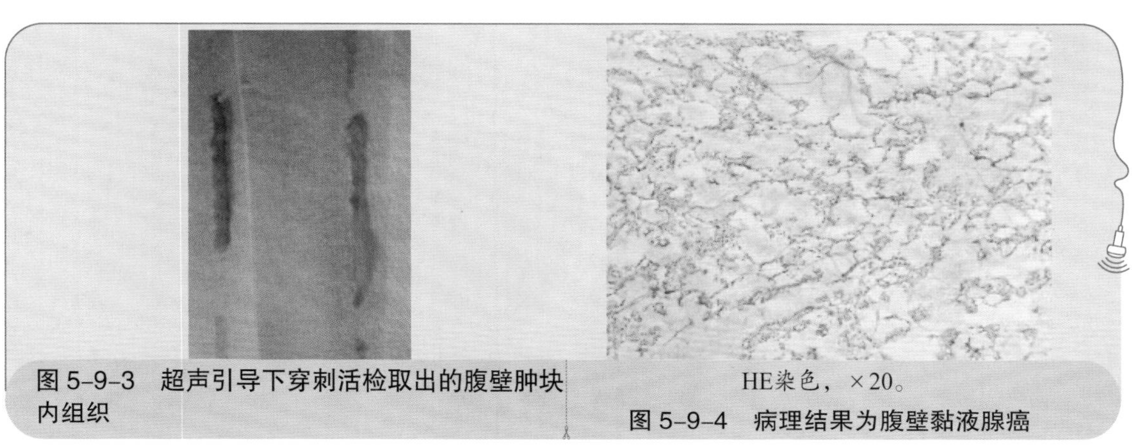

图 5-9-3　超声引导下穿刺活检取出的腹壁肿块内组织

HE染色，×20。

图 5-9-4　病理结果为腹壁黏液腺癌

二、OCUS检查发现腹主动脉瘤

经典病例：患者男性，79岁，因上腹饱胀、腹痛1年余，加重1个月在社区卫生服务中心就诊，医师触诊上腹部质韧包块，拟诊“胃肿瘤”，故来消化内科门诊就诊，申请OCUS检查。既往有高血压病史。

患者口服500 mL造影剂，OCUS检查所见：胃腔充盈良好，胃蠕动正常，胃十二指肠腔内未见明显异常回声，上腹部可探及一混合回声包块，大小为6.3 cm × 6.2 cm × 5.4 cm，横切面呈类圆形，边界清，形态尚规则，纵切面上、下两端与腹主动脉相通，其内可见附壁血栓回声；CDFI显示包块内探及动脉血流频谱，局部血栓附着处充盈缺损。OCUS检查提示：腹主动脉瘤伴附壁血栓形成。明确了患者上腹饱胀、腹痛的原因不是胃病引起的，而是腹主动脉瘤所致（图5-9-5）。16层螺旋CT血管造影检查结果见图5-9-6。

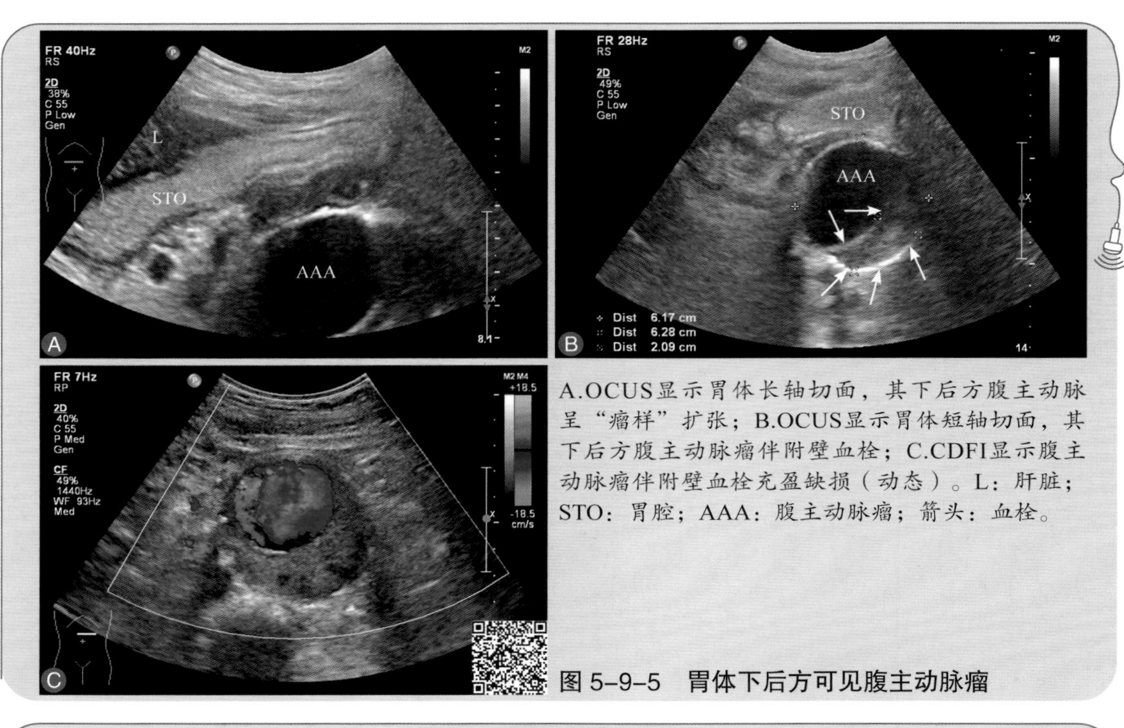

A.OCUS显示胃体长轴切面，其下后方腹主动脉呈“瘤样”扩张；B.OCUS显示胃体短轴切面，其下后方腹主动脉瘤伴附壁血栓；C.CDFI显示腹主动脉瘤伴附壁血栓充盈缺损（动态）。L：肝脏；STO：胃腔；AAA：腹主动脉瘤；箭头：血栓。

图 5-9-5　胃体下后方可见腹主动脉瘤

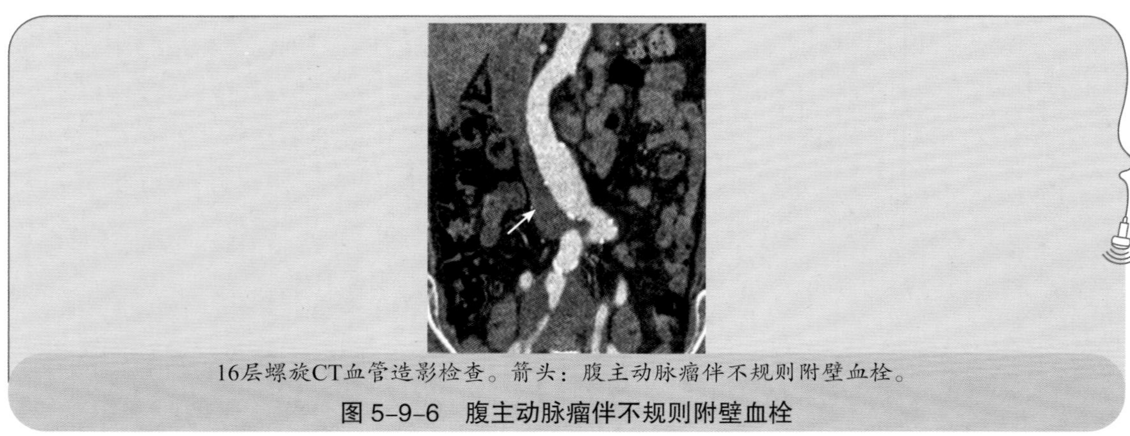

16层螺旋CT血管造影检查。箭头：腹主动脉瘤伴不规则附壁血栓。

图 5-9-6　腹主动脉瘤伴不规则附壁血栓

三、OCUS检查发现淋巴瘤

经典病例：患者女性，62岁，因纳差、腹胀3个月，自服胃药2周未见好转，故来消化内科就诊，申请OCUS检查。

患者口服500 mL造影剂，OCUS检查所见：胃腔充盈良好，胃蠕动正常，胃十二指肠未见明显异常回声，胃周、腹主动脉旁可探及多发淋巴结肿大，较大者为2.3 cm × 1.9 cm，部分互相融合，皮髓质分界不清。OCUS检查提示：腹腔多发淋巴结肿大（淋巴瘤不除外），建议进一步检查（图5-9-7）。

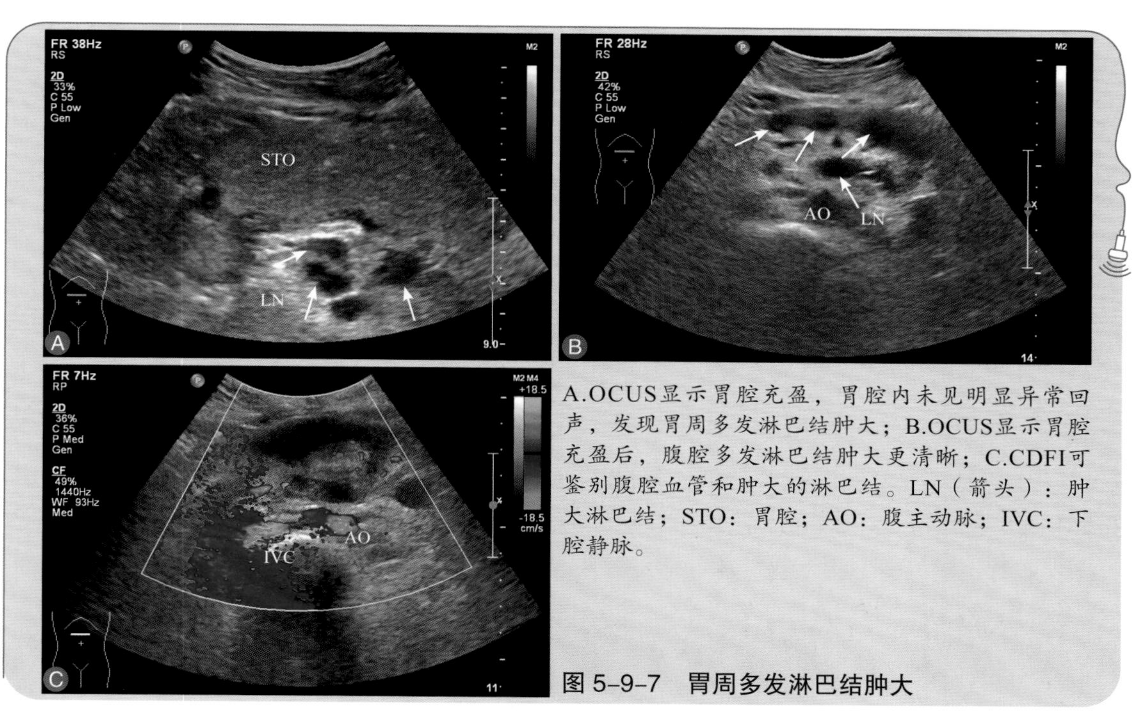

A.OCUS显示胃腔充盈，胃腔内未见明显异常回声，发现胃周多发淋巴结肿大；B.OCUS显示胃腔充盈后，腹腔多发淋巴结肿大更清晰；C.CDFI可鉴别腹腔血管和肿大的淋巴结。LN（箭头）：肿大淋巴结；STO：胃腔；AO：腹主动脉；IVC：下腔静脉。

图 5-9-7　胃周多发淋巴结肿大

患者经普外科穿刺活检病理报告：非霍奇金淋巴瘤。明确了患者纳差、腹胀的主要原因是淋巴瘤，并非胃部病变（图5-9-8）。

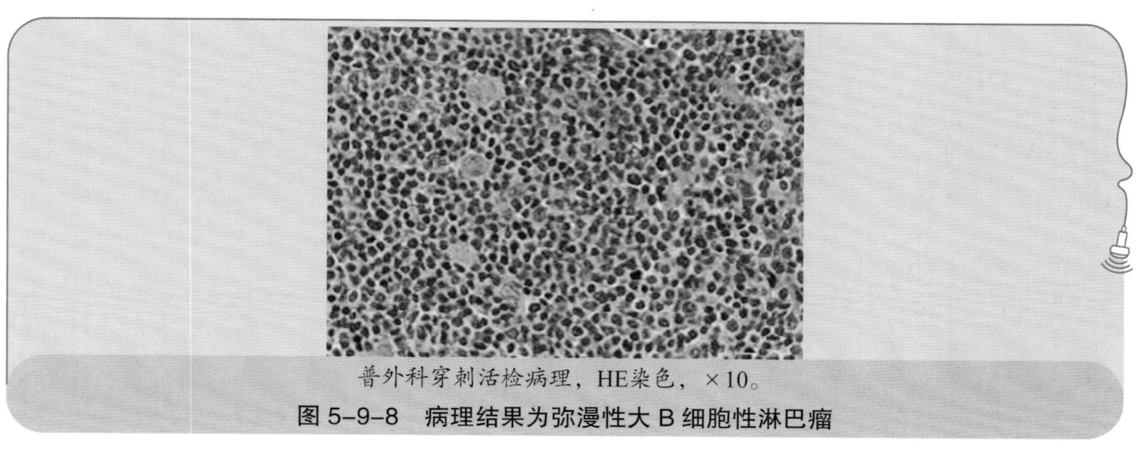

普外科穿刺活检病理，HE染色，×10。

图 5-9-8　病理结果为弥漫性大 B 细胞性淋巴瘤

四、OCUS检查发现早期胰腺微小病变

经典病例：患者男性，56岁，因偶感上腹不适1个月，故来消化科就诊，申请OCUS检查。既往每年单位体检腹部超声均未发现异常。

患者口服500 mL造影剂，OCUS检查所见：胃腔充盈良好，胃蠕动正常，胃十二指肠未见明显异常回声。造影剂充填胃腔后，胰腺显示得更清晰，在胰腺发现低回声结节，大小为0.6 cm×0.5 cm，呈类圆形，边界清，形态尚规则。OCUS检查提示：胰腺小占位结节，建议CEUS进一步检查（图5-9-9）。

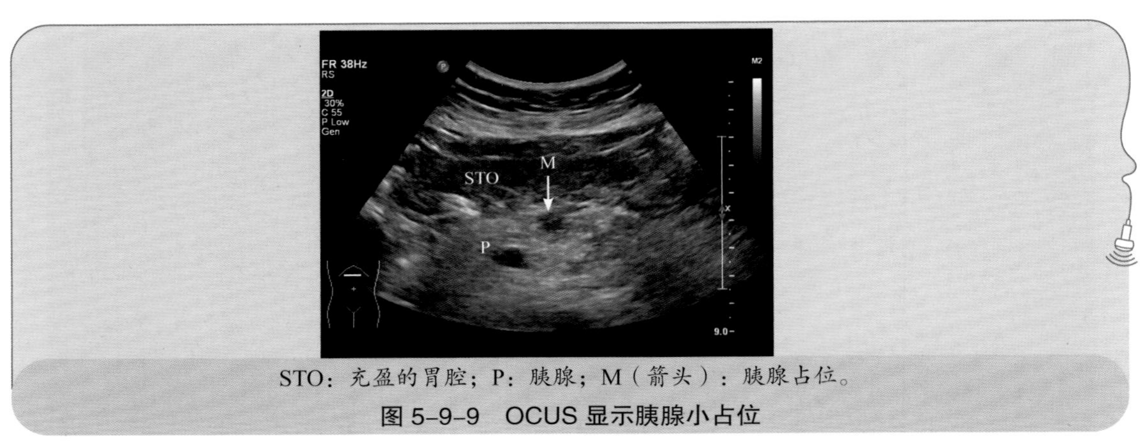

STO：充盈的胃腔；P：胰腺；M（箭头）：胰腺占位。

图 5-9-9　OCUS 显示胰腺小占位

征得患者及其家属同意并签署知情同意书后，经肘正中静脉快速团注造影剂（声诺维SonoVue）2.0 mL后，双重对比超声造影表现：动脉期未见异常强化，实质期未见异常廓清。双重对比超声造影提示：胰腺小囊肿（图5-9-10）。

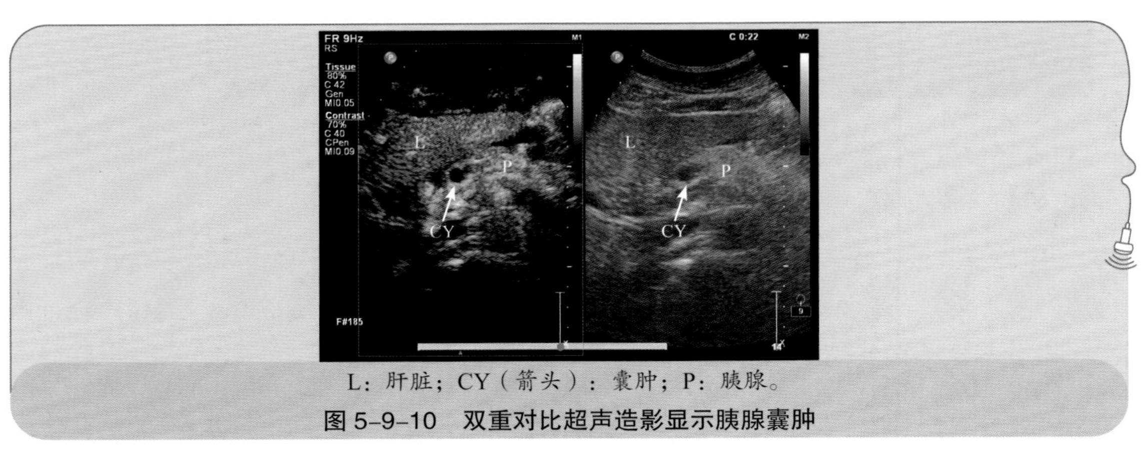

L：肝脏；CY（箭头）：囊肿；P：胰腺。

图 5-9-10　双重对比超声造影显示胰腺囊肿

五、OCUS检查帮助高龄厌食患者排除胃部肿瘤

经典病例：患者女性，89岁，纳差、进行性消瘦3个月，曾在社区服务中心就诊，怀疑“胃肿瘤”，建议胃镜等进一步检查。因患者高龄，既往有冠心病、高血压等病史，未行进一步检查。患者家属非常着急，其女儿陪同、代述近1周只进水，极少进食，来消化内科就

诊，申请OCUS检查。患者体型瘦弱，神情倦怠。

患者于坐位饮造影剂之前，将腹部探头置于剑突下方偏左侧，胃腔内探及少量无回声区，嘱患者饮造影剂，患者摇头示意喝不了，反复劝说患者才饮约50 mL，于是换用高频线阵探头多切面扫查，可见胃腔内较多皱襞回声，处于空虚状态，但胃部未见明显肿块。OCUS检查提示：胃部未见明显占位性病变，基本排除胃部肿瘤（图5-9-11）。建议患者到精神心理科就诊，后经精神心理科诊断为高龄抑郁性厌食。

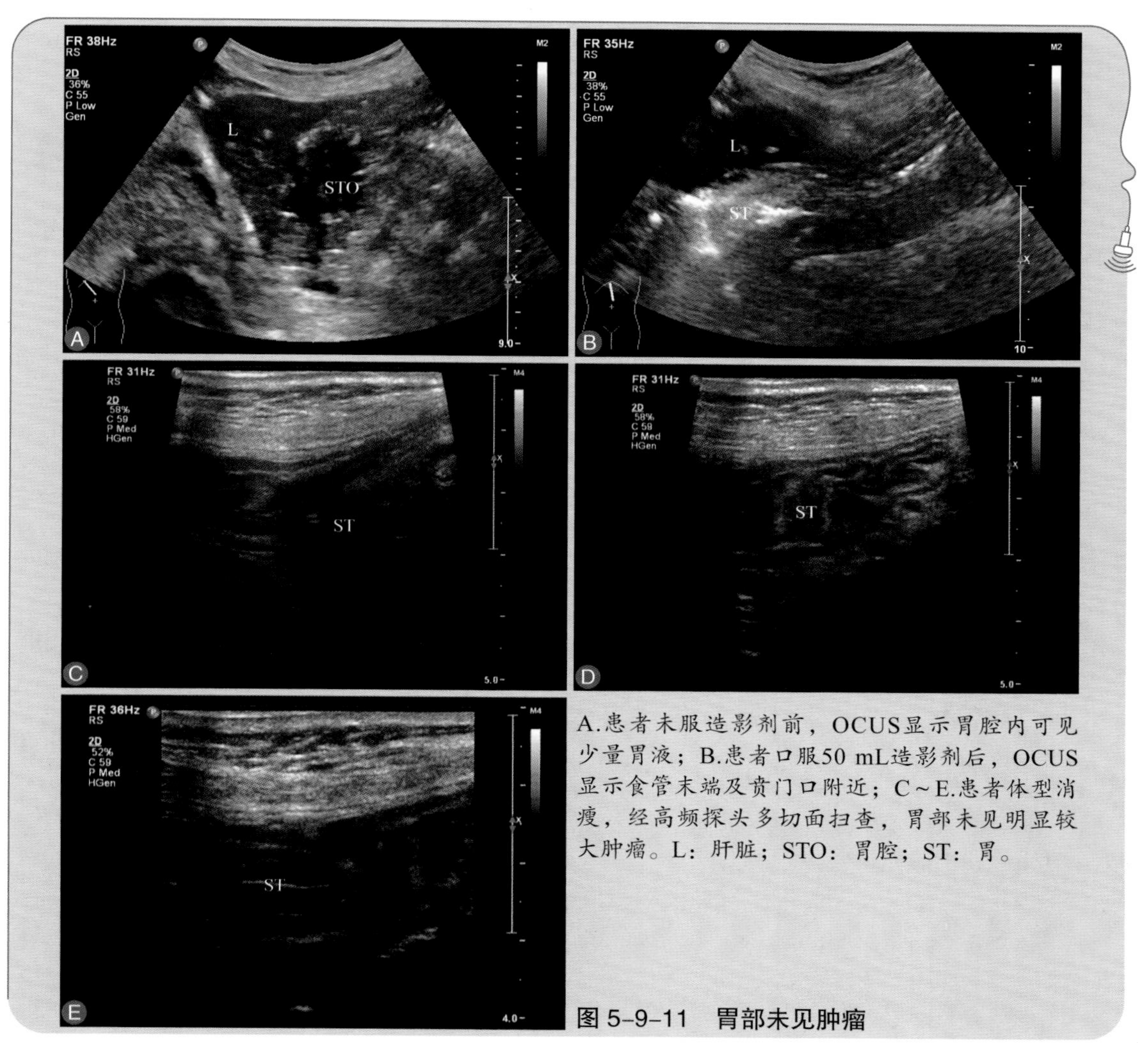

A.患者未服造影剂前，OCUS显示胃腔内可见少量胃液；B.患者口服50 mL造影剂后，OCUS显示食管末端及贲门口附近；C～E.患者体型消瘦，经高频探头多切面扫查，胃部未见明显较大肿瘤。L：肝脏；STO：胃腔；ST：胃。

图 5-9-11　胃部未见肿瘤

参考文献

[1] ZACHARIAH R，GOO T，LEE R，et al.Mechanism and Pathophysiology of Gastroesophageal Reflux Disease.Gastrointestinal Endosc Clin N Am，2020，30（2）：209-226.

[2] 王燕，张静雯，詹维伟.高频超声检查联合动态试验诊断咽食管憩室的价值.诊断学理论与实践，2020，19（3）：264-268.

[3] 张蔚耩，贾瑞珍，许迎建.无症状咽食管憩室超声诊断分析.中华医学超声杂志（电子版），2016，13（4）：308–310.
[4] 李建盛，肖萤.咽食管憩室的超声诊断及临床特点.中国超声医学杂志，2016，32（2）：178–180.
[5] 董嘉文，毛建强，曹宪伟.咽食管憩室的高频超声图像特征分析.临床超声医学杂志，2019，21（3）：237–238.
[6] 黄聪，罗军德，淦登卫，等.囊性淋巴管瘤DSCT表现及病理对照.医学影像学杂志，2016，26（5）：829–832.
[7] OLIVEIRA DR，AGUIAR CR.Upper esophageal sphincter dysfunction in gastroesophageal reflux disease.Dysphagia，2019，34（6）：942–943.
[8] 李红梅.胃超声造影诊断胃食管反流的临床效果分析.影像研究与医学应用，2018，2（17）：124–125.
[9] 张珂.彩色多普勒胃肠超声造影在胃食管反流病临床诊断中的应用.实用医学影像杂志，2021，22（2）：127–129.
[10] 喻萍一，谷颖，谢瑾，等.彩色多普勒胃肠超声造影对胃食管反流病的临床诊断价值.贵州医科大学学报，2019，44（8）：980–986.
[11] 闫文荟，李季珍，王俊娥.口服胃肠道超声造影与X-ray气钡双重造影对胃食管反流病诊断价值的比较.现代消化及介入诊疗，2020，25（8）：1110–1112.
[12] 顾越雷，李峰，樊强，等.胃食管反流病的基础研究进展及临床诊治现状.中国普外基础与临床杂志，2016，23（11）：1413–1416.
[13] 胡志伟，吴继敏，田书瑞，等.胃食管反流病的胃镜检查要点.中华胃食管反流病电子杂志，2018，5（4）：148–152.
[14] 孙倩，焦京霞，穆柯晓，等.胃肠超声助显剂在胃食管反流病及胃食管结合部病变筛查中的诊断价值.北京医学，2020，42（8）：716–719.
[15] 国家卫生健康委员会.胃癌诊疗规范（2018年版）.中华消化病与影像杂志（电子版），2019，9（3）：118–144.
[16] 周家琛，郑荣寿，庄贵华，等.2000—2015年中国肿瘤登记地区胃癌发病趋势及年龄变化.实用肿瘤学杂志，2020，34（1）：1–5.
[17] RIVASLASARTE M，SOLEGONZALEZ E，ÁLVAREZ G J，et al.Dynamic correlation between cardiac filling pressures and b-lines in a lung ultrasound：a pilot study.Journal of Cardiac Failure，2021，27（3）：379–381.
[18] 荔姣媛.胃肠充盈超声对胃十二指肠占位性病变诊断中的应用.中国药物与临床，2021，21（12）：2058–2059.
[19] ANDREAS，FRANCESCO G，ELENA B.Ultrasoundguided insertion of the Elipse®gastric balloon：technical details，learning curve，and perioperative outcome in 36 cases.Journal of Ultrasound，2020，23（4）：593–597.
[20] 马生君，刘晔，杨海龙，等.胃充盈超声检查与增强CT在提高胃癌患者术前T分期准确率中的应用.中国超声医学杂志，2021，37（8）：888–892.
[21] 中国医药教育协会超声专委会胃肠超声学组.中国胃充盈超声检查专家共识.肿瘤预防与治疗，2020，33（11）：817–827.
[22] 张显迪，沈理，丁红.经腹超声胃癌诊断与筛查研究进展.肿瘤影像学，2021，30（1）：56–60.
[23] 蔡礼华.胃超声助显剂胃充盈检查在胃癌诊断中的临床应用观察.现代诊断与治疗，2018，29（5）：756–757.
[24] 杨立红.胃超声助显剂胃充盈检查在胃癌诊断中的临床应用观察.中国医药指南，2016，14（17）：171.
[25] XUE H，GE H Y，MIAO L Y，et al.Differential diagnosis of gastric cancer and gastritis：the role of

contrast-enhanced ultrasound（CEUS）.Abdom Radiol（NY），2017，42（3）：802–809.

[26] 王洋，苗立英，葛辉玉，等.超声“角征”与胃癌T3及以上分期相关性研究.中国超声医学杂志，2018，34（3）：239–242.

[27] 李刚，张金宝，史琦玉.胃超声造影联合胃镜检查在早期胃癌诊断中的价值分析.影像研究与医学应用，2019，3（13）：214–215.

[28] 郭素娟，高敏，李亚斌，等.超声造影联合多层螺旋CT在胃癌诊断中的应用.中国CT和MRI杂志，2019，17（6）：130–132，150.

[29] 李守震，吴晓丽，董毅，等.胃癌筛查的血清标志物、内镜及影像学检查进展.中华全科医师杂志，2019，18（6）：604–607.

[30] 杨伯文，韩红.超声双重造影用于胃癌术前T分期诊断的meta分析.中国医学影像学杂志，2019，27（3）：225–229.

[31] 查莉，于姣姣，谢敏，等.超声胃肠充盈造影对进展期胃癌TNM分期及化疗评估的临床价值.现代消化及介入诊疗，2021，26（10）：1307–1309.

[32] 刘亮，徐向上，曹志新.原发性胃肠道淋巴瘤的诊断与治疗（附30例报告）.腹部外科，2022，35（2）：99–107.

[33] 王樱荣，张健康.消化内镜对胃息肉病变性质的诊断.中华临床医师杂志（电子版），2017，11（3）：510–513.

[34] 娄迎阁，李亚珂，时贵阁，等.胃肠超声造影诊断胃占位性疾病的临床价值.中国临床医学影像杂志，2017，28（8）：594–595.

[35] 张帆.胃肠超声造影诊断胃占位性疾病的临床价值.影像研究与医学应用，2019，3（20）：61–63.

[36] 林晨，张再重，王烈.胃肠间质瘤诊断和治疗进展.肿瘤防治研究，2022，49（1）：1–4.

[37] AL–SHARE B，ALLOGHBI A，AL HALLAK M N，et al.Gastrointestinal stromal tumor：a review of current and emerging therapies.Cancer Metastasis Rev，2021，40（2）：625–641.

[38] 中国医师协会外科医师分会胃肠道间质瘤诊疗专业委员会，中华医学会外科学分会胃肠外科学组.胃肠间质瘤规范化外科治疗中国专家共识（2018版）.中国实用外科杂志，2018，38（9）：965–973.

[39] 彭金榜，叶丽萍，毛鑫礼，等.上消化道黏膜下肿瘤1237例次的病理学特征和分布特点.中华消化杂志，2019，39（2）：94–99.

[40] 田华开，宗振.胃肠间质瘤术后复发影响因素分析及治疗决策展望.岭南现代临床外科，2019，19（6）：658–661.

[41] 王海宽，迟强，赫丽杰，等.胃底部间质瘤嵌顿于十二指肠球部的诊断与治疗.中华消化外科杂志，2020，19（6）：694–696.

[42] 闫文荟，王俊娥，赵俊.超声造影评估胃黏膜下隆起性病变的价值.内蒙古医学杂志，2021，53（2）：140–143.

[43] 王玮，罗丹，李启祥，等.胃间质瘤不同危险等级的评估因素及超声内镜的应用价值.现代消化及介入诊疗，2019，24（3）：303–306.

[44] 高美莹，苗立英，葛辉玉，等.胃间质瘤超声造影表现与良恶性的相关性分析.中国超声医学杂志，2017，33（2）：184–186.

[45] 郑益红，兰天，黄小梅，等.胃平滑肌瘤与胃肠间质瘤的临床病理组织及影像特征观察.中国当代医药，2020，27（11）：368–370.

[46] 张文缙，杨赞峰，刘旭静.胃窗超声造影检查对于口服药物治疗胃结石疗效的研究.中国医疗设备，2016，31（10）：66–70.

[47] 刘露，苗丰，赵志峰.异位胰腺内镜和微探头超声内镜的临床特点.中国医科大学学报，2021，50（3）：280–282.

[48] XIANG S，ZHANG F，XU G.Ectopic pancreas in the ileum：an unusual condition and our experience.

第五章

Medicine（Baltimore），2019，98（44）：e17691.

[49] URADE M，FUJIMOTO S.Ectopic pancreatitis in the antral stomach causing gastric outlet obstruction：a case of successful resection.Clin J Gastroenterol，2020，13（3）：465–471.

[50] SHIRATORI H，NISHIKAWA T，SHINTANI Y，et al.Perforation of jejunal diverticulum with ectopic pancreas.Clin J Gastroenterol，2017，10（2）：137–141.

[51] 刘芳，刘翠云，吴海霞.胃窗超声造影检查在病理性十二指肠胃反流的诊断价值.影像研究与医学应用，2019，3（6）：217–218.

[52] 毛建强，曹宪伟，邢雪峰，等.口服胃腔超声造影检查对十二指肠胃反流的诊断应用.中华超声影像学杂志，2016，25（12）：1083–1085.

[53] 夏琼，危安，张艳银.胃超声造影对老年人十二指肠胃反流的诊断价值.中国现代医学杂志，2019，29（8）：74–77.

[54] 倪佳祺.肠系膜上动脉综合征的诊断与治疗策略.外科理论与实践，2021，26（4）：370–372.

[55] BRONSWIJK M，FRANSEN L，VANELLA G，et al.Successful treatment of superior mesenteric artery syndrome by endoscopic ultrasound-guided gastrojejunostomy.Endoscopy，2021，53（2）：204–205.

[56] SINAGRA E，RAIMONDO D，ALBANO D，et al.Superior mesenteric artery syndrome：clinical，endoscopic，and radiological findings.Gastroenterol Res Pract，2018，2018：1937416.

[57] SILVA G，MOREIRA-SILVA H，TAVARES M.Iatrogenic superior mesenteric artery syndrome.Rev Esp Enferm Dig，2018，110（11）：742–743.

[58] 刘靓，曹新广，王文佳，等.前视超声内镜治疗食管–胃底静脉曲张的初步研究.中国内镜杂志，2022，28（6）：47–52.

[59] GARCIA-TSAO G，ABRALDES J G，BERZIGOTTI A，et al.Portal hypertensive bleeding in cirrhosis：risk stratification，diagnosis，and management：2016 practice guidance by the American Association for the study of liver diseases.Hepatology，2017，65（1）：310–335.

[60] 高亚坤，刘颖，张玉辉.胃肠超声造影诊断胃溃疡的临床价值.检验医学与临床，2018，15（5）：651–653.

[61] 汪咏梅.超声充盈检查定性诊断胃溃疡病变的临床分析.医学理论与实践，2017，30（3）：413–414.

[62] 吴俊，赵志军，赵改平，等.胃肠超声造影对尿毒症患者胃壁结构和胃排空功能的评价.中国中西医结合影像学杂志，2016，14（1）：43–45.

[63] 杨晓晖，丛佳林.糖尿病胃轻瘫的诊断与处理.中华全科医学，2017，15（3）：369–370.

[64] 方建强，赵维安，李庆，等.经腹胃充盈超声造影诊断功能性消化不良患者胃动力障碍的价值探讨.临床超声医学杂志，2020，22（2）：117–120.

[65] 张昊龙，于镇滔，高子涵，等.胃癌术后胃瘫综合征患者相关危险因素及其临床治疗.吉林大学学报（医学版），2019，45（3）：673–677.

[66] 韩旭，徐斌.糖尿病胃轻瘫大鼠模型建立及评价的研究进展.中华糖尿病杂志，2021，13（7）：745–750.

[67] 马艳会，方秀才.糖尿病胃轻瘫的治疗现状.中华全科医师杂志，2021，20（6）：700–704.

[68] 李亚蒙，侯亚威，徐玉坤，等.糖尿病胃轻瘫研究进展.辽宁中医药大学学报，2022，24（1）：134–138.

[69] 蒋毅弘，刘伟，周峘，等.糖尿病患者胃排空速率的临床观察.上海交通大学学报（医学版），2020，40（9）：1249–1255.

[70] SHEN L，ZHOU C F，LIU L，et al.Application of oral contrasttrans-abdominalultrasonography for initial screening of gastric cancer in rural areas of China.Dig Liver Dis，2017，49（8）：918–923.

[71] WANG L，WANG X，KOU H，et al.Comparing single oral contrast-enhanced ultrasonography and

double contrast-enhanced ultrasonography in the preoperative Borrmann classification of advanced gastric cancer.Oncotarget，2017，9（9）：8716–8724.

[72] LIU L，LU D Y，CAI J R，et al.The value of oral contrastultrasonography in the diagnosis of gastric cancer in elderly patients.World J Surg Oncol，2018，16（1）：233.

[73] BALAKRI SHNAN M，GEORGE R，SHARMA A，et al.Changing trends in stomach cancer throughout the world.Curr Gastroenterol Rep，2017，19（8）：36.

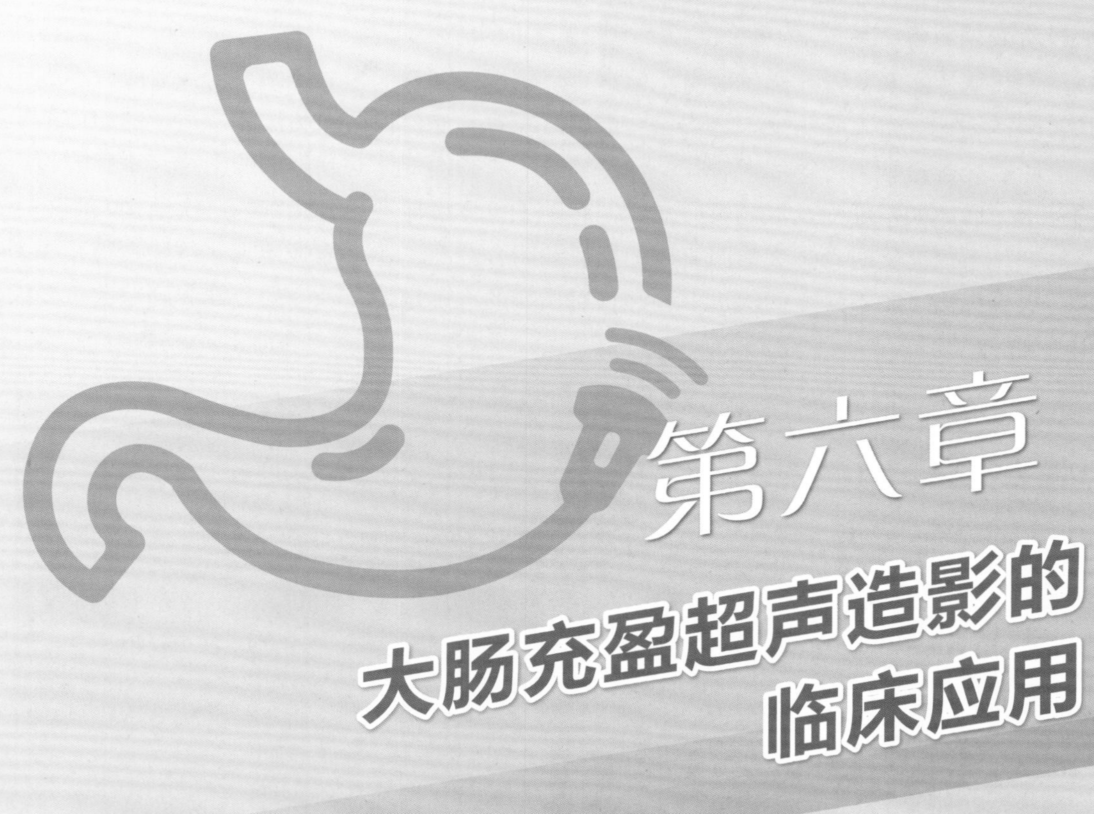

第六章 大肠充盈超声造影的临床应用

一、大肠充盈超声造影的概述

大肠充盈超声造影是指经直肠逆行保留灌肠法大肠充盈超声造影（intestinal filling contrast ultrasonography，with retrograde retention enema，IFCU-RRE），是在清洁大肠、排空大肠内容物之后，逆行保留灌肠使大肠充盈一种介质（也称对比剂或充盈剂）进行大肠超声检查的方法。

常用的介质可分为无回声型和有回声型。①无回声型：包括水、含碳酸氢钠的饮料等，如经直肠逆行灌入水充盈大肠腔之后肠腔呈无回声管状结构，明显减少了肠管内气体的干扰，使肠壁层次及肠管显示较清晰，但水排空较快，容易产生后方回声增强效应，不利于较长时间详细地观察大肠病变；②均匀回声型：经直肠逆行保留灌肠法注入适量的超声造影剂后大肠腔充盈呈均匀的等回声管状结构，消除了大肠内气体对超声波的干扰，不影响超声波的穿透，后方回声增强及混响效应减少，有助于更详细地观察各肠壁的层次结构及肠腔内外的病变，不仅能实时动态观察回盲瓣的开放和闭合情况，还可清晰地观察结肠走行及体表投影，大大提高了肠道病变的检出率，并且对病变的准确定位及肿瘤的分期起到至关重要的作用（图6–1）。

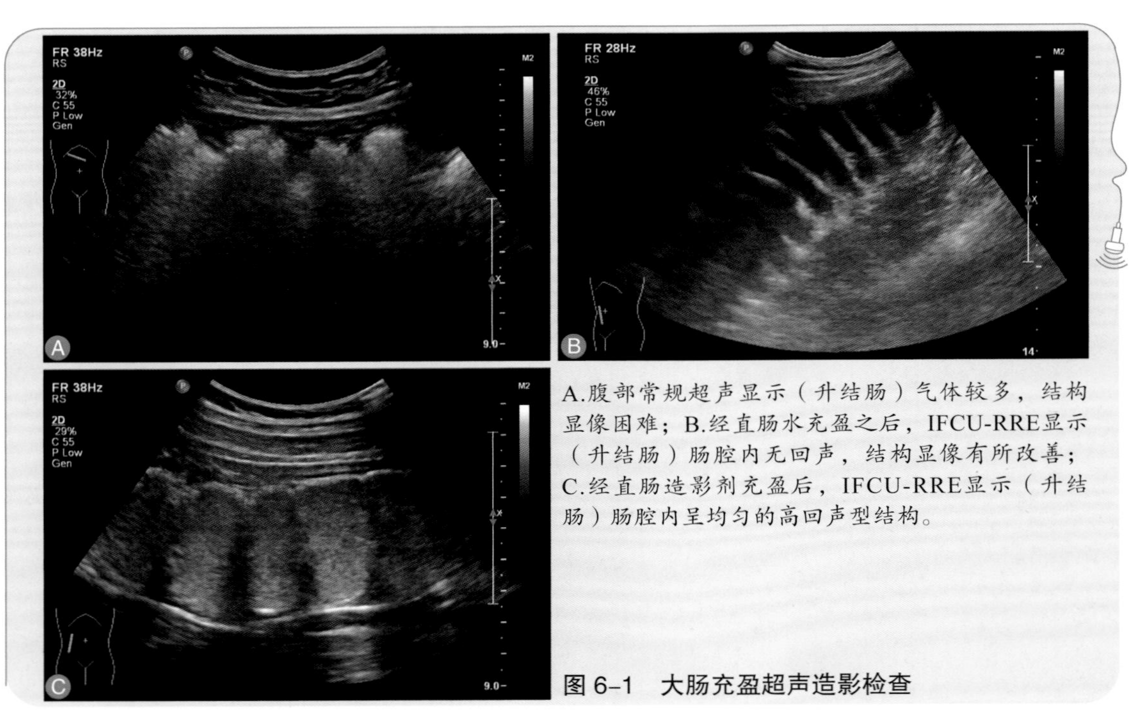

A.腹部常规超声显示（升结肠）气体较多，结构显像困难；B.经直肠水充盈之后，IFCU-RRE显示（升结肠）肠腔内无回声，结构显像有所改善；C.经直肠造影剂充盈后，IFCU-RRE显示（升结肠）肠腔内呈均匀的高回声型结构。

图 6–1　大肠充盈超声造影检查

二、大肠充盈超声造影的正常表现

正常大肠壁厚为0.3 ~ 0.5 cm，经直肠逆行保留灌肠法注入超声造影剂，大肠管适度充盈后，大肠壁（从内向外）声像图显示黏膜层（高回声）、黏膜肌层（低回声）、黏膜下层（高回声）、固有肌层（低回声）、浆膜层或外膜层（高回声）的“三高两低”五层回声，见图6–2、图6–3。

一高（黏膜层）：内容物与黏膜面形成的强回声界面。

二低（黏膜肌层）：黏膜肌层形成的低回声界面。

三高（黏膜下层）：黏膜肌层与黏膜下层形成的强回声界面。

四低（固有肌层）：固有肌层形成的低回声界面。

五高（浆膜层）：浆膜层形成的强回声界面。

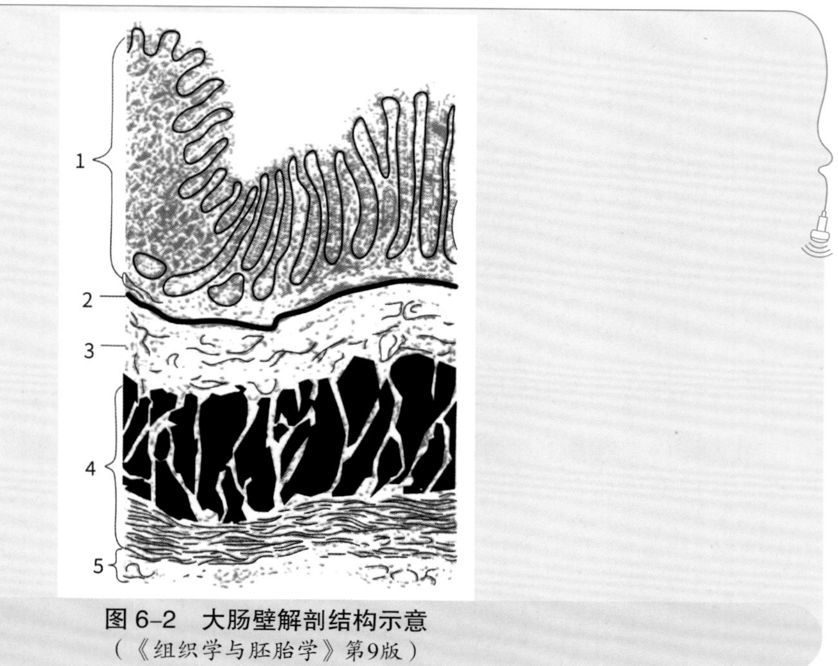

图 6–2 大肠壁解剖结构示意

（《组织学与胚胎学》第9版）

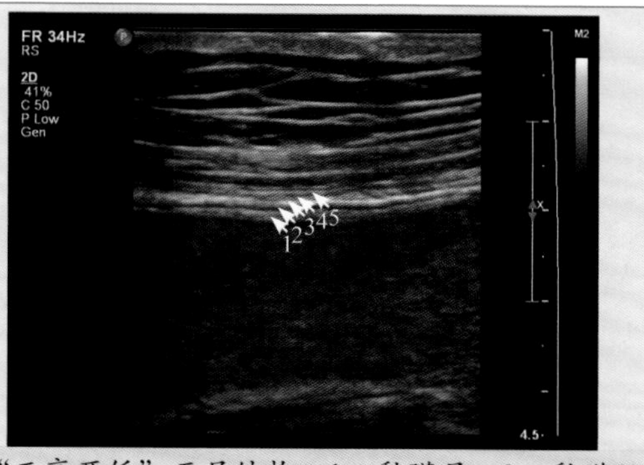

IFCU-RRE显示正常大肠壁“三高两低”五层结构。1：黏膜层；2：黏膜肌层；3：黏膜下层；4：固有肌层；5：浆膜层。

图 6–3 正常大肠壁结构

三、大肠充盈超声造影的适应证和禁忌证

1.适应证

（1）恐惧或个人体质（高血压、心脏病等）原因不能耐受或有内镜检查禁忌证者。

（2）因大肠解剖形态走行变异或病变造成狭窄，内镜检查不成功者。

（3）纤维结肠镜检查怀疑黏膜下病变者。

（4）怀疑大肠病变又无法耐受纤维结肠镜检查者。

（5）健康人群体检和对结肠癌高危人群进行初步筛查。

2.禁忌证

（1）肠梗阻、肠穿孔患者。

（2）严重肛门松弛者，不能适应逆行保留灌肠检查者。

（3）急性心肺功能障碍、心功能Ⅲ～Ⅳ级、重度肺动脉高压、重度高血压患者。

（4）大量腹水及急腹症患者。

四、超声检查仪器

选用彩色多普勒超声仪，需同时配备腹部凸阵探头（3.0～5.0 MHz）及高频线阵探头（5.0～12.0 MHz），腹部凸阵探头常规用于成年人及相对肥胖的患者，高频线阵探头则适用于儿童及体形瘦弱的患者。

五、大肠充盈超声造影检查前准备

（1）评估受检者生理功能（如肛门过度松弛者不宜检查）。

（2）肠道准备：检查前一日晚餐进食流质，并按说明书服用清肠剂清洁肠道，直到排出清水便，检查当日需禁食8～12小时。

（3）一次性使用灌肠袋1个。

（4）肠超声造影剂2袋，检查前按产品说明书配制成1000～1500 mL均匀的混悬液，温度适宜（一般37 ℃左右），避免太冷或太热。

六、大肠充盈超声造影检查方法

1.大肠充盈超声造影灌肠方法

将配制好的造影剂倒入灌肠袋，并将灌肠袋悬挂于距检查床100 cm左右的高度，先将灌肠管暂时关闭；患者取右侧卧位，完全暴露肛门，双腿屈曲使膝关节贴近腹部，肛门涂润滑剂，嘱患者张口呼吸尽量放松。护士戴一次性手套将涂有耦合剂的灌肠管轻柔缓缓经过肛门插入直肠，超声医师将探头置于下腹部耻骨联合上方实时观察灌肠管插入直肠深度，一般插入长度为5～10 cm（高龄肛门松弛患者插入较深，年轻患者可浅）。用胶布将灌肠管固定于肛门部及臀部体表后皮肤处。让患者转成仰卧位，打开灌肠管夹，探头置于腹部，超声实时观察造影剂缓慢逆行灌注充盈全部大肠，灌注造影剂1000～1500 mL，灌入速度100～200 mL/min（根据受检者大肠具体的生理状况动态决定造影剂用量和灌入速度），让造影剂逆行缓慢充盈整个大肠，边灌边检查（实时进行大肠充盈超声造影检查），同时记录检查实时图像，根据图像清晰度，适当增减造影剂的剂量和调整灌注速度，顺序充盈各段结肠及盲肠，并保留灌注直至检查结束，同时注意观察受检者有无腹部或其他不适。

2.扫查方法

按照图6–4，采用IFCU-RRE首先检查直肠，从耻骨联合上缘纵切扫查，见到直肠下段内灌肠管回声并观察造影剂依次逆时针充盈直肠→乙状结肠→降结肠→结肠脾曲→横结肠→结肠肝曲→升结肠→盲肠 ，采取仰卧位、右侧卧位、左侧卧位多体位，进行纵、横、斜方向多角度多切面扫查，观察大肠形态、走行情况，全面扫查整个大肠壁及管腔内外情况。然后再顺时针方向移行扫查至直肠，重点观察乙状结肠、结肠肝脾曲肠管迂曲处，以及回盲瓣开放、闭合情况，观察横结肠时可用右侧卧位，力求清楚显示大肠的整体面貌，反复、仔细观察肠壁的结构层次、大肠黏膜的连续性、有无管腔狭窄及其狭窄的程度，观察病变所在的肠壁厚度，病变的形态、大小、内部回声、活动度及肠蠕动情况，观察病变与肠管周围组织器官的关系，以及腹水、包块、肠梗阻等异常改变，按照大肠解剖位置对病变进行定位，同时观察肠系膜和腹膜后淋巴结有无肿大、淋巴结的形态有无异常等。CDFI观察病变内部与周边的血供情况。

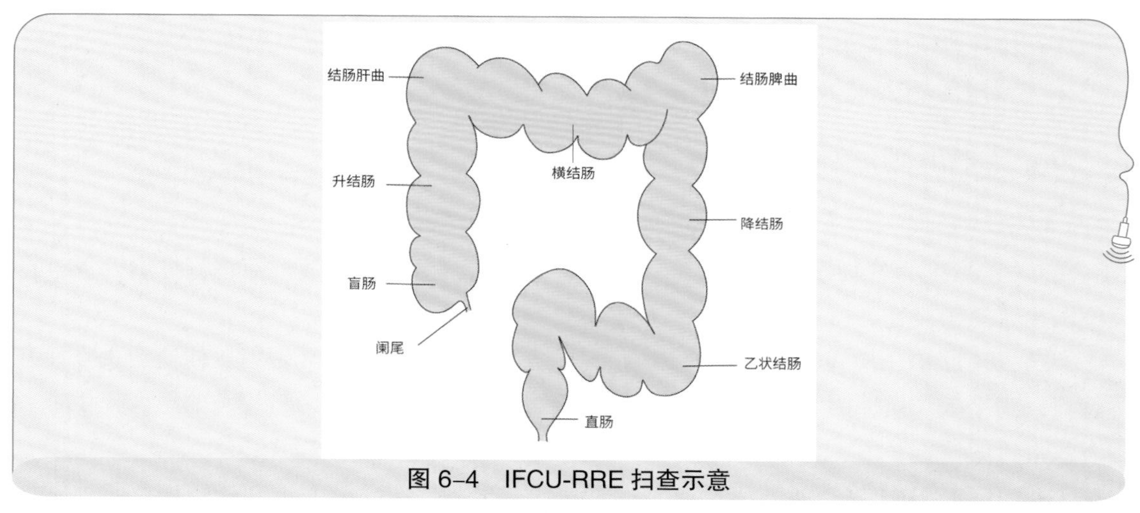

图 6–4　IFCU-RRE 扫查示意

七、大肠充盈超声造影观察内容

（1）大肠走行及解剖形态。

（2）大肠壁层次结构关系及连续性。

（3）大肠壁有无增厚或局限性肿块。若发现肠壁增厚或局限性肿块，应注意观察其位置、形态、大小、厚度、范围及内部回声结构。

（4）大肠腔有无狭窄、扩张、变形。

（5）大肠蠕动有无亢进、减弱或消失。

（6）注意观察回盲瓣形态、回声、开放或闭合，以及回肠末端情况。

（7）注意观察阑尾开口情况。

（8）发现病变，怀疑恶性肿瘤者，应重点观察其与大肠壁层次结构和肠管腔外的关系，以及淋巴结转移情况。

八、报告书写原则

IFCU-RRE检查的报告书写应包括基本信息、图像、文字描述等内容，具体如下。

（1）基本信息：包括患者的姓名、性别、年龄、住院号、超声检查号、检查部位。

（2）图像选择：选取典型清晰的造影图像3～6张，可根据具体情况适当增减。

（3）文字描述：经肛门逆行灌入肠超声造影剂1000～1500 mL，造影剂顺利依次逆时针充盈直肠→乙状结肠→降结肠→结肠脾曲→横结肠→结肠肝曲→升结肠→盲肠，观察各段肠管充盈是否良好，大肠形态、走行有无变异，所显示肠管有无狭窄及扩张，肠壁层次结构是否清晰，肠壁未见明显增厚，回盲瓣显示清晰，大小、形态未见异常，回盲口开放、闭合未见异常，回肠末端显示清晰、壁未见增厚、管腔未见狭窄及扩张。如发现病变，需描述病灶的位置、形态、大小、边界、与肠壁层次结构的关系、病灶具体累及肠壁的哪一层、浆膜面的连续性、与周围器官的关系、周围有无肿大淋巴结、病变的血流情况等。最后给出肠道超声造影诊断，如IFCU-RRE检查不能确诊或怀疑恶变，应建议进一步联合CEUS检查即双重超声造影检查或电子结肠镜检查进一步明确诊断。

（4）署名：包括检查医师及记录者的姓名、检查时间。

九、大肠充盈超声造影检查的优势和局限性

1.优势

（1）造影剂为谷物类制剂，无毒副作用，检查结束后造影剂随大便自行排出，无不良反应，患者易于接受。

（2）IFCU-RRE检查具有操作方便、无须麻醉、安全、无创、无辐射、便捷、重复性好等特点，为个人体质原因不适宜或大肠形态走行迂曲变异不能完成内镜检查的患者提供了一种有效可行的检查手段。

（3）IFCU-RRE检查能够清楚地显示大肠壁结构、层次、厚度，并能较早及时地发现是否有肠壁增厚、局限性包块等，弥补了内镜仅能检查肠黏膜病变，不能观察肠壁黏膜下病变的不足，大肠充盈超声造影与内镜联合应用，有助于提高大肠疾病的检查范围及早期诊断率。庄华等对结直肠肿瘤通过水灌肠的超声检查法进行了研究，发现其对病灶的灵敏性为85.9%，而常规经腹超声检查方法对病灶的灵敏性为50%。有文献报道均匀有回声型显影剂灌肠法诊断大肠癌，诊断符合率高达95%，最小的癌肿病灶大小为1.0 cm，明显提高了大肠癌患者的检出率及准确率。

（4）文献报道，X线钡剂灌肠对回盲瓣的显示率约86%，却不能直观观察回盲瓣。张琰君等报道16层螺旋CT检查可100%显示正常回盲瓣的部位及形态，但对软组织分辨力有限，明显的回盲瓣结构容易与盲肠的增殖性病变相混淆。结肠镜可直观回盲瓣的结构，但由于患者耐受或技术等原因，超过15%的结肠镜检查不能到达盲肠。有研究报道，IFCU-RRE检查回盲瓣的显示率可达90.2%～100%，优于结肠镜检查，最主要的是，IFCU-RRE检查可实时动态观察回盲瓣的开放与关闭情况，对回盲瓣位置和结构的显示率高，对明确回盲部病变的

定位、累及范围，以及回盲瓣功能的检查与评估具有独特的优势，给临床提供了一种非侵入性新的检查方法，值得进一步研究和推广应用。

2.局限性

（1）对于特别肥胖透声差的患者，经腹扫查图像显示欠佳，同样也会影响大肠病变检查的效果。

（2）部分肛门松弛的患者可能会因造影剂无法足量灌注而影响检查效果。

（3）要求患者作好肠道准备工作。肠道准备工作完成得好，则容易发现小病灶，反之则易漏掉病灶。

（4）对于早期病变，特别是对于较小、扁平型病变的检出有一定的限制。这与超声医师的检查技巧、操作手法、熟练程度及经验密切相关，特别是乙状结肠、结肠肝脾曲和回盲部等迂曲处，易形成盲区，小病灶不易显示，必须仔细认真扫查，以防漏掉微小病变。另外，还与声束不能垂直对准某些病变，引起声束分散有关。

（5）对大肠肿瘤的血流灌注评估能力有限，发现肿瘤病灶，建议进行CEUS检查评估大肠壁及病变的微血管灌注情况。DCEUS检查能够提高大肠肿瘤的检出率，鉴别病变的良恶性，发现阳性病灶后应与内镜联合应用，以获得病理诊断。

参考文献

[1] 柏艳红，梁明，唐凤珍，等.结肠充盈超声在诊断结肠癌及炎症性肠病中的初步探讨.中国超声医学杂志，2018，34（11）：1015-1017.

[2] 吴朱玲，聂茹，易凤连.经灌肠超声造影在大肠疾病检查中的应用效果观察.齐齐哈尔医学院学报，2017，38（23）：2780-2781.

[3] 夏国园，钱彩艳，程祖胜，等.超声双重造影对大肠肿瘤筛查的临床研究.中国超声医学杂志，2017，33（6）：547-550.

[4] 张丽娟，陈科岐，郑孝志，等.经直肠腔内灌注肠道超声造影诊断结直肠占位性病变的价值.中华医学超声杂志（电子版），2018，15（12）：953-955.

[5] ZHENG XZ，ZHANG LJ，WU XP，et al.Oral contrast-enhanced gastricultrasonography in the assessment of gastric lesions：alarge-scale multicenter study.J Ultrasound Med，2017，36（1）：37-47.

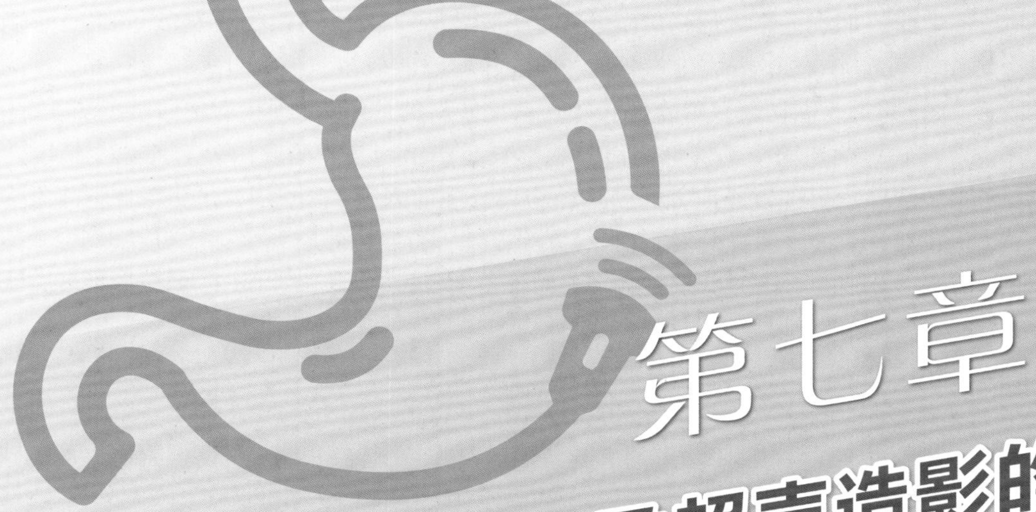

第七章

大肠充盈超声造影的检查方法及超声表现

一、直肠超声造影检查方法及超声表现

大肠超声造影是将配制好的温度适宜的造影剂1000～1500 mL倒入一次性灌肠袋内（根据患者肠道个体差异适当增减造影剂的量），置于输液架调至合适的高度。嘱患者取右侧卧位，超声检查医师将探头置于腹部耻骨联合上方，肛门涂耦合剂，护士经肛门将灌肠管缓慢插入直肠，在超声引导下缓缓将灌肠管插入直肠深度5～15 cm（老年人肛门松弛可适当插入深一些），用胶布将灌肠管固定于臀部皮肤处。然后让患者取仰卧位，缓慢往直肠内灌入超声造影剂，直肠适度充盈后，超声造影声像图表现为直肠管腔内呈均匀的等回声，内可见插入的灌肠管的回声，并可见造影剂流动征象。将探头置于腹壁耻骨联合上方纵切扫查可获得直肠的长轴切面，观察造影剂通畅情况（图7–1～图7–3）。直肠长度约为15 cm，造影剂适度充盈直肠内径为4.0～5.0 cm，上端管腔较细，下端管腔较粗，最大直径约为5 cm，即为直肠壶腹部（图7–4）。纵切可获得直肠长轴切面呈倾斜的“L形”管状均匀回声（图7–5），横切可获得直肠短轴切面呈圆管形回声，观察直肠壁结构及直肠腔内外有无病变情况。灌肠后直肠充盈状态：男性直肠前方为膀胱、精囊腺和前列腺（图7–3）；女性直肠前方为子宫、子宫颈和部分阴道（图7–6）；直肠后方为骶椎。直肠内皱襞较少，壶腹部可见3个不对称的直肠横襞，分别为上横襞、中横襞、下横襞（图7–7）。医师在IFCU-RRE检查者尤其需要注意与异常病灶相鉴别。

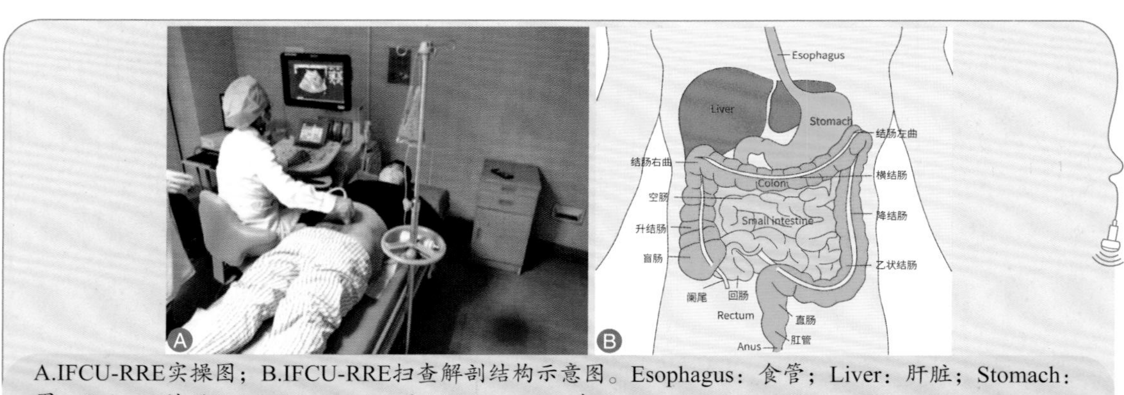

A.IFCU-RRE实操图；B.IFCU-RRE扫查解剖结构示意图。Esophagus：食管；Liver：肝脏；Stomach：胃；Colon：结肠；Small intestine：小肠；Rectum：直肠；Anus：肛门。

图 7–1 IFCU-RRE 实操和扫查解剖结构示意

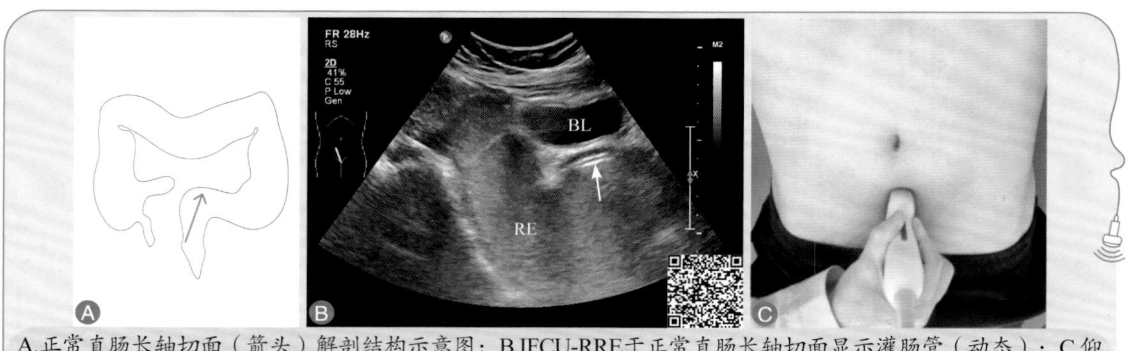

A.正常直肠长轴切面（箭头）解剖结构示意图；B.IFCU-RRE于正常直肠长轴切面显示灌肠管（动态）；C.仰卧位探头置于腹部耻骨联合上方直肠长轴切面扫查方法。BL：膀胱；RE：直肠；白箭头：灌肠管长轴切面。

图 7–2 正常直肠长轴切面

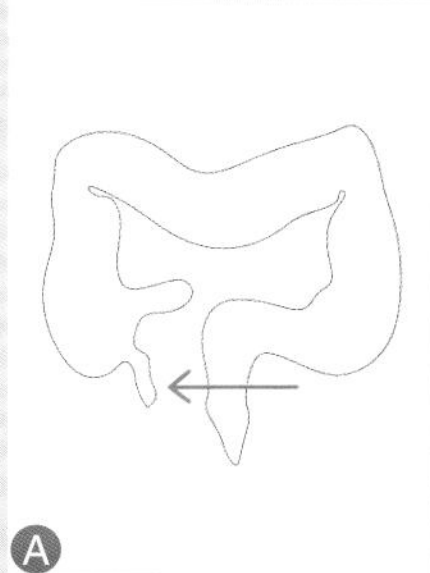

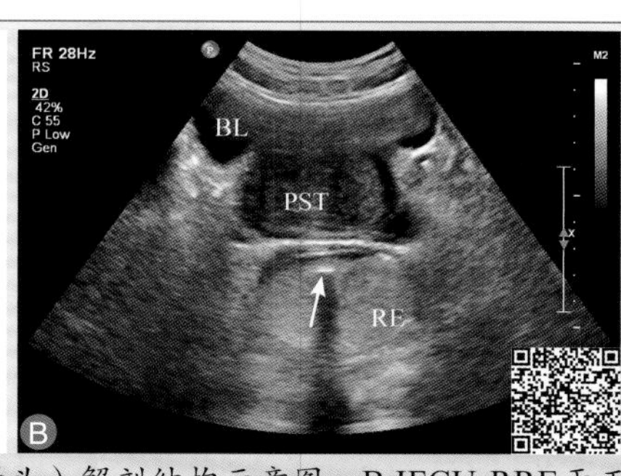

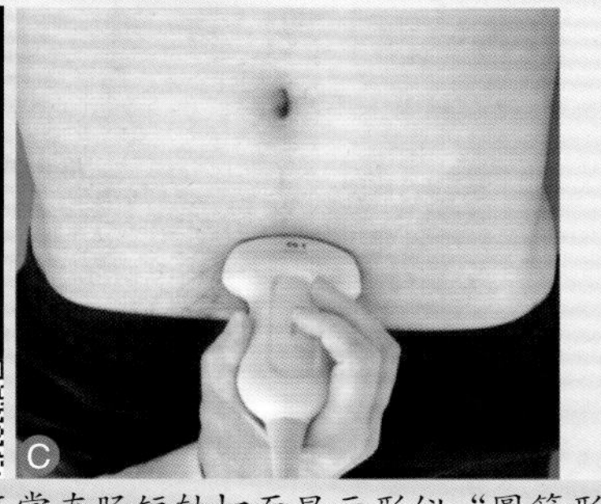

A.正常直肠短轴切面（箭头）解剖结构示意图；B.IFCU-RRE于正常直肠短轴切面显示形似“圆筒形”管状回声，造影剂灌注通畅（动态）；C.仰卧位探头置于耻骨联合上方直肠短轴切面扫查方法。BL：膀胱；PST：前列腺；RE：直肠；白箭头：灌肠管横切面。

图 7-3　正常直肠短轴切面

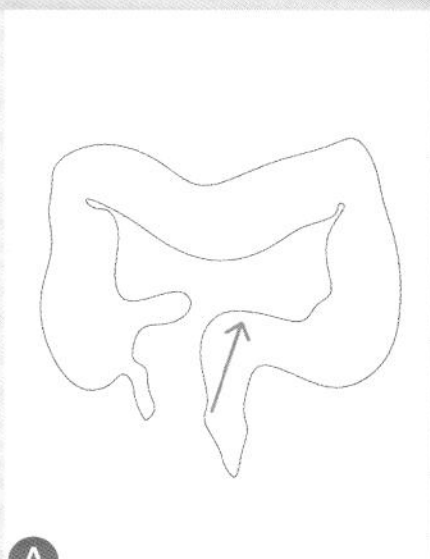

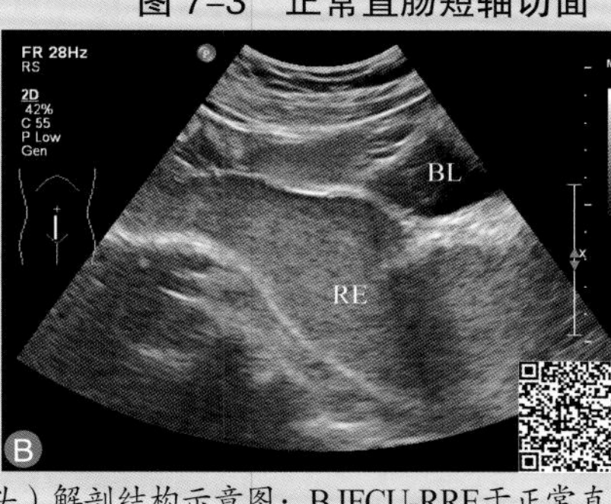

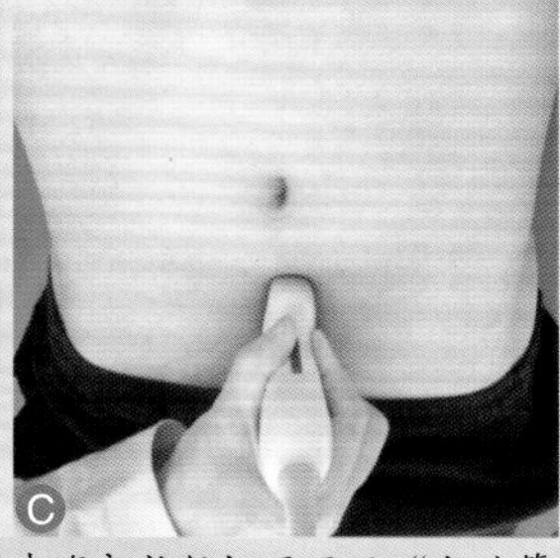

A.正常直肠壶腹部长轴切面（箭头）解剖结构示意图；B.IFCU-RRE于正常直肠壶腹部长轴切面显示“上端管腔较细，下端管腔较粗”（动态）；C.仰卧位探头置于耻骨联合上方直肠壶腹部长轴切面扫查方法。BL：膀胱；RE：直肠。

图 7-4　正常直肠壶腹部长轴切面

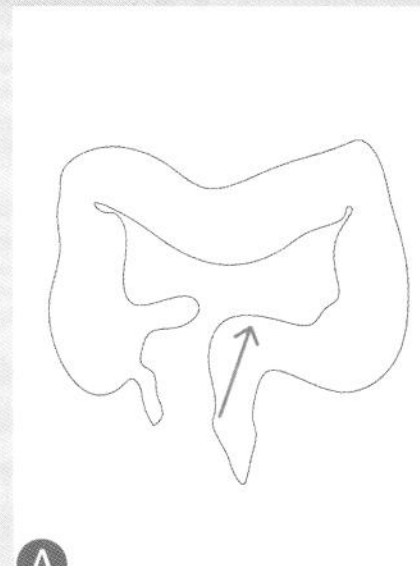

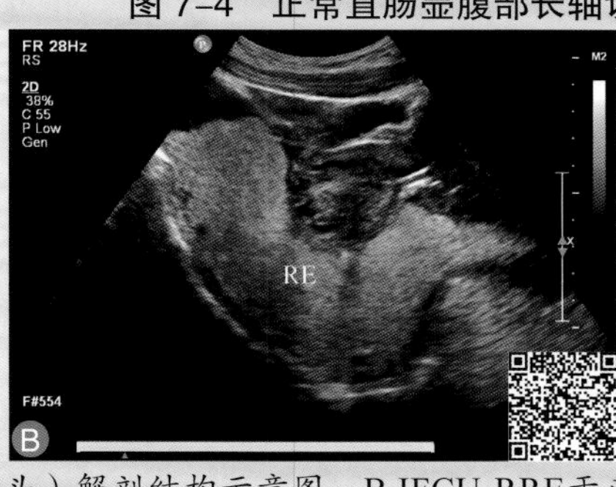

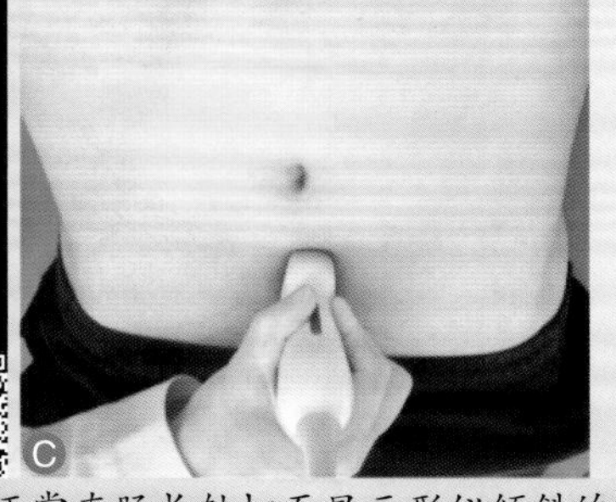

A.正常直肠长轴切面（箭头）解剖结构示意图；B.IFCU-RRE于正常直肠长轴切面显示形似倾斜的“L形”管状（动态）；C.仰卧位探头置于耻骨联合上方直肠长轴切面扫查方法。RE：直肠。

图 7-5　正常直肠长轴切面（“L 形”管状）

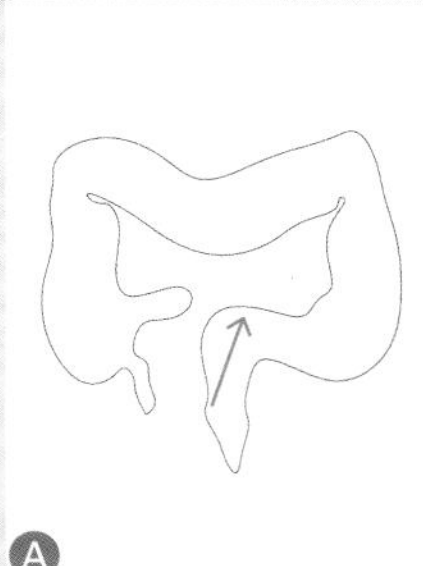

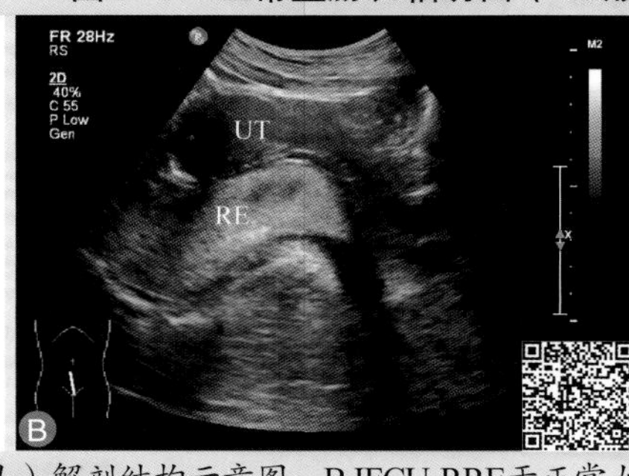

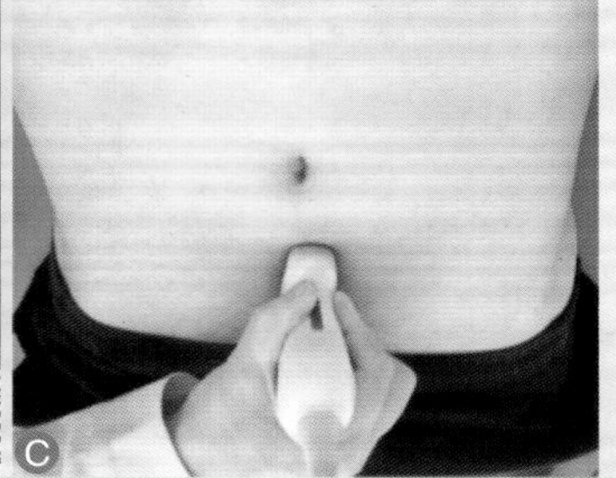

A.正常直肠长轴切面（箭头）解剖结构示意图；B.IFCU-RRE于正常女性直肠长轴（前方为子宫长轴）切面清晰地显示子宫（动态）；C.仰卧位探头置于耻骨联合上方直肠长轴切面扫查方法。RE：直肠；UT：子宫。

图 7-6　正常女性直肠长轴（前方为子宫长轴）切面

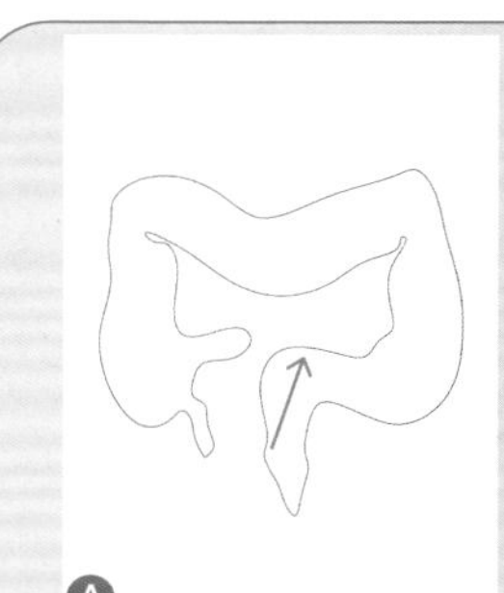
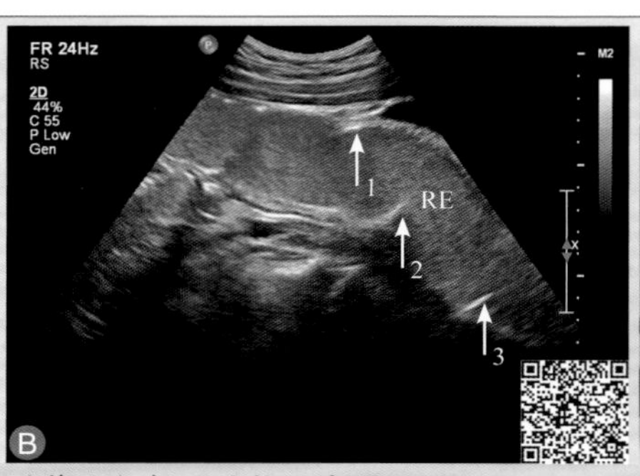

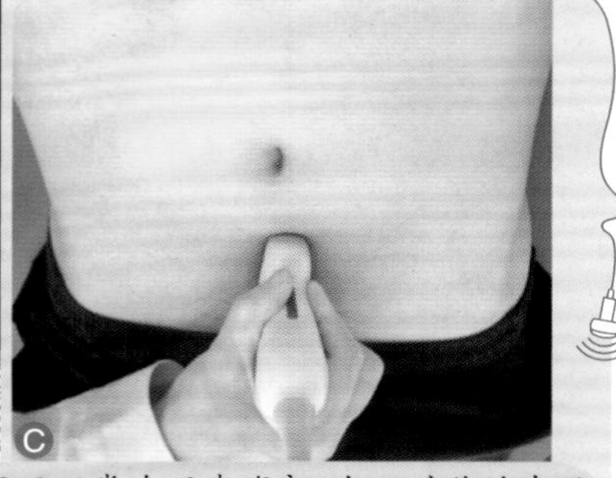

A.正常直肠横襞长轴切面（箭头）解剖结构示意图；B.IFCU-RRE显示正常直肠壶腹部3个不对称的直肠横襞（动态）；C.仰卧位探头置于耻骨联合上方直肠横襞长轴切面扫查方法。RE：直肠；1、2、3（白箭头）：上横襞、中横襞、下横襞。

图 7-7 直肠横襞

二、乙状结肠超声造影检查方法及超声表现

患者取仰卧位，造影剂逆行缓慢经过直肠进入乙状结肠，探头于耻骨联合上向左下腹斜形扫查，可见造影剂缓慢充盈乙状结肠，管腔呈“S形”长管状均匀回声，横切面呈圆形，直肠和乙状结肠交界处管腔相对偏细，适度充盈乙状结肠内径为2.0 ~ 3.0 cm（图7-8 ~ 图7-10）。

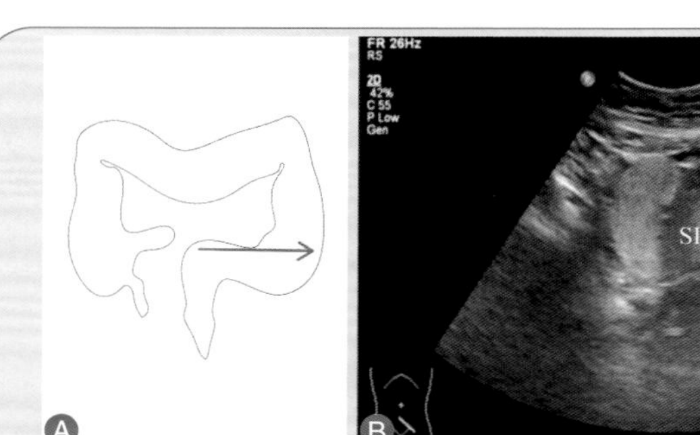

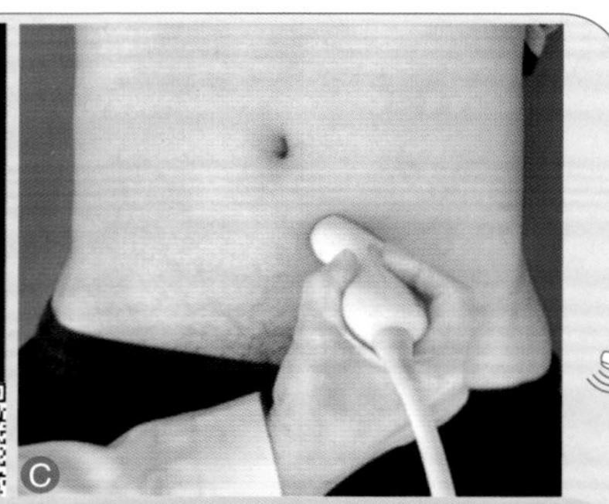

A.正常乙状结肠长轴切面（箭头）解剖结构示意图；B.IFCU-RRE检查于正常乙状结肠长轴切面显示形似倾斜的“S形”管状（动态）；C.仰卧位探头置于耻骨联合上方正常乙状结肠长轴切面扫查方法。SI-CO：乙状结肠。

图 7-8 正常乙状结肠长轴“S 形”切面

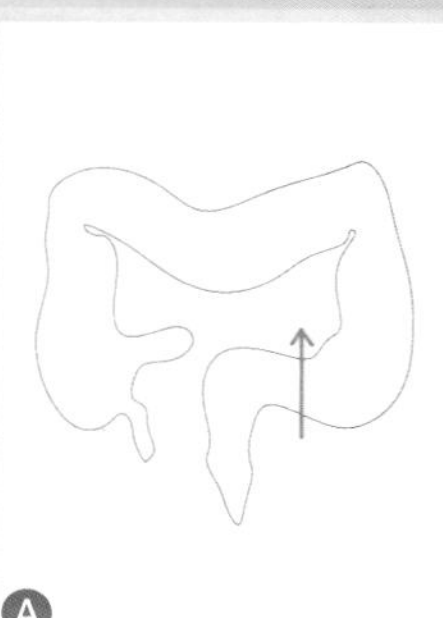
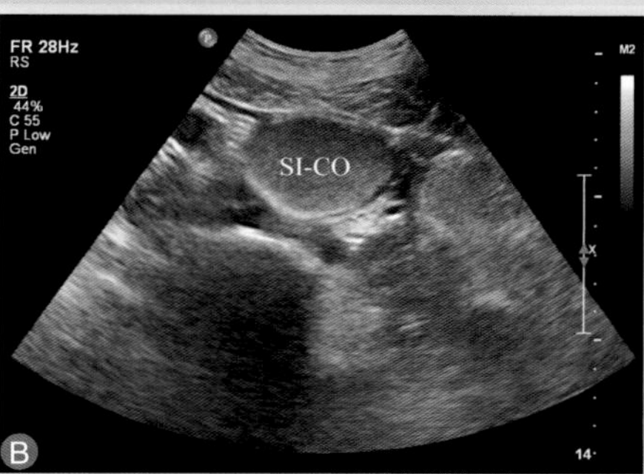

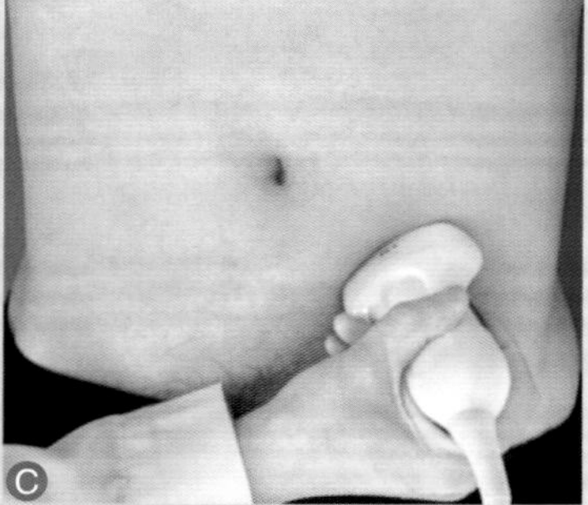

A.正常乙状结肠短轴切面（箭头）解剖结构示意图；B.IFCU-RRE检查于正常乙状结肠短轴切面呈圆形；C.仰卧位探头置于耻骨联合上方正常乙状结肠短轴切面扫查方法。SI-CO：乙状结肠。

图 7-9 正常乙状结肠短轴切面

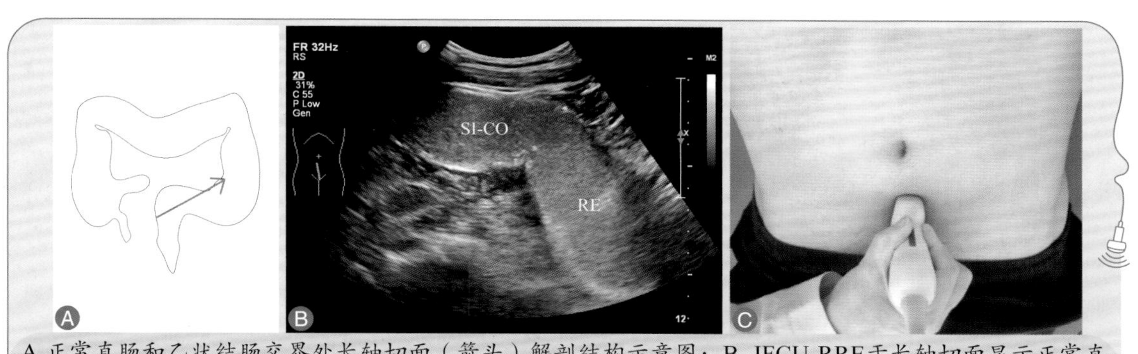

A.正常直肠和乙状结肠交界处长轴切面（箭头）解剖结构示意图；B. IFCU-RRE于长轴切面显示正常直肠和乙状结肠交界处（管腔相对较细）；C.仰卧位探头置于耻骨联合上方直肠和乙状结肠交界处长轴切面扫查方法。RE：直肠；SI-CO：乙状结肠。

图 7–10　正常直肠和乙状结肠交界处（管腔相对较细）长轴切面

三、降结肠及结肠脾曲超声造影检查方法及超声表现

造影剂经过乙状结肠继续逆行缓慢充盈降结肠，探头从左下腹向上至左侧腹部纵切和横切扫查可显示降结肠纵切面呈长管状回声、横切面呈圆形回声，降结肠前方为腹壁，后方为腰大肌，呼吸时肠管上下移动，适度充盈降结肠内径3.0 ~ 4.0 cm，管腔内皱襞较少，肠壁层次清晰可见。造影剂继续逆行向上缓慢充盈结肠脾曲，探头再向上移至左季肋区，从左肋缘下向左上纵斜或横斜扫查，顺着结肠管的走行，可显示结肠脾曲肠管纵切面和横切面。此处结肠管弯曲度较大，脾脏和左肾是其主要定位标志，一般脾脏位于其前方，左肾位于其深面外侧。结肠脾曲解剖个体差异较大，有的脾曲曲度较大，有的脾曲位置很高，探头放置在左侧肋间较高处才能显示（图7–11 ~ 图7–13）。

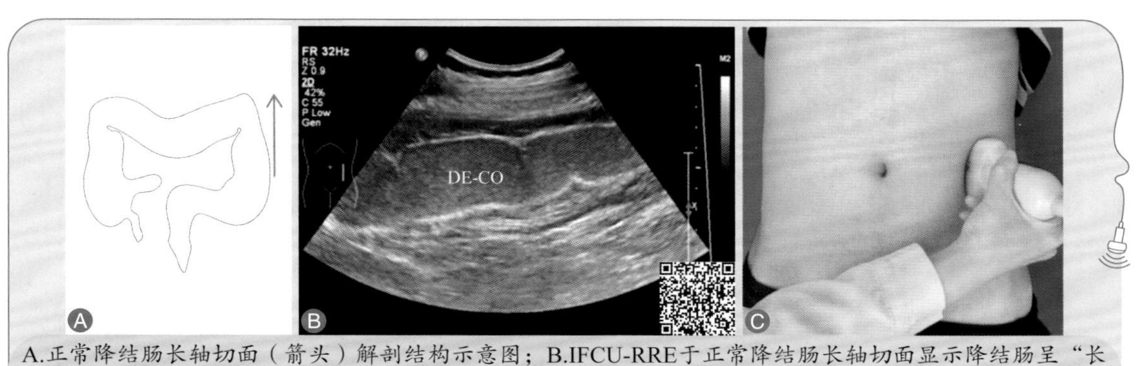

A.正常降结肠长轴切面（箭头）解剖结构示意图；B.IFCU-RRE于正常降结肠长轴切面显示降结肠呈“长管状、皱襞较少”（动态）；C.仰卧位正常降结肠纵切面扫查方法。DE-CO：降结肠。

图 7–11　正常降结肠长轴切面

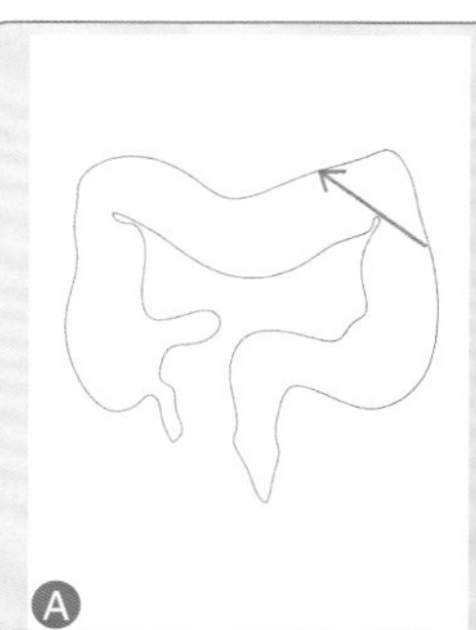
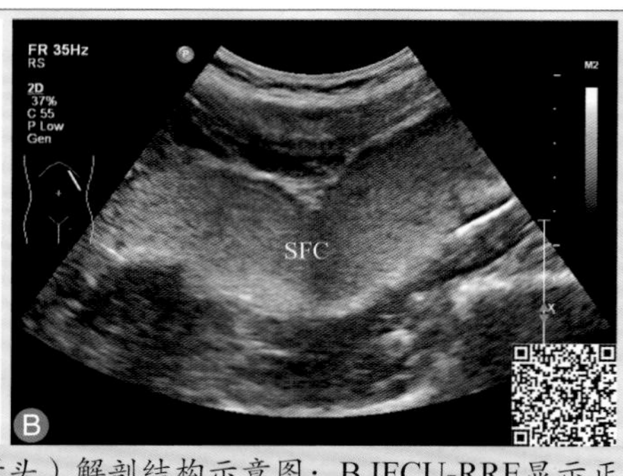

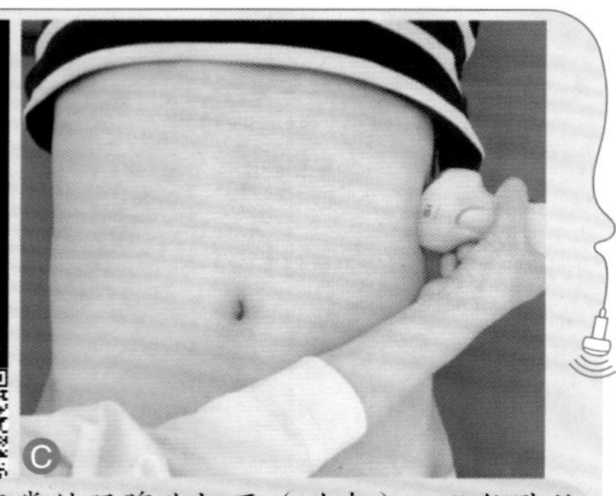

A.正常结肠脾曲切面（箭头）解剖结构示意图；B.IFCU-RRE显示正常结肠脾曲切面（动态）；C.仰卧位正常结肠脾曲切面扫查方法。SFC：结肠脾曲。

图 7–12　正常结肠脾曲切面

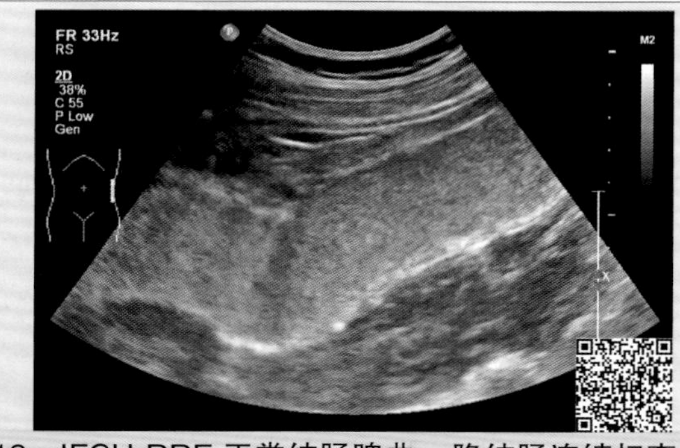

图 7–13　IFCU-RRE 正常结肠脾曲 – 降结肠连续扫查（动态）

四、横结肠超声造影检查方法及超声表现

造影剂缓慢经过结肠脾曲继续逆行充盈横结肠，横结肠的肠管游离度较大，因体形差异而位置变异较大，且易受小肠和胃内气体的干扰，有时显示度欠佳，可通过改变体位提高清晰度。探头从左季肋区向右季肋区横行移动，沿结肠脾曲肠管向右侧追踪扫查，其走行呈凹面向上的弧形弯曲，部分患者最低处可达盆腔。其黏膜皱襞不多，适度充盈横结肠内径为3.0 ~ 4.0 cm。横结肠解剖变异较多，若为“M形”结肠，在侧腹扫查可见与降结肠平行呈“双管征”（图7–14，图7–15）。

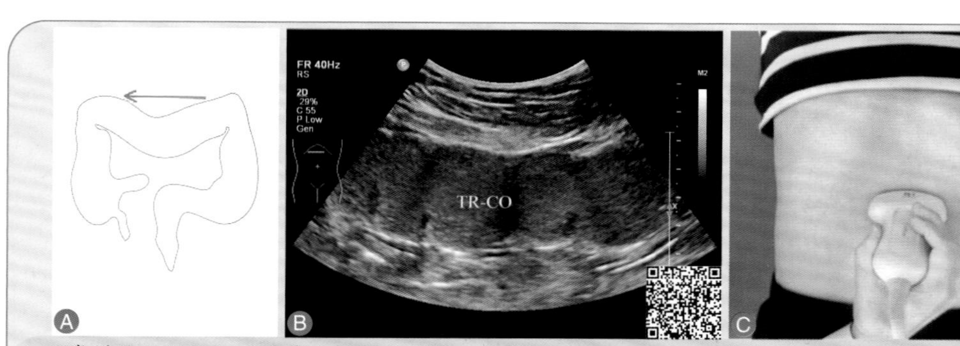

A.正常横结肠长轴切面（箭头）解剖结构示意图；B.IFCU-RRE显示正常横结肠长轴切面（动态）；C.仰卧位正常横结肠长轴切面扫查方法。TR-CO：横结肠。

图 7–14　正常横结肠长轴切面

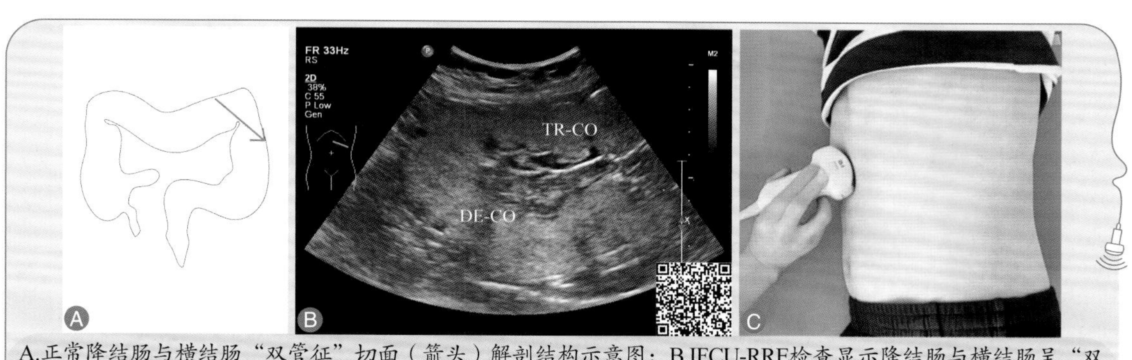

A.正常降结肠与横结肠“双管征”切面（箭头）解剖结构示意图；B.IFCU-RRE检查显示降结肠与横结肠呈“双管征”（动态）；C.右侧卧位降结肠与横结肠呈“双管征”扫查方法。DE-CO：降结肠；TR-CO：横结肠。

图 7–15　降结肠与横结肠呈“双管征”

五、结肠肝曲与升结肠超声造影检查方法及超声表现

造影剂逆行充盈横结肠后，缓慢充盈结肠肝曲及升结肠。肝右叶、胆囊、右肾是结肠肝曲的定位标志，探头斜置于右季肋区，从左向右行冠状切面或右肋下纵行扫查可显示结肠肝曲呈直角状或180° 转弯显示升结肠，常可见涡流，也是肿瘤好发部位之一。升结肠位置较固定，探头沿右侧腹向下纵行扫查，显示升结肠管腔较粗大，适度充盈升结肠内径为4.0 ~ 5.0 cm，黏膜皱襞较降结肠多，且粗大、密集，间距为1.0 ~ 2.0 cm，呈“阶梯状”。在侧腹扫查可见横结肠与升结肠平行呈“双管征”（图7–16，图7–17）。

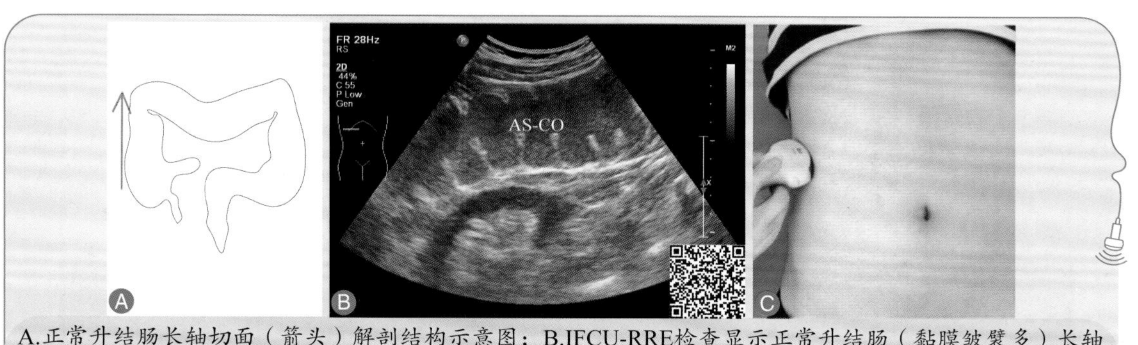

A.正常升结肠长轴切面（箭头）解剖结构示意图；B.IFCU-RRE检查显示正常升结肠（黏膜皱襞多）长轴切面（动态）；C.仰卧位升结肠长轴切面扫查方法。AS-CO：升结肠。

图 7–16　正常升结肠长轴切面

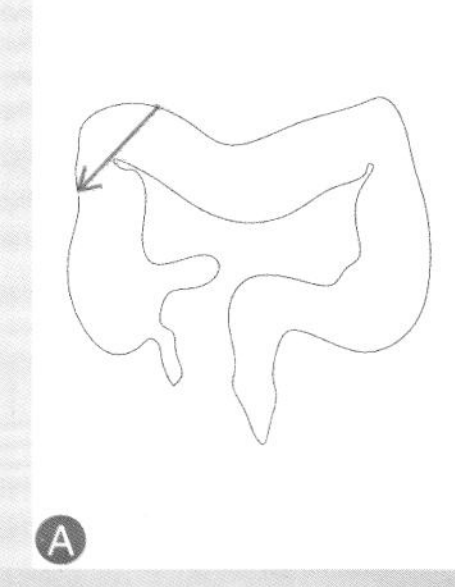

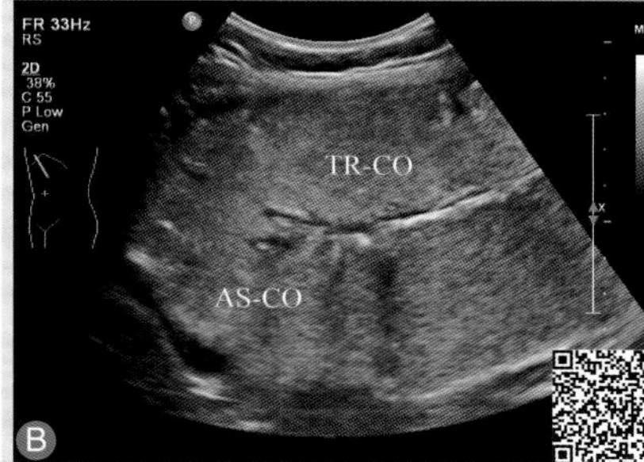

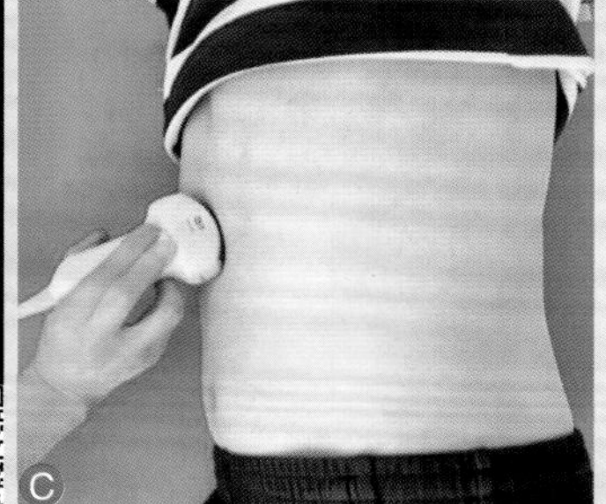

A.横结肠与升结肠呈“双管征”切面（箭头）解剖结构示意图；B. IFCU-RRE检查显示横结肠与升结肠呈“双管征”（动态）；C.右侧卧位横结肠与升结肠呈“双管征”切面扫查方法。AS-CO：升结肠；TR-CO：横结肠。

图 7–17　横结肠与升结肠呈“双管征”

第七章

六、回盲瓣与回肠末端超声造影检查方法及超声表现

造影剂灌注达升结肠后继续逆行充盈至盲肠。探头沿右侧腹扫查显示升结肠向下后至右下腹部可以清晰显示回盲瓣。回盲瓣是回肠末端的环形肌增厚突入盲肠形成的上下两个半月形的瓣，位于远端回肠和大肠交界处，是区分大肠与小肠的重要解剖标志，也是盲肠和升结肠的分界标志。回盲瓣表面光滑，上下瓣基本对称，上瓣略长、下瓣略短，两瓣之间形成一狭细的开口（回盲口）。回盲瓣的大小解剖形态个体差异较大。正常回盲瓣高度为1.0～4.0 cm，平均1.7 cm；宽度为1.0～6.0 cm，平均2.8 cm。回盲瓣具有重要的生理功能，既可调节小肠内容物进入大肠的速度，使食糜在小肠内有足够时间的停留并得到充分消化和吸收，避免消化吸收紊乱，又可防止大肠内容物逆流入回肠。IFCU-RRE实时动态检查过程中，肠蠕动时可见回盲瓣开放，小肠内容物经过回肠末端通过回盲口进入大肠，之后回盲口再次闭合。如果回盲瓣有增厚、水肿、脱垂等病变时，可以清晰地观察到回盲瓣开放受限、闭合不良或出现反流征象（图7–18～图7–23）。

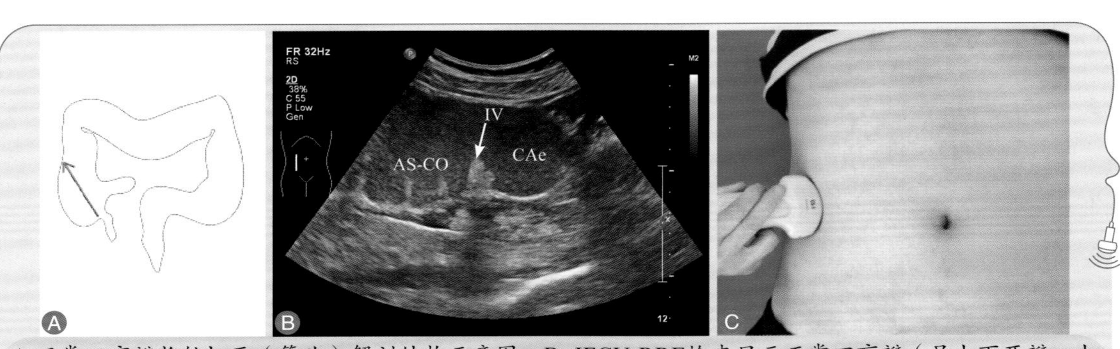

A.正常回盲瓣长轴切面（箭头）解剖结构示意图；B. IFCU-RRE检查显示正常回盲瓣（呈上下两瓣，上瓣略长、下瓣略短）长轴切面；C.仰卧位正常回盲瓣长轴切面扫查方法。AS-CO：升结肠；CAe：盲肠；IV（白箭头）：回盲瓣。

图 7–18　正常回盲瓣

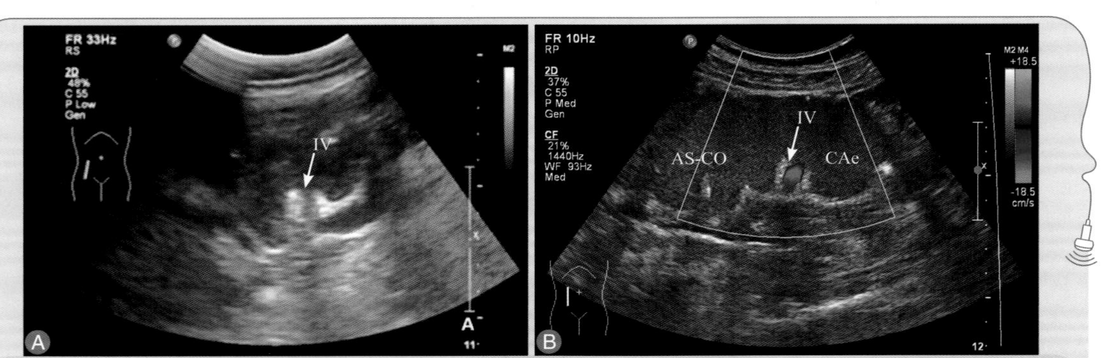

A.IFCU-RRE显示回盲口（回盲瓣）开放状态，回盲瓣开放时，小肠内容物经回盲口进入大肠；B.回盲口开放时，IFCU-RRE状态下CDFI显示红色血流信号（朝向探头）。IV：回盲瓣；AS-CO：升结肠；CAe：盲肠；箭头：回盲口（回盲瓣）开放状态。

图 7–19　正常回盲口（回盲瓣）开放状态

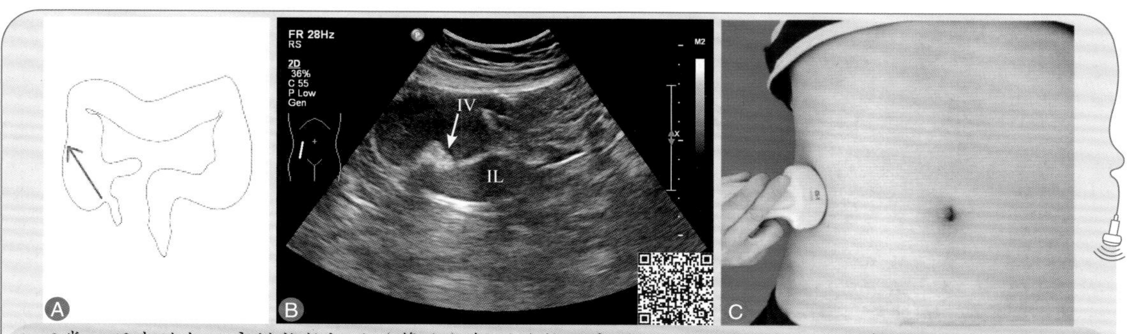

A.正常回肠末端与回盲瓣长轴切面（箭头）解剖结构示意图；B.IFCU-RRE显示正常回肠末端与回盲瓣长轴切面，回盲瓣闭合时，阻止大肠内容物逆流回小肠（回肠末端，动态）；C.仰卧位回肠末端与回盲瓣长轴切面扫查方法。IL：回肠；IV（白箭头）：回盲瓣。

图 7-20　正常回肠末端与回盲瓣长轴切面

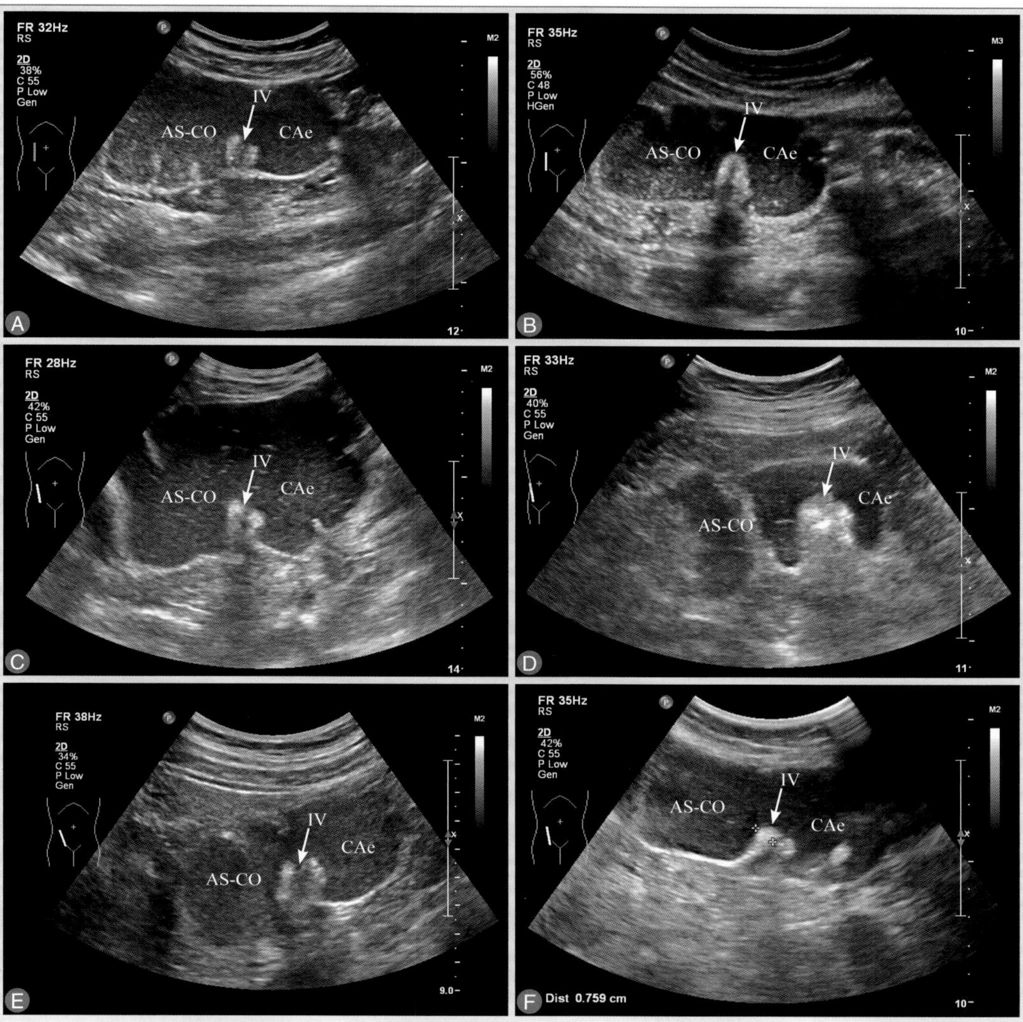

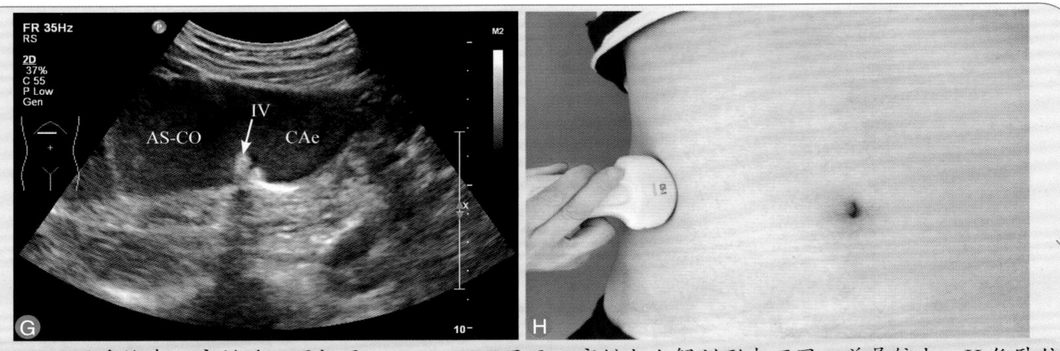

A～G.不同受检者回盲瓣的不同切面，IFCU-RRE显示回盲瓣大小解剖形态不同、差异较大；H.仰卧位回盲瓣的扫查方法。AS-CO：升结肠；CAe：盲肠；IV（箭头）：回盲瓣。

图 7-21　回盲瓣大小解剖形态个体差异较大

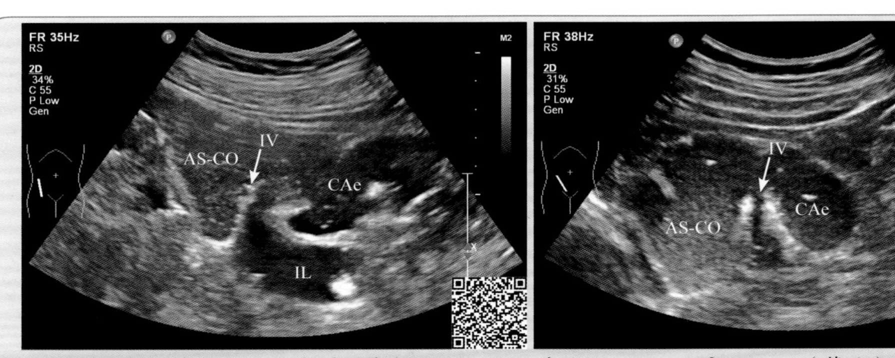

IFCU-RRE显示回盲瓣开放状态（动态）。AS-CO：升结肠；CAe：盲肠；IV（箭头）：回盲瓣；IL：回肠末端。

图 7-22　回盲瓣开放状态

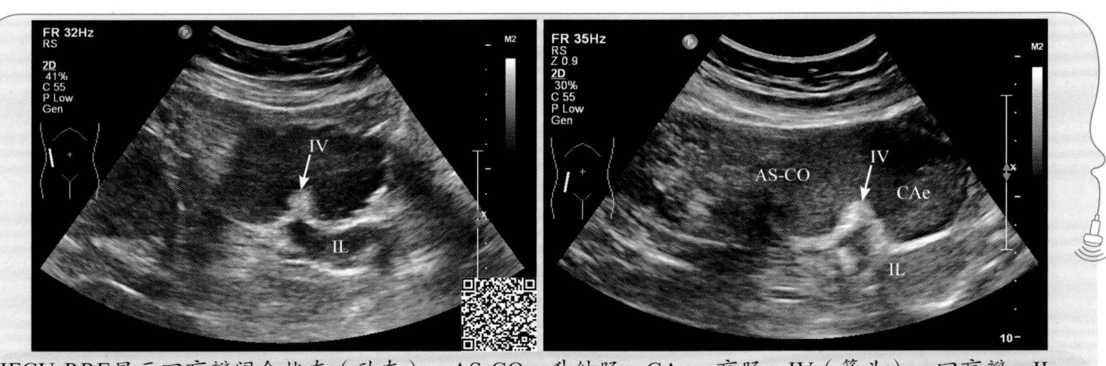

IFCU-RRE显示回盲瓣闭合状态（动态）。AS-CO：升结肠；CAe：盲肠；IV（箭头）：回盲瓣；IL：回肠末端。

图 7-23　回盲瓣关闭状态

七、盲肠和阑尾超声造影检查方法及超声表现

造影剂灌注升结肠后继续逆行充盈到达盲肠。回盲瓣是盲肠和升结肠的分界标志。探头沿右侧腹扫查显示升结肠向下后至右下腹部可以清晰显示回盲瓣及盲肠，必要时右侧卧位可以更清晰地显示回盲瓣与盲肠。盲肠是从回盲瓣开口向下延伸的一段三角形的管腔，其管

腔是大肠中最粗的，一般适度充盈盲肠内径为5.0～6.0 cm，最宽达8.0 cm，长短不一，长者6.0～7.0 cm，短者2.0～3.0 cm，一般位于右髂窝内，少数位置较高，可达肝下。90%回盲瓣位于盲肠后中部，8%位于盲肠后，其管腔内黏膜皱襞分布、形态和升结肠相似。在盲肠的内下方至盆腔前可见一连续的纤细的低回声长管状结构，形状似蚯蚓，即为阑尾，其长短不一，成年人内径为0.4～0.6 cm，静止时内径仅0.2 cm。因其位置变异较大，正常情况下，可根据情况变换腹部探头或使用高频探头以清晰显示阑尾，随着造影剂逐步充盈升结肠及盲肠，部分患者可见清晰的阑尾开口及纤细的阑尾回声（图7–24～图7–28）。

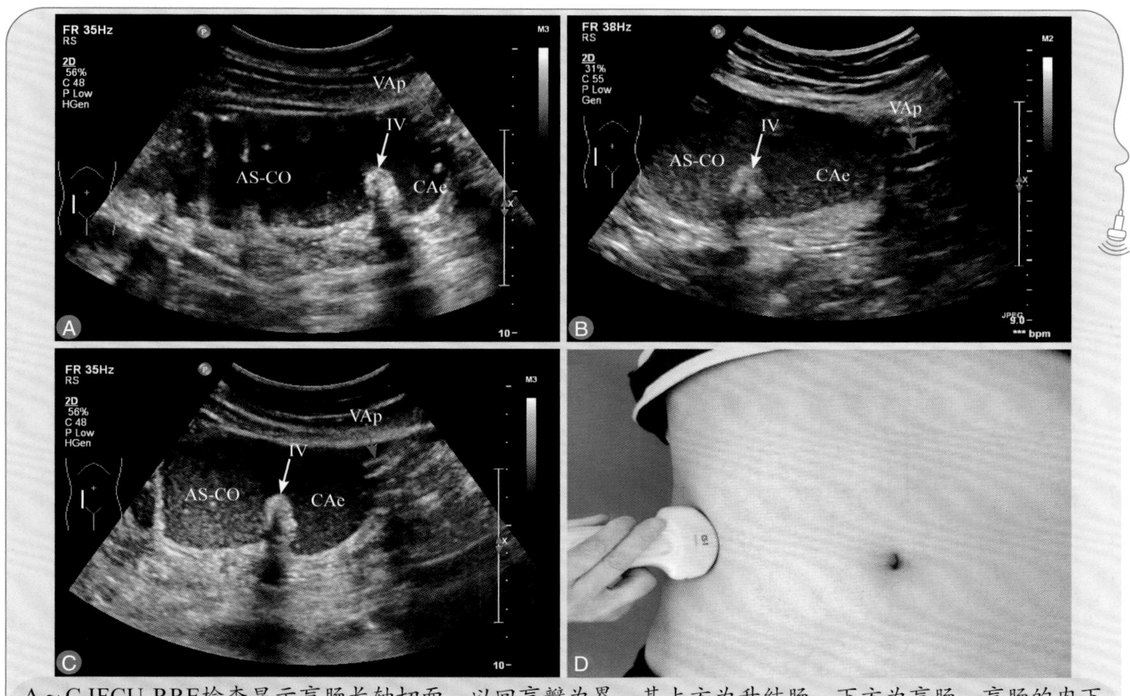

A～C.IFCU-RRE检查显示盲肠长轴切面，以回盲瓣为界，其上方为升结肠，下方为盲肠，盲肠的内下方为阑尾口及向外延伸的纤细阑尾管腔切面；D.仰卧位回盲瓣、盲肠长轴切面阑尾扫查方法。AS-CO：升结肠；CAe：盲肠；IV（白箭头）：回盲瓣；VAp（红箭头）：阑尾。

图 7–24　回盲瓣、盲肠长轴切面

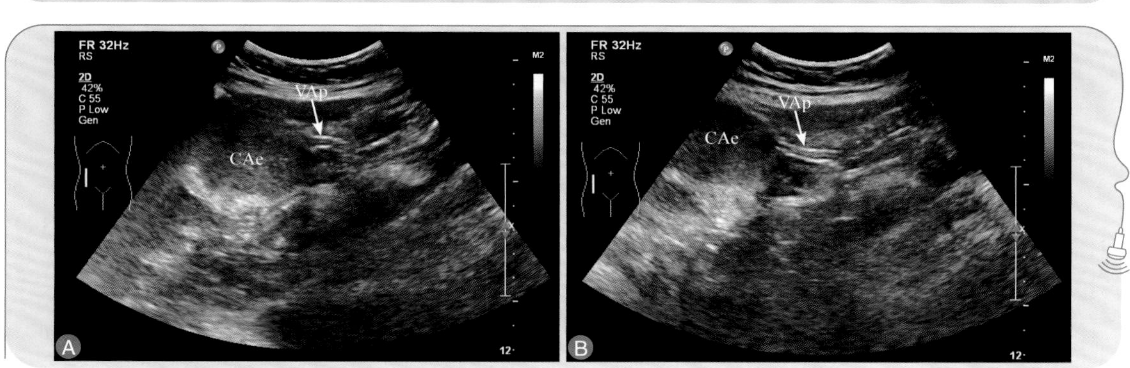

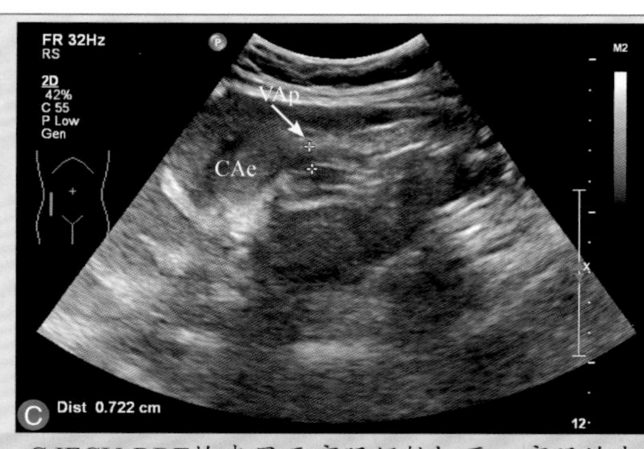

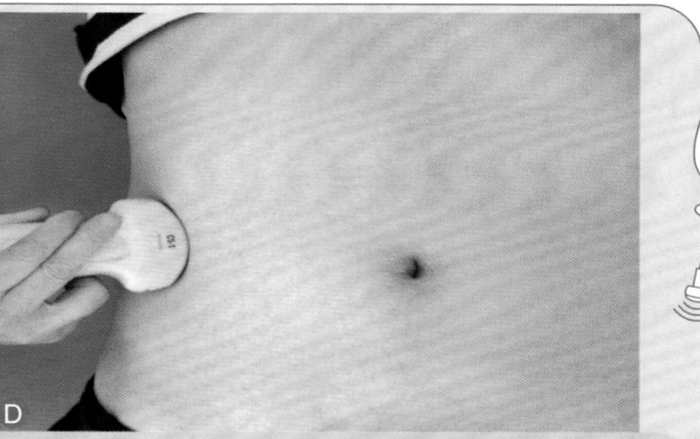

A～C.IFCU-RRE检查显示盲肠短轴切面，盲肠的内下方为阑尾口及向外延伸的纤细阑尾管腔；D.仰卧位盲肠短轴切面阑尾扫查方法。CAe：盲肠；VAp（箭头）：阑尾。

图 7-25　盲肠和阑尾

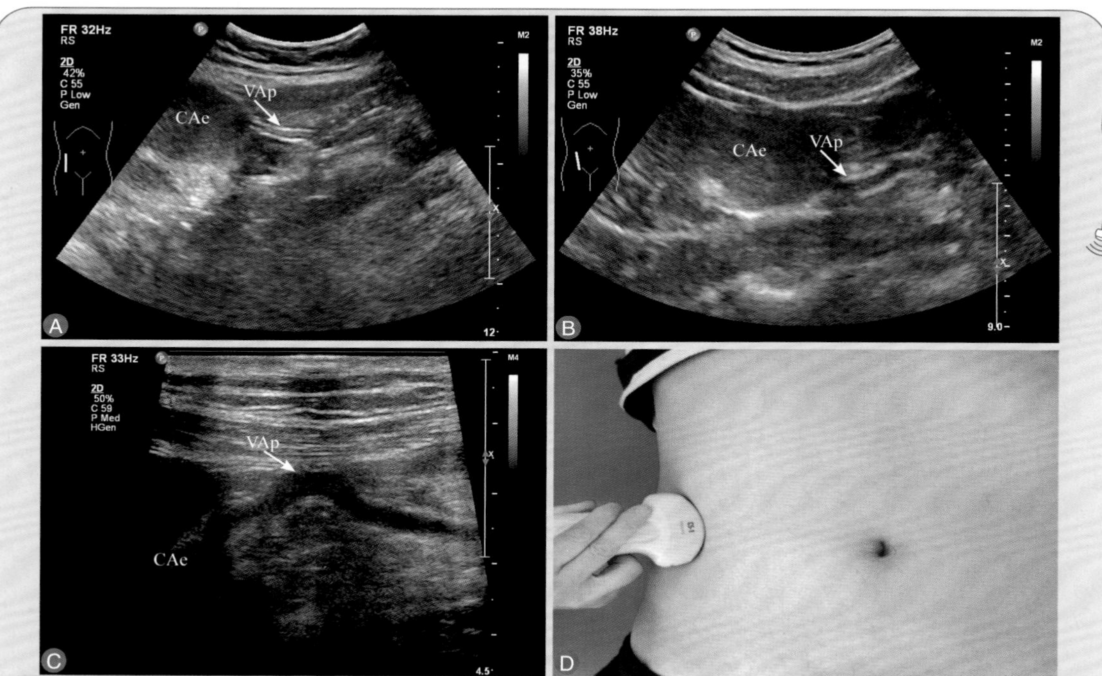

A.IFCU-RRE显示阑尾开口处清晰；B、C.IFCU-RRE检查显示纤细的阑尾长轴切面；D.仰卧位凸阵探头和高频探头阑尾长轴切面扫查方法。CAe：盲肠；VAp（箭头）：阑尾。

图 7-26　阑尾开口及阑尾长轴切面

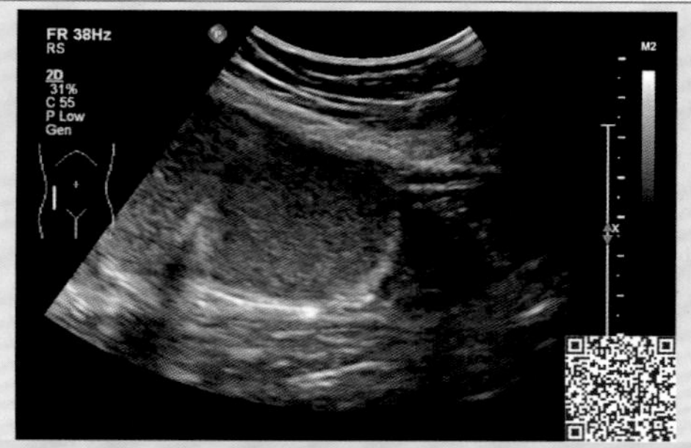

图 7-27　IFCU-RRE 显示回盲瓣、回肠末端、盲肠、阑尾（动态）

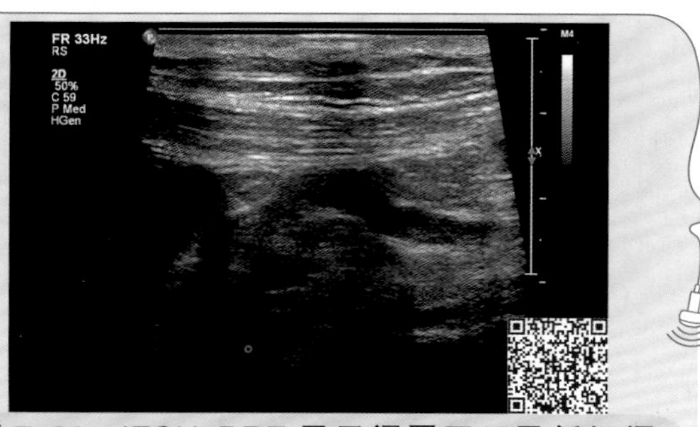

图 7-28　IFCU-RRE 显示阑尾开口及纤细阑尾（动态）

八、大肠充盈法超声造影正常参考值

经直肠逆行保留灌肠法大肠充盈超声造影在适度充盈状态下，直肠内径为4.0～5.0 cm，乙状结肠内径为2.0～3.0 cm，升结肠内径为4.0～5.0 cm，横结肠内径为3.0～4.0 cm，降结肠内径为4.0～5.0 cm，结肠皱襞以升结肠为多，且粗大、密集，间距为1.0～2.0 cm。大肠壁厚度为0.3～0.5 cm。结肠以结肠袋为特征，回肠段肠壁较薄，肠黏膜显示较平滑呈“光带样”。回盲部是以回盲瓣为中心的区域，主要包含回肠末端、阑尾、升结肠初始端及盲肠各10 cm的范围。盲肠内径为5.0～8.0 cm，长短不一，长者为6.0～7.0 cm，短者为2.0～3.0 cm，盲肠壁厚为0.1～0.3 cm。阑尾内径为0.4～0.6 cm，静止时阑尾内径为0.2 cm左右，IFCU-RRE检查时可达0.8 cm。

参考文献

[1] 柏艳红，梁明，唐凤珍，等.结肠充盈超声在诊断结肠癌及炎症性肠病中的初步探讨.中国超声医学杂志，2018，34（11）：1015-1017.

[2] 程祖胜，夏国园，等.超声肠腔充盈造影对大肠形态及走行变异的应用价值.解剖学报，2018，49（6）：730-735.

[3] 龙煜，夏国园.肠腔充盈超声造影在大肠疾病检查中的应用价值.中国现代医学杂志，2016，26（13）：116-121.

[4] 魏奇龙，王涓，吴敏，等.经直肠超声充盈造影诊断结直肠癌的应用意义评定.中国医学创新，2017，14（9）：93-95.

[5] 吴朱玲，聂茹，易凤连.经灌肠超声造影在大肠疾病检查中的应用效果观察.齐齐哈尔医学院学报，2017：38（23）：2780-2781.

[6] 徐亦芝，林淑莲，邓巧敏，等.结直肠充盈超声声学造影技术对小儿肠息肉诊断的研究.中国社区医师，2021，37（36）：111-112.

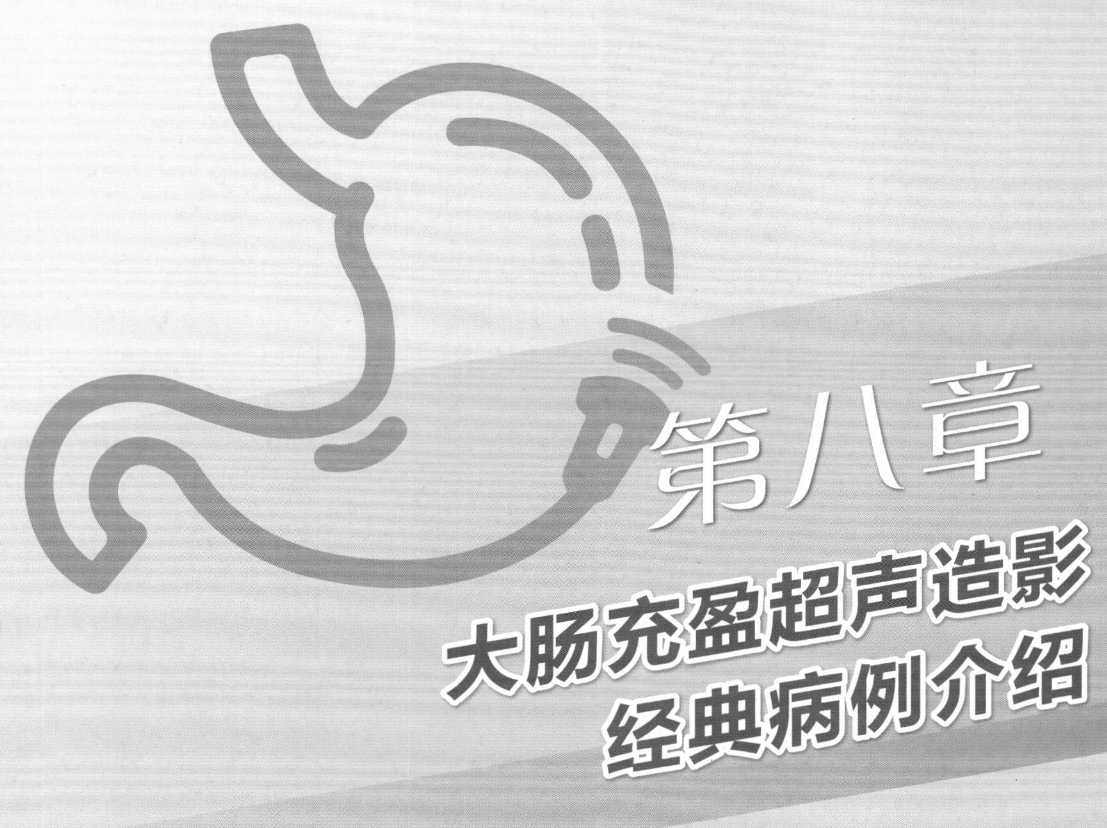

第八章

大肠充盈超声造影经典病例介绍

第一节 大肠形态及走行变异

一、结肠冗长症

1.病因与病理

结肠冗长症（dolichasigmoid）是一种先天性结肠畸形，是结肠在发育过程中因基因再复制而生长过长所致。各年龄段均可见，据报道发病年龄最小的患者是28天的新生儿，发病没有明显的性别比例。一般成年人升结肠长度为15 cm，横结肠长度为55 cm，降结肠长度为20 cm，乙状结肠长度为40 cm。如果超过正常值及活动范围增大可诊断为结肠冗长症。冗长可发生于结肠各段，可以是单段或多段。临床上以乙状结肠冗长症最为常见，其次是横结肠冗长症（也称结肠肝脾曲综合征）。小儿乙状结肠在1岁时为20 cm，5岁时为30 cm，超过此值即可诊断乙状结肠冗长症。病理检查：大体病理肉眼所见：乙状结肠过长，大多数迂曲反折，肠壁不同程度的增厚，肠腔不同程度的扩张，显微病理改变可分为两类：绝大多数表现为肠神经元异常，少数表现为单纯乙状结肠冗长。不论病理表现如何，乙状结肠冗长段都存在着大多数肠神经节细胞呈固缩、空泡变性等改变。X线钡剂灌肠是诊断结肠冗长症的主要依据和重要手段，乙状结肠长度超过40 cm可诊断。实验室检查和电子纤维结肠镜检查对本病诊断意义不大。反之，结肠冗长常常给内镜检查带来困难，严重者导致结肠镜检查无法完成，因此，结肠镜不宜常规使用。

2.临床表现

主要表现为进行性加重的便秘或长期顽固性便秘，大便周期3～10天，严重者可长达15天，常规通便及灌肠疗效较差；便秘伴间歇性腹痛、腹胀，部分可因肠功能不良，出现便秘与腹泻交替；便秘伴恶心、呕吐，肛门停止排气排便；有部分患者伴失眠、烦躁、食欲下降、消瘦、贫血、烦躁不安等全身症状。无特征性阳性体征，长期便秘者可在腹部扪及条索状、质硬且活动度较大的包块，触痛明显，通便后包块减小或消失，症状缓解或消失，部分患者可见肠型及蠕动波。并发症可有胃纳减退、中度到重度营养不良、急性肠扭转、肠梗阻。治疗：非手术治疗为首选，包括饮食、药物及排便训练等；保守治疗无效者行外科手术治疗。

3.IFCU-RRE表现

结肠充盈后可显示各节段结肠的走行，冗长的结肠超过正常的长度呈明显迂曲、折叠或活动度加大，部分伴有扭转，以乙状结肠、横结肠、肝曲及脾曲冗长较常见，横结肠和乙状结肠冗长常伴活动度增大，其活动范围分别在两侧髂嵴连线上及下腹部，肝曲、脾曲折叠明显。

4.经典病例

病例1：

患者女性，53岁，因长期左下腹隐痛，排便困难，排便时经常剧痛难忍20余年，长期需用开塞露排便，10年前曾行结肠镜检查，未能完成检查，原因不明。故于消化内科就诊，申请无痛电子结肠镜检查。在内镜室进行电子结肠镜检查时，发现结肠镜经过直肠及部分乙状结肠后，结肠镜无法再继续进入，肠镜检查无法完成。患者又于北京某医院再次进行结肠镜检查，仍然是结肠镜经过直肠及部分乙状结肠后，结肠镜无法再继续进入，又请了两位内镜专家操作均无法进入，肠镜检查始终无法完成。患者再次到消化内科就诊，申请IFCU-RRE检查。

经直肠逆行保留灌肠法灌注1200 mL造影剂，IFCU-RRE检查所见：造影剂顺利充盈直肠，进入乙状结肠后充盈缓慢，乙状结肠冗长、高度扭曲，长度约为47 cm、弯曲近360°，肠壁结构层次清晰，局部扭曲最窄管腔内径为0.98 cm，局部肠壁层次结构清晰，黏膜层光滑。IFCU-RRE提示：大肠解剖形态变异（乙状结肠迂曲冗长，迂曲处局部肠管狭窄，图8–1–1，图8–1–2）。

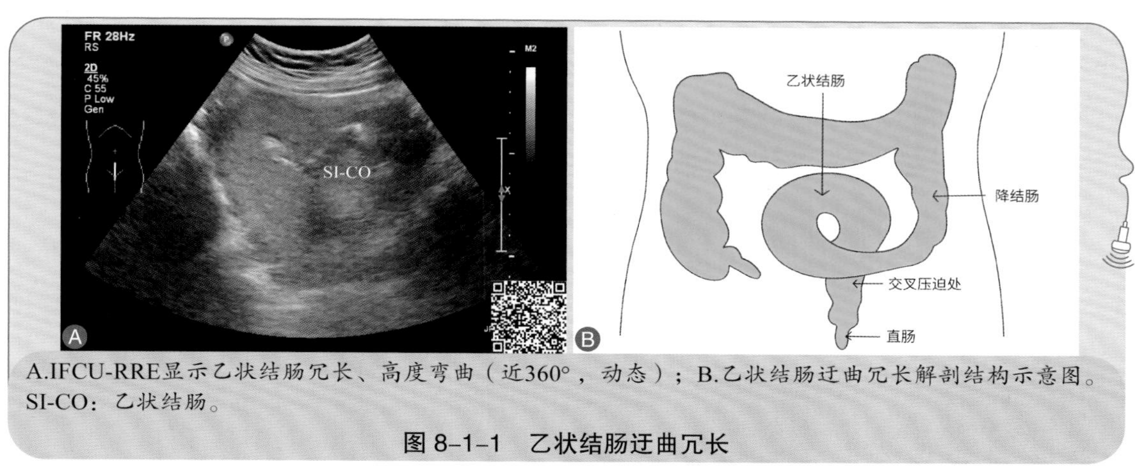

A.IFCU-RRE显示乙状结肠冗长、高度弯曲（近360°，动态）；B.乙状结肠迂曲冗长解剖结构示意图。SI-CO：乙状结肠。

图 8–1–1　乙状结肠迂曲冗长

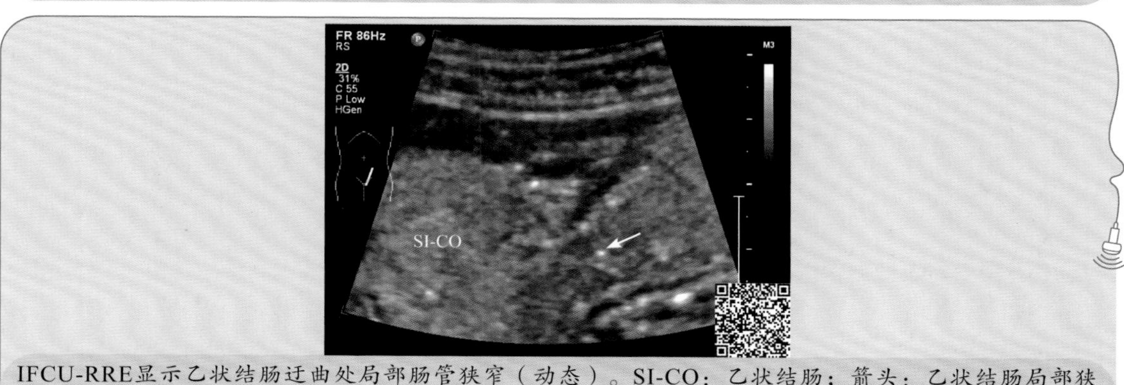

IFCU-RRE显示乙状结肠迂曲处局部肠管狭窄（动态）。SI-CO：乙状结肠；箭头：乙状结肠局部狭窄处。

图 8–1–2　乙状结肠迂曲处局部肠管狭窄

病例2：

患者女性，65岁，因长期便秘、经常性下腹胀痛20余年，时常需用开塞露排便以缓解腹胀。故于消化内科就诊，申请电子结肠镜检查，结肠镜经过直肠，进入乙状结肠后即无法再继续进入，结肠镜未能完成检查，建议IFCU-RRE检查。

经直肠逆行保留灌肠法灌注1200 mL造影剂，IFCU-RRE检查所见：造影剂顺利充盈直肠，进入乙状结肠后充盈缓慢，乙状结肠冗长、迂曲、反折、弯向右下腹、部分与盲肠重叠（乙状结肠总长度约为43 cm），部分折叠处乙状结肠壁增厚，较厚处约为0.5 cm，壁结构层次清晰；余各段结肠充盈良好，未见明显异常回声。IFCU-RRE提示：大肠解剖形态变异（乙状结肠迂曲冗长，图8-1-3）。

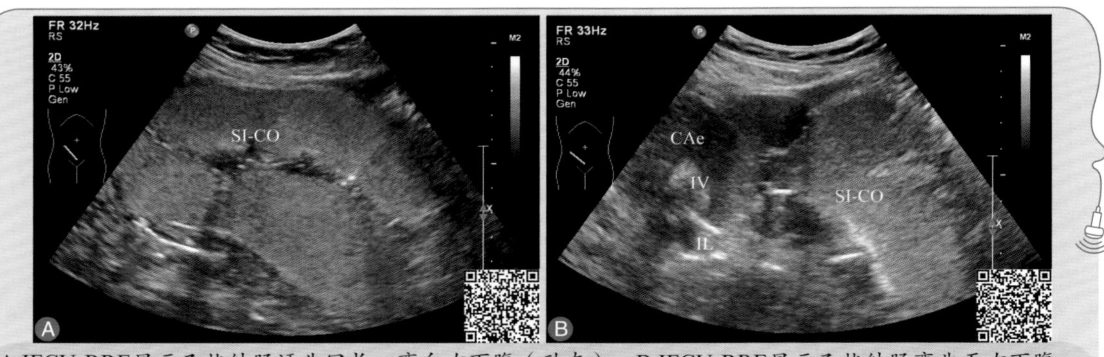

A.IFCU-RRE显示乙状结肠迂曲冗长，弯向右下腹（动态）；B.IFCU-RRE显示乙状结肠弯曲至右下腹，部分与盲肠重叠（动态）。SI-CO：乙状结肠；CAe：盲肠；IL：回肠末端；IV：回盲瓣。

图 8-1-3　IFCU-RRE 显示乙状结肠迂曲冗长

X线钡剂灌肠检查显示乙状结肠迂曲冗长，向右下腹弯曲，部分与盲肠重叠（图8-1-4）。

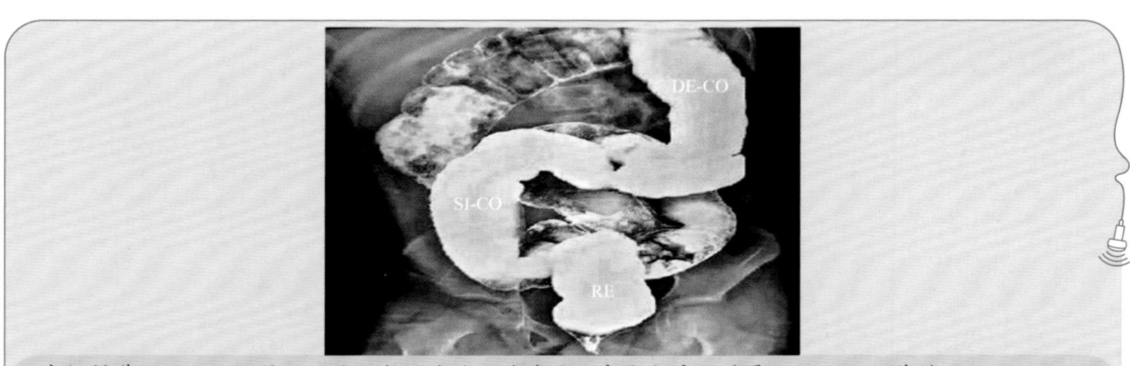

X线钡剂灌肠显示乙状结肠迂曲冗长，向右下腹弯曲，部分与盲肠重叠。DE-CO：降结肠；SI-CO：乙状结肠；RE：直肠。

图 8-1-4　X 线钡剂灌肠表现

病例3：

患者男性，62岁，自幼常感左上腹隐痛伴便秘10余年，加重半年余，于2022年4月25日来消化内科就诊，申请无痛电子结肠镜检查，结肠镜经过直肠、乙状结肠及降结肠，近结肠脾曲时无法继续进入，换了多位内镜专家结肠镜均无法进入，结肠镜检查无法完成。患者申请IFCU-RRE检查。

经直肠逆行保留灌肠法灌注1300 mL造影剂，IFCU-RRE检查所见：结肠脾曲呈“W形”冗长、扭曲，肠壁结构层次清晰，壁未见增厚，黏膜层光滑，余段结肠未见明显异常。IFCU-RRE提示：大肠解剖形态变异（结肠脾曲冗长迂曲，图8-1-5）。

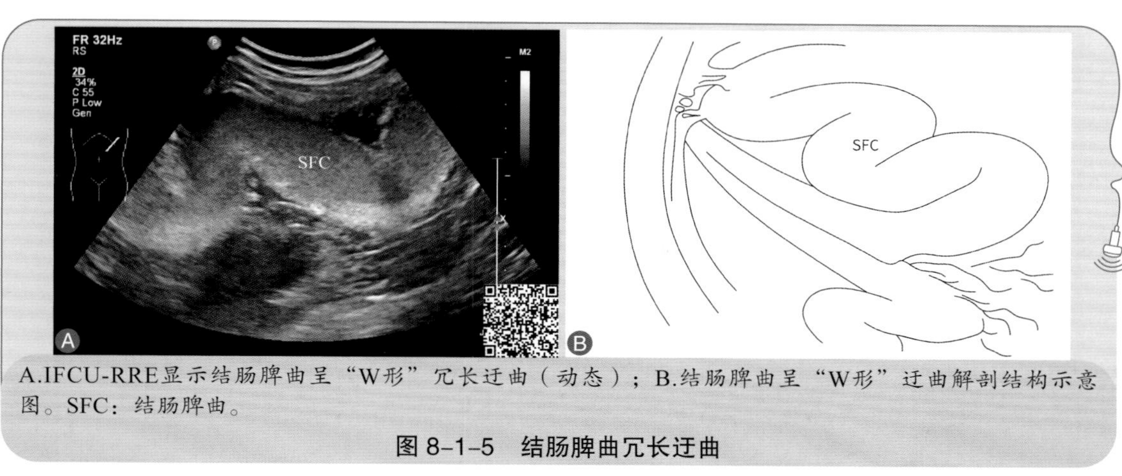

A.IFCU-RRE显示结肠脾曲呈“W形”冗长迂曲（动态）；B.结肠脾曲呈“W形”迂曲解剖结构示意图。SFC：结肠脾曲。

图 8-1-5　结肠脾曲冗长迂曲

病例4：

患者男性，70岁，从小就有右上腹间断隐痛、便秘、阵发性加剧近20年，故来消化内科就诊，申请无痛电子结肠镜检查，在内镜室进行无痛电子结肠镜检查，结肠镜经过横结肠近结肠肝曲，结肠镜无法继续进入，检查无法完成。消化内科建议IFCU-RRE检查。

经直肠逆行保留灌肠法灌注1300 mL造影剂，IFCU-RRE检查所见：结肠肝曲冗长、迂曲折叠呈“W形”，肠壁结构层次清晰，壁未见增厚，黏膜层光滑，余未见明显异常。IFCU-RRE提示：大肠解剖形态变异（结肠肝曲冗长迂曲，图8-1-6）。

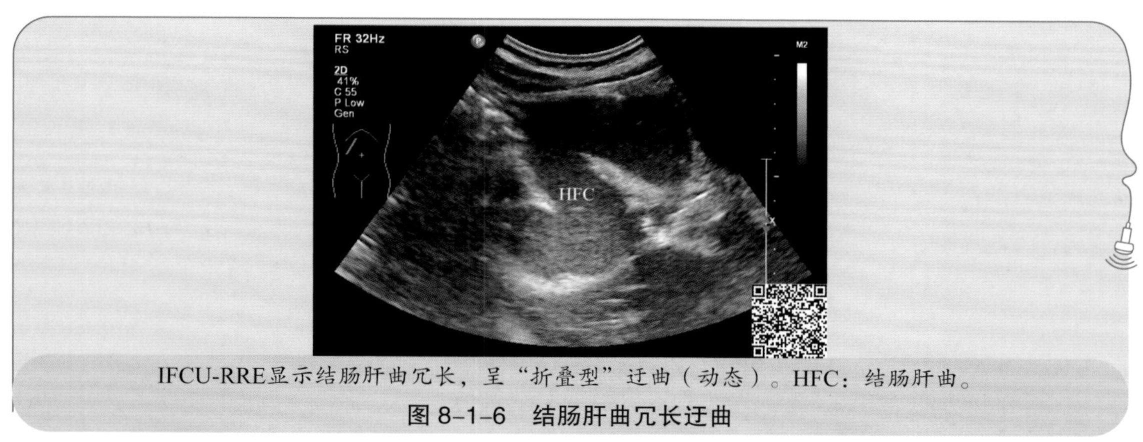

IFCU-RRE显示结肠肝曲冗长，呈“折叠型”迂曲（动态）。HFC：结肠肝曲。

图 8-1-6　结肠肝曲冗长迂曲

病例5：

患者女性，73岁，因“长期腹泻、便秘交替伴右下腹疼痛10年余，症状反复发作，时轻时重”，分别在他院进行2次电子结肠镜检查，但均未能完成检查。近日因冠心病入住心内科，建议IFCU-RRE检查。

经直肠逆行保留灌肠法灌注1200 mL造影剂，IFCU-RRE检查所见：降结肠、升结肠冗长，呈“纽结式”高度扭曲。IFCU-RRE提示：大肠解剖形态变异（升结肠及降结肠冗长、高度扭曲，图8-1-7）。

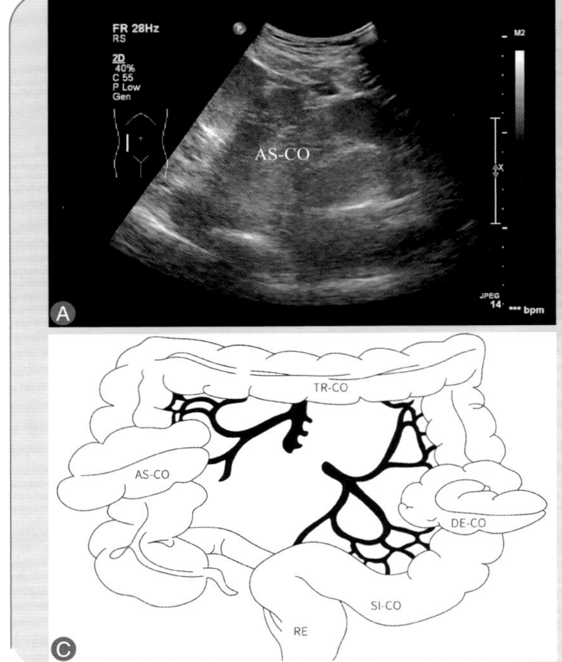

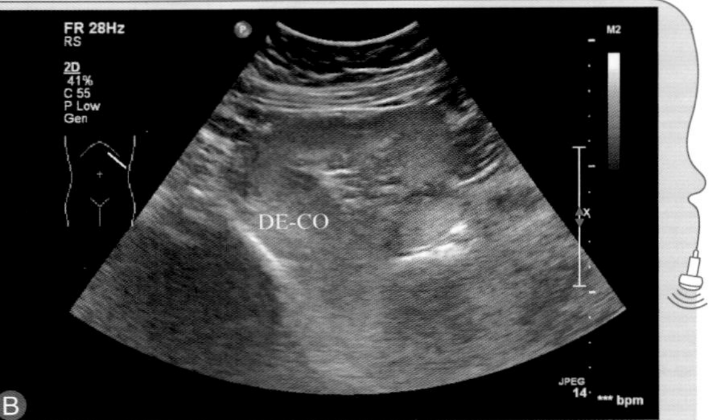

A.IFCU-RRE显示升结肠冗长，呈“纽结式”高度扭曲；B.IFCU-RRE显示降结肠冗长，呈“纽结式”高度扭曲；C.降结肠、升结肠“纽结式”迂曲解剖结构示意图。AS-CO：升结肠；DE-CO：降结肠；RE：直肠；SI-CO：乙状结肠；TR-CO：横结肠。

图 8–1–7 降结肠、升结肠冗长，呈“纽结式”迂曲

第二节 回盲部病变

回盲部位于右髂窝，在解剖上包括回肠末端、盲肠、升结肠近端、回盲瓣和阑尾。临床通常使用的回盲部一词，并无特定的解剖学标界。在X线诊断上，一般将回肠终末15 cm左右的一段末段回肠、回盲瓣、盲肠、近侧升结肠及阑尾作为回盲部的范围。盲肠为大肠起始部，粗而短，大部分被腹膜包裹，略可移动。回肠与盲肠交界处形成回盲瓣。回盲瓣是区分小肠与大肠的重要解剖结构。回盲瓣通常位于盲肠壁的内侧面，少数可开口于结肠的外侧面或后面，另有系带样结构将上下回盲瓣固定于盲肠皱襞。回肠末端与盲肠几乎成90°，导致肠套叠常发生在此。回盲瓣作为一个机械性屏障，既可防止小肠内容物过快进入大肠，又可防止大肠内容物逆流入小肠，在结肠细菌大量繁殖进而侵犯小肠中起一定的保护作用。阑尾近端开口于回盲瓣下且远端为盲端的盲管。由于阑尾动脉为一种无侧支终末动脉，当出现血运障碍时，易发生坏死。另外，回盲部肠腔宽、肠壁薄，食糜停留时间长。因此，回盲部被称为消化系统的“中间地带”，该部位解剖结构复杂，淋巴组织丰富，是各种消化道疾病的好发部位，常见阑尾炎、肠结核、克罗恩病、溃疡性结肠炎、息肉等炎性病变。

以往的研究报道，回盲部病变以炎性病变为主，肿瘤次之。随着生活方式、环境等的改变，回盲部肿瘤性病变的发病率也逐年上升。但由于该区域位置隐蔽，早期临床症状常不典型，早期病变容易被忽略，临床表现多无明显的特异性，易造成患者就诊延迟。因此，回盲部病变的早诊断、早治疗很重要。随着各种影像学检查及内镜技术的发展，回盲部病变的检出率近年来在不断提高。

回盲部疾病的检查，既往主要依靠电子纤维结肠镜、X线钡剂灌肠、CT和普通腹部超声。电子纤维结肠镜检查敏感性较高，对肠腔内病变显示好，且能对疾病进行诊断及治疗，但是不能观察到肠壁内各层结构，难以判断病变的浸润范围和深度，不能观察肠腔外病变及肠与周围脏器的关系。再者因为回盲部为大肠的起始端，对清肠的要求较高，大肠排空清洁不够满意或解剖变异，或患者因为恐惧或个人体质不能耐受结肠镜检查的患者，均不能完成检查而难以明确诊断。并且，结肠镜有一定的痛苦和不适感，对高龄老人、多器官联合病变患者及小孩不适宜。X线钡剂灌肠的主要成分为硫酸钡，不溶于水，无法被肠道吸收，患者进行钡剂灌肠后，如果未能及时将钡剂排出，则易出现钡剂凝结沉积、堵塞肠道，导致肠梗阻，出现腹胀、恶心、呕吐、停止排气、排便等症状。因此，钡剂灌肠后需多饮水，尽快将钡剂排出体外。此外，X线钡剂灌肠属于放射性操作，具有一定的辐射，对孕期女性不适宜。腹部CT和普通腹部超声检查因为肠内容物和气体的干扰，可以发现一些较明显的病变，但是对于一些细小病变敏感性不高。

随着IFCU-RRE检查方法的临床应用，造影剂经直肠逐步逆行充盈乙状结肠、降结肠、结肠脾曲、横结肠、结肠肝曲、升结肠、盲肠，可清晰显示各段结肠包括升结肠、回盲瓣、盲肠、回肠末端，以及部分阑尾，弥补了电子结肠镜、X线钡剂灌肠、CT和普通腹部超声检查的不足，显著提高了回盲部病变的检出率。不仅能够了解病变位置、形态、大小、数目及观察肠壁内的病变情况，更重要的是可以实时观察回盲瓣的开放与闭合情况，对于回盲瓣疾病的诊断具有独特的优势。有研究报道，灌肠法超声造影检查回盲瓣的显示率可达90.2%～100%，优于结肠镜检查。该检查方法已经日益受到临床重视，值得进一步研究和推广应用。

一、回盲瓣综合征

1.病因与病理

回盲瓣综合征（ileocecal valve syndrome，IVS）又名回盲括约肌综合征，系多种原因所致的以回肠末端和回盲瓣充血、水肿、增生伴黏膜下脂肪组织积聚及回肠黏膜脱垂等非特异性改变为主要病理变化的一组综合征，如回盲瓣与突出的回肠黏膜一起经回盲口脱入或疝入盲肠，也称回盲瓣脱垂综合征（ileocecal valve prolapse syndrome），又称回盲部脂肪过多症。

Regge将本病病因总结为5类：①水肿：特发性或损伤性水肿；②回肠黏膜疝入或脱入结肠；③黏膜下脂肪堆积；④回盲部良、恶性肿瘤；⑤累及回盲瓣的炎症，如寄生虫（阿米巴原虫）性炎症、非特异性炎症（如克罗恩病）。

既往本病报道较少。有研究认为其实际发病率可能更高，因为既往本病的检查手段较少，很易与慢性阑尾炎混淆，大部分只能在手术中明确诊断。在近年来开展的IFCU-RRE检查的临床应用中发现回盲瓣的声像图显示清晰，大大提高了回盲瓣病变的检出率，发现该病并不少见。IFCU-RRE检查能准确识别回盲瓣，对回盲瓣综合征的诊断有较高的临床实用价值和独特的优势，值得临床推广应用。

2.临床表现

轻症患者可无不适症状，仅因其他疾病就诊时偶然发现。症状明显者临床多表现为反复腹泻、右下腹疼痛和体重减轻等。脱垂的瓣膜如发生溃疡可伴发大便出血。如回盲瓣有严重的解剖异常，症状严重，内科治疗无效，并发肠狭窄、肠梗阻、结肠大量出血，或与急慢性阑尾炎、结肠肿瘤等不易鉴别时，可考虑手术治疗。对脱垂的回肠黏膜可将盲肠切开进行复位。对局限于回盲瓣的良性小瘤，亦可经纤维结肠镜高频电切除。此病青壮年男性及肥胖女性多见。

3.IFCU-RRE表现

正常回盲瓣超声图像显示回盲瓣为上、下两瓣唇形回声，略凸向盲肠，边缘光滑，回盲瓣大小、形态个体差异较大。IFCU-RRE可实时动态观察随肠蠕动回盲瓣开放与关闭，正常开放时回肠末端内容物进入盲肠，闭合时无反流。若回盲瓣增厚、边缘毛糙、黏膜增厚蓬松或粘连，可出现开放受限或闭合不良，这时可见大肠内容物反流至回肠末端，脱垂者可观察到肠蠕动时回盲瓣与突出的末端回肠黏膜一起随小肠内容物经回盲口脱入盲肠腔内，或者肠蠕动时回盲瓣与突出的末端回肠黏膜经回盲口脱入到小肠（回肠末端），严重者可合并反流。

4.经典病例

病例1：

患者女性，62岁，长期腹胀、腹泻5年，于多家医院反复就诊均未能查明原因，担忧自己患大肠肿瘤又恐惧做结肠镜检查，多年来精神呈抑郁状态，故来消化内科就诊，申请IFCU-RRE检查。

经直肠逆行保留灌肠法灌注1300 mL造影剂，IFCU-RRE检查所见：造影剂依次充盈直肠、乙状结肠、降结肠、结肠脾曲、横结肠、结肠肝曲、升结肠、盲肠，各段肠腔均充盈良好，回盲瓣显示清晰，上下瓣边缘毛糙，黏膜增厚蓬松，实时动态观察见回盲瓣开放尚可，闭合不良，闭合时回盲口可见缝隙（直径约为0.15 cm），并可见大肠内容物反流至回肠末端。CDFI显示回盲瓣开放时可见呈红色多普勒信号的回肠内容物自回肠末端进入大肠（彩色多普勒朝向探头呈红色）；回盲瓣闭合时可见呈蓝色多普勒信号的大肠内容物自大肠反流入回肠末端（背离探头呈蓝色）。IFCU-RRE提示：回盲瓣综合征（回盲瓣关闭不全，图8-2-1～图8-2-4）。

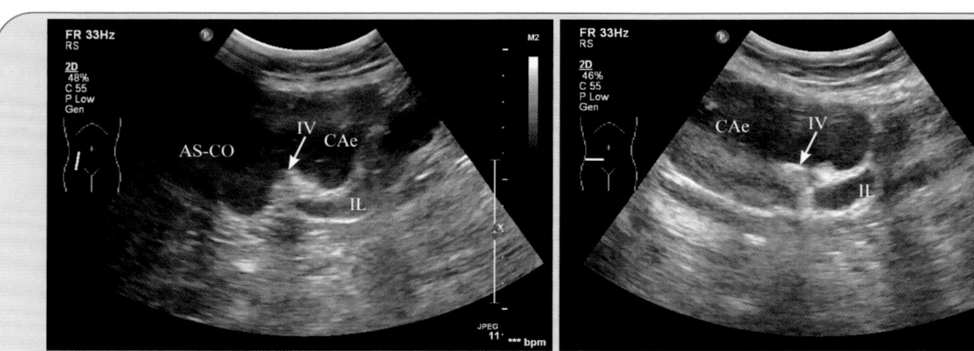

IFCU-RRE显示回盲瓣边缘毛糙、黏膜蓬松，实时动态观察见回盲瓣开放尚可，闭合不良，闭合时回盲口可见缝隙，并可见大肠内容物反流至回肠末端（动态）。AS-CO：升结肠；CAe：盲肠；IL：回肠；IV（箭头）：回盲瓣。

图8-2-1　回盲瓣综合征

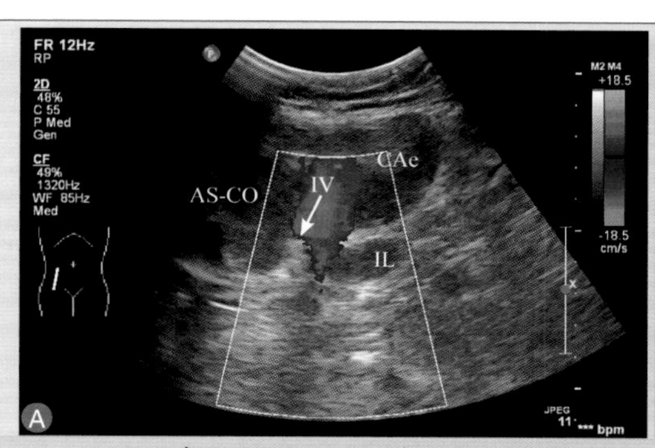

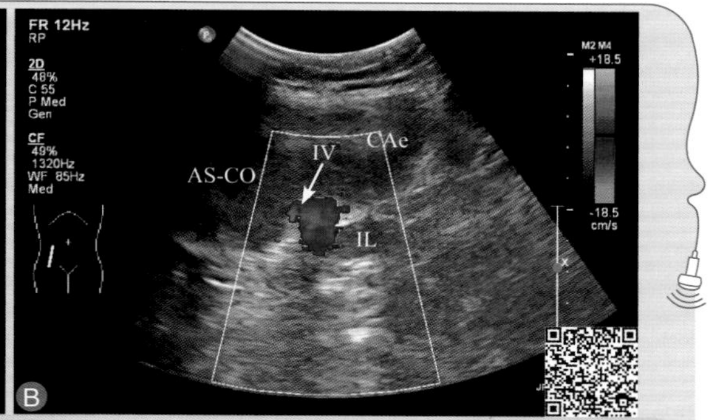

A.IFCU-RRE状态下CDFI显示回盲瓣开放时，回肠末端内容物经回盲口进入盲肠（朝向探头呈红色）；B.IFCU-RRE状态下CDFI显示回盲瓣闭合时，大肠内容物经回盲口反流至回肠末端（背离探头呈蓝色，动态）。AS-CO：升结肠；CAe：盲肠；IL：回肠；IV（箭头）：回盲瓣。

图8–2–2　回盲瓣闭合不全

病例2：

患者男性，55岁，因间歇性右下腹痛伴腹泻3年余，加重2个月，故来外科就诊。3年前疑"阑尾炎"行腹腔镜阑尾微创摘除术，术后仍感右下腹疼痛，对症消炎治疗后暂时性好转，但时好时坏、反复发作，申请IFCU-RRE检查。

经直肠逆行保留灌肠法灌注1400 mL造影剂，IFCU-RRE检查所见：造影剂依次充盈直肠、乙状结肠、降结肠、结肠脾曲、横结肠、结肠肝曲、升结肠、盲肠，各段肠腔均充盈良好，回盲瓣显示清晰，回盲瓣增厚，上、下瓣高度均约为2.8 cm，边缘毛糙，黏膜增厚蓬松，实时动态观察肠蠕动情况，瓣口开放时回盲瓣与突出的末端回肠黏膜一起随小肠内容物经回盲口脱入盲肠腔内，闭合时可见大肠内容物反流至回肠末端。IFCU-RRE提示：回盲瓣综合征（回盲瓣脱垂伴关闭不全，图8–2–3）。

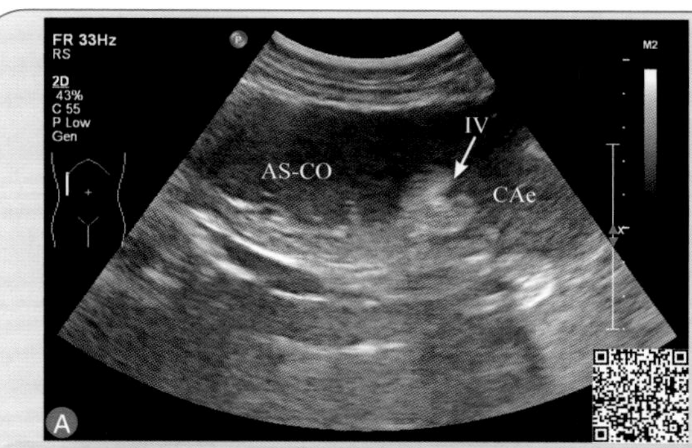

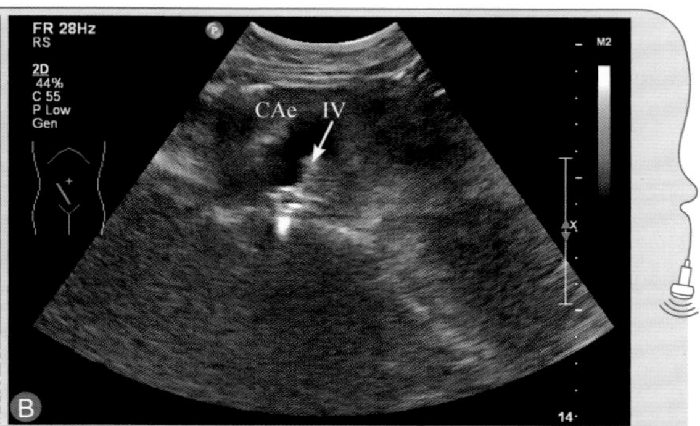

A、B.分别为IFCU-RRE于回盲瓣长轴和短轴切面检查，显示回盲瓣增厚、边缘毛糙、黏膜疏松，肠蠕动瓣口开放时回盲瓣与突出的末端回肠黏膜一起随小肠内容物经回盲口脱入大肠腔内，闭合时可见大肠内容物反流至回肠末端。AS-CO：升结肠；CAe：盲肠；IV（箭头）：回盲瓣。

图8–2–3　回盲瓣脱垂伴闭合不全（动态）

电子纤维结肠镜检查可见脱垂的回肠黏膜，提示：回盲瓣脱垂（图8-2-4）。

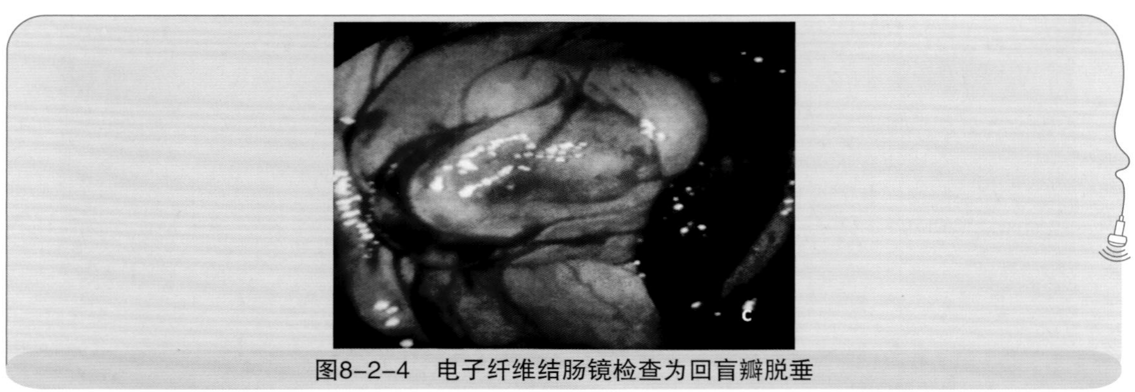

图8-2-4　电子纤维结肠镜检查为回盲瓣脱垂

病例3：

患者女性，80岁，体形较胖，间断腹泻近10年，加重半年余，故来就诊，申请IFCU-RRE检查。

经直肠逆行保留灌肠法灌注1200 mL造影剂，IFCU-RRE检查所见：造影剂依次充盈直肠、乙状结肠、降结肠、结肠脾曲、横结肠、结肠肝曲、升结肠、盲肠，各段肠腔充盈良好，回盲瓣显示清晰，回盲瓣黏膜增厚，边缘毛糙、蓬松，瓣尖粘连，实时动态观察肠蠕动情况，回盲瓣开放时上下瓣蓬松的黏膜随小肠内容物经回盲口脱入盲肠腔内，闭合时未见明显反流。IFCU-RRE提示：回盲瓣综合征（回盲瓣脱垂，图8-2-5）。

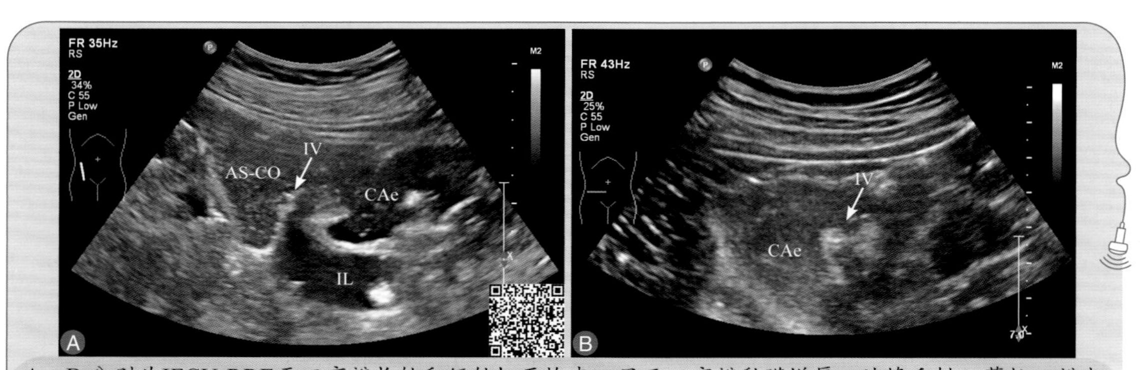

A、B.分别为IFCU-RRE于回盲瓣长轴和短轴切面检查，显示回盲瓣黏膜增厚，边缘毛糙、蓬松，瓣尖粘连，实时动态观察可见回盲瓣脱垂（动态）。AS-CO：升结肠；CAe：盲肠；IL：回肠末端；IV（箭头）：回盲瓣。

图8-2-5　回盲瓣脱垂

病例4：

患者女性，86岁，体形较胖，反复腹泻、右下腹疼痛10余年，故来消化内科就诊，申请IFCU-RRE检查。

经直肠逆行保留灌肠法灌注1200 mL造影剂，IFCU-RRE检查所见：造影剂依次充盈直肠、乙状结肠、降结肠、结肠脾曲、横结肠、结肠肝曲、升结肠、盲肠，各段肠腔均充盈良好，回盲瓣显示清晰，回盲瓣边缘毛糙，黏膜不均匀增厚，实时动态观察见回盲瓣开放幅度减低，闭合不良，闭合时回盲口可见缝隙（直径约为0.2 cm），肠蠕动时可见大肠内容物经回盲口反流至回肠末端。IFCU-RRE提示：回盲瓣综合征（回盲瓣闭合不全，图8-2-6）。

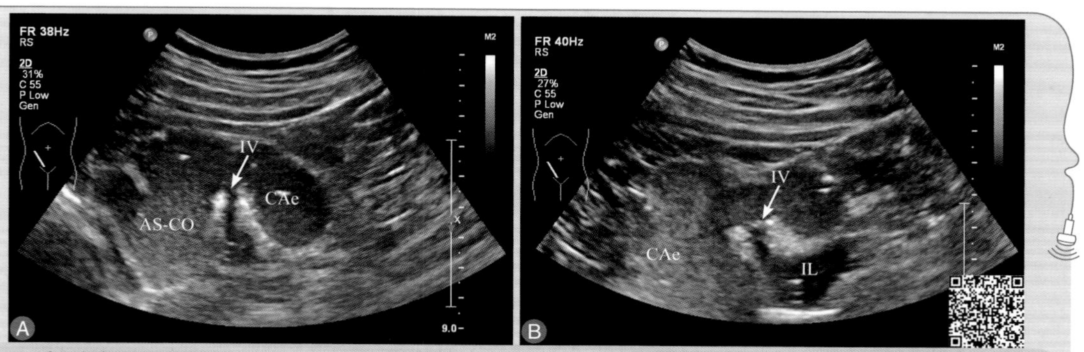

A、B.分别为IFCU-RRE于回盲瓣长轴和短轴切面检查，显示回盲瓣边缘毛糙，黏膜不均匀增厚，实时动态观察见回盲瓣开放幅度减低，闭合不全，闭合时可见大肠内容物经回盲口反流至回肠末端（动态）。AS-CO：升结肠；CAe：盲肠；IL：回肠末端；IV（箭头）：回盲瓣。

图8-2-6　回盲瓣关闭不全

病例5：

患者男性，34岁，间断右下腹疼痛2年余，口服消炎药及解痉剂腹痛能暂时缓解，但易反复。2年前因急性阑尾炎行阑尾切除术，故来外科就诊，申请IFCU-RRE检查。

经直肠逆行保留灌肠法灌注1500 mL造影剂，IFCU-RRE检查所见：造影剂依次充盈直肠、乙状结肠、降结肠、结肠脾曲、横结肠、结肠肝曲、升结肠、盲肠，各段肠腔均充盈良好，回盲瓣显示清晰，回盲瓣不均匀增厚，高度>4.0 cm，边缘欠光滑，实时动态观察见回盲瓣开放、闭合尚可，盲肠壁结构层次清晰，黏膜层尚光滑。IFCU-RRE提示：回盲瓣综合征（回盲瓣增厚、水肿，考虑回盲瓣炎，图8-2-7）。

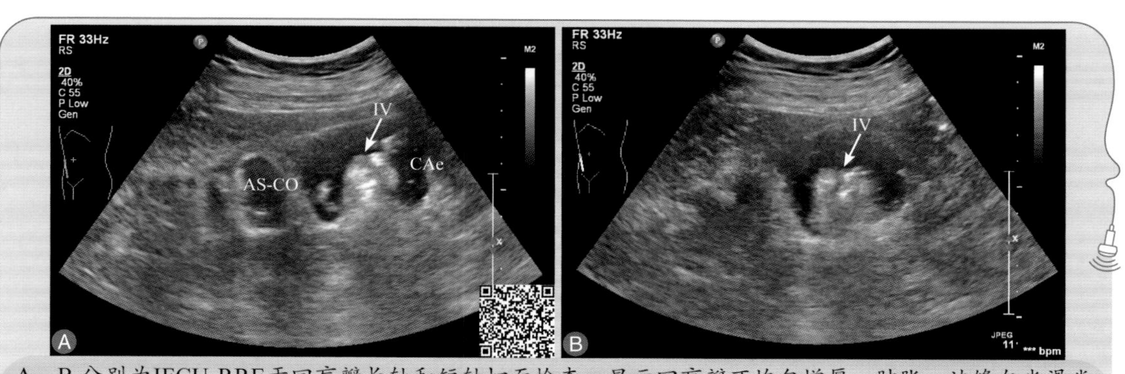

A、B.分别为IFCU-RRE于回盲瓣长轴和短轴切面检查，显示回盲瓣不均匀增厚、肿胀、边缘欠光滑炎性改变（动态）。AS-CO：升结肠；CAe：盲肠；IV（箭头）：回盲瓣。

图8-2-7　回盲瓣炎

二、盲肠炎与阑尾炎

阑尾炎，俗称“盲肠炎”。实际上二者是有区别的，二者均位于右髂窝内，要分清二者的区别，首先要搞清楚盲肠和阑尾的解剖结构与关系（图8-2-8）。盲肠是大肠的起始部，也是大肠中最粗、最短、通路最多的一段。成年人盲肠长度平均为6～8 cm，盲肠内径为5.0～6.0 cm，左侧通过回盲瓣与回肠相连接，回肠末端向盲肠的开口，称回盲口（ileocecal orifice）。以回盲瓣为界，向上续接升结肠，后内侧有阑尾开口。而阑尾，则是一条细长弯曲的盲管，从盲肠发出，根部连于盲肠的后内侧壁，远端游离并闭锁，长得像一条“蚯蚓”，其长度因人而异，总长度平均为7～9 cm，偶有长达20 cm或短于1 cm者。阑尾缺如者极为罕见。成年人阑尾的内径一般为0.4～0.6 cm，静止时管腔的内径狭小，仅0.2 cm左右。阑尾根部较固定，多数在回盲口的后下方约2 cm处开口于盲肠，此口为阑尾口。阑尾口的下缘有一条不明显的半月形黏膜皱襞称为阑尾瓣，该瓣有防止粪块或异物坠入阑尾腔的作用。阑尾尖端为游离盲端，游动性大，所以阑尾位置不固定。

盲肠炎的发病率较低，而且多以继发性为主，常继发于阑尾炎，也可能由克罗恩病（一种原因不明的肠道炎症性疾病）导致，而且一般症状较轻，很少引起穿孔，多数情况下不用手术治疗。阑尾炎则一般是由于阑尾管腔较细，被粪便、食物残渣或细菌等堵塞、感染导致，是一种常见的外科急症，如若不及时治疗，可引起阑尾脓肿、穿孔、急性腹膜炎，严重时甚至会导致休克，危及生命。因此，针对大多数阑尾炎患者，急诊一般首选手术治疗。对于病情较轻的患者，或者暂时不适合进行手术的患者，可以使用抗生素进行阑尾炎的保守治疗，但这种方法有一定的风险，部分患者病情会继续进展、加重，少部分患者会出现病情迁延，变为慢性阑尾炎。

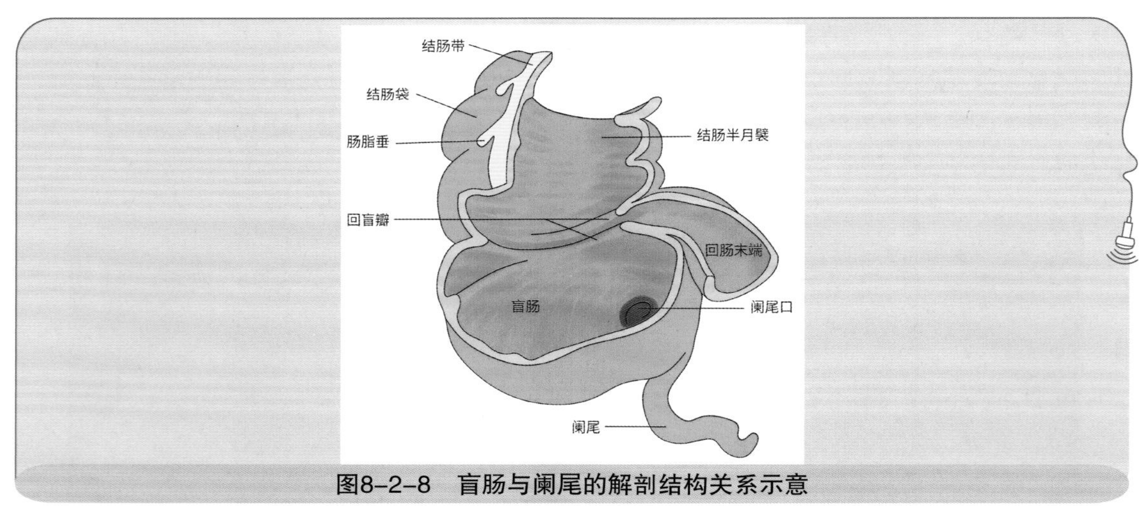

图8-2-8　盲肠与阑尾的解剖结构关系示意

（一）盲肠炎

1.病因与病理

盲肠炎属于临床少见病，国内外对于本病的报道较少。盲肠炎最早被发现在白血病患者化疗期间白细胞低下的病例中，后在恶性肿瘤和免疫功能低下及风湿病等患者中也有发现。多为病例报告，上述疾病被认为是患本病的高危因素，尤其是白血病患者化疗白细胞低下时。确切病因机制未明，一般认为男女发病率无明显差别。主要病理改变以黏膜下水肿、黏膜小溃疡和坏死为主，可伴黏膜下脓肿、出血，多无炎症反应（白细胞低下所致）。鉴于上述特点，本病曾有粒细胞减少性肠炎、坏死性肠炎和回盲肠综合征等多种名称。直至1970年Wagner等对所谓的因坏死性结肠炎死亡的病例进行尸解后，才发现病变部位大多局限在盲肠，遂将其称为盲肠炎（typhlitis），现此命名被多数学者认同。随着对该病的认识，盲肠炎发病率呈上升趋势。既往本病报道较少，可能与本病的发病率低有关，也可能存在对本病的检查和认识不足。随着IFCU-RRE检查的开展，灌肠后各段大肠充盈，特别是超声能实时动态清楚观察回盲肠部位的病变，必将有更多的病例被发现。该检查手段对回盲瓣的早期诊断具有独特的优势，有待进一步研究和推广应用。

2.临床表现

主要临床表现为右下腹痛和发热，体检多有明显的右下腹压痛、反跳痛。因症状体征酷似急性阑尾炎，常被误诊为急性阑尾炎，而术中所见多为盲肠水肿或肿块，重者可有坏死穿孔、脓肿形成等，病变广泛还可累及回肠，但阑尾多无异常，术中也易误诊为肿瘤、克罗恩病和憩室炎等。

3.IFCU-RRE表现

盲肠壁局部增厚、回声减低，肠壁层次可辨，黏膜面不光滑，伴有糜烂及溃疡者黏膜面可见凹陷，凹面见斑点状强回声附着，可见周围系膜水肿和淋巴结肿大，并发穿孔时可形成周围脓肿包块。

4.经典病例

患者男性，44岁，因反复出现右下腹隐痛，间断性加重3年余，故来外科门诊就诊。查体：右下腹有压痛、反跳痛，未触及包块。3年前被诊断为急性阑尾炎行腹腔镜阑尾切除术，术后仍感右下腹疼痛。3年来曾在北京多家大医院就诊，间断服用消炎药治疗，疼痛时好时坏，外科疑诊“盲肠炎”，申请IFCU-RRE检查。

经直肠逆行保留灌肠法灌注1300 mL造影剂，IFCU-RRE检查所见：造影剂依次充盈直肠、乙状结肠、降结肠、结肠脾曲、横结肠、结肠肝曲、升结肠、盲肠，各段肠腔依次充盈良好，盲肠黏膜普遍欠光滑，盲肠末端壁不均匀增厚，黏膜面粗糙、回声中断伴凹陷，凹面见斑点状强回声附着，范围约为2.18 cm × 0.94 cm，局部盲肠壁层次结构尚清。CDFI显示盲肠末端增厚的肠壁内可见细点状彩色血流信号。回盲瓣回声分布不均匀，瓣缘粗糙、不光滑。IFCU-RRE提示：盲肠炎伴盲端糜烂、溃疡，回盲瓣炎（图8–2–9）。

（二）阑尾炎

1.病因与病理

阑尾管腔阻塞和细菌侵入是阑尾炎最常见的病因。当阑尾堵塞时，其远端形成的无效腔中原本就存在的细菌大量繁殖并分泌毒素引起阑尾壁炎症，甚至破坏管壁形成溃疡，进而穿过溃疡侵入肌层。因此，阑尾壁间质压力升高引起血流障碍，导致阑尾供血不足，最终容易引起坏死。急性阑尾炎为外科最常见的急腹症。根据发病过程的病理解剖学变化，分为4种类型：急性单纯性阑尾炎、急性化脓性阑尾炎、坏疽性及穿孔性阑尾炎、阑尾周围脓肿。

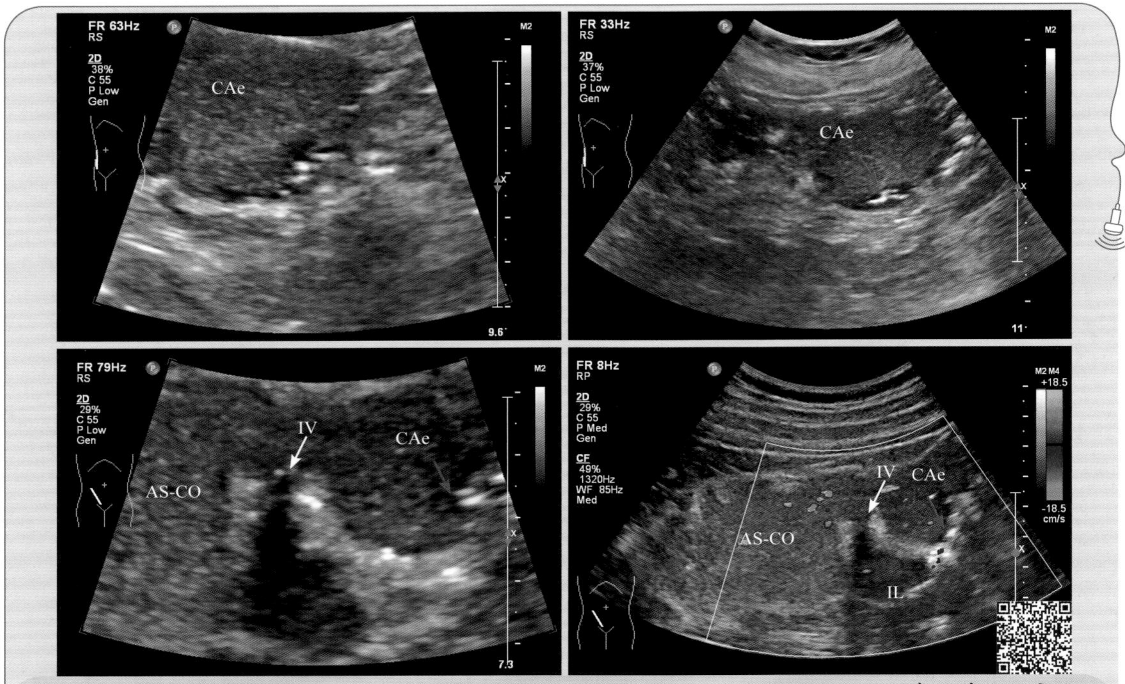

IFCU-RRE于不同切面显示盲肠壁局部增厚、黏膜粗糙伴凹陷，凹面内见斑点状强回声附着，回盲瓣回声不均匀，瓣缘粗糙、不光滑，盲肠增厚的肠壁内可见细点状彩色血流信号（动态）。AS-CO：升结肠；CAe：盲肠；IV（白箭头）：回盲瓣；红箭头：盲肠壁局部增厚伴溃疡；IL：回肠末端。

图8-2-9 盲肠炎伴盲端溃疡和回盲瓣炎

2.临床表现

起病多自脐周及上腹部疼痛开始，数小时后转移至右下腹，呈持续性加重。70%～80%的急性阑尾炎具有这种转移性右下腹疼痛的特点，但也有部分病例发病时即出现右下腹痛，且不同位置和不同病理类型的阑尾炎腹痛也有差异。部分伴有恶心、呕吐。血常规检查多伴有白细胞及中性粒细胞增高。

3.IFCU-RRE表现

急性阑尾炎的超声表现为阑尾明显肿大，直径多为1.0 cm左右，管壁增厚，管腔扩张，腔内可见无回声或粪石强回声，周围可见渗出液，若合并周围脓肿，可探及混合回声包块，CDFI显示增厚的壁内可见点状或略丰富血流信号。已经诊断急性阑尾炎，通常不会进行IFCU-RRE检查。慢性阑尾病变IFCU-RRE表现为阑尾增粗不明显、壁稍增厚、回声可不均匀减低，管腔内常可见无回声或小粪石回声，CDFI显示阑尾壁内可见细点状或未见明显血流信号。

4.经典病例

患者女性，25岁，因间断腹胀、腹部隐痛伴腹泻5月余，故来消化内科就诊，肝胆胰脾肾输尿管膀胱及子宫附件超声检查均未见异常，建议进行电子结肠镜检查，因患者恐惧电子结肠镜检查，于是申请IFCU-RRE检查。

经直肠逆行保留灌肠法灌注1200 mL造影剂，IFCU-RRE检查所见：造影剂依次充盈直肠、乙状结肠、降结肠、结肠脾曲、横结肠、结肠肝曲、升结肠、盲肠，各肠腔充盈良好，阑尾增粗、壁增厚，管径为1.0～1.5 cm，壁厚约为0.5 cm，黏膜面欠光滑，管腔内充满无回声。IFCU-RRE提示：慢性阑尾炎可能（图8–2–10）。

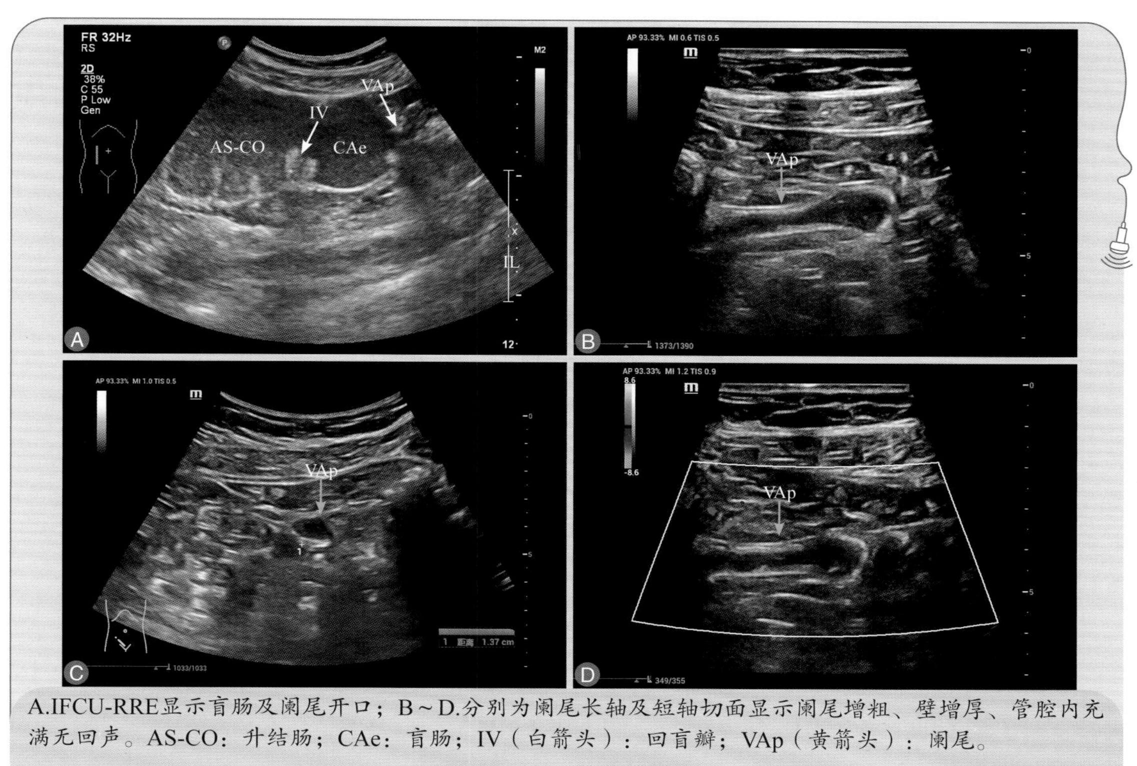

A.IFCU-RRE显示盲肠及阑尾开口；B～D.分别为阑尾长轴及短轴切面显示阑尾增粗、壁增厚、管腔内充满无回声。AS-CO：升结肠；CAe：盲肠；IV（白箭头）：回盲瓣；VAp（黄箭头）：阑尾。

图8–2–10　慢性阑尾炎

随访：IFCU-RRE提示慢性阑尾炎，于消化内科转外科门诊就诊。血常规化验检查：白细胞（WBC）计数8.9×10^9/L［正常参考值：（3.50～9.50）$\times10^9$/L］，中性粒细胞绝对值7.3×10^9/L［正常参考值：（1.80～6.30）$\times10^9$/L］。

外科临床诊断：慢性阑尾炎。因患者要求保守治疗，予消炎治疗7天，症状缓解。

三、回盲部憩室炎

1.病因与病理

回盲部憩室包括回肠末端憩室（梅克尔憩室）及盲肠和升结肠憩室，系指回盲部部分肠壁向腔外凸出形成的囊袋状结构。无并发症的消化道憩室对人体健康多无明显影响。憩室引流不畅或有异物滞留时，易发生感染而引起憩室炎，炎症易扩散形成憩室周围炎和脓肿，甚至可发生急性穿孔或破裂引起急性腹膜炎。因解剖位置与阑尾邻近，急性回盲部憩室炎的临床表现与急性阑尾炎相似，术前较难明确诊断，易误诊为急性阑尾炎。

回盲部憩室通常分为真性憩室和假性憩室。回肠末端憩室（梅克尔憩室）为胚胎时期卵黄囊管未完全消失所致，属真性憩室。盲肠和升结肠憩室的形成与肠壁缺陷（如肠壁先天性肌层发育不全或缺乏内在肌张力或肠壁肌层退变）和肠腔内压力过高有关，是穿过肠壁肌层的黏膜和黏膜下层形成的囊袋状突起，周围包裹浆膜层，大小通常为5～10 mm，是一种“假性憩室”。

由于临床表现与急性阑尾炎相似，急性回盲部憩室炎术前确诊难度较高，既往主要依靠结肠镜检查，腹部CT和普通腹部超声检查因为肠内容物和气体的干扰难以诊断。电子结肠镜检查的敏感性较高，但是因为回盲部为大肠的起始端，对清肠的要求较高，清肠不够满意或解剖变异，或因为恐惧纤维结肠镜检查、多器官联合病变不能耐受结肠镜检查及高龄的患者，均难以完成检查。

经肛门逆行保留灌肠法大肠超声造影检查方法的临床应用，使得大肠腔充盈后升结肠、盲肠、回盲瓣、阑尾及回肠末端均能显示清晰，利于观察回盲部病变，可以弥补结肠镜、CT和普通腹部超声检查的不足，显著提高了回盲部病变的检出率。不仅能确定病变在回肠末端、盲肠、升结肠近端、回盲瓣和阑尾的具体位置，病变大小、数目及局部肠壁内的病变情况，更重要的是可以实时观察回盲瓣的开放与闭合情况，了解回盲瓣的功能。

大肠逆行保留灌肠法超声造影对回盲部憩室炎的早期诊断和鉴别诊断具有重要的临床意义，但是要求超声医师对该病有充分地认识，了解相同部位不同疾病的发病特点、影像学特征及腹部肠管和周围正常组织的超声表现，同时需辅以娴熟的操作手法和丰富的超声诊断技术水平。随着大肠逆行保留灌肠法超声造影检查在胃肠疾病诊断中的广泛应用和深入研究，该技术可作为回盲部憩室炎等回盲部病变的首选检查方法。

2.临床表现

临床表现为不同程度的右下腹痛或脐周痛，部分伴有恶心、呕吐，腹部检查发现右下腹或脐下有压痛、肌紧张，症状和体征与急性阑尾炎相似。

3.IFCU-RRE表现

回盲部部分肠壁呈囊袋状结构向肠腔外突起，黏膜层表现为一强回声带，黏膜下层与肌层表现为一低回声带，浆膜层表现为一强回声带；包块通过一细颈与肠腔相通，即包块底部宽度大于颈部宽度，随着造影剂的逆行灌注，可见造影剂缓慢通过细颈进入囊袋状结构内。合并炎症时囊壁回声可不均匀增厚，包块内透声欠佳，可见闪烁的“气体样”强回声；部分周边还可见淋巴结肿大和（或）不同程度的脂肪组织、网膜系膜组织增厚，回声增强。

4.经典病例

患者男性，84岁，因右下腹痛半个月，故来消化内科就诊，申请IFCU-RRE检查。

经直肠逆行保留灌肠法灌注1500 mL造影剂，IFCU-RRE检查所见：造影剂依次充盈直肠、乙状结肠、降结肠、结肠脾曲、横结肠、结肠肝曲、升结肠、盲肠，各肠腔充盈良好，回盲部（近回盲瓣及盲肠后壁）局部肠壁向肠腔外呈囊袋状无回声结构突起，范围约为4.5 cm×2.3 cm，囊袋壁不均匀增厚、周缘毛糙，囊袋内透声欠佳，其内可见多条高回声带分隔，内见闪烁的“气体样”强回声，造影剂灌注至盲肠段时，囊袋状结构可见多个小口与盲肠腔相通，并见造影剂缓慢向囊袋状结构内充填。IFCU-RRE提示：回盲部憩室伴炎性改变可能（图8–2–11）。

回盲部憩室CT表现见图8–2–12。

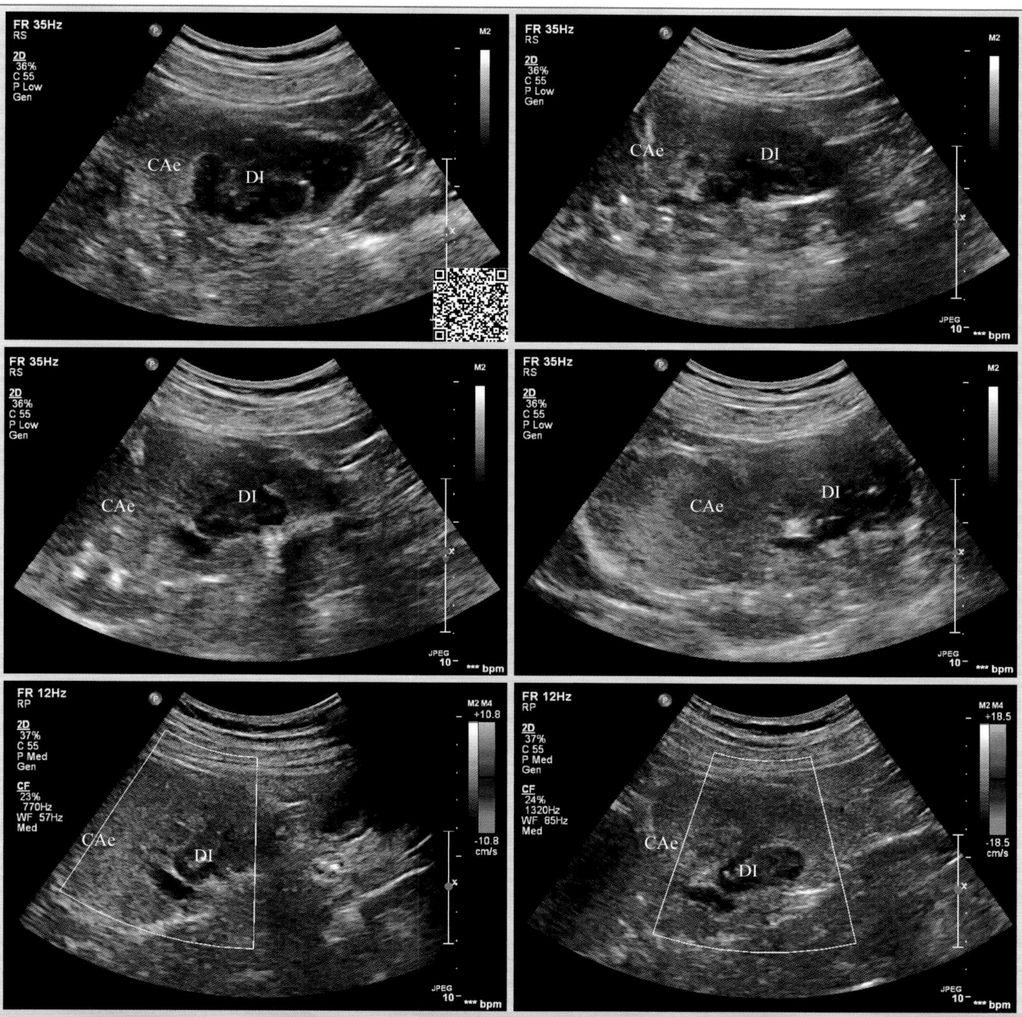

IFCU-RRE不同切面显示回盲部憩室呈囊袋状无回声结构突起，多个小口与盲肠相通，造影剂缓慢向囊袋状结构内充填，囊袋壁不均匀增厚、周缘毛糙，囊袋内透声欠佳，其内可见多条高回声带分隔，内见闪烁的“气体样”强回声（动态）。CAe：盲肠；DI：憩室。

图8-2-11　回盲部憩室伴炎性改变

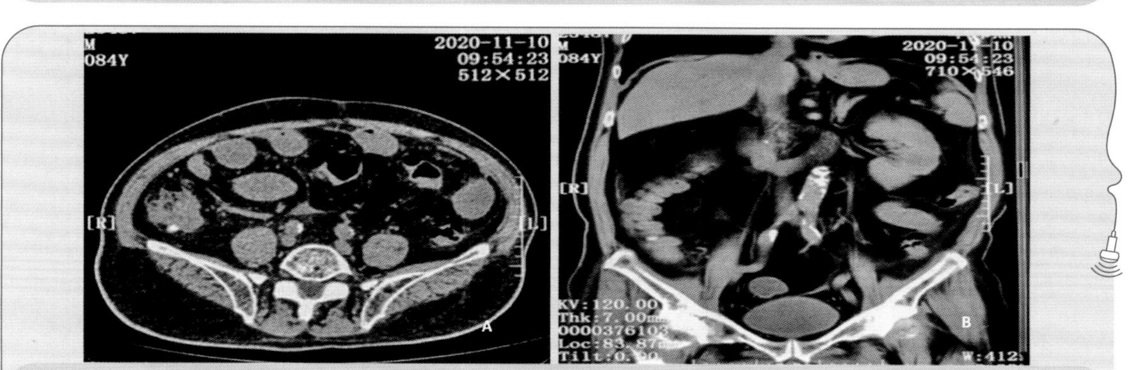

回盲部见多个小口与盲肠相通的囊袋状突起，提示回盲部憩室炎（多房型）。

图8-2-12　回盲部憩室CT表现

随访：IFCU-RRE及CT检查提示回盲部憩室伴炎性改变，临床诊断回盲部憩室炎。患者经消炎对症治疗10天后，症状逐渐好转。

第三节 结肠炎性病变

一、结肠炎

1.病因与病理

结肠炎（又称非特异性溃疡性结肠炎）属于炎症性肠病（inflammatory bowel disease，IBD）范畴，是多种原因导致的结肠炎症性疾病，其中包括细菌、真菌、病毒、原虫、寄生虫等的感染，以及遗传、免疫、应用抗生素、放疗等因素。目前，结肠炎尚无统一的诊断标准，这一疾病名称通常用于结肠炎具体病因尚未诊断明确时。可能为急性、可自愈的，或者长期、慢性的。感染性结肠炎全年散在发病，夏秋季可引起流行，人群普遍容易感染；接受盆腔放疗的患者易发生急慢性放射性结肠炎。

2.临床表现

结肠炎患者的主要症状为腹痛、腹泻、黏液血便、里急后重等。

3.IFCU-RRE表现

正常肠壁厚度＜0.5 cm，结肠炎活动期典型的声像图表现为全层肠壁增厚伴或不伴层次模糊；慢性缓解期炎症仅局限于黏膜层增厚，因此异常增厚的肠壁可以作为观察病变炎症活动性的敏感指标。临床常以肠壁厚度0.45 cm作为筛查阈值，对于随诊病例，若肠壁厚度＞0.40 cm，常提示疾病的复发。

4.经典病例

病例1：

患者男性，50岁，左下腹疼痛、为阵发性剧痛1周，无发热、无放射痛、无腹泻及便血，故入住普外科，申请IFCU-RRE检查。

经直肠逆行保留灌肠注入肠超声造影剂顺利经过直肠充盈乙状结肠至降结肠中段，灌注造影剂约400 mL（因灌注过程中患者自觉左下腹（相当于乙状结肠区域）疼痛不能耐受足量灌注）超声所见：乙状结肠距离肛门约25～29 cm处肠壁不均匀增厚、以侧后壁为主、较厚处约为0.99cm，累及长度约4.0 cm，黏膜面欠光滑，局部肠壁层次结构欠清晰、肠腔轻度狭窄、肠蠕动减弱，探头加压时疼痛感明显，乙状结肠可见多发的肠壁局部向外后方凸起的囊状结构、较大的直径约为1.0 cm × 0.8 cm，并可见直径约为0.4 cm的开口与乙状结肠相通，囊状凸起部分肠壁变薄，内透声欠佳、见斑点状强回声，造影剂灌注过程中可见少量造影剂经过该小口进入外凸的囊状结构内。IFCU-RRE提示：①乙状结肠壁不均匀增厚（考虑乙状结肠炎）；②乙状结肠壁局部多发向外后方凸起的囊状结构（考虑乙状结肠多发憩室伴憩室炎，图8-3-1，图8-3-2）。

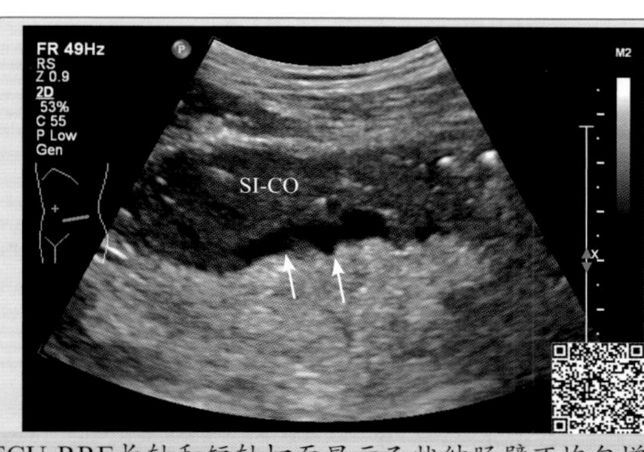

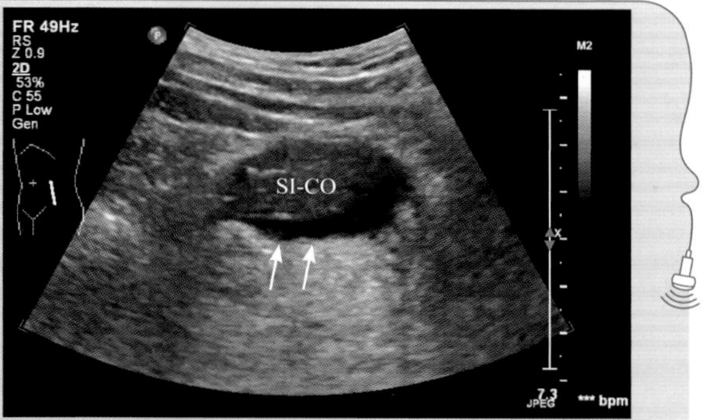

IFCU-RRE长轴和短轴切面显示乙状结肠壁不均匀增厚、以侧后壁为主，壁较厚处约为0.99 cm，黏膜面欠光滑，局部肠壁层次结构欠清晰、肠腔轻度狭窄、肠蠕动减弱，探头加压时疼痛感明显（动态）。SI-CO：乙状结肠；箭头：增厚的乙状结肠肠壁。

图8-3-1　急性乙状结肠炎

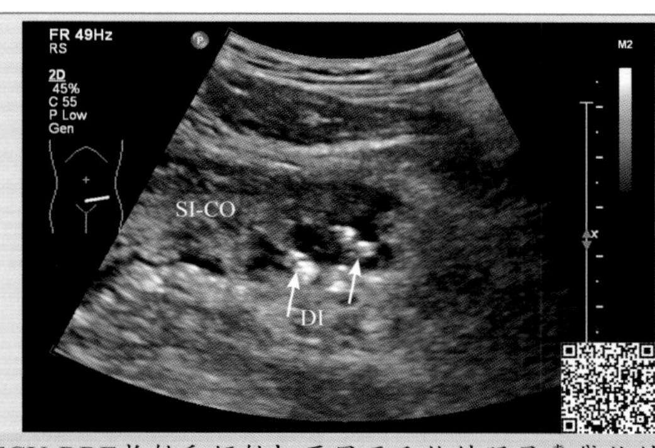

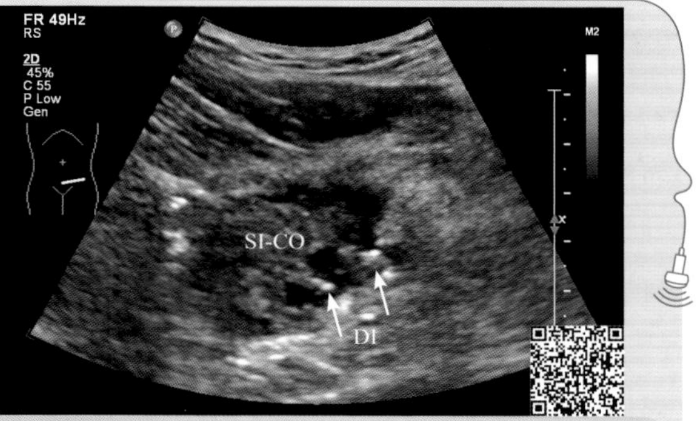

IFCU-RRE长轴和短轴切面显示乙状结肠呈囊袋状结构向外突起，多个小口与乙状结肠相通，造影剂缓慢向囊袋状结构内充填，囊袋壁厚薄不均匀、周缘毛糙，囊袋内透声欠佳，其内可见斑片状高回声和闪烁的“气体样”强回声（动态）。SI-CO：乙状结肠；DI（箭头）：憩室。

图8-3-2　乙状结肠多发憩室伴憩室炎

血常规化验检查报告：白细胞（WBC）计数15.96 × 10^9/L［正常参考值：（3.50 ~ 9.50）× 10^9/L］，中性粒细胞绝对值11.74 × 10^9/L［正常参考值：（1.80 ~ 6.30）× 10^9/L］均显著增高。

电子结肠镜检查：乙状结肠距离肛门25 ~ 29 cm处肠壁不均匀增厚、充血、水肿、壁较厚处约为1.0 cm、累及长度约4.0 cm，可见多发憩室。检查过程中，结肠镜子通过乙状结肠时患者疼痛难忍。

电子结肠镜提示：乙状结肠壁充血、水肿，乙状结肠多发憩室伴憩室炎（图8-3-3）。

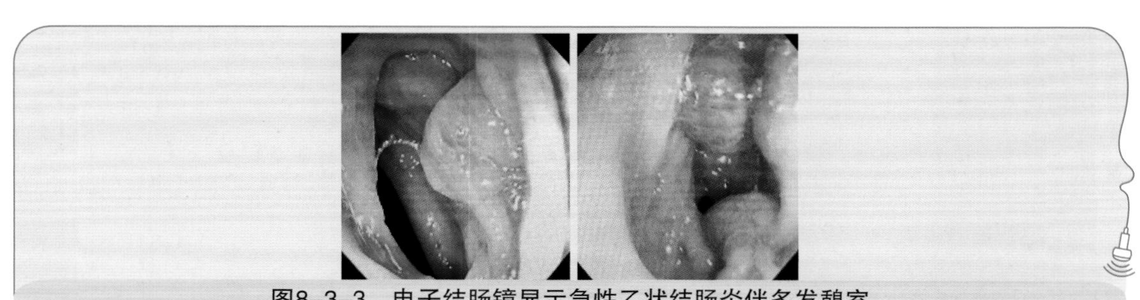

图8-3-3　电子结肠镜显示急性乙状结肠炎伴多发憩室

电子结肠镜下取活检，病理检查结果：乙状结肠活动性炎症伴间质水肿（图8-3-4）。

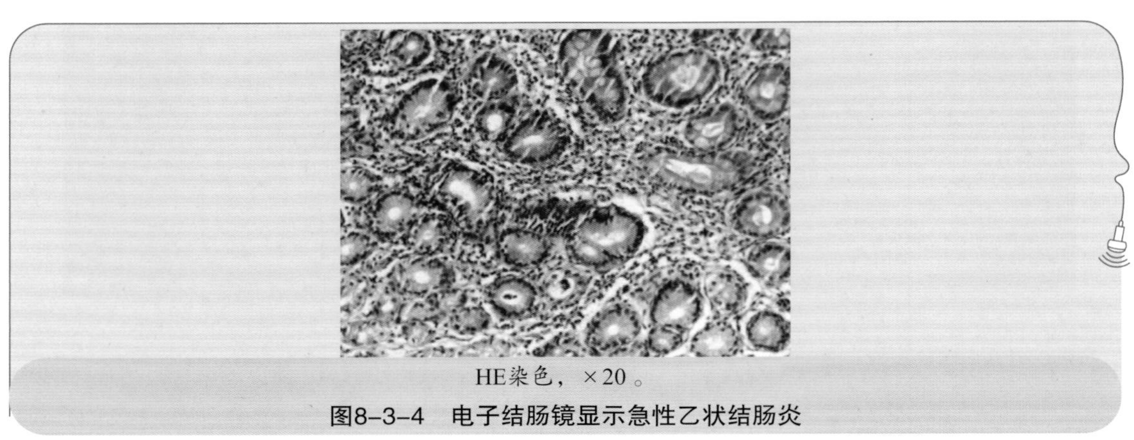

HE染色，×20。

图8-3-4　电子结肠镜显示急性乙状结肠炎

病例2：

患者男性，81岁，因间断“水样”便腹泻1月余，故入住老年医学科，已禁食并肠外营养2周，申请IFCU-RRE检查。

经直肠逆行保留灌肠困难（因肛门严重松弛），仅灌注约300 mL造影剂超声所见：全段结肠壁全周性增厚，以黏膜层至黏膜下层增厚为主，较厚处约为0.89 cm，各段结肠层次结构可分辨，黏膜面欠光滑，肠腔均明显狭窄，肠腔内可见少量液性暗区，肠蠕动减弱，探头加压时疼痛感明显。肠间隙及肝肾间隙可见少量无回声区。IFCU-RRE提示：全段结肠全周性增厚（符合急性结肠炎改变，图8-3-5～图8-3-7）。

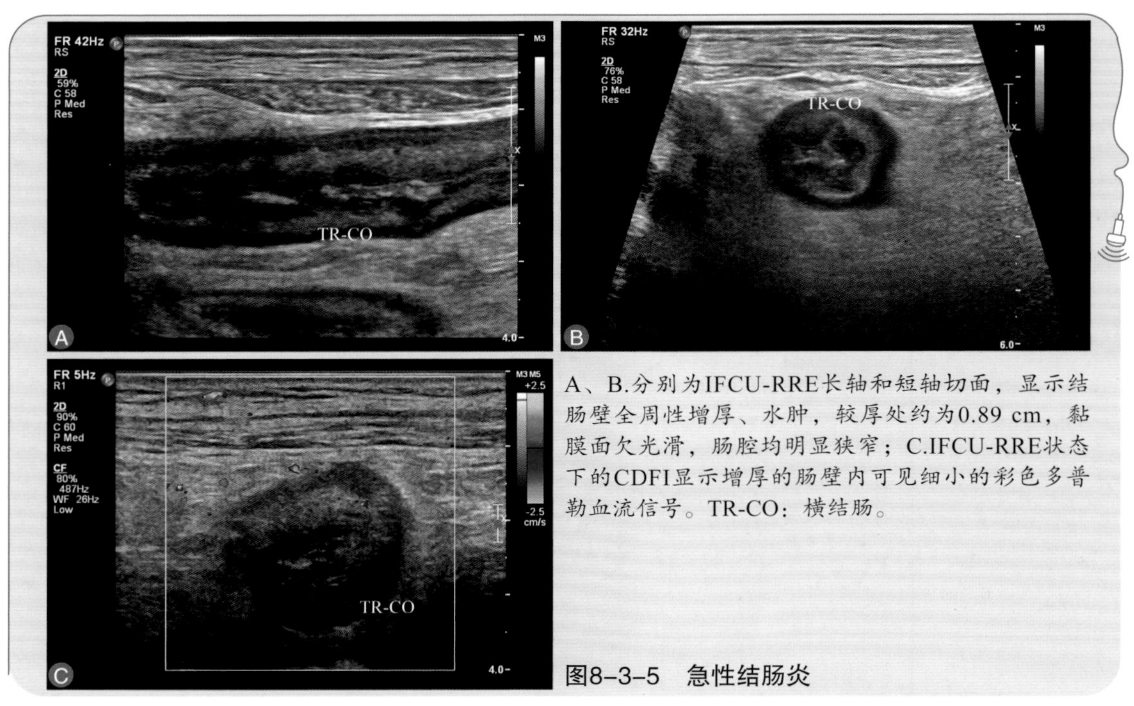

A、B.分别为IFCU-RRE长轴和短轴切面，显示结肠壁全周性增厚、水肿，较厚处约为0.89 cm，黏膜面欠光滑，肠腔均明显狭窄；C.IFCU-RRE状态下的CDFI显示增厚的肠壁内可见细小的彩色多普勒血流信号。TR-CO：横结肠。

图8-3-5　急性结肠炎

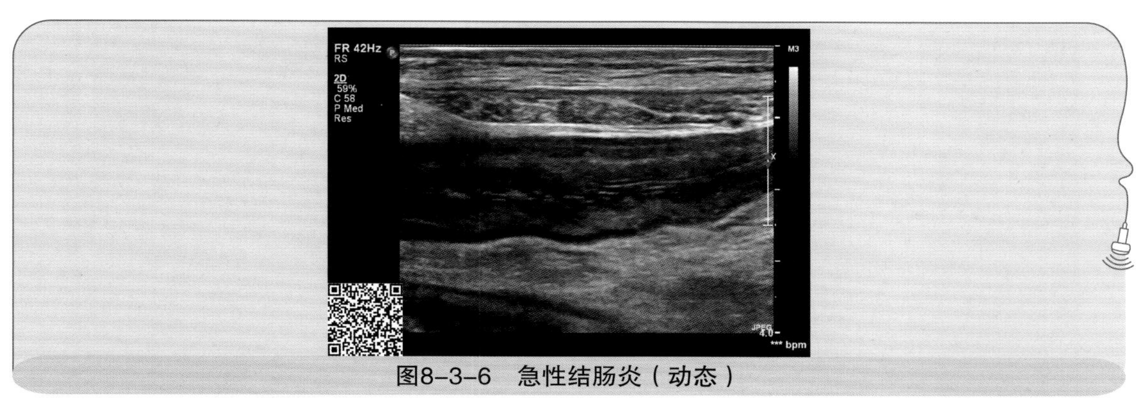

图8-3-6　急性结肠炎（动态）

患者为明确病因行电子结肠镜诊断性检查，内镜只能进入到乙状结肠与降结肠连接处，无法再进入，结肠镜所见：乙状结肠与降结肠黏膜高度水肿、充血，皱襞增厚，呈“假瘤征样”改变，黏膜血管网消失，可见紫红色斑（图8-3-7）。

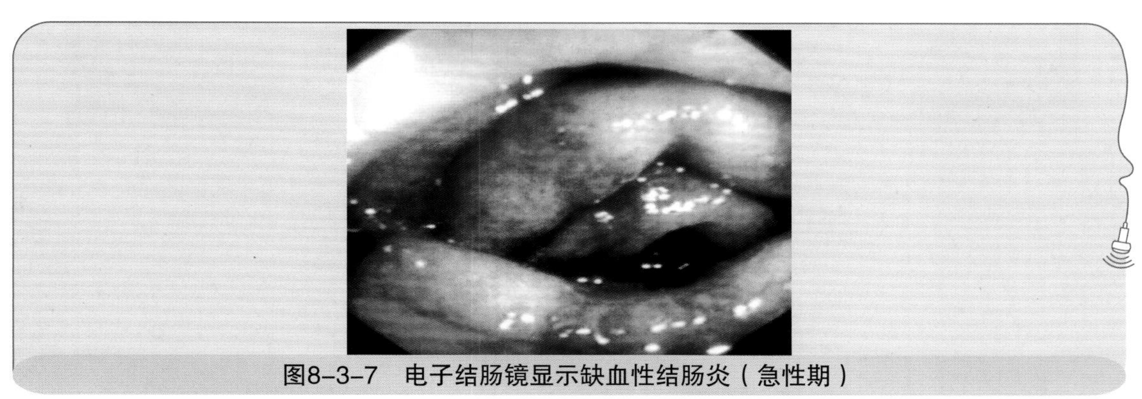
图8-3-7　电子结肠镜显示缺血性结肠炎（急性期）

随访：临床诊断急性期缺血性结肠炎，应用水杨酸制剂、糖皮质激素、纠正营养缺乏、控制并发症的综合治疗，患者14天后症状缓解，1个月后好转出院。

病例3：

患者女性，53岁，因腹痛、腹泻、便血1月余，故入住妇科。患者因宫颈癌行子宫次全切除术后，外照射60Co射线，照射量每次200 cGY、每天1次，每周5天，共照射5周，放疗6个月后出现上述症状，申请IFCU-RRE检查。

经直肠逆行保留灌肠法灌注1500 mL造影剂，IFCU-RRE检查所见：各段结肠充盈尚可，结肠壁普遍性增厚，较厚处约为0.82 cm，结肠壁回声减低、层次结构不清晰，肠蠕动减弱，肠间隙及盆腔内可见少量无回声区。IFCU-RRE提示：结肠壁普遍性增厚，肠间隙及盆腔积液（考虑亚急性放射性结肠炎，图8-3-8）。

电子结肠镜检查所见：病变结肠黏膜普遍充血、糜烂，报告提示：放射性结肠炎（图8-3-9）。

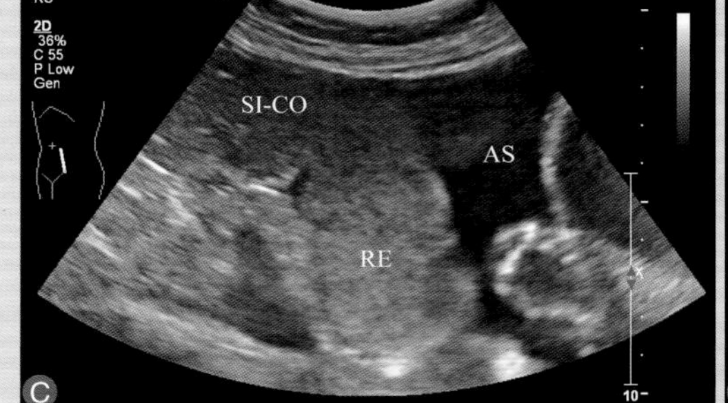

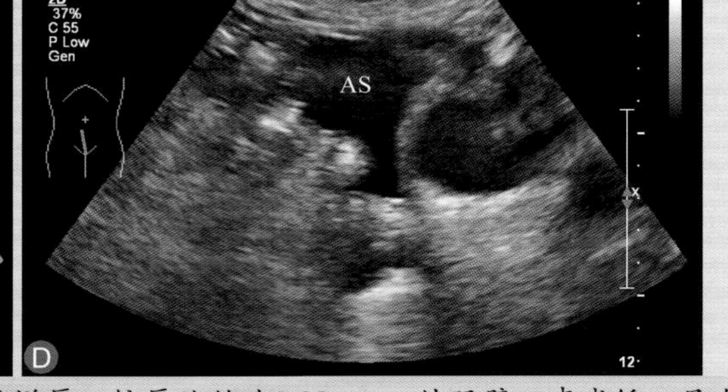

A、B.IFCU-RRE纵切面和横切面显示结肠壁普遍性增厚，较厚处约为0.82 cm，结肠壁回声减低、层次结构不清晰，肠蠕动减弱，增厚的肠壁旁见少量无误回声区；C、D.IFCU-RRE显示盆腔及腹腔内可见无回声区。TR-CO：横结肠；DE-CO：降结肠；AS：腹水；RE：直肠；SI-CO：乙状结肠。

图8-3-8　亚急性放射性结肠炎

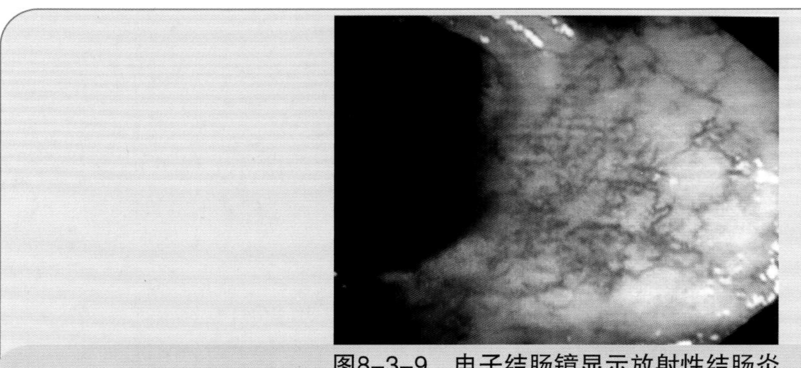

图8-3-9　电子结肠镜显示放射性结肠炎

随访：予以常规抗感染、保护肠黏膜及调整肠功能治疗14天，症状缓解，带药出院。

二、肠脂垂炎

1.病因与病理

肠脂垂炎是肠脂垂扭转或自发的静脉血栓引起的缺血所致。肠脂垂为沿结肠带两侧分布的起于结肠浆膜层表面的小脂肪突起，长度为0.5～5.0 cm，由浆膜及其所包含的脂肪组织形成，整个结肠约有100～150个肠脂垂，主要分布在横结肠及乙状结肠。肠脂垂的动脉供应来自结肠血管分支的末端小动脉，静脉回流经一弯曲且管径窄小的静脉完成。由于这一供血特点，加之肠脂垂脂肪多而重，其末端游动度大，使其在静脉发生栓塞时易于旋转、扭绞和拉长而导致肠脂垂炎。肠脂垂炎可于任何年龄发病，发病高峰在40岁，男性多于女性。肠脂垂炎分为原发性和继发性两种。原发性肠脂垂炎是由于肠脂垂发生扭转，造成肠脂垂内血管闭塞、脂肪坏死。肠脂垂炎多发生在左下腹部，因为乙状结肠弯曲度大，且这个部位肠脂垂都较肥大，更易扭绞。继发性肠脂垂炎，则是因为附近的组织先有一些如憩室炎、阑尾炎及胆囊炎等炎症反应，再侵犯到肠脂垂而导致后者发炎。其与结肠憩室炎、阑尾炎等疾病有相似的临床表现，加之临床及超声医师对肠脂垂炎不太熟悉，常被误诊。肠脂垂炎是一种良性自限性疾病，临床症状往往很明显，但全身反应表现多不严重为其特点。通常不需要手术治疗，在4 ~ 6周内症状逐渐消失，后期超声随访检查包块逐渐减小。因此，影像学的明确诊断就显得尤为重要，同时影像随访也为临床提供了非常有价值的诊断依据。超声和CT检查在急腹症的诊断中起着至关重要的作用，MRI检查在肠脂垂炎的诊断中起辅助作用。大肠逆行保留灌肠法超声造影让大肠管腔充盈后起到了很好的透声窗作用，对本病更具有诊断意义。

2.临床表现

由于本病是一种自限性疾病。临床症状根据受累结肠的节段不同而不同，最常见的症状是局限性的部位固定的腹痛。此外，30%的患者伴有反跳痛，20%的患者伴恶心和呕吐，极少数患者伴发肠梗阻症状。只有大约7%的患者伴有血液内白细胞增多。应注意与急性阑尾炎、急性憩室炎、胆囊炎鉴别。

3.IFCU-RRE表现

肠脂垂炎的IFCU-RRE表现为沿大肠走行、紧贴于结肠壁的卵圆形高回声团，位置较为固定，不随呼吸上下移动，边界欠清，不可压缩，团块中央可表现为低回声或者环状低回声，多与腹壁粘连而无移动。

4.经典病例

患者男性，60岁，左侧腹痛10天，故来消化内科就诊。无发热、恶心、呕吐，左侧腹部脐上偏左侧及左下腹有明显压痛。肝胆胰脾超声检查未见异常，OCUS检查未见异常，于是申请IFCU-RRE排除结肠病变。

经直肠逆行保留灌肠法灌注1300 mL造影剂，IFCU-RRE检查所见：造影剂依次充盈直肠、乙状结肠、降结肠、结肠脾曲、横结肠、结肠肝曲、升结肠、盲肠，各段肠腔充盈良好，黏膜面光滑，管腔内未见明显异常回声。乙状结肠及横结肠旁探及类圆形高回声结节，大小分别为1.01 cm × 0.89 cm、1.26 cm × 0.98 cm，边界欠清晰，周边及内部可见不均匀的低回声。IFCU-RRE提示：肠脂垂炎（乙状结肠、横结肠，图8–3–10）。

IFCU-RRE提示肠脂垂炎，消化内科申请腹部CT检查，CT重建结果提示：肠脂垂炎（图8–3–11）。

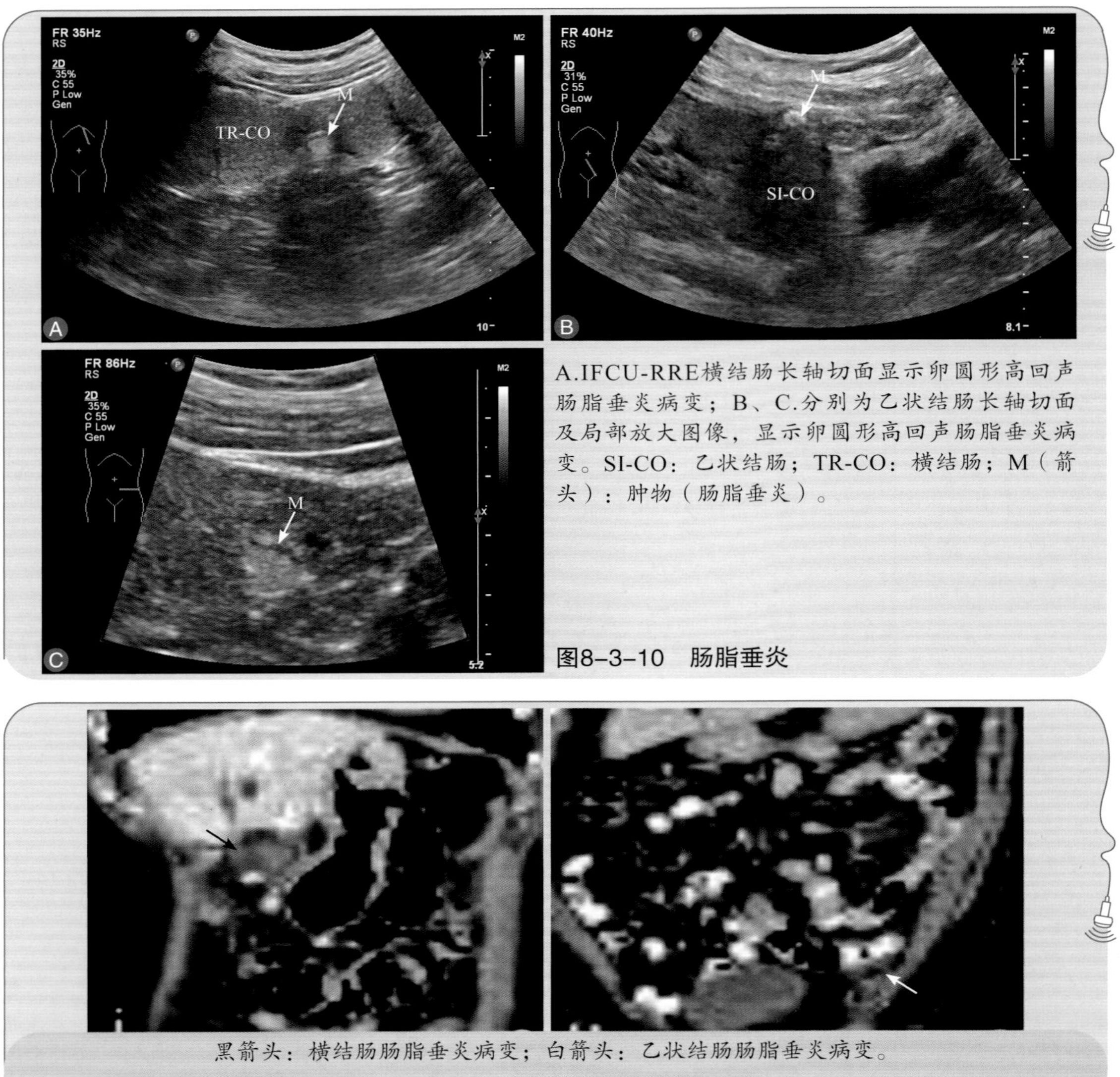

A.IFCU-RRE横结肠长轴切面显示卵圆形高回声肠脂垂炎病变；B、C.分别为乙状结肠长轴切面及局部放大图像，显示卵圆形高回声肠脂垂炎病变。SI-CO：乙状结肠；TR-CO：横结肠；M（箭头）：肿物（肠脂垂炎）。

图8-3-10　肠脂垂炎

黑箭头：横结肠肠脂垂炎病变；白箭头：乙状结肠肠脂垂炎病变。

图8-3-11　腹部CT重建显示肠脂垂炎

随访：IFCU-RRE及腹部CT提示肠脂垂炎，临床经消炎治疗5天，左侧腹痛症状消失。

第四节　大肠隆起性病变

一、直肠间质瘤

1.病因与病理

直肠间质瘤主要起源于胃肠道肌层的间叶组织肿瘤，属于胃肠道间质瘤的一种，是临床少见的间叶源性肿瘤，仅占胃肠道间质瘤的5%，占直肠恶性肿瘤的0.6%。发病主要与患者的生存环境因素和遗传因素有关。早期直肠癌、直肠间质瘤临床特点具有相似性，早期因均无典型临床症状，临床诊断及鉴别诊断存在一定困难，而直肠癌、直肠间质瘤因病理性质不同，临床治疗方案截然不同。因此，临床准确鉴别诊断很重要。

直肠间质瘤好发于中老年人，男性较多见，平均发病年龄为60岁，好发于直肠下段距肛门2～9 cm处，所以肛门指诊对这个疾病是有早发现的意义的。肛诊时可触及直肠壁外生性肿物。电子结肠镜及肛肠镜检查对直肠黏膜层的病变有很高的敏感性，也可发现间质瘤向直肠腔内局部隆起，但是不能判断其位于直肠壁内的病变位置，而大肠充盈超声造影检查可以弥补其不足，可以分辨直肠间质瘤壁内病变的具体位置、大小、数目、内部回声及其累及壁内外的情况。因此，IFCU-RRE检查对于直肠病变的早期诊断具有较好的应用价值。

2.临床表现

临床症状与肿瘤的大小有关，体积较小（<2 cm），常在体检或无意中发现，肿瘤较大可压迫前尿道引起会阴部疼痛、排尿困难、尿频，或凸向直肠腔引起排便困难而有便秘、腹痛等不适症状。

3.IFCU-RRE表现

（1）直肠壁内局限性肿物，呈低回声，边界清，起始于黏膜下层或肌层，良性肿瘤内部回声均匀，可呈圆形、哑铃形、分叶形和不规则形。

（2）多位于直肠下段距肛门2～9 cm处，以单发为主，大小一般在5 cm以内。

（3）按肿瘤的生长位置与趋势，表现为腔内型、壁间型和腔外型。

（4）CDFI显示病变内部有血流信号。

（5）伴有以下征象者需考虑恶性病变的可能：①起始于直肠壁肌层的肿物较大，直径常>5 cm；②肿物形态不规则，周缘回声略毛糙，内部回声不均质，可见液化的无回声区，部分伴有少量不规则强回声；③注意瘤体周边直肠壁的层次结构的辨认及浆膜层的完整性，以明确周围有无浸润粘连。

（6）如肿物回声极低，不能分辨囊性或实性，可结合静脉超声造影的方法，了解病灶的血流灌注状况，对鉴别病灶的囊实性或液化坏死有帮助。

4.经典病例

患者女性，52岁，因间断腹泻半年，故来外科门诊就诊。外科直肠指诊：3点位可触及一小硬节。电子肛肠镜检查：直肠黏膜光滑，色泽正常，看不到硬节（图8-4-1）。于是申请IFCU-RRE检查。

经直肠逆行保留灌肠法灌注1200 mL造影剂，IFCU-RRE检查所见：经肛门注入造影剂于直肠（距离肛门外口约7.0 cm处），在前壁黏膜下层见一实性低回声结节，大小为0.8 cm×0.6 cm，边界清，形态规则，内回声尚均匀，局部直肠壁层次结构清晰。IFCU-RRE提示：直肠壁内实性结节（考虑直肠壁内间质瘤，图8-4-2～图8-4-3）。

IFCU-RRE提示直肠壁内（黏膜下层）间质瘤后，患者再次进行了MRI检查，诊断也提示：直肠壁黏膜下层间质瘤（图8-4-4）。

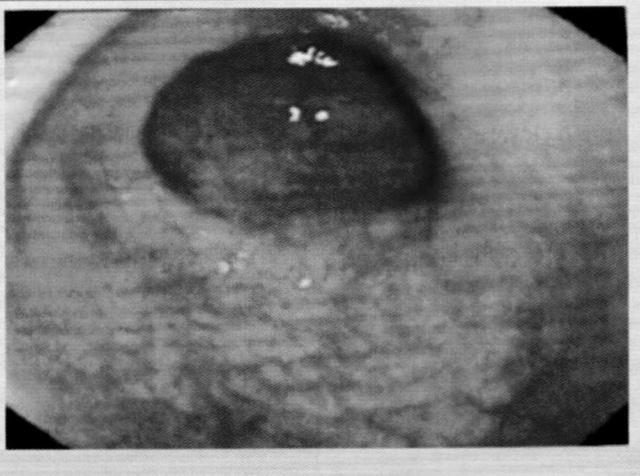

图8-4-1 电子肛肠镜检查直肠未见结节

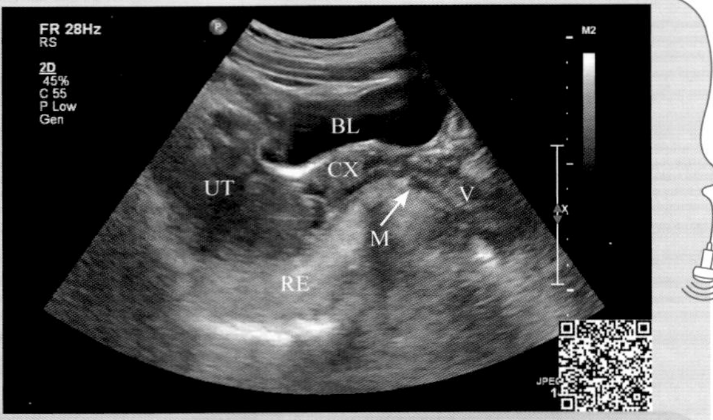

IFCU-RRE显示直肠（距离肛门外口约7.0 cm处）黏膜下层内可见一实性低回声结节（动态）。BL：膀胱；CX：宫颈；M：肿物（间质瘤）；RE：直肠；UT：子宫体；V：阴道。

图8-4-2 直肠壁内间质瘤

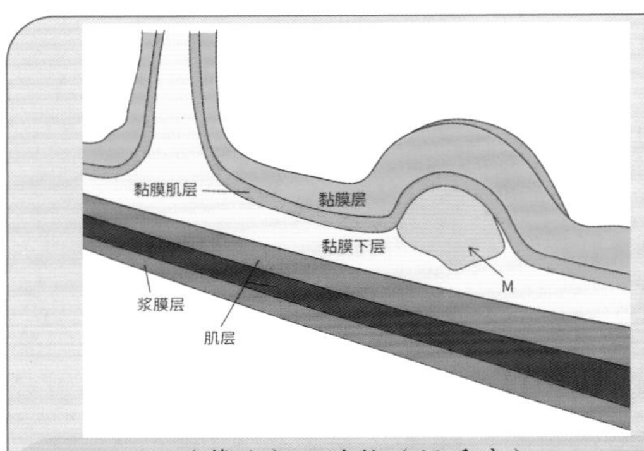

M（箭头）：肿物（间质瘤）。

图8-4-3 直肠壁内黏膜下层间质瘤解剖结构示意

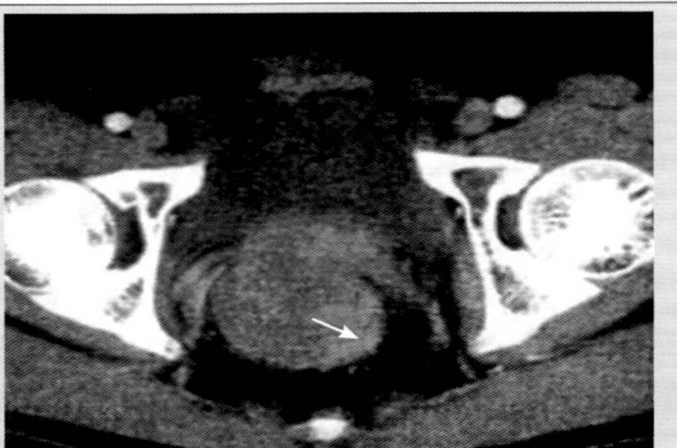

箭头：直肠壁黏膜下层间质瘤。

图8-4-4 MRI提示直肠壁内间质瘤

二、大肠息肉及大肠腺瘤

（一）大肠息肉

1.病因与病理

大肠息肉广义上指突出于大肠管内的隆起性病变，狭义上仅指黏膜局限性隆起，包括肿瘤性和非肿瘤性两种。本病起病隐匿，虽绝大多数是良性，早期多无任何临床表现。发病与遗传、种族、高龄、男性、幽门螺杆菌感染、肥胖、吸烟、高脂饮食等因素有关，部分研究表明便秘、尿酸水平升高、脂肪肝及糖尿病等也可能是大肠息肉发病的危险因素，而高血压、饮酒等是否为结肠息肉的危险因素尚存争议，仍需进一步探索。根据大肠息肉数目分为单发和多发，大多数是单发的，多发约占20%，多发数目常在10个以内。家族性结肠腺瘤性息肉病可见结肠腔布满息肉，数目可≥100个。大小、外形不同，组织学类型有多种。良性病变在早期（病变较小的时候）多为半球形，随着病变的增大变为亚蒂形、有蒂形，其表面的性状也随息肉的长大而变得多样化。息肉形态分为广基型、有蒂型、无蒂型；按Morgan的组织学分类，息肉分为肿瘤性、错构瘤性、炎症性和增生性4类。炎性息肉常见病为溃疡性结肠炎、克罗恩病、缺血性肠病及大肠血吸虫病。增生性息肉又称化生性息肉，较为多见，主要见于直肠与左半结肠，常为多发性无蒂的结节状，直径多<0.5 cm。

研究表明，80%～95%的大肠癌是在多基因、多机制共同参与下，由结直肠息肉经5～10年演变而来。因此，早期发现及处理结直肠息肉是预防大肠癌的关键措施。

结肠镜是发现息肉和诊断大肠癌的“金标准”。但是那些由于健康意识缺乏忽视或恐惧结肠镜检查者，或个人体质原因不适宜行结肠镜检查者，常常错失最佳筛查时机，最终发展为大肠癌。

近年来研究发现IFCU-RRE检查优于常规腹部超声检查，并且具有大肠充盈后图像清晰、安全、无创、无痛苦、无X线辐射、重复性好等优点，可以作为大肠息肉的非侵入性影像学筛查方法，尤其适用于由于个人体质不能耐受或恐惧电子纤维结肠镜检查者及因大肠解剖形态、走行变异肠镜检查无法完成者。但是对于微小息肉，特别是<0.5 cm的扁平型息肉，容易漏诊。依赖超声医师的临床经验和操作技巧。

2.临床表现

早期多无任何临床表现，多数患者在出现大便习惯或性状改变等消化道症状时才就诊，息肉较大者可表现腹胀、腹泻、便血、腹部不适及消化不良、排便不规律等。

3.IFCU-RRE表现

大肠息肉呈实性结节状高回声、等回声或低回声，由肠黏膜表面向腔内突起，表面光滑，呈扁平状、小丘状或稍呈分叶状，内部回声较均匀，无蒂或有蒂，无蒂的小息肉位置较固定，有蒂者在肠腔内可移动，良性息肉底部及周围黏膜回声正常。CDFI显示息肉内有时可见血流信号，有时不明显，当合并有癌肿时表现为肠壁不均匀增厚，黏膜回声中断，凹凸不平。

4.经典病例

病例1：

患者男性，53岁，2020年10月8日因冠心病入住心血管内科。由于经常便秘，申请IFCU-RRE检查。

经直肠逆行保留灌肠法灌注1300 mL造影剂，IFCU-RRE检查所见：造影剂依次充盈直肠、乙状结肠、降结肠、结肠脾曲、横结肠、结肠肝曲、升结肠、盲肠，各肠腔充盈良好，于直肠（距肛门约8.0 cm处）前壁黏膜层见一实质高回声结节向直肠腔内突起，大小为0.9 cm × 0.6 cm，边界清，形态规则，内回声尚均匀，局部肠壁层次结构清晰，改变体位不移动，不与肠壁黏膜分离。IFCU-RRE提示：直肠前壁黏膜隆起性病变（考虑直肠息肉，图8-4-5）。电子纤维结肠镜表现见图8-4-6。

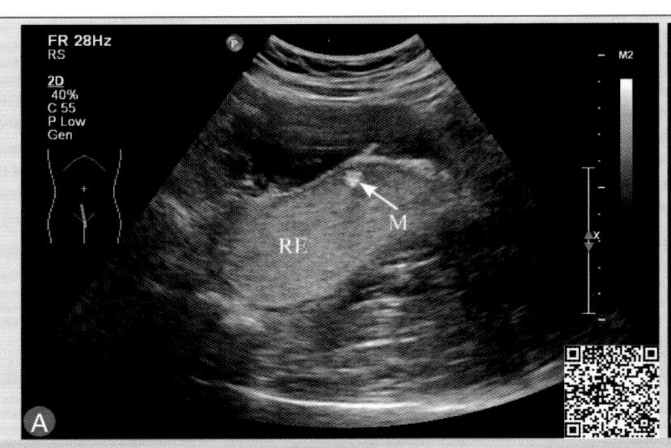

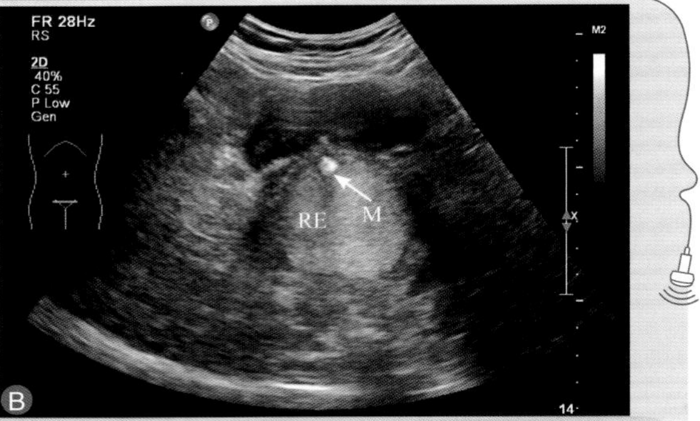

A、B.分别为IFCU-RRE直肠纵切面和横切面显示距肛门约8.0 cm处直肠前壁黏膜层向腔内突起的高回声息肉结节（动态）。M（箭头）：肿物（直肠息肉）；RE：直肠。

图8-4-5 直肠息肉

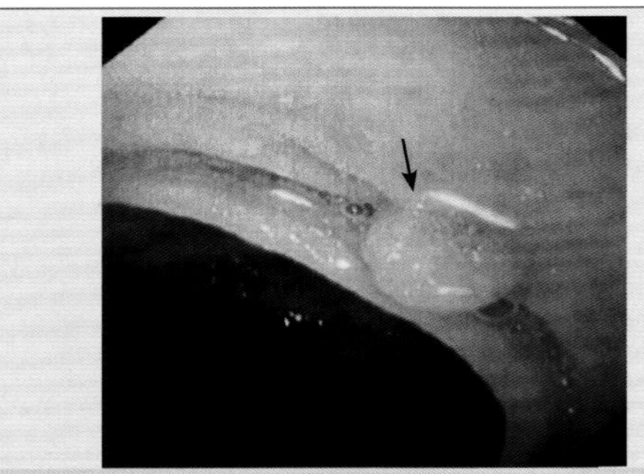

箭头：直肠息肉。

图8-4-6 电子纤维结肠镜显示直肠息肉

病例2：

患者男性，81岁，因腹胀、腹泻1月余，故来消化内科就诊，申请IFCU-RRE检查。

经直肠逆行保留灌肠法灌注1200 mL造影剂，IFCU-RRE检查所见：造影剂依次充盈直肠、乙状结肠、降结肠、结肠脾曲、横结肠、结肠肝曲、升结肠、盲肠，各肠腔充盈良好，于横结肠前壁黏膜层见一实性低回声结节向肠腔内突起，大小为1.5 cm × 0.9 cm，边界清，形态规则，内回声欠均匀，可见宽蒂，局部肠前壁层次结构清晰，改变体位不移动，不与肠

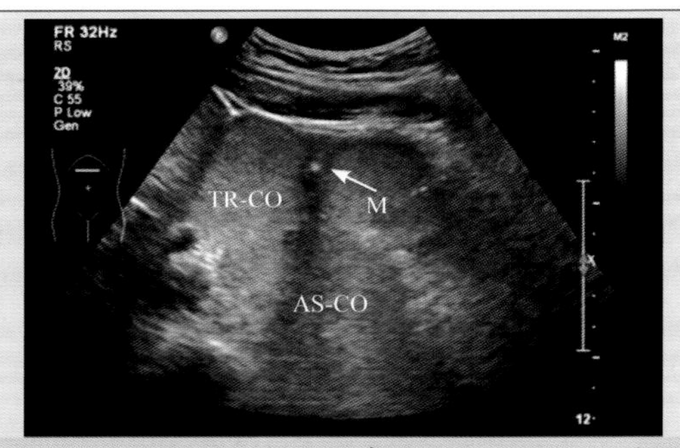

IFCU-RRE显示横结肠前壁黏膜层向腔内突起的低回声息肉。AS-CO：升结肠；M（箭头）：横结肠息肉；TR-CO：横结肠。

图8-4-7 横结肠息肉

壁黏膜分离。IFCU-RRE提示：横结肠前壁隆起性病变（考虑横结肠息肉，图8-4-7）。电子纤维结肠镜表现见图8-4-8。

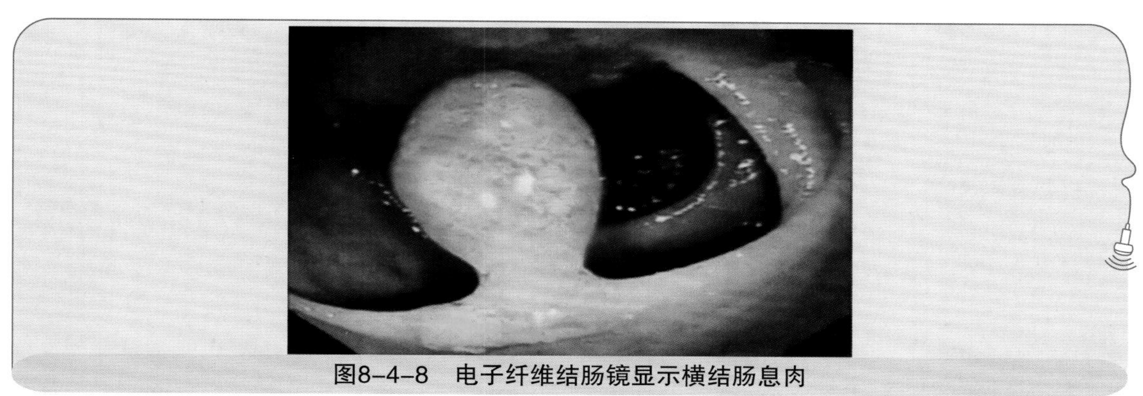

图8-4-8　电子纤维结肠镜显示横结肠息肉

病例3：

患者女性，44岁，因时常便秘半年，故来全科门诊就诊，申请IFCU-RRE检查。

经直肠逆行保留灌肠法灌注1200 mL造影剂，IFCU-RRE所见：造影剂依次充盈直肠、乙状结肠、降结肠、结肠脾曲、横结肠、结肠肝曲、升结肠、盲肠，各肠腔充盈良好，于升结肠后壁黏膜层见一实性低回声结节呈半圆形向肠腔内突起，大小为0.6 cm × 0.5 cm，边界清，形态规则，内回声欠均匀，基底部较宽，局部肠壁层次结构清晰，改变体位不移动，不与肠壁黏膜分离。IFCU-RRE提示：升结肠后壁隆起性病变（考虑升结肠息肉，图8-4-9）。电子结肠镜表现见图8-4-10。

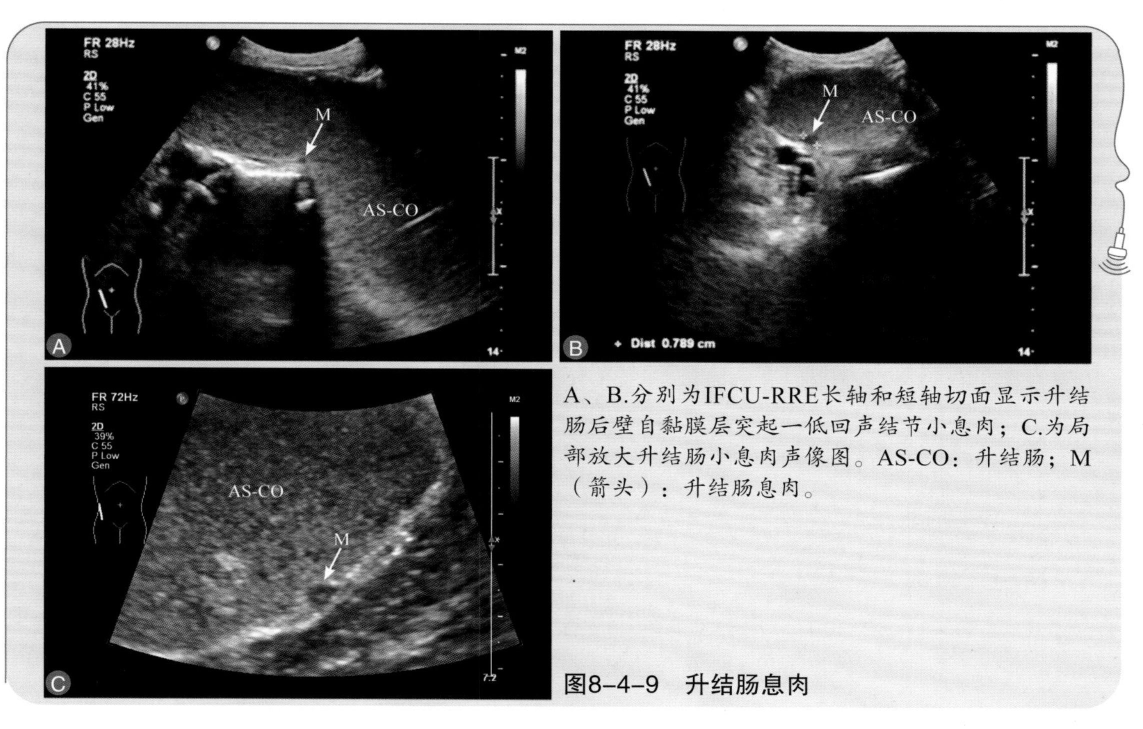

A、B.分别为IFCU-RRE长轴和短轴切面显示升结肠后壁自黏膜层突起一低回声结节小息肉；C.为局部放大升结肠小息肉声像图。AS-CO：升结肠；M（箭头）：升结肠息肉。

图8-4-9　升结肠息肉

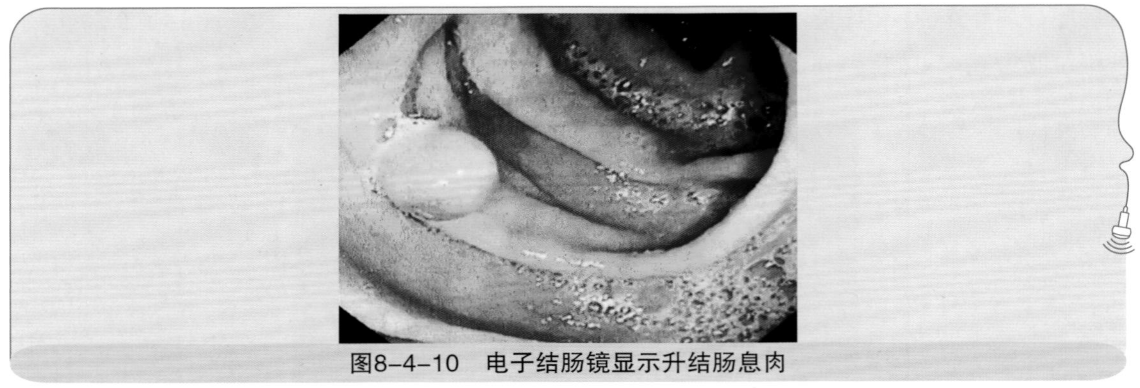

图8-4-10 电子结肠镜显示升结肠息肉

病例4：

患者女性，72岁，因大便不规律、便秘与腹泻交替3个月，故来消化内科就诊，申请IFCU-RRE检查。

经直肠逆行保留灌肠法灌注1200 mL造影剂，IFCU-RRE检查所见：造影剂依次充盈直肠、乙状结肠、降结肠、结肠脾曲、横结肠、结肠肝曲、升结肠、盲肠，各肠腔充盈良好，于乙状结肠后壁黏膜层见一实性低回声结节向肠腔内突起，大小为0.5 cm×0.4 cm，边界清，形态规则，内回声欠均匀，基底部较宽，局部肠壁层次结构清晰，探头抖动不移动，不与肠壁黏膜分离。IFCU-RRE提示：乙状结肠后壁隆起性病变（考虑乙状结肠息肉，图8-4-11）。电子结肠镜检查见图8-4-12。

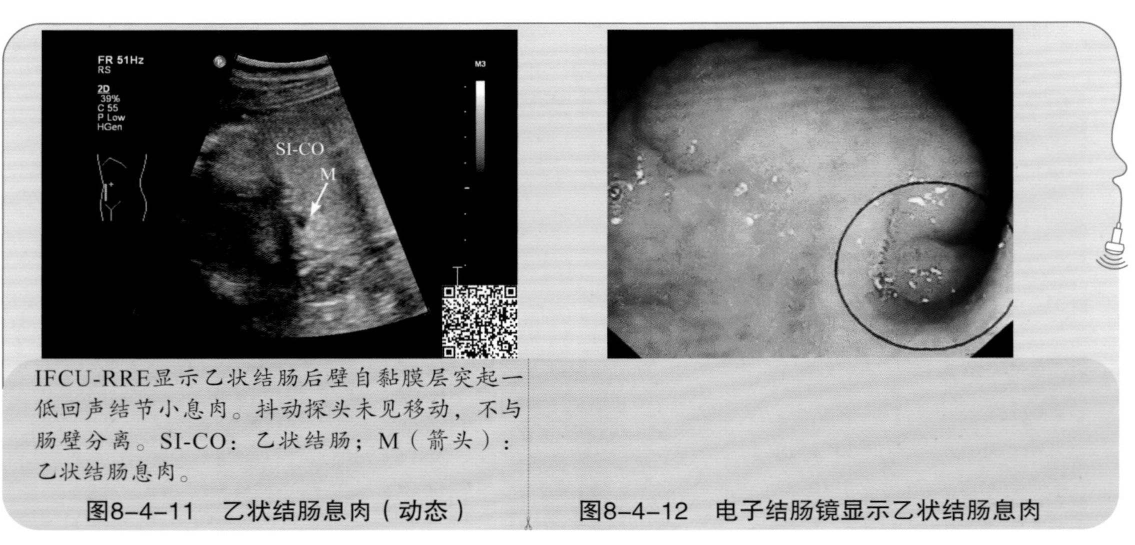

IFCU-RRE显示乙状结肠后壁自黏膜层突起一低回声结节小息肉。抖动探头未见移动，不与肠壁分离。SI-CO：乙状结肠；M（箭头）：乙状结肠息肉。

图8-4-11 乙状结肠息肉（动态）

图8-4-12 电子结肠镜显示乙状结肠息肉

（二）大肠腺瘤

1.病因与病理

大肠腺瘤是大肠黏膜上皮细胞增生的良性肿瘤，属于肿瘤性息肉。其总患病率为30%～50%，且随着年龄的增加而增加，在50岁人群中的患病率为30%，70岁者可达

50%～65%。40%发生在右半结肠，40%发生在左半结肠，20%发生在直肠。小腺瘤常为无蒂的结节状突起，直径<2.0 cm，表面光滑或呈分叶，部分呈绒毛状或颗粒状。电子显微镜下依据组织学特征分为：管状腺瘤、绒毛状腺瘤及绒毛管状腺瘤（混合性腺瘤）。腺瘤具有一定的恶变倾向。在腺瘤癌变局限于黏膜内或有一部分浸润到黏膜下层时，也可保持与腺瘤相似的外观。大肠腺瘤组织分为管状腺瘤、绒毛状腺瘤及混合性腺瘤3种亚型。

（1）管状腺瘤：最常见，占腺瘤的80%，主要由腺管组成（>80%），常多发，直径多不超过2.0 cm，少数可>3.0 cm，常有蒂，呈球状或梨状，表面光滑，可有裂沟或分叶，色泽正常或发红，质地软，<0.5 cm的小腺瘤一般无蒂。

（2）绒毛状腺瘤：主要由绒毛组成（>80%），较少见，占腺瘤的10%左右，体积大，一般直径>2.0 cm，可达20.0 cm，多无蒂，常呈绒球状、花坛状或菜花状，表面有细绒毛或结节状突起，颜色多苍白发黄，肠糜烂，表面覆有黏液。

（3）混合性腺瘤：为管状腺瘤和绒毛状腺瘤的中间型，腺管成分与绒毛成分均>20%，腺瘤多为中等大小，蒂多较粗，表面部分呈绒毛或结节状，质地软。

2.临床表现

早期多无任何临床表现，多数患者在出现大便习惯或性状改变等消化道症状时才就诊，主要症状为腹胀、腹泻、便血、腹部不适及消化不良、排便不规律等。

3.IFCU-RRE表现

大肠腺瘤呈实性结节状高回声、等回声或低回声，由肠黏膜表面向腔内突起，表面光滑，呈球状或梨状，内部回声较均匀；较大者可呈绒球状、花坛状或菜花状，内部回声欠均匀，无蒂或有蒂，无蒂的小腺瘤位置较固定，有蒂者在肠腔内可移动，良性腺瘤底及周围黏膜回声正常。CDFI显示腺瘤内有时可见血流信号，有时不明显，当合并有癌肿时表现为肠壁不均匀增厚，黏膜回声中断，凹凸不平。

4.经典病例

病例1：

患者男性，84岁，因便秘、排便时下腹胀痛半年，加重1个月，故来消化内科就诊，申请IFCU-RRE检查。

经直肠逆行保留灌肠法灌注1300 mL造影剂，IFCU-RRE检查所见：造影剂依次充盈直肠、乙状结肠、降结肠、结肠脾曲、横结肠、结肠肝曲、升结肠、盲肠，各段肠腔充盈良好，于直肠（距肛门外口约9.0 cm处）前壁见一实性低回声结节向直肠腔内突起，大小为3.3 cm×2.7 cm，边界清，形态尚规则，内回声欠均匀，造影剂逆行灌注过程中其顶部可见随造影剂灌注而摆动，基底部较宽并与该处肠壁黏膜层紧密相连，局部肠壁层次结构清晰。IFCU-RRE提示：直肠前壁隆起性病变（考虑直肠腺瘤，图8-4-13）。电子结肠镜表现及病理结果见图8-4-14、图8-4-15。

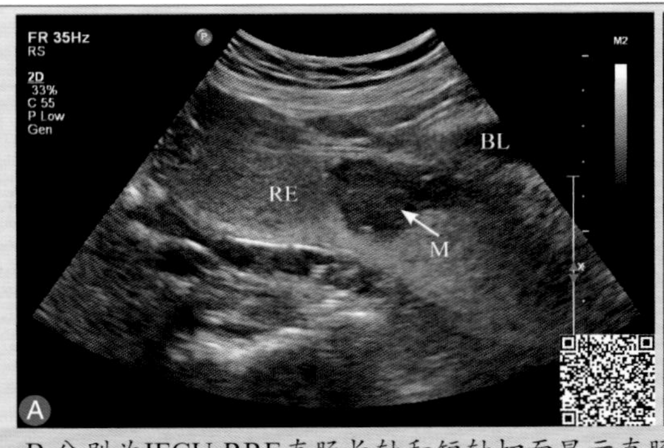

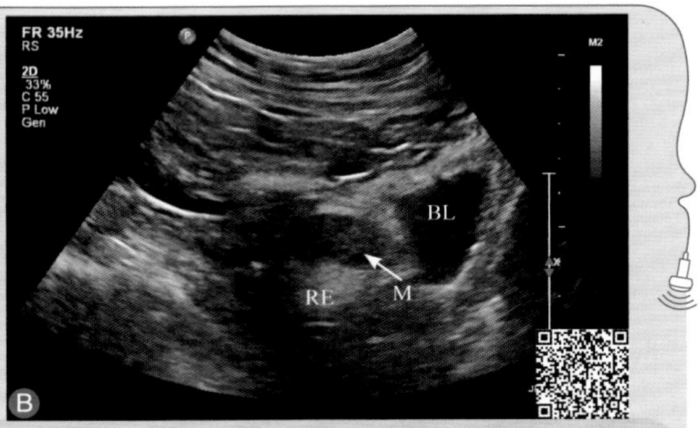

A、B.分别为IFCU-RRE直肠长轴和短轴切面显示直肠前壁（距肛门外口约9.0 cm处）自黏膜层向直肠腔内突起的低回声结节，基底部较宽并与该处肠壁黏膜层紧密相连，造影剂逆行灌注过程中其顶部可见随造影剂灌注而摆动，局部肠壁层次结构清晰（动态）。BL：膀胱；M（箭头）：肿物（大肠腺瘤样息肉）；RE：直肠。

图8-4-13　直肠前壁管状腺瘤

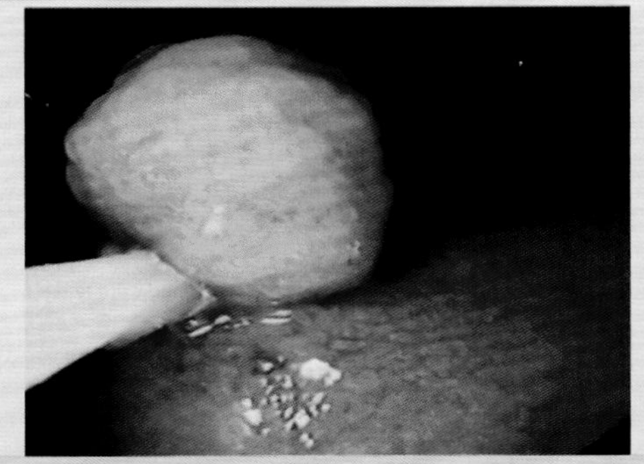

图8-4-14　电子结肠镜显示直肠前壁管状腺瘤

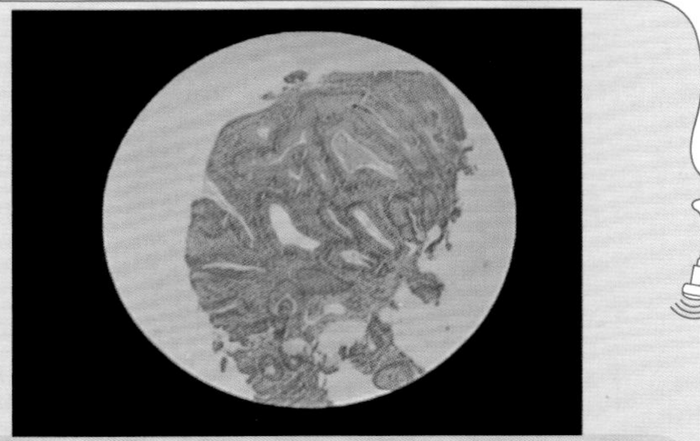

电子结肠镜取活检病理显示直肠前壁管状腺瘤。HE染色，×20。

图8-4-15　直肠前壁管状腺瘤病理表现

病例2：

患者男性，80岁，因左下腹隐痛不适、排便不畅半年，故来普外科就诊，申请IFCU-RRE检查。

经直肠逆行保留灌肠法灌注1300 mL造影剂，IFCU-RRE检查所见：直肠后壁（距肛门外口约12.0 cm处）见一实性低回声结节向肠腔内突起，大小为2.7 cm×1.8 cm，边界清，形态欠规则，内回声欠均匀，造影剂逆行灌注过程中可见随造影剂灌注而漂动，基底部不能移动并与该处肠壁黏膜层紧密相连，局部肠壁层次结构清晰。CDFI显示其内可见细小血流信号。IFCU-RRE提示：直肠后壁隆起性病变（考虑直肠腺瘤，图8-4-16）。电子结肠镜表现及病理结果见图8-4-17，图8-4-18。

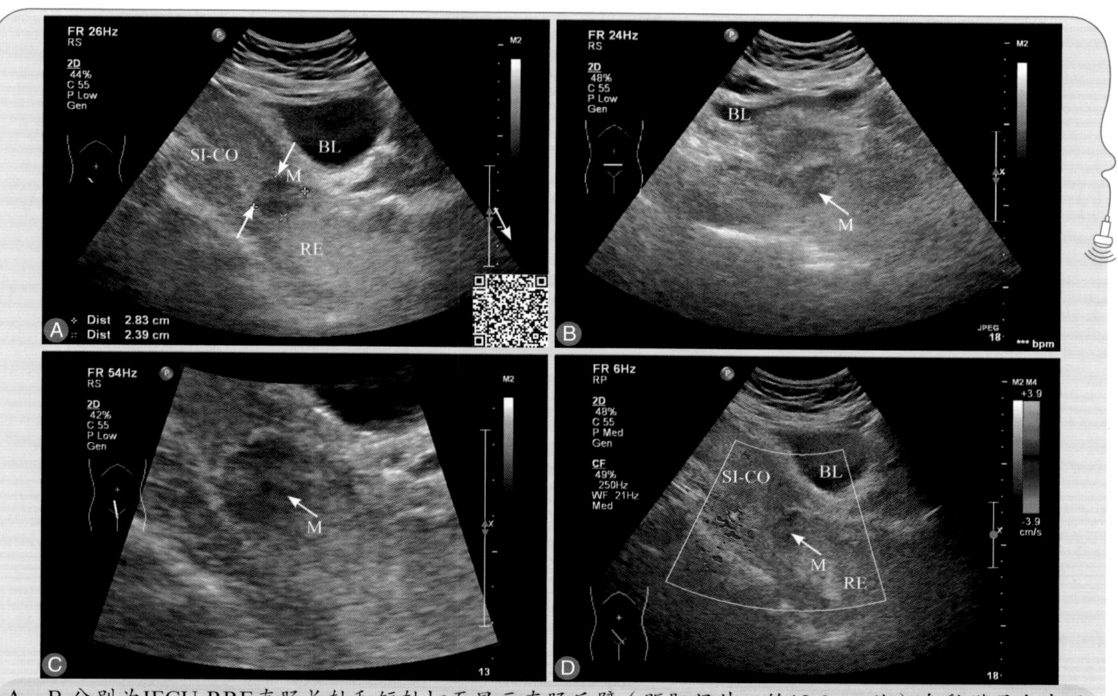

A、B.分别为IFCU-RRE直肠长轴和短轴切面显示直肠后壁（距肛门外口约12.0 cm处）自黏膜层向直肠腔内突起的低回声结节，基底部较宽并与该处肠壁黏膜层紧密相连，局部肠壁层次结构清晰（动态）；C.IFCU-RRE显示直肠后壁局部放大管状腺瘤；D.IFCU-RRE状态下的CDFI显示直肠后壁管状腺瘤内可见细小的血流信号。BL：膀胱；M（箭头）：直肠管状腺瘤；RE：直肠；SI-CO：乙状结肠。

图8-4-16　直肠后壁管状腺瘤

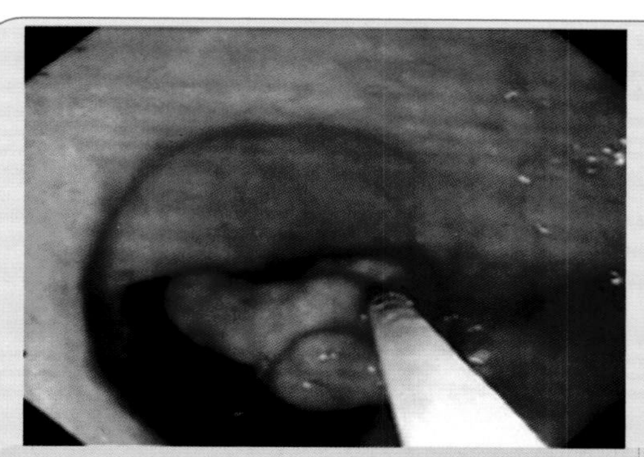

图8-4-17　电子结肠镜显示直肠后壁管状腺瘤

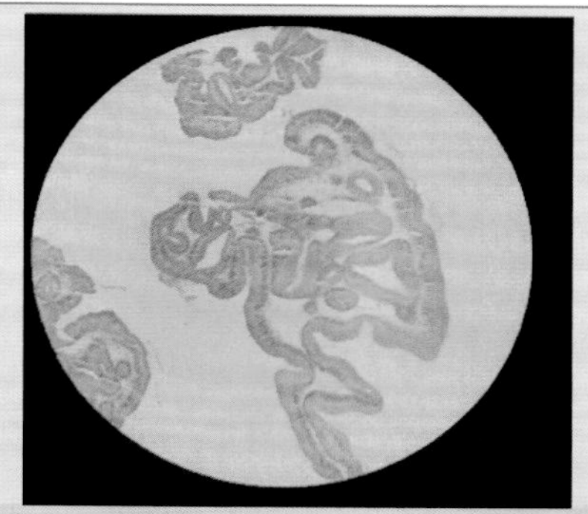

电子结肠镜取活检病理显示直肠后壁管状腺瘤。HE染色，×20。

图8-4-18　电子结肠镜显示直肠后壁管状腺瘤

第五节　大肠恶性病变

一、大肠癌

1.病因与病理

大肠癌（colorectal cancer，CRC），又称结直肠癌，是消化系统常见的恶性肿瘤之一，近年来，全球范围内大肠癌的发病率和死亡率均逐年升高，并呈现年轻化趋势，其中发病率已位居第3，死亡率已位居第2。

大肠癌可发生在结肠、直肠的任何部位，最常发生于直肠乙状结肠交界处，其次为盲肠、升结肠、降结肠和横结肠。近年来，我国结直肠癌发病率呈逐年上升趋势。结直肠癌的真正病因尚未完全明确，有研究认为结直肠癌是环境、饮食及生活方式与遗传因素协同作用的结果，由致癌物作用，结合细胞遗传因素导致细胞遗传基因突变而逐渐发展为癌。根据肉眼所见可将大肠癌大体分为：肿块型、溃疡型、缩窄型（浸润型）。其病理组织学类型以腺癌为主。

根据大肠癌的浸润深度将其分为早期大肠癌和进展期大肠癌。癌组织局限于黏膜与黏膜下层，定义为早期大肠癌。癌组织超过黏膜下层定义为进展期大肠癌。早期大肠癌参照早期胃癌分为：息肉隆起型（Ⅰ型），又进一步分为有蒂息肉、无蒂息肉、亚蒂息肉；表面型（Ⅱ型），又进一步分为表面隆起型、表面平坦型、表面凹陷型。进展型大肠癌一般较早期大肠癌体积大，直径多在3.0 cm以上，根据形态分为5型：隆起型（Borr Ⅰ型），局限溃疡型（Borr Ⅱ型），溃疡浸润型（Borr Ⅲ型），弥漫浸润型（Borr Ⅳ型）。进展型大肠癌中Ⅱ型最常见，其次为Ⅰ型，Ⅲ型、Ⅳ型少见。早期大肠癌中通常很少有深溃疡；进展期大肠癌表面多凹凸不平伴糜烂或溃疡。

AJCC/UICC结直肠癌的TNM分期标准（2017年第8版）适用于原发结肠和直肠的、病理类型为腺癌、鳞状细胞癌、高级别神经内分泌癌的肿瘤。本标准不适用于阑尾癌（表8–5–1）。

表8–5–1　AJCC/UICC结直肠癌的TNM分期符号及临床意义

	分期符号	临床意义
T	Tx	原发肿瘤不能评估
	T_0	无原发肿瘤的证据
	Tis	原位癌：黏膜内癌（肿瘤侵犯黏膜固有层但未突破黏膜肌层）
	T_1	肿瘤侵犯黏膜下层（肿瘤突破黏膜肌层但未累及肌层）
	T_2	肿瘤侵犯肌层
	T_3	肿瘤穿透肌层到达结直肠旁组织
	T_{4a}	肿瘤穿透脏腹膜（包括肉眼可见的肿瘤部位肠穿孔，以及肿瘤透过炎症区域持续浸润到达脏腹膜表面）
	T_{4b}	肿瘤直接侵犯或附着于邻近器官或结构
N	Nx	区域淋巴结不能评估
	N_0	无区域淋巴结转移
	N_1	1～3个区域淋巴结转移（淋巴结中的肿瘤直径≥0.2 mm），或无区域淋巴结转移、但存在任意数目的肿瘤结节
	N_{1a}	1个区域淋巴结转移
	N_{1b}	2～3个区域淋巴结转移
	N_{1c}	无区域淋巴结转移，但浆膜下、肠系膜内或无腹膜覆盖的结肠或直肠周围组织内有肿瘤结节
	N_2	＞4个区域淋巴结转移
	N_{2a}	4～6个区域淋巴结转移
	N_{2b}	≥7个区域淋巴结转移

续表

	分期符号	临床意义
M	Mx	远处转移不能评估
	M_0	影像学检查无远处转移，即远隔部位和器官无转移肿瘤存在的证据（该分类不应该由病理科医师来判定）
	M_1	存在一个或多个远隔部位、器官或腹膜的转移
	M_{1a}	远处转移局限于单个远离部位或器官，无腹膜转移
	$M1_b$	远处转移分布于2个及2个以上的远离部位或器官，无腹膜转移
	M_{1c}	腹膜转移，伴或不伴其他部位或器官转移

注：T，原发肿瘤；N，区域淋巴结；M，远处转移。

Tis：包括肿瘤细胞局限于腺体基底膜（上皮内）或黏膜固有层（黏膜内），未穿过黏膜肌层到达黏膜下层。

T_{4b}：T_{4b}的直接侵犯包括穿透浆膜侵犯其他肠段，并得到镜下诊断的证实（如盲肠癌侵犯乙状结肠），或者位于腹膜后或腹膜下肠管的肿瘤，穿破肠壁肌层后直接侵犯其他器官或结构，例如，降结肠后壁的肿瘤侵犯左肾或侧腹壁，中下段直肠癌侵犯前列腺、精囊腺、宫颈或阴道。肉眼观察到肿瘤与邻近器官或结构粘连分期为cT_{4b}，若显微镜下该粘连处未见肿瘤存在则分期为pT_3。

TD：淋巴结有转移时，肿瘤种植的结节数目不纳入淋巴结计数，单独列出。

V和L亚分期：用于表明是否存在血管和淋巴管浸润，而PN则用以表示神经浸润。

前缀：cTNM是临床分期，pTNM是病理分期。前缀y用于接受新辅助治疗后的肿瘤分期（如ypTNM），病理学完全缓解的患者分期为$ypT_0N_{0c}M_0$，可能类似于0期或1期；前缀r用于经治疗获得一段无瘤间期后复发的患者（如rTNM）。

2.临床表现

右半结肠癌以贫血、便血为主，左半结肠癌以排便习惯的改变、便秘和腹泻交替、便血为主。早期直肠癌可无明显症状，随着肿瘤逐渐增大，出现一系列表现。便血、里急后重等直肠刺激症状，以及大便变形、肠梗阻等肠腔狭窄症状是其常见的临床症状。

3.IFCU-RRE表现

（1）早期大肠癌超声造影表现：病变部位肠壁呈局限性低回声增厚或肿物样突起，范围或直径≤3.0 cm，厚度≤0.5 cm；其黏膜粗糙不平，表面可伴有浅溃疡形成；黏膜下层高回声带连续性存在。肠腔形态规则，肠壁蠕动正常。

（2）中晚期结肠癌超声造影表现：可分为肿块型（蕈伞型）、溃疡型和缩窄型（浸润型）3种类型。

1）肿块型（蕈伞型）：病变肠腔内大小不一的肿物向肠腔内突起，其表面高低不平或呈菜花状，并有不规则强回声斑块附着；肿块内部多呈不均质低回声或中等回声，基底较宽，和肠壁相连，活动度差，其周围肠壁结构清晰完整，病变处肠腔变窄，造影剂绕行通过；好发于回盲部、直肠和降结肠等部位。

2）溃疡型：病变肠壁局限性不规则增厚隆起，厚度≥1.0 cm，范围≥3.0 cm，肠壁层次结构不清，呈低回声包块，其黏膜面见大小不一的溃疡凹陷形成。直径常≥1.5 cm，形态不规则，深达肌层或浆膜层呈“火山口状”，表面常附有大量强回声斑块；病变处肠管变形、肠腔变窄、肠壁僵硬、蠕动消失。

3）缩窄型（浸润型）：病变肠壁呈弥漫性或环周性不均匀增厚，回声减低，层次、边界紊乱不清，常累及肠管的大部分或全周；其黏膜破溃，表面高低不平；肠管呈环状狭窄，可见明显缩窄变形，肠壁僵硬、蠕动消失，其近端肠管可出现节段扩张；造影剂通过受阻或呈线状通过征象。

（3）直肠癌超声造影表现：表现为局部肠壁增厚或突入肠腔的低回声团块，外形不规则，局部肠壁层次紊乱或消失，肿瘤表面形成溃疡时可见不规则凹陷，内充填中等回声胃超声造影剂，壁呈“龛影征”，肿瘤外侧缘不规则，侵犯到肠周脂肪层时，常表现为毛刺状；彩色多普勒显示肿瘤内部丰富的血流信号，血管形态多样，呈点状、条状、栅栏状、树枝状等分布特征。

4.经典病例

病例1：

患者男性，58岁，因间断腹泻、左下腹隐痛3个月，加重1周，故来消化内科就诊，申请IFCU-RRE检查。

经直肠逆行保留灌肠法灌注1300 mL造影剂，IFCU-RRE检查所见：直肠乙状结肠交界处（距肛门外口约15.5 cm处）后壁见一实性低回声结节向肠腔内突起，大小为2.9 cm × 2.3 cm，边界清，形态尚规则，内回声不均匀，基底部较宽并紧密附着于肠壁黏膜面，造影剂灌入过程中未见明显移动，局部肠壁结构层次尚清晰，CDFI检查显示其内可见细小血流信号。IFCU-RRE提示：直肠乙状结肠交界处隆起性病变（考虑腺瘤，早期恶性病变不除外），建议结肠镜进一步检查（图8–5–1，图8–5–2）。

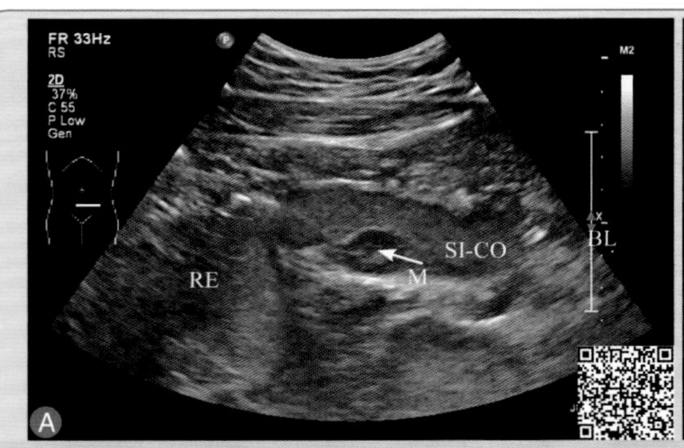

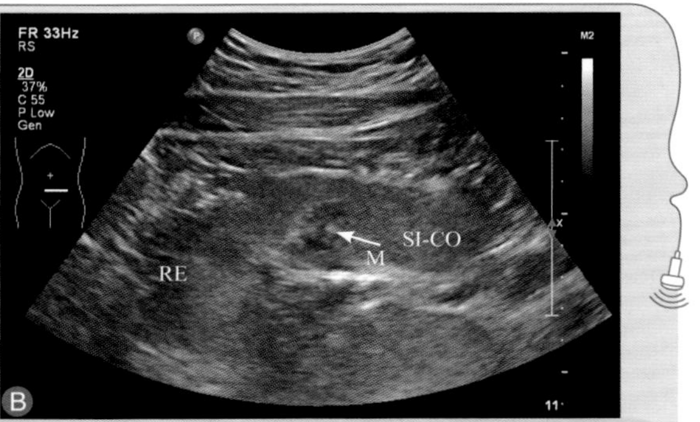

A.IFCU-RRE显示直肠乙状结肠交界处实性低回声结节向肠腔内突起的黏膜内癌，内部回声不均匀，边缘尚光滑，基底部较宽附着于直肠后壁（动态）；B.IFCU-RRE显示随造影剂灌注其顶部可见轻微摆动。SI-CO：乙状结肠；RE：直肠；M（箭头）：大肠黏膜内癌。

图8–5–1 直肠乙状结肠交界处黏膜内癌（Tis期）

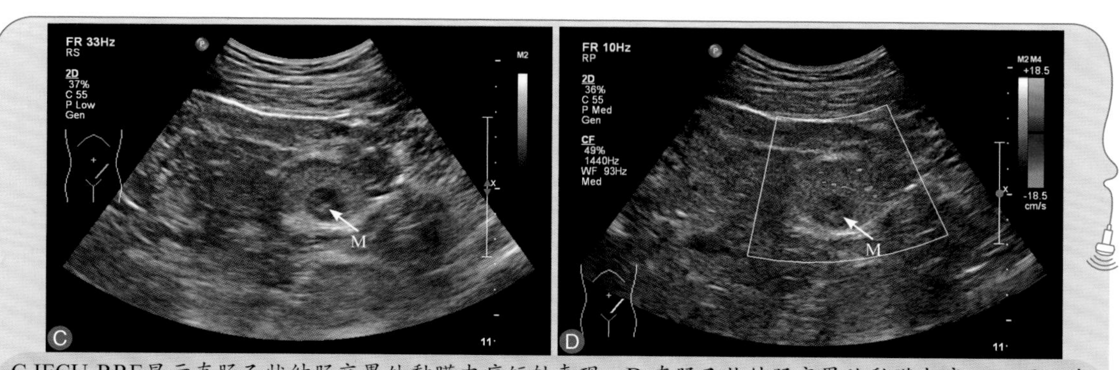

C.IFCU-RRE显示直肠乙状结肠交界处黏膜内癌短轴表现；D.直肠乙状结肠交界处黏膜内癌CDFI显示内可见细小血流信号。M（箭头）：大肠黏膜内癌。

图8-5-1　直肠乙状结肠交界处黏膜内癌（Tis期）（续）

在电子纤维结肠镜下取活检，病理报告管状腺瘤（图8-5-2，图8-5-3）。

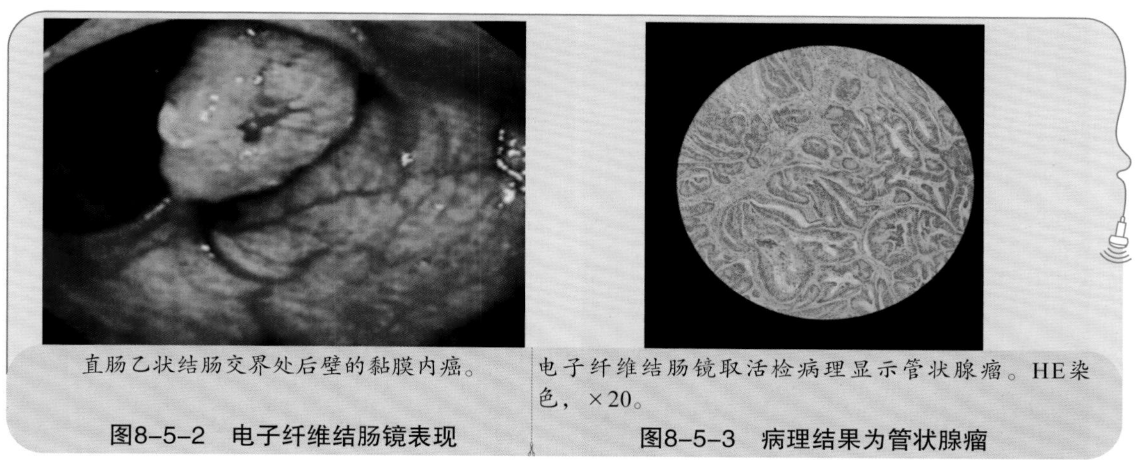

直肠乙状结肠交界处后壁的黏膜内癌。

图8-5-2　电子纤维结肠镜表现

电子纤维结肠镜取活检病理显示管状腺瘤。HE染色，×20。

图8-5-3　病理结果为管状腺瘤

患者在电子纤维结肠镜下行“腺瘤”电切术，完整切除“腺瘤”，再次送病理检查，病理报告：直肠乙状结肠交界处黏膜内癌（Tis期），见图8-5-4。

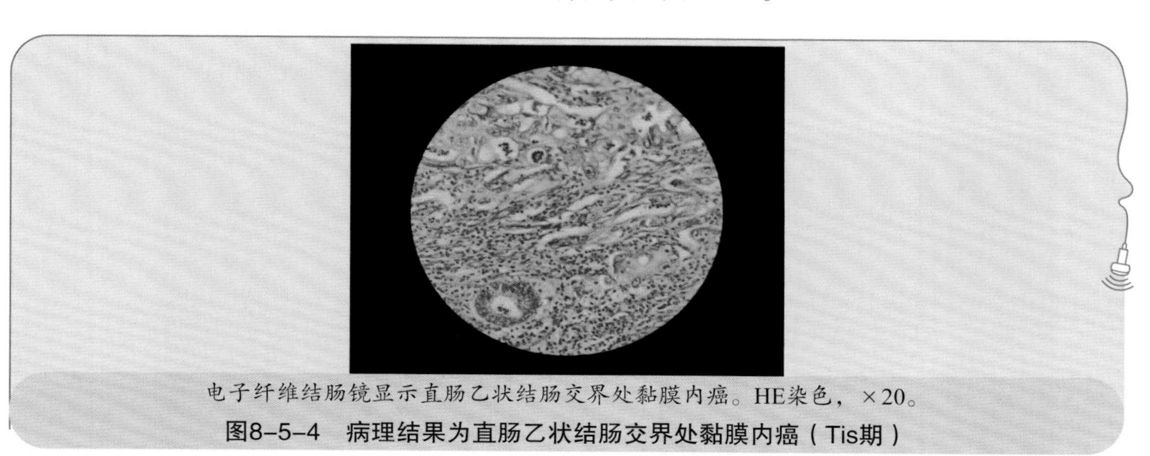

电子纤维结肠镜显示直肠乙状结肠交界处黏膜内癌。HE染色，×20。

图8-5-4　病理结果为直肠乙状结肠交界处黏膜内癌（Tis期）

病例2：

患者女性，83岁，因“腹泻与便秘交替，大便带血4月余，故来消化内科”就诊，申请IFCU-RRE检查。

经直肠逆行保留灌肠法灌入1300 mL造影剂，IFCU-RRE检查所见：降结肠近结肠脾曲后壁见一中心凹两边凸的实性低回声结节向肠腔内突起，大小为2.1 cm × 1.03 cm，边界清，形态不规则，内回声不均匀，黏膜层回声中断，局部肠壁黏膜下层及固有肌层结构层次不清晰，浆膜层连续性完整，CDFI检查显示其内可见细小血流信号。IFCU-RRE提示：降结肠隆起性病变（考虑结肠癌进展期），建议行结肠镜检查（图8-5-5）。

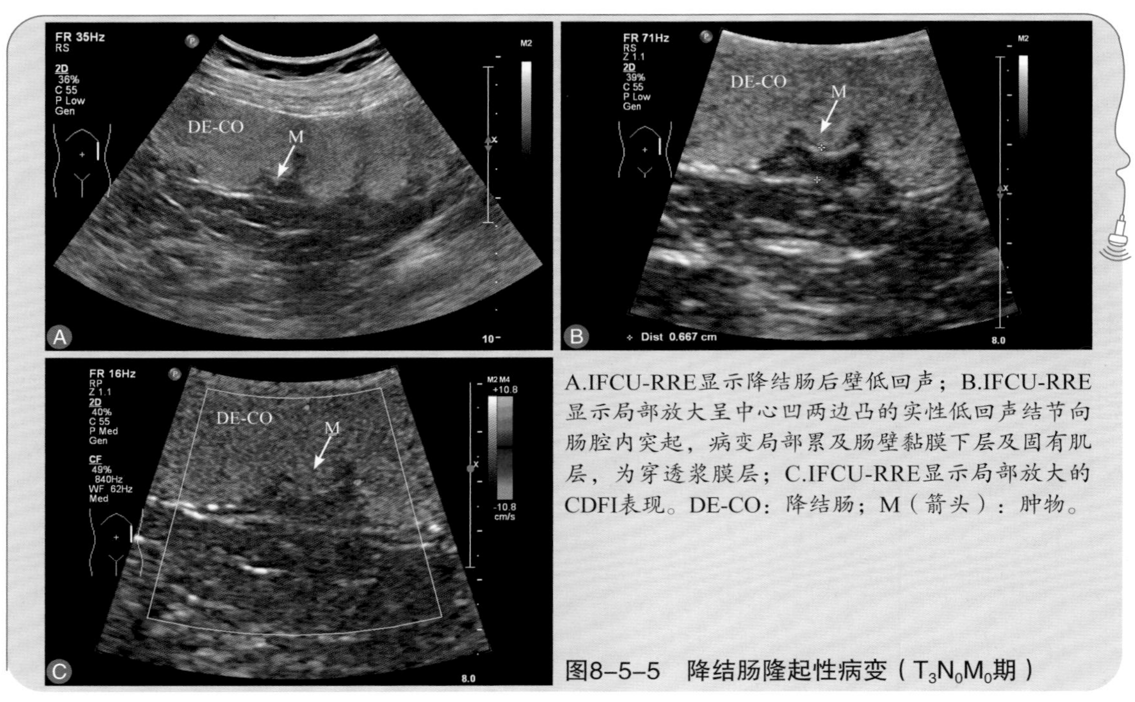

A.IFCU-RRE显示降结肠后壁低回声；B.IFCU-RRE显示局部放大呈中心凹两边凸的实性低回声结节向肠腔内突起，病变局部累及肠壁黏膜下层及固有肌层，为穿透浆膜层；C.IFCU-RRE显示局部放大的CDFI表现。DE-CO：降结肠；M（箭头）：肿物。

图8-5-5　降结肠隆起性病变（$T_3N_0M_0$期）

电子结肠镜下所见：降结肠局部扁平隆起，中心凹，凹处为浅溃疡，质红、脆。电子结肠镜取活检病理报告：降结肠中分化腺癌（$T_3N_0M_0$）（图8-5-6，图8-5-7）。

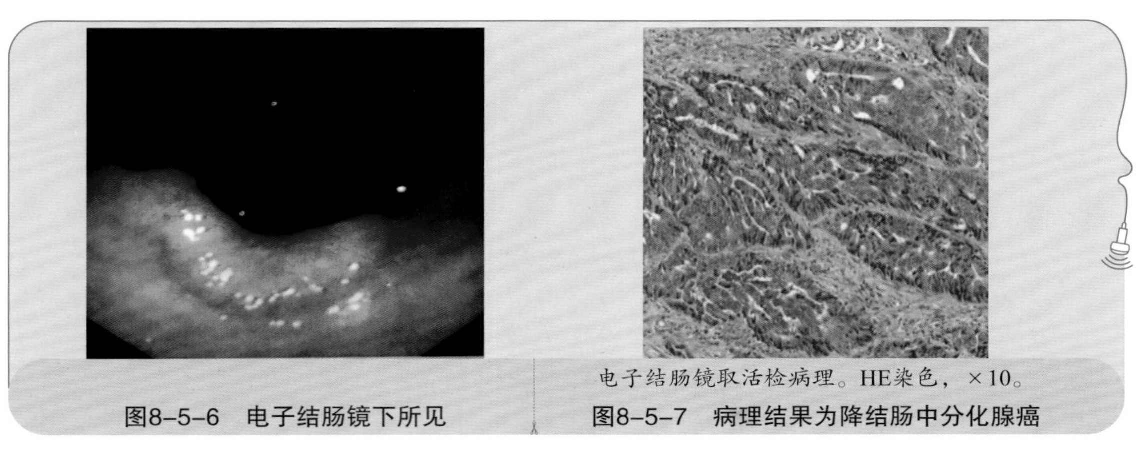

图8-5-6　电子结肠镜下所见

电子结肠镜取活检病理。HE染色，×10。

图8-5-7　病理结果为降结肠中分化腺癌

病例3：

患者男性，52岁，因“腹胀、便秘，大便带血半年，加重半个月，于2022年3月10日来消化内科”就诊，申请IFCU-RRE检查。

经直肠逆行保留灌肠法IFCU-RRE检查所见：经直肠灌注400 mL肠超声造影剂，造影剂即无法继续灌入，于乙状结肠（距肛门外口约18 cm处）见一不均质低回声环周肿块，大小为7.4 cm × 2.8 cm，局部致肠腔严重狭窄，造影剂无法顺利通过，中间部仅见细条状“气体样”强回声，局部肠管形态不规则、肠壁结构层次不清，环形的低回声内面散在凹陷，凹面可见斑点状强回声附着。CDFI检查显示环形实性低回声区内可见细小血流信号。环形肿块周边探及多发（≥4个）淋巴结样低回声，较大为0.7 cm × 0.6 cm，部分呈类圆形，结构不清。增加肝脏扫查：肝实质内探及多发实性低回声，较大为7.8 cm × 5.7 cm。IFCU-RRE提示：①乙状结肠占位伴周围多发淋巴结肿大（考虑溃疡型乙状结肠癌伴周围淋巴结转移）；②肝多发转移；③建议结肠镜进一步检查明确诊断（图8-5-8 ~ 图8-5-11）。

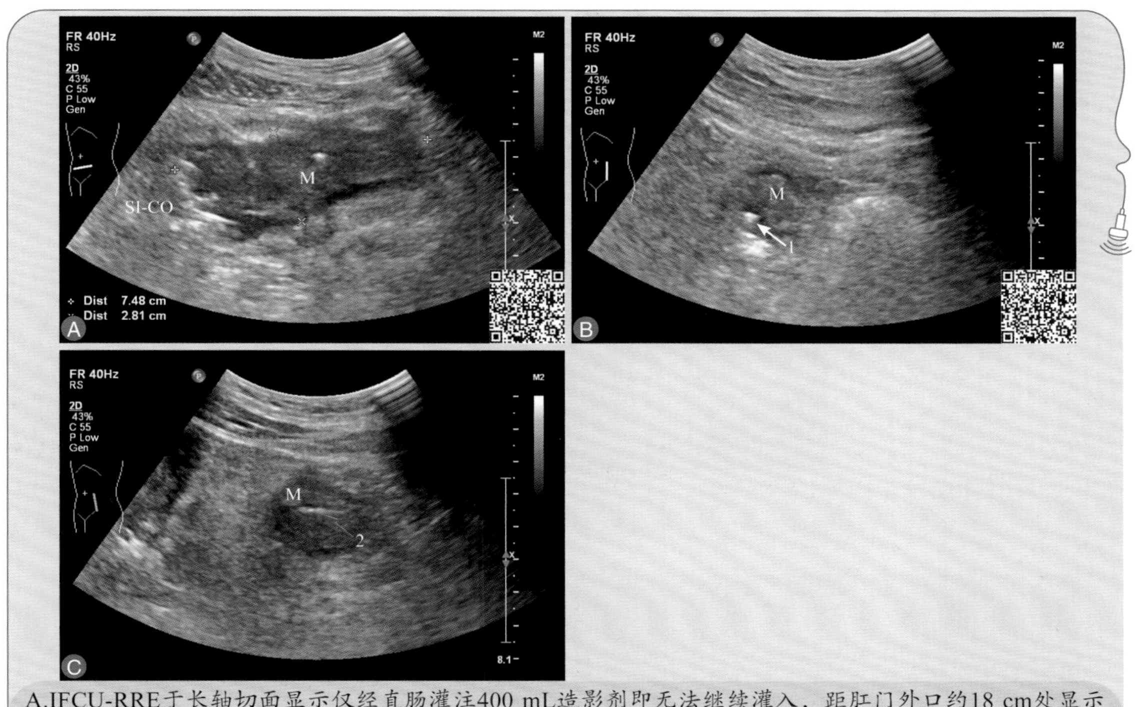

A.IFCU-RRE于长轴切面显示仅经直肠灌注400 mL造影剂即无法继续灌入，距肛门外口约18 cm处显示乙状结肠不均质环周肿块，导致肠腔严重狭窄，造影剂无法通过；B.IFCU-RRE于短轴切面显示环周肿块内面凹陷，凹面伴强回声附着（内面溃疡形成）；C.环周肿块导致肠腔严重狭窄，中部仅见细条状“气体样”强回声。M：肿物（大肠癌）；SI-CO：乙状结肠；1（白箭头）：肿物内溃疡凹面强回声；2（红箭头）：狭窄肠腔内“气体样”强回声。

图8-5-8　IFCU-RRE显示进展期乙状结肠癌（动态）

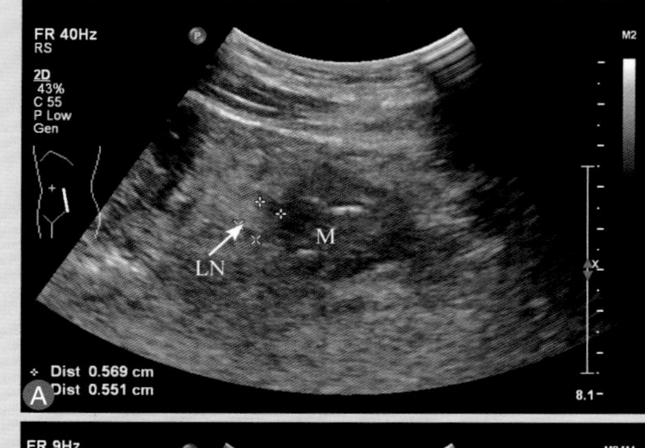

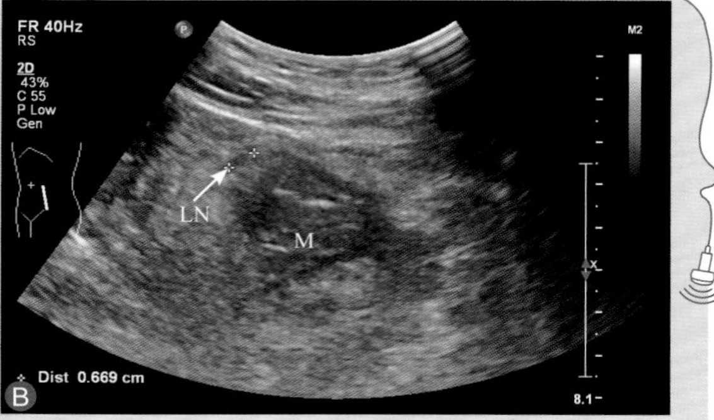

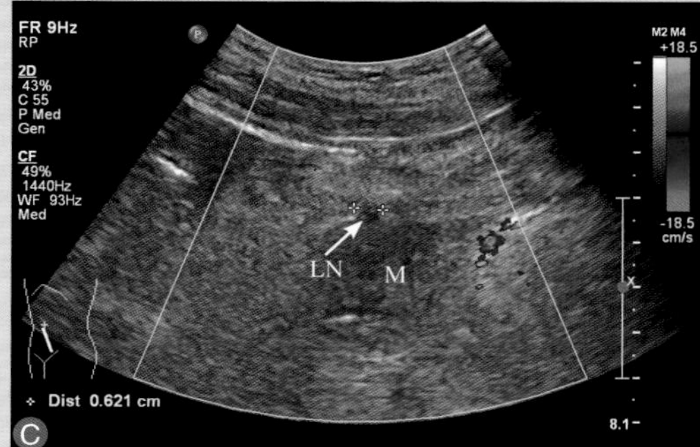

A～C.分别为IFCU-RRE不同切面显示进展期乙状结肠癌周围淋巴结多发（>4个）转移。LN（箭头）：淋巴结；M：肿物（大肠癌）。

图8-5-9　进展期乙状结肠癌伴周围淋巴结转移

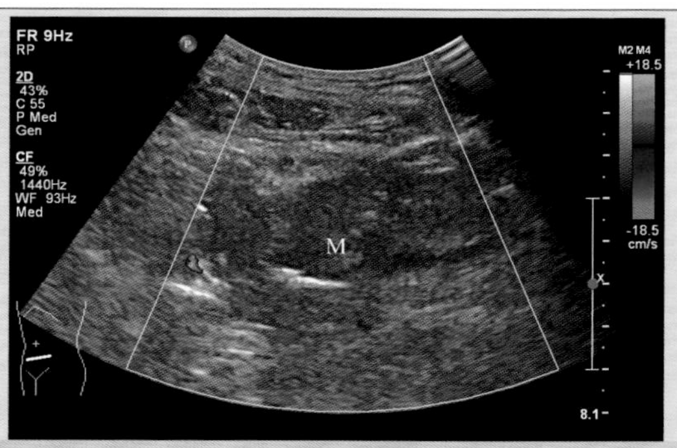

IFCU-RRE显示环周肿块实性低回声内可见细条状彩色血流信号。M：肿物（大肠癌）。

图8-5-10　进展溃疡型乙状结肠癌的CDFI表现

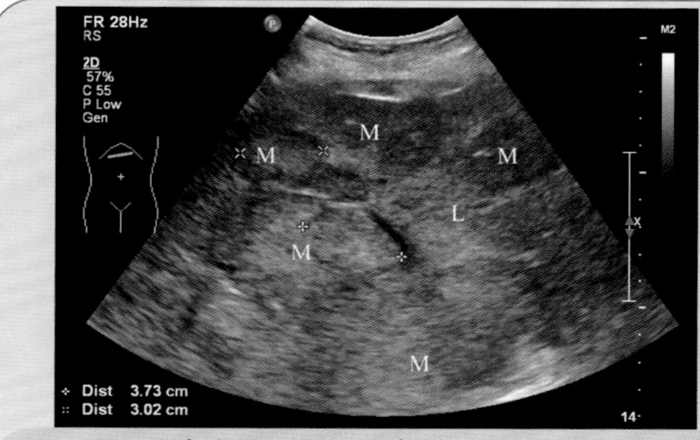

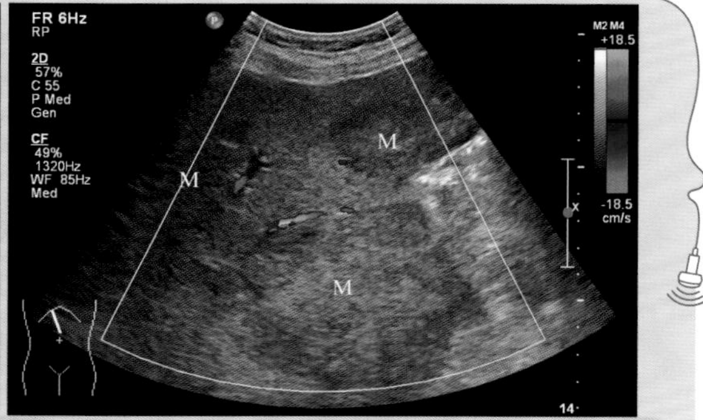

IFCU-RRE检查发现乙状结肠癌，同时检查发现肝脏多发转移。L：肝；M：肿物（大肠癌多发肝转移）。

图8-5-11　进展溃疡型乙状结肠癌肝多发转移瘤（T4aN2M1期）

电子结肠镜检查所见：乙状结肠（距肛门外口18 cm处）可见环周肿物，肿物表面可见充血及溃疡，致肠腔狭窄，内镜无法通过，取活检5块，质硬。病理结果：乙状结肠溃疡型低分化腺癌（图8–5–12，图8–5–13）。

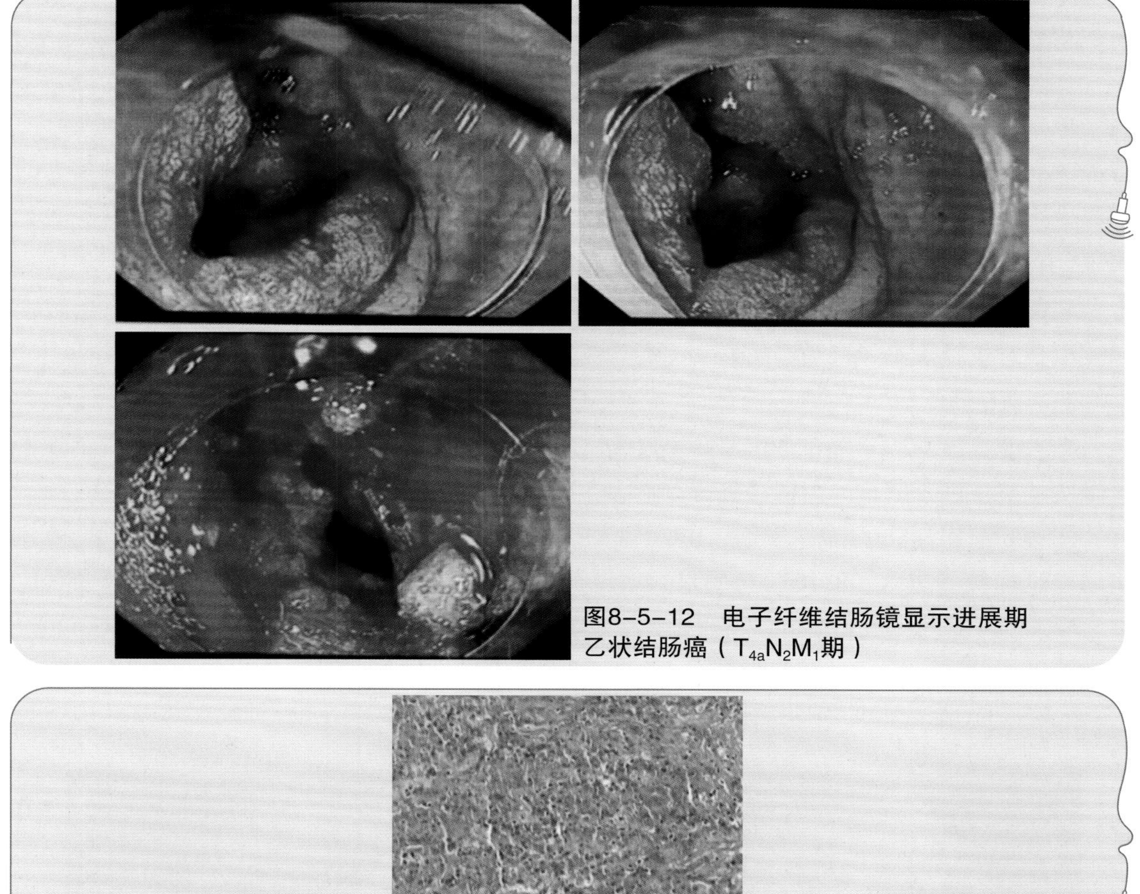

图8–5–12　电子纤维结肠镜显示进展期乙状结肠癌（$T_{4a}N_2M_1$期）

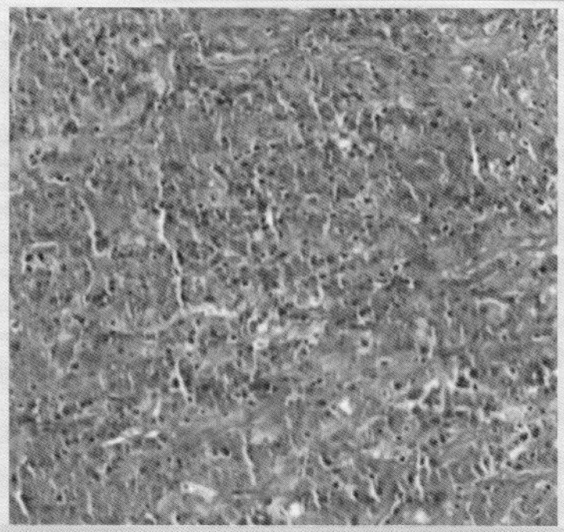

HE染色，×10。

图8–5–13　病理结果为乙状结肠溃疡型低分化腺癌（$T_{4a}N_2M_1$期）

二、原发性直肠淋巴瘤

1.病因与病理

原发性直肠淋巴瘤（primary rectal lymphoma，PRL）发病原因仍不明确，有文献报道可能与炎性肠病（溃疡性结肠炎、克罗恩病）和免疫抑制（器官移植、获得性免疫缺陷综合征）等因素有关。原发性直肠淋巴瘤是发生于直肠的淋巴结外淋巴瘤，发病隐匿，临床表现无特异性。直肠淋巴瘤起源于直肠黏膜固有层的淋巴组织，由于直肠黏膜层仅有少量淋巴细胞，因此原发性直肠淋巴瘤较罕见，其最主要的转移途径为淋巴转移。原发性直肠淋巴瘤通常起源于B细胞，占80%～90%，其中弥漫性大B细胞淋巴瘤最为多见。临床表现无特异性。胃肠道是淋巴结外淋巴瘤好发部位，最常累及的部位为胃，其次是小肠，直肠较少累及，占胃肠道淋巴瘤的6%～12%，占胃肠道肿瘤的0.2%～0.6%。该病可发生于任何年龄，好发年龄为40～60岁，男性略多于女性。

2.临床表现

原发性直肠淋巴瘤患者通常表现为原发性直肠癌的症状和体征，首发症状以便血或大便习惯改变最为常见，其次是腹痛，特别是随着病变进展，腹痛明显加重，可能与逐渐增大的淋巴瘤压迫肠壁神经丛有关。其他症状包括体重下降、恶心、呕吐或发热等。

3.IFCU-RRE表现

超声表现主要为肠壁增厚型和肿块型两大类，直肠壁增厚是其主要的特征，但其所致管腔狭窄相对较轻（不如直肠癌明显），而且肠壁仍有一定的扩张度和柔韧度。

4.经典病例

患者女性，33岁，因排便困难逐渐加重、间断排血便20余天，到外科就诊。外科正常指诊触及硬节，进入困难，内镜检查难以进入，无法完成检查，申请IFCU-RRE检查。

经直肠灌入约300 mL造影剂，IFCU-RRE检查所见：直肠肠腔局部明显狭窄，仅见液体呈线状迂曲缓慢进入。直肠肠壁局限性增厚，可见多发低回声结节向腔内隆起，较大者位于直肠后壁，大小约为5.2 cm×3.3 cm，前壁另可见片状不规则增厚，较厚处约为1.1cm，累及长度约为4.0cm（环绕肠壁约1/2），肠黏膜面可见一较大凹陷，长约为2.2cm，深约为0.7cm，黏膜凹陷处可见强回声附着。超声提示：直肠占位性病变（淋巴瘤？图8–5–14）。

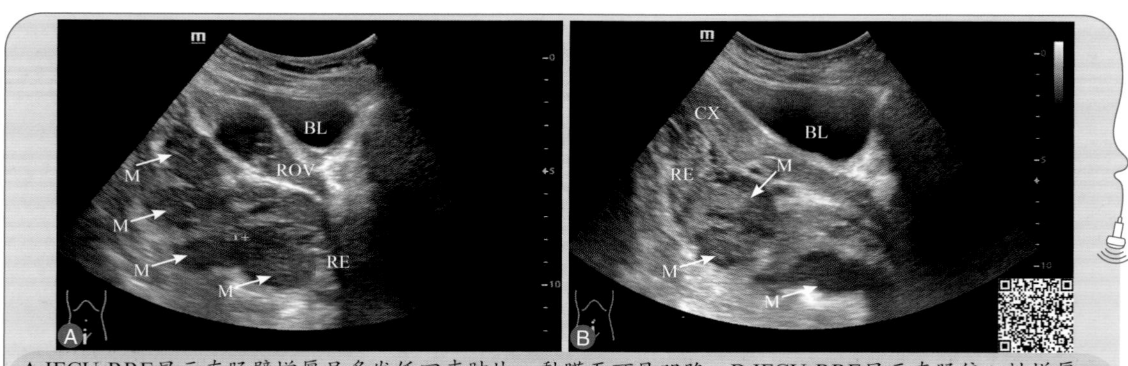

A.IFCU-RRE显示直肠壁增厚呈多发低回声肿块，黏膜面可见凹陷；B.IFCU-RRE显示直肠偏心性增厚，肠腔迂曲狭窄（动态）。BL：膀胱；ROV：右侧卵巢；RE：直肠；CX：子宫颈；M（箭头）：肿物。

图8–5–14 非霍奇金淋巴瘤

CT显示子宫颈后缘见团片状低密度影，增强扫描呈弱强化，直肠后壁及右侧壁局灶性增厚（图8–5–15）。

超声引导下经会阴道行直肠结节取活检细胞学病理检查结果：非霍奇金淋巴瘤，弥漫性大B细胞型（图8–5–16）。

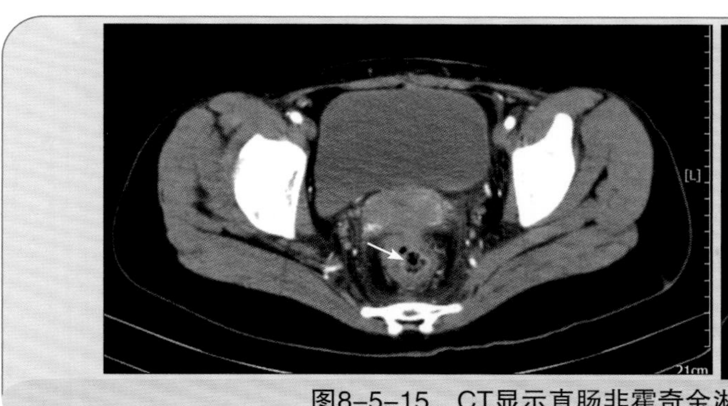

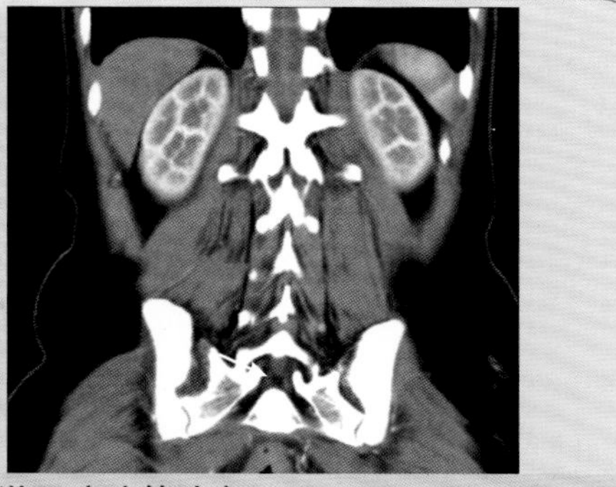

图8-5-15　CT显示直肠非霍奇金淋巴瘤（箭头）

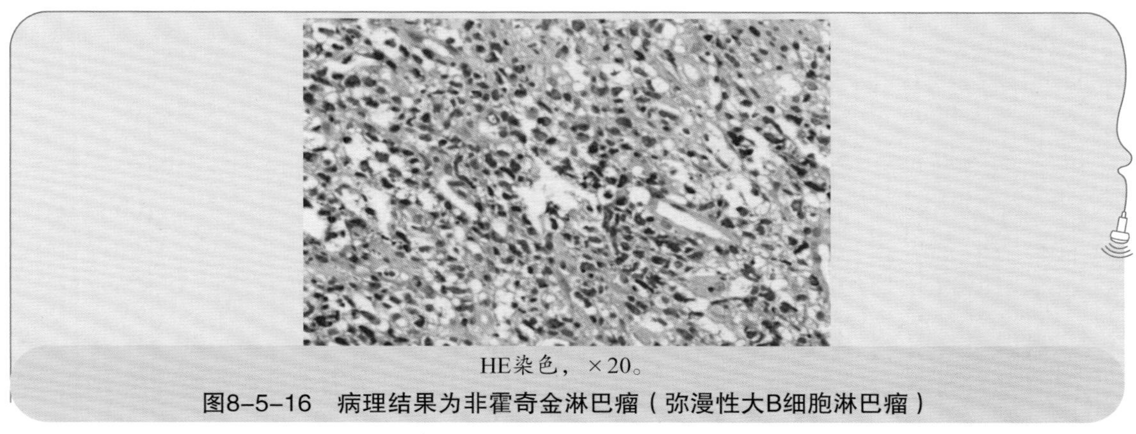

HE染色，×20。

图8-5-16　病理结果为非霍奇金淋巴瘤（弥漫性大B细胞淋巴瘤）

随访：患者化疗3个疗程（1个疗程5天）后申请IFCU-RRE复查。与化疗前比较：直肠后壁及右侧壁低回声淋巴瘤肿物明显减小，部分小结节已消失，仅可见2个低回声淋巴瘤肿物，大小分别为2.1cm×1.1cm、1.5cm×1.1cm，直肠壁稍厚，厚约为0.6cm，黏膜面直肠溃疡变浅，直肠无明显狭窄。患者自述大便顺畅无不适（图8-5-17）。

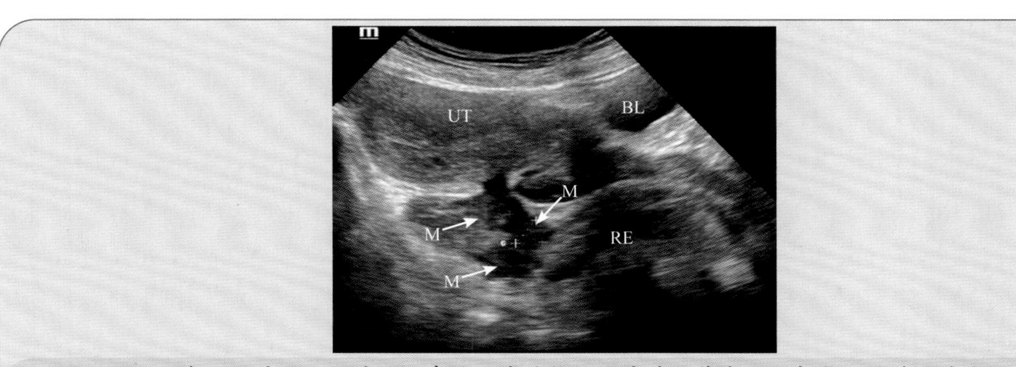

IFCU-RRE显示直肠后壁及右侧壁低回声淋巴瘤肿物较化疗前显著减小，部分小结节已消失。UT：子宫；BL：膀胱；RE：直肠；M（箭头）：肿物。

图8-5-17　非霍奇金淋巴瘤化疗3个疗程后复查

继续随访：患者化疗7个疗程（1个疗程5天）后再次申请IFCU-RRE复查。与前次检查（化疗3个疗程）比较：直肠壁淋巴瘤肿物进一步缩小，仅可见一大小约为2.1cm×1.0cm低回声肿物，其余淋巴瘤肿物及溃疡均已消失。患者不适症状消失（图8-5-18）。

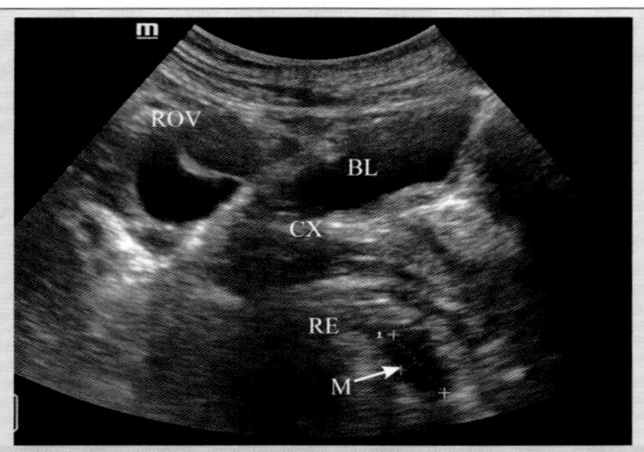

IFCU-RRE显示非霍奇金淋巴瘤化疗7个疗程后复查，淋巴瘤肿物进一步缩小，溃疡消失。ROV：右侧卵巢；BL：膀胱；CX：宫颈；RE：直肠；M（箭头）：肿物。

图8-5-18 非霍奇金淋巴瘤化疗7个疗程后复查

（该病例由北京高博博仁医院超声科李红丽提供）

第六节 大肠其他病变

一、结肠憩室

1.病因与病理

结肠憩室通常是由于肠壁缺乏内在的肌张力或先天性肌层发育不良或肠腔内压力增高等导致结肠黏膜通过肠壁薄弱部位向外突出，发病率为1.5%～2%。该病是欧美地区常见病，男性多于女性，40岁以下发病率＜5%，80岁以上发病率＞65%。发病因素包括结肠肌肉退化、结肠腔内压力异常增加或肠蠕动异常、饮食缺少膳食纤维等。结肠憩室可以分为两类，即真性与获得性。真性憩室多为先天性，结肠壁的所有层均薄弱，疝出的憩室壁为肠壁各层，肌层完整；获得性憩室多为继发性，肌层多伴不同程度缺损，多见于肠管内压力增高，使肠壁从肌层薄弱点疝出，多由于粗纤维摄入不足造成粪便体积小、密度大，肠道蠕动慢使食物在肠道内停留时间过长致肠壁压力升高，迫使黏膜经肠壁肌肉的薄弱区向外突出。随着我国人口老龄化及结肠镜检查的普及，该病发病率随年龄增加而增高，可单发或多发，常合并炎症。据文献报道，结肠憩室壁通常缺少肌层，结肠憩室炎大多为憩室微小穿孔所致，由于憩室口阻塞或局部憩室收缩力减弱，使得其内黏液分泌及细菌滋生，从而破坏黏膜通透性，导致缺血坏死，进而引发炎症和穿孔。另一项国内研究显示，我国70%～90%的结肠憩室位于右半结肠，而国外文献报道，75%～95%的真性结肠憩室发生在左半结肠，绝大多数位于乙状结肠，这可能与国内外饮食结构及种族差异有关。

结肠憩室其中约1%～4%可进展为急性结肠憩室炎。近年来，随着生活条件改善及饮食结构改变，急性憩室炎发病率逐渐增加，筛选需要干预的重症患者具有重要的临床意义。欧洲医学与生物学超神学会联合会（European Federation of Societies for Ultrasound in Medicine and Biology，EFSUMB）肠道超声造影指南建议以超声为诊断急性结肠憩室炎的首选影像学方法。

2.临床表现

本病多隐匿，可无明显症状。合并憩室炎症时表现为局部腹痛，多为钝痛，程度多不严重，全身症状相对较轻，感染严重者可伴有发热、轻度腹泻等症状，查体局部压痛较为突出，并发穿孔者可伴有腹膜刺激症状，体征与症状表现多不平行。

3.IFCU-RRE表现

沿结肠走行紧邻肠管的囊袋状结构多表现为圆形或椭圆形，多通过颈样结构与相邻肠腔相通，动态观察其随着造影剂的灌注有无增大；发现异常后换用高频探头观察细微结构，高频超声可显示，憩室与结肠黏膜及黏膜下层相续，缺乏肌层回声。囊袋状结构长径/短径>2为管状，≤2为囊袋状。

憩室炎超声表现为局部结肠壁外突形成的细颈状卵圆形结构，囊袋内可包含气体或粪石样强回声、液性潴留或混杂回声，此种类型临床多见。周围可见炎症性脂肪高回声晕环围绕，邻近结肠壁水肿增厚征象。

憩室炎超声表现根据炎症严重程度，分为：①单纯型，局部结肠壁增厚（厚度≥3mm），憩室呈低回声、边界清，周围可见高回声包绕，且探头加压后此处高回声无明显形态变化；②复杂型，局部结肠壁增厚（厚度≥3mm），合并穿孔或脓肿，可见肠管周围低回声包块、边界不清、内部回声不均匀，穿孔可见局部肠壁连续性中断，动态观察可见造影剂向外渗漏征象。

4.经典病例

患者男性，78岁，因便秘、腹胀1个月，故来消化内科就诊，申请IFCU-RRE检查。

经直肠逆行保留灌肠法灌注1200 mL造影剂，IFCU-RRE检查所见：乙状结肠局部肠壁向肠腔外呈囊袋状无回声结构突起，范围约为1.7 cm × 0.9 cm，边界尚清，可见细小口与乙状结肠相通，其内可见细条“气体样”强回声，局部肠壁肌层薄弱。余结肠腔内外未见明显异常回声。IFCU-RRE提示：乙状结肠憩室（图8–6–1）。电子结肠镜表现见图8–6–2。

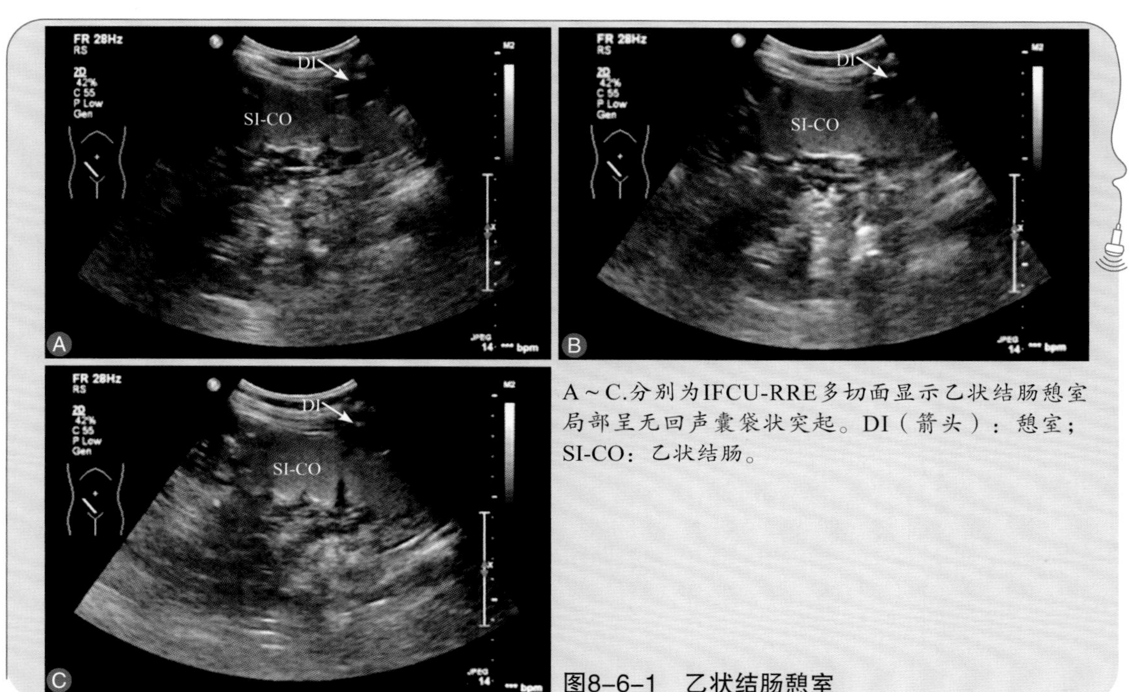

A～C.分别为IFCU-RRE多切面显示乙状结肠憩室局部呈无回声囊袋状突起。DI（箭头）：憩室；SI-CO：乙状结肠。

图8–6–1　乙状结肠憩室

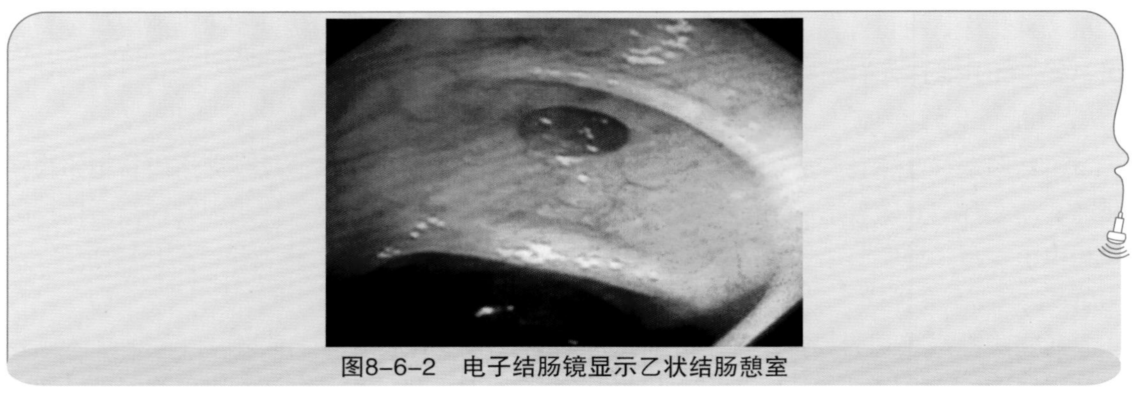

图8-6-2 电子结肠镜显示乙状结肠憩室

二、大肠内异物

大肠是消化管的终末端，一般异物易自行排出。IFCU-RRE检查使大肠充盈呈管状回声，可较清楚地显示具体位置。

病例：患者女性，78岁，因间断腹胀3个月，故来消化内科就诊，申请IFCU-RRE检查。按要求检查前1日口服大肠清洁剂清空肠道后，当日空腹8小时以上来检查，但检查前半小时患者口服2颗高血压心脏病的药片（药片一长一短）。

经直肠逆行保留灌肠法灌注1200 mL造影剂，IFCU-RRE检查所见：造影剂依次充盈直肠、乙状结肠、降结肠、结肠脾曲、横结肠、结肠肝曲、升结肠、盲肠，各段肠管充盈良好，大肠腔内可见一长一短的强回声在大肠腔内随造影剂灌注而漂浮。IFCU-RRE提示：肠腔内漂浮强回声，结合病史，考虑为口服药片。患者IFCU-RRE检查结束后，随大便排出2颗药片，大粒药片的仍未完全溶解，小粒的已经基本溶解（图8-6-3）。

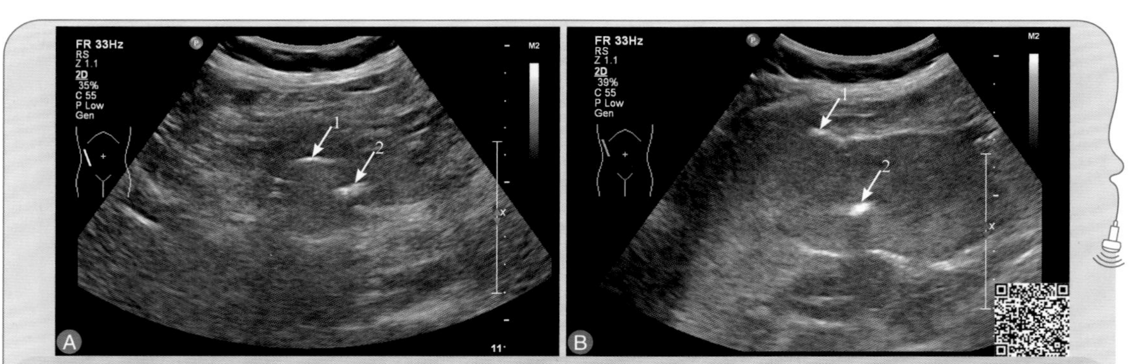

A、B.分别为IFCU-RRE结肠短轴切面及长轴切面显示肠腔内药片（患者检查前半小时口服2粒药，动态）。1、2（箭头）：药片。

图8-6-3 IFCU-RRE显示结肠内2粒药片

第七节 其他相邻脏器病变

病例1：

患者女性，70岁，因长期腹泻、反复右下腹疼痛10年余，症状反复发作，时轻时重，分别在他院进行2次电子纤维结肠镜检查，但均因个人体质未能完成结肠镜检查。后因冠心病入住心血管内科，因腹泻及右下腹疼痛加重，申请IFCU-RRE检查。

经直肠逆行保留灌肠法灌注1300 mL造影剂，IFCU-RRE检查所见：降结肠中段呈“纽结式”迂曲，升结肠亦高度扭曲，回盲瓣显示清晰，边缘毛糙，上下瓣黏膜增厚、蓬松，实时动态观察肠蠕动情况，回盲瓣开放时，增厚蓬松的回盲瓣黏膜随小肠内容物经回盲口脱入盲肠，闭合不良，闭合时回盲口可见缝隙（直径约为0.21 cm），盲肠内容物经回盲口反流至回肠末端。IFCU-RRE提示：结肠冗长症（降结肠、升结肠高度迂曲）；回盲瓣综合征（图8–7–1～图8–7–4）。

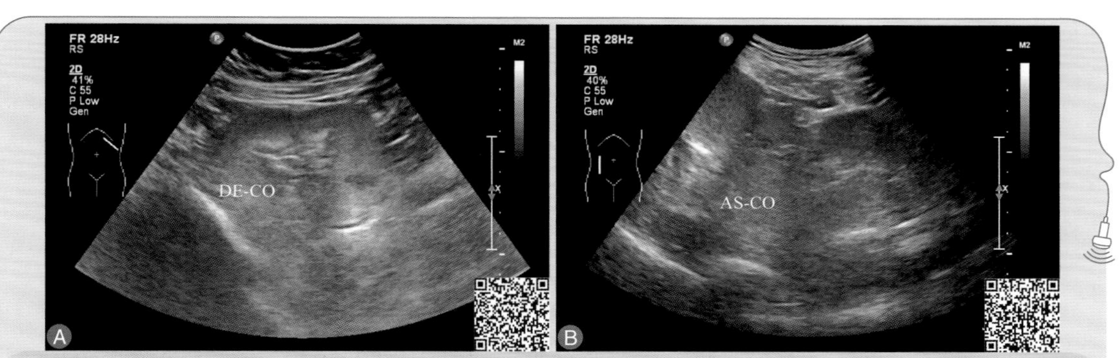

A.IFCU-RRE显示降结肠呈“纽结式”迂曲；B.IFCU-RRE显示升结肠亦高度迂曲。DE-CO：降结肠；AS-CO：升结肠。

图8–7–1　降结肠及升结肠高度迂曲（动态）

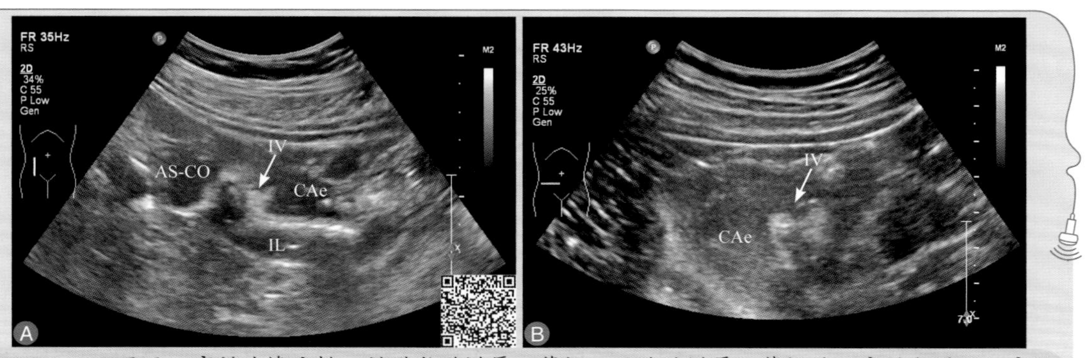

A.IFCU-RRE显示回盲瓣边缘毛糙，瓣膜黏膜增厚、蓬松，开放时增厚、蓬松的回盲瓣黏膜脱入盲肠（动态）；B.IFCU-RRE显示闭合时回盲口可见裂隙。AS-CO：升结肠；CAe：盲肠；IL：回肠末端；IV（箭头）：回盲瓣。

图8–7–2　回盲瓣综合征

第八章

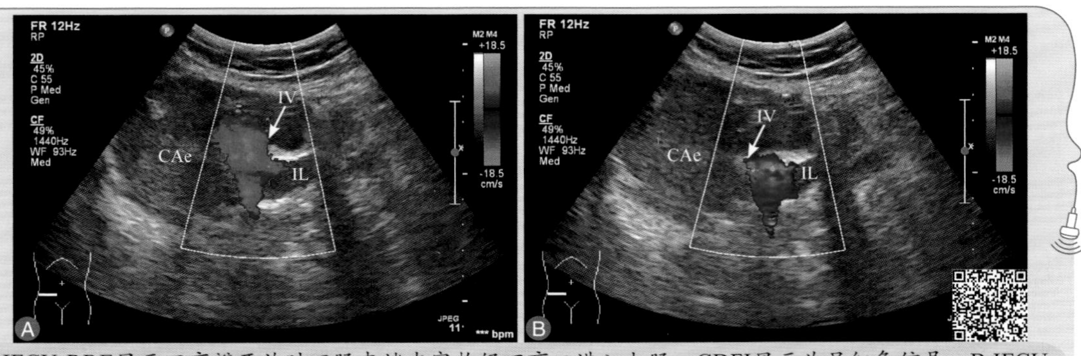

A.IFCU-RRE显示回盲瓣开放时回肠末端内容物经回盲口进入大肠，CDFI显示为呈红色信号；B.IFCU-RRE显示回盲瓣闭合时大肠内容物逆流到回肠末端内，CDFI显示为呈蓝色信号。CAe：盲肠；IL：回肠末端；IV（箭头）：回盲瓣。

图8-7-3　回盲瓣启闭CDFI表现（动态）

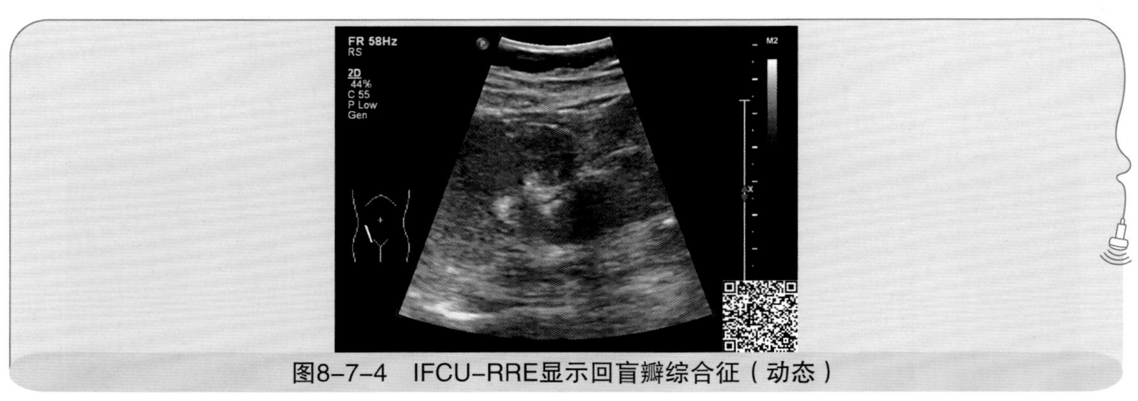

图8-7-4　IFCU-RRE显示回盲瓣综合征（动态）

小结：本次大肠超声造影不仅解释了患者多次行电子纤维结肠镜检查时，检查到一半均无法完成的原因，还查明了长期右下腹疼痛及腹泻的原因（回盲瓣综合征）。经IFCU-RRE检查后临床诊断为回盲瓣综合征，经消炎及中医综合治疗后右下腹疼痛、腹泻症状缓解。

病例2：

患者男性，35岁，因右下腹胀痛不适1月余，故来外科门诊就诊，申请泌尿系及阑尾超声检查。阑尾检查未见异常；泌尿系检查提示右下腹囊实性占位性病变，肠道占位不除外，建议IFCU-RRE检查（图8–7–5）。

经直肠逆行保留灌肠法灌注1300 mL造影剂，IFCU-RRE检查所见：造影剂依次充盈直肠、乙状结肠、降结肠、结肠脾曲、横结肠、结肠肝曲、升结肠、盲肠，各段肠腔依次充盈良好，紧邻直肠与乙状结肠交界处的肠壁左外侧可见无回声区，大小为4.5 cm × 4.3 cm，边界清，包膜完整，内透声欠佳，内部呈分隔状，与右侧精囊腺关系密切。IFCU-RRE提示：右下腹囊性结节（考虑右侧精囊腺囊肿），建议行DCEUS检查，排除恶性病变可能（图8–7–6）。

征得患者同意并签署知情同意书后，经肘正中静脉快速团注SonoVue 1.8 mL，右下腹囊实性结节内动脉期未见异常强化，实质期未见异常廓清。DCEUS提示：右侧精囊腺囊肿（图8–7–7）。

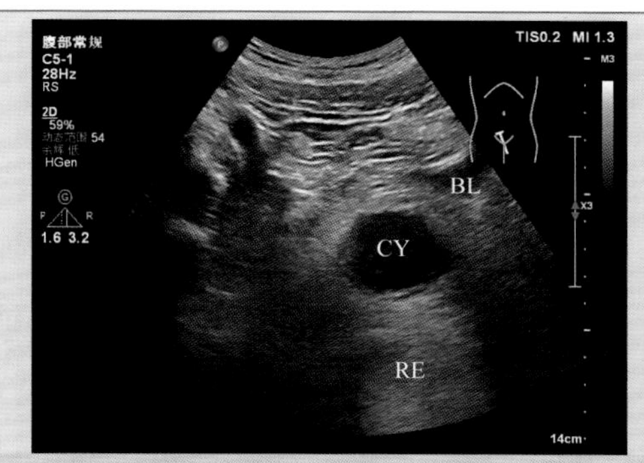

BL：膀胱；CY：囊肿；RE：直肠。

图8-7-5　泌尿系超声检查发现下腹部囊实性结节

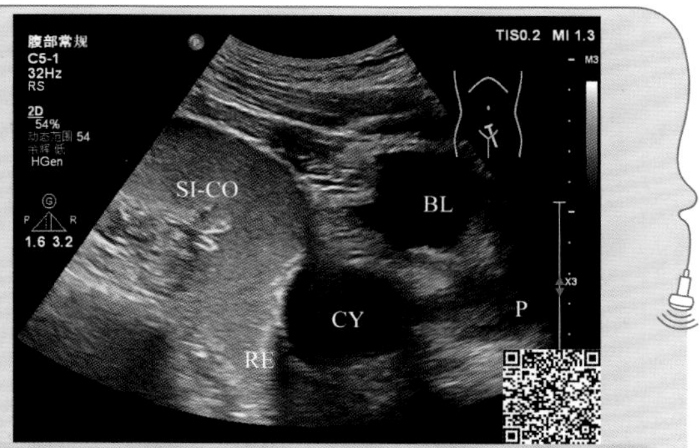

BL：膀胱；CY：囊肿；RE：直肠；SI-CO：乙状结肠；P：前列腺。

图8-7-6　IFCU-RRE显示精囊腺囊肿（动态）

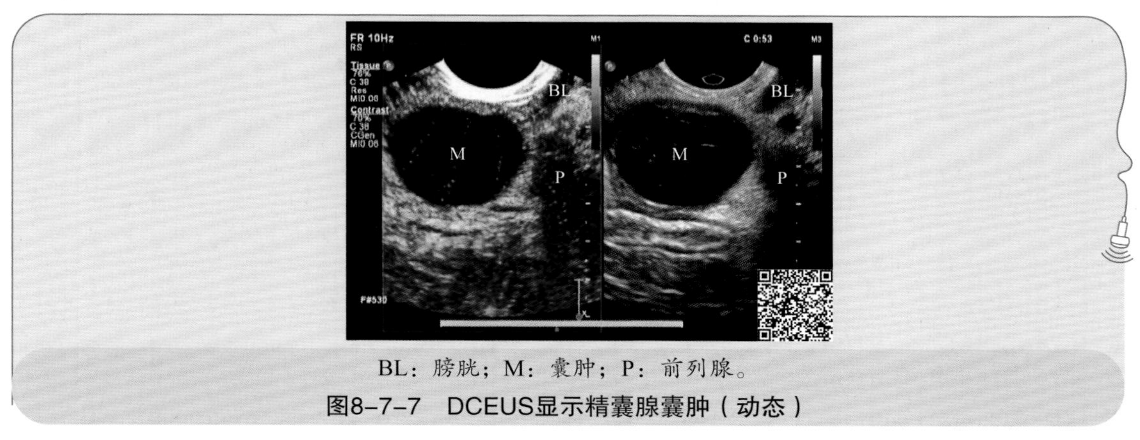

BL：膀胱；M：囊肿；P：前列腺。

图8-7-7　DCEUS显示精囊腺囊肿（动态）

随访：盆腔CT提示盆腔直肠右前方团片状低密度影，增强扫查未见强化，考虑盆腔囊肿（精囊腺囊肿可能）。后经泌尿科会诊，前列腺常规实验室检查：卵磷脂小体（+++），WBC（0～2）/HP，临床诊断：精囊腺囊肿，经消炎、前列腺按摩等综合治疗半个月后症状缓解。

病例3：

患者女性，43岁，因经常便秘、排便时左下腹隐痛1年余，于2022年2月14日在内镜室进行无痛电子结肠镜检查。麻醉后，电子结肠镜经过肛门、直肠进入乙状结肠时，因氧分压太低，结肠镜无法继续进行而无法完成检查。于是，内镜医师建议患者IFCU-RRE检查。

经直肠逆行保留灌肠法灌注1200 mL造影剂，IFCU-RRE检查所见：直肠乙状结肠交界处直肠后壁见一实性低回声结节，呈类圆形，边界清，大小为5.3 cm×4.6 cm，局部结肠管腔似受压变窄，后经多切面扫查，发现该低回声结节与子宫的右后方浆膜层紧密相连，并部分切面与乙状结肠重叠。IFCU-RRE提示：子宫浆膜下肌瘤（图8-7-8）。

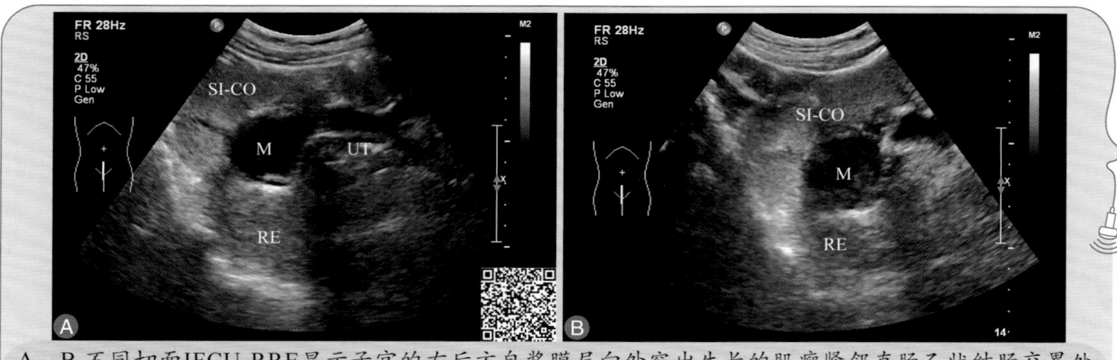

A、B.不同切面IFCU-RRE显示子宫的右后方自浆膜层向外突出生长的肌瘤紧邻直肠乙状结肠交界处后壁，并对该处肠管有挤压作用。M：肿物（子宫肌瘤）；RE：直肠；SI-CO：乙状结肠；UT：子宫体。

图8-7-8 IFCU-RRE显示子宫浆膜下肌瘤（动态）

随访：IFCU-RRE提示子宫浆膜下肌瘤，随后经妇科超声检查及妇科临床诊断：子宫浆膜下肌瘤。超声科、妇科及内镜室会诊综合分析，结肠镜无法完成考虑是该肌瘤自子宫浆膜层向外生长，紧邻并对直肠乙状结肠交界处肠管有挤压造成的。

参考文献

[1] SWANSON S M，STRATE L L.Acute colonic diverticulitis（Japanese version）.Ann Intern Med，2018，168（9）：JITC65–JITC65.

[2] DIRKS K，CALABRESE E，DIETRICH C F，et al.EFSUMB position paper：Recommendations for gastrointestinal ultrasound （GIUS）in acute appendicitis anddiverticulitis.Ultraschall Med，2019，40（2）：163–175.

[3] 秦箐，李文波，马莉，等.超神在不同分型急性结肠憩室炎诊断中的价值.中国介入影像与治疗学，2022：19（5）：284–287.

[4] 冉婕熙.回盲部病变临床特点及诊断研究进展.现代医药卫生，2018，34（13）：2028–2030.

[5] 崔慧先，李瑞锡.局部解剖学.9版.北京：人民卫生出版社，2018：134.

[6] 陈孝平，汪建平，赵继宗.外科学.9版.北京：人民卫生出版社，2018：91–92.

[7] MACONI G，CARMAGNOLA S，GUZOWSKI T.Intestinal ultrasonographyin the diagnosis and management of colonic diverticular disease .J Clin Gastroenterol，2016，50 suppl 1：S20–S22.

[8] BARBARA G，SCAIOLI E，BARBARO MR，et al.Gut microbiota，metabolomeand immune signatures in patients with uncomplicated diverticulardisease.Gut，2017，66（7）：1252–1261.

[9] 杨宁，张佳，马喜娟，等.不同危险度分级直肠间质瘤MRI表现和表观扩散系数的对照研究.中国医学影像学杂志，2022，30（5）：480–483.

[10] VALLILAS C，SARANTIS P，KYRIAZOGLOU A，et al.Gastrointestinal stromal tumors（GISTs）：novel therapeutic strategies with immunotherapy and small molecules.Int J Mol Sci，2021，22（2）：493.

[11] LIU X，CHU KM.Molecular biomarkers for prognosis of gastrointestinal stromal tumor.Clin Transl Oncol，2019，21（2）：145–151.

[12] 游岚岚，葛辉玉，苗立英，等.超声在结肠憩室诊断中的应用价值.中华结直肠疾病电子杂志，2019，8（5）：513–515.

[13] LUO C X，WEN Z H，ZHEN Y，et al.Chinese research into severe ulcerative colitis has increased in quantityand complexity.World J Clin Cases，2018，6（3）：35–43.

[14] 田晓彤，卜淑蕊.结直肠息肉的临床特征研究.临床内科杂志，2022，39（2）：91–93.

[15] STOFFEL EM，MURPHY CC.Epidemiology and mechanisms of the increasing incidence of colon and rectal cancers in young adults.Gastroenterology，2020，158（2）：341–353.

[16] XU Z，BECERRA AZ，FLEMING FJ，et al.Treatments for stage IV colon cancer and overall survival. J Surg Res，2019，242：47–54.

[17] JI WB，HONG KD，KIM JS，et al.Effect of a shortened duration of FOLFOX chemotherapy on the survival rate of patients with stage II and III colon cancer.Chemotherapy，2018，63（1）：8–12.

[18] 吕祥柱，王福转，王凤娟.磁共振成像与多层螺旋CT诊断结肠癌致肠梗阻的临床价值分析.中国肛肠病杂志，2019，39（11）：8–9.

[19] 陈道芒.会阴结合直肠超声与直肠多层螺旋CT对结直肠癌诊断差异的对比研究.中国肛肠病杂志，2018，38（6）：7–9.

[20] 姚宏伟，吴鸿伟，刘荫华.从传统“群体化”诊治到精准“个体化”医疗：AJCC第八版结直肠癌分期系统更新解读.中华外科杂志，2017，55（1）：24–27.

[21] AMINMB，GREENEFL，EDGES，et al.AJCC cancer staging manual.8th ed.New York：Springer，2017.

[22] 张志军，赵艳蕊.CT和钡灌肠在原发性直肠淋巴瘤的诊断价值研究.北京医学，2021，43（8）：815–816.

[23] 唐小万，王友群，章展，等.结外淋巴瘤的临床特点及治疗分析（附68例报告）.北京医学，2018，40：118–120.

[24] 廖斐，詹娜，田山，等.75例原发性胃肠道淋巴瘤的临床病理分析.临床与病理杂志，2017，37（4）：784–790.

[25] SINGH G，GANESH P，SHANMUGANATHAN SS.Rare presentation of primary GI lymphoma with synchronous lesions in a retropositive patient.J Clin Diagn Res，2019，13（4）：4–6.

[26] ADACHI K，OHTSUKA H，KOZAI Y.Primary rectal mucosa–associated lymphoid tissue lymphoma. Clin Gastroenterol Hepatol，2016，14（5）：52–53.

第八章

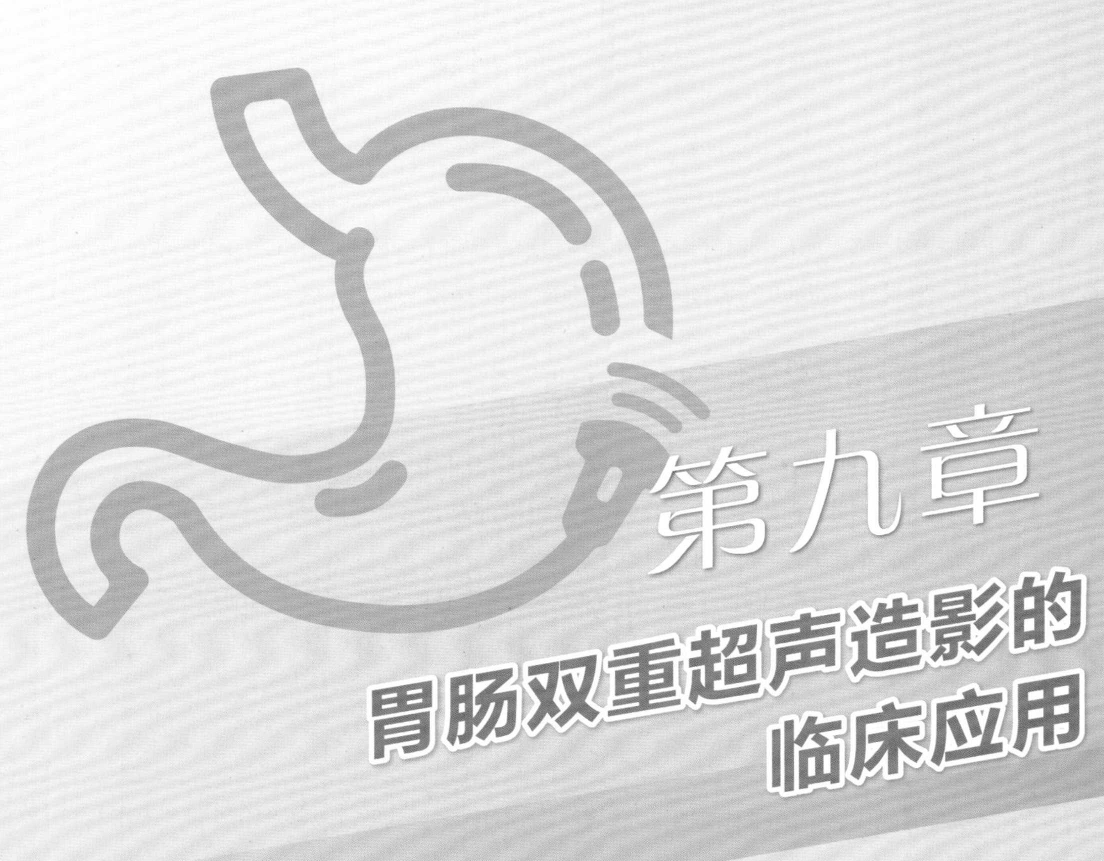

第九章

胃肠双重超声造影的临床应用

胃肠双重超声造影（double contrast–enhanced ultrasonography，DCEUS）是指在胃肠充盈超声造影（OCUS或IFCU-RRE）检查发现胃肠病变的基础上，结合静脉声学超声造影（contrast–enhanced ultrasonography，CEUS）技术进一步显示胃肠病灶的血流灌注状况，为区别病灶的囊实性、了解病灶的微循环灌注特点，更利于良恶性病灶的鉴别、胃肠癌的早期发现及病变进展观察的一种超声检查方法。

第一节 概述

一、检查前准备

（1）受检者按照OCUS或IFCU-RRE检查前的要求（OCUS及IFCU-RRE检查方法如前面章节所述），当日在完成OCUS或IFCU-RRE检查并发现胃肠可疑病变目标，需要联合CEUS进一步检查者。

（2）告知患者及其家属进一步进行CEUS检查的目的和意义，并让其签署静脉声学超声造影知情同意书。

（3）需要有CEUS检查经验的超声专业医师和执业护士各一名。

（4）按照说明书配制静脉声学造影剂（如目前常用的声诺维SonoVue）：59 mg冻干粉常规用5 mL生理盐水配制，常规用量1.5 ~ 2.4 mL。

（5）对于怀疑胃肠恶性肿瘤者，在完成OCUS检查时应常规进行肝脏扫查，如发现肝内可疑病灶，对怀疑胃肠肿瘤病灶进行CEUS的同时，应对肝内病灶进行CEUS检查，以便排除胃肠肿瘤肝脏转移性病变。

二、适应证

（1）OCUS或IFCU-RRE检查发现胃壁、肠壁增厚，胃肠腔内、外或胃肠周围有可疑实性占位，需要联合CEUS进一步检查者。

（2）胃肠腔良恶性病变的鉴别。

（3）胃癌、大肠癌术前T分期。

（4）进展期胃癌的术前Borrmann分型、Lauren分型。

（5）进展期胃癌、大肠癌新辅助化疗效果的评估。

（6）克罗恩病的病变程度。

（7）大肠癌的分型。

（8）存在贲门或幽门不全梗阻，胃肠镜检查无法完成者。

（9）发现继发病灶，如肝转移灶、左侧锁骨上肿大淋巴结等，需要寻找原发病灶者。

三、禁忌证

（1）有静脉声学造影剂过敏史者。

（2）近期有急性冠状动脉综合征或不稳定性缺血性心脏病者。

（3）急性心脏病患者，如急性心绞痛、急性心肌梗死、急性心力衰竭及严重心律失常等。

（4）伴有右向左分流的心脏病患者。

（5）重度肺动脉高压患者及多器官功能衰竭肺衰竭（又称成人呼吸窘迫综合征）患者。

（6）未系统控制的高血压患者。

（7）孕妇或哺乳期妇女。

四、检查仪器和造影剂

具有CEUS功能的高分辨率腹部彩色多普勒超声诊断仪，探头频率为3.5～10 MHz。静脉声学造影剂目前国内常用的有：声诺维（SonoVue）、示卓安等。

五、检查方法

（1）由专业的经验丰富的超声医师再次对OCUS或IFCU-RRE检查发现的胃肠道病灶进行扫查，注意病灶部位的胃肠壁层次结构变化，判定病变浸润深度、范围和毗邻脏器，以及病灶数目、大小、回声特征。选择病灶的最佳观察切面后进入造影模式，并进行定位，优化二维图像对病灶区域进行局部放大，同时将仪器调至CEUS状态。

（2）患者的体位：患者一般采取仰卧位，专业护士负责在肘正中静脉穿刺留置针，必要时可根据实际情况采取左侧卧位或右侧卧位。

（3）CEUS检查的造影条件：一般选用低机械指数实时超声造影成像条件，MI为0.06～0.07。病灶较小时，推荐采用双幅成像模式，在屏幕的一侧显示造影图像，另一侧显示灰阶图像，这样能保证在检查的过程中不脱离感兴趣区。

（4）双重超声造影检查及图像存储：医护配合进入CEUS检查程序，护士将配制好的SonoVue再次反复震荡均匀后，根据医嘱确定量。经患者的肘正中静脉团注。护士注入造影剂时，医师同时启动超声仪器内置的计时器，实时不间断地观察病灶的EI变化，造影全过程不少于5分钟，造影全过程记录于超声仪内。

（5）造影图像分析：由2名有经验的医师对造影图像进行分析，将感兴趣区（region of interest，ROI）分别放置于胃、肠壁可疑病灶处，开始同步计时，对病灶血流灌注情况进行动态观察，并将数据进行储存，同时进行图像动态存储以备综合分析，选择感兴趣区运用声学密度定量分析软件进行定量分析，声学定量软件生成时间–强度曲线（time-intensity curve，TIC），记录曲线的峰值强度（peak intensity，PI）、基础强度（basic intensity，BI），并分别计算病灶处及其周边胃肠壁处的EI，EI（dB）=PI（dB）–BI（dB）。因胃肠蠕动等导致ROI偏离目标位置时，逐帧修正ROI放置的位置。团注造影剂时通过描计感兴趣区，得出相应区域的TIC及有关指标。避免仅凭检查者的主观判断得出结论的缺陷。

（6）对于怀疑恶性肿瘤者，在注射SonoVue 2 mL左右，相当于肝脏延迟期做胃肠肿瘤周边扫查，如发现胃肠周边可疑异常强化灶，可再次有针对性地对病灶进行CEUS检查，排除转移性病变。

六、观察内容

（1）双重超声造影的时相：因胃壁无门静脉参与供血，比较简洁的分期方法是将开始注入造影剂至第30秒定义为增强早期（或动脉期），第31秒至不少于180秒定义为增强晚期（或门静脉期）。

（2）参照对象：以病灶周围正常胃肠壁作对照。

（3）增强开始时间：是指病灶、正常胃肠壁的增强开始时间，即造影剂到达时间。

（4）增强水平：增强水平与病灶周围正常胃肠壁增强水平对照，分为无增强、低增强、等增强及高增强，分别代表内部无造影剂进入，增强水平低于、等于、高于周围胃肠壁。当病灶内部增强水平不一时，应以内部最高增强水平为准，即使增强部分范围较小；而对于内部增强水平不一时，则需在造影剂分布特征中加以描述。

（5）病变内部血管：在增强早期造影剂刚进入时，病灶内部可以观察到血管形态，病变内部血管构筑形态可分为树枝状、分层状、栅栏状等。

（6）造影剂分布特征：一般分为均匀分布和不均匀分布。判断造影剂分布特征，一般以增强早期为准。均匀增强是指病灶内部增强处于同一水平；不均匀增强是指病灶内部可见不同增强水平的区域，各种增强水平的比例及分布不一。

（7）胃肠壁完整性：胃肠道为空腔脏器，CEUS检查时还需重点观察病灶所侵犯胃肠壁相应层次及胃肠壁浆膜层的完整性。

（8）图像观察内容：①正常胃肠壁和病灶的开始增强时间、到达峰值时间及增强变高、变等和变低时间；②病灶增强水平、造影剂分布特征；③病灶内部血管构筑形态；④胃肠壁和病灶增强水平及造影剂分布特征随时间的变化；⑤病灶侵犯至胃肠壁的相应层次，以及病灶处胃肠壁浆膜层的连续性和完整性；⑥胃肠周围有无肿大淋巴结；⑦增强晚期或延迟期扫查肝脏，观察有无肝内转移。

第二节 双重超声造影表现及经典病例

一、双重超声造影表现

1.正常胃和大肠壁

DCEUS表现：CEUS动脉期胃和大肠壁声学造影剂微泡信号自胃肠壁浆膜层向黏膜层快速增强，显示为三层“二高一低增强模式”：①浆膜层：CEUS时呈线状或带状高回声；②肌层：血供相对减少，CEUS时呈带状低回声增强；③黏膜及黏膜下层：血供较丰富，CEUS时呈带状高增强。OCUS、IFCU-RRE胃和大肠腔内为均匀有回声型胃肠充盈造影剂，则表现为无增强（图9-2-1～图9-2-4）。

2.胃炎

OCUS表现为病变处胃壁呈弥漫性均匀对称性增厚，回声减低，黏膜皱襞粗大，增厚胃

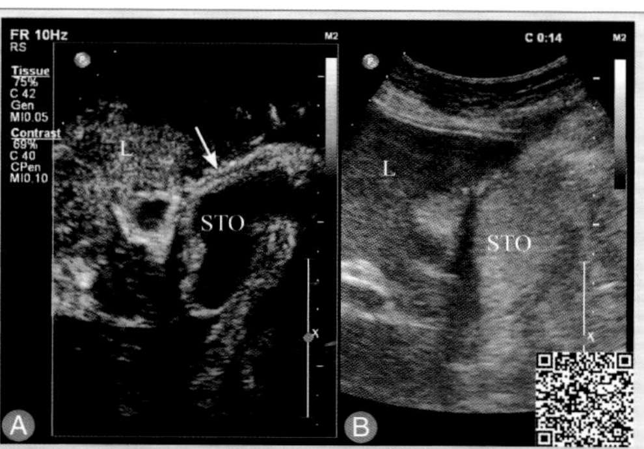

A.CEUS显示动脉期造影剂微泡信号从浆膜层→黏膜层迅速增强，相应增强的胃壁层次呈“二高一低”增强模式，箭头显示（从胃壁外→内）：浆膜层，肌层，黏膜及黏膜下层，动态观察胃腔内无造影剂微泡灌注表现为无增强；B.OCUS显示胃腔内充盈均匀回声型造影剂。STO：胃腔；L：肝脏。

图9-2-1 正常胃壁及胃腔DCEUS表现（动态）

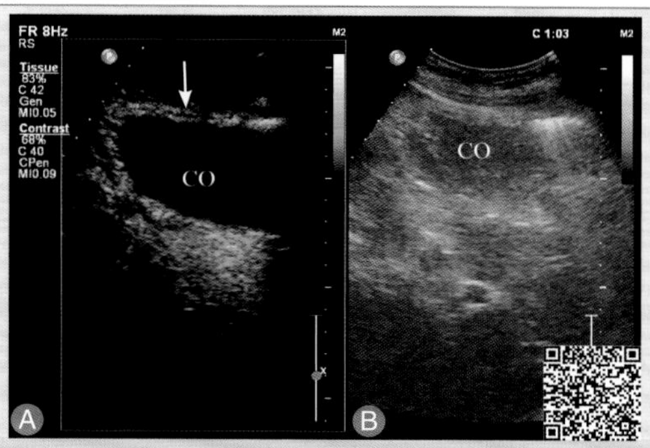

A.CEUS显示动脉期造影剂微泡信号从浆膜层到黏膜层迅速增强，相应增强的大肠壁层次呈“二高一低”增强模式，动态观察大肠腔内无造影剂微泡灌注表现为无增强；B.IFCU显示结肠腔内充满均匀回声型造影剂。箭头：从肠壁外到肠壁内，“二高一低”的大肠壁，由外至内依次为浆膜层、肌层、黏膜及黏膜下层；CO：大肠腔。

图9-2-2 正常大肠（升结肠）壁及肠腔DCEUS表现（动态）

壁层次清晰；联合CEUS检查表现为病变增厚胃壁与周围正常胃壁同步增强及消退，黏膜层增强程度略高于周围黏膜层。

3.胃溃疡

OCUS表现为病变处胃壁局限性增厚、隆起，呈低回声，可见凹陷，呈“弹坑征”；胃壁黏膜粗糙不平，回声增强，表面附着散在的强回声，胃蠕动频率可。联合CEUS检查表现为病变部位向内凹陷的造影剂增强缺损，小溃疡边界更为清晰，较大溃疡早期可见溃疡底部及周边增厚胃壁内呈纵行梳齿状的造影剂微泡显示微血管，造影剂增强方向由浆膜层至黏膜层。

4.胃息肉

胃息肉分为炎性息肉、增生性息肉及腺瘤性息肉。胃肠息肉因种类不同形态各异，大小不一，OCUS检查不能区分息肉类型，需病理诊断，对较小的或中等回声息肉容易漏诊。DCEUS检查一定程度上可提高息肉显示率，对腺瘤与腺瘤癌变、结节状胃癌的鉴别诊断有一定帮助。

5.胃间质瘤

胃间质瘤是间叶源性肿瘤，大小与恶性程度成正比。OCUS检查可以清晰显示其起源于黏膜下或固有肌层，呈类圆形或分叶状，边界清晰，表面光滑或伴有溃疡。较小的胃间质肿瘤内部多均匀，较大的常伴液化坏死。DCEUS检查有助于判断肿瘤部位、有无液化坏死等。

6.胃癌

OCUS检查表现为早期胃癌表现为胃壁不规则增厚、隆起或凹陷，其黏膜层及黏膜肌层的层次被破坏，紊乱不清，黏膜下层未受到侵犯而保持连续的完整性；病变黏膜面粗糙不平或出现不规则且浅凹陷，呈“火山口状”，有时可见强回声斑块附着于病灶处黏膜面；病变处胃壁因肿瘤浸润而变僵硬，因此蠕动减弱。进展期胃癌肌层被癌肿侵犯是其特征，此时超声显示胃壁层次紊乱不清、黏膜下层中断消失；当浆膜受累及时，浆膜层强回声带破溃或中断，甚至穿透浆膜向胃外生长，部分病灶旁可见低回声的肿大淋巴结。联合CEUS检查表现：注射造影剂后不规则增厚的胃壁或肿块增强早期呈快速不均匀高增强（与周围正常组织比较），增强晚期快速廓清呈低增强，表现“快进快出”，若肿块伴有坏死液化可表现为局部不增强呈“栅栏样”或“地图样”改变。未侵犯指相应层次分明、连续、均匀；侵犯指相应层次不平坦、增厚、变细，但尚未中断；突破指相应层次不连续、中断。DCEUS检查可提高对胃癌的诊断能力及T分期的准确性。

（1）对胃癌T分期的评估：DCEUS检查对胃癌的T分期依据胃壁肿瘤组织具有动脉期“正性显影”及静脉期“负性显影”的特点。T_0期：未发现异常显影；T_1期：胃壁不增厚或局灶性增厚，病灶在胃壁内层伴有或不伴有中间层局灶性正性显影或负性显影，与外层分界清晰；T_2期：病灶胃壁局部全层增厚，呈正性显影或负性显影，外层外缘完整、光滑；T_3期：病灶胃壁全层明显增厚，呈正性显影或负性显影，肿瘤外层模糊，呈毛刺状、锯齿状、连续性中断或突破外膜等改变，但未侵及邻近结构；T_4期：病灶胃壁全层明显增厚，呈正性显影或负性显影，肿瘤穿透外层及邻近结构或器官。国内黄品同等的研究结果显示，DCEUS检查对胃癌T分期的准确率高达89.7%，明显优于OCUS（78.4%），其中对T_1、T_2、T_3、T_4各分期诊断准确率分别为75%、86.2%、94.2%、83.3%。国内李小溪等的研究结果显示DCEUS联合EUS可为胃癌术前TNM分期提供诊断信息，与增强CT分期具有较好的一致性；对早期胃癌的诊断率甚至优于增强CT，且对进展期胃癌的远处淋巴结转移有一定的诊断价值，对胃癌患者制定治疗方案有较高的应用价值。

（2）对进展期胃癌Lauren分型的价值：Lauren根据胃癌组织结构及生物学行为，把胃癌分为2种主要亚型：肠型和弥漫型。肠型胃癌多为高中分化腺癌，预后通常较好；弥漫型胃癌多为低分化腺癌、印戒细胞癌或黏液腺癌，其扩散及浸润程度通常更为广泛，预后较差。

Huang等的研究结果表明，肠型胃癌在DCEUS检查中多表现为整体均匀性增强，相反弥漫型胃癌多表现为不均匀性增强，以此为依据诊断弥漫型胃癌的灵敏性为91.7%，特异度为88.2%，研究者认为DCEUS是评价肿瘤侵袭、转移及预后的一种有效方法。

（3）对进展期胃癌Borrmann分型的价值：胃癌的Borrmann分型是国际上最广泛采用的进展期胃癌大体分型标准，该分型简单地表达出进展期胃癌的形态学特征。分型标准可依据朱春山等的超声分型：肿块型（Borrmann Ⅰ型）：表现为局限性肿块向胃内或胃外隆起，表面凹凸不平，病变一般仅侵及黏膜层、黏膜下层及肌层，较少侵犯浆膜层，周围胃壁结构正常。局限溃疡型（Borrmann Ⅱ型）：声像图显示溃疡较大，边缘隆起明显呈河堤状，病变与正常胃壁之间界线较清晰。浸润溃疡型（Borrmann Ⅲ型）："火山口征"明显，溃疡周围胃壁有较大范围的不规则增厚区。浸润型（Borrmann Ⅳ型）：病变范围广泛，侵及胃大部分或全胃，胃壁增厚明显、层次消失，呈"面包圈征"。申屠伟慧等将209例进展期胃癌患者术前DCEUS与MSCT的诊断结果与手术病理结果对照分析得出，DCEUS检查的术前Borrmann分型总的准确率高于MSCT。申屠伟慧等研究结果同时指出，两者对Ⅰ型和Ⅳ型胃癌的Borrmann分型准确率差异无统计学意义，而对于Ⅱ型和Ⅲ型的分型准确率，DCEUS高于MSCT。

（4）对进展期胃癌、大肠癌新辅助化疗效果的评估：自1989年Wilke等首次报道将新辅助化疗（neoadjuvant chemotherapy，NAC）又称为术前化疗，用于治疗晚期不可切除性胃癌之后，NAC就备受关注。2009年《NCCN胃癌临床实践指南》提议将胃癌进展期也纳入到NAC中。联合应用NAC及术后辅助化疗后，疗效较为肯定；但也有研究发现，并不是每个胃癌病例都对NAC的初始治疗方案敏感，有部分患者出现病情进展，因此，预测评估NAC的疗效、合理制定治疗方案具有十分重要的意义。NAC的主要目的在于缩小肿瘤，降低临床分期，提高手术切除率。国际上对于进展期胃癌、大肠癌NAC效果的影像学评价并无统一标准。目前主要是依据1981年Miller等提出的WHO标准和2000年Therasse等提出的RECIST标准，通过CT测量NAC前后病灶大小的变化来评价NAC的效果。但是胃和肠是空腔脏器，由于胃和肠的蠕动及充盈程度的不同，测量瘤体的大小较为困难且准确性较差，使得评价结果与预后相关性欠佳。周建华等通过研究提出，超声造影对肿瘤血液灌注的定量分析可用于无创性评估肿瘤的化疗后变化。Ang等对43例胃癌患者NAC前后行DCEUS检查发现，对于部分在CT下形态无变化的肿块，DCEUS检查能发现肿块内的灌注减少。DCEUS检查有望成为评估NAC便捷、经济、非侵入性、准确度较高的影像学方法。

7.克罗恩病

克罗恩病患者由于肠壁炎症浸润、肠壁血管扩张、血供增加、组织炎性水肿、结缔组织增生、纤维化改变等，可表现为肠壁节段性不规则增厚伴血供丰富。IFCU-RRE检查表现为病变段肠壁呈全层增厚，以内侧肠壁增厚最为明显；黏膜肌层回声减低、增厚；黏膜下层回声增高、增厚。外侧肠壁增厚不明显。联合CEUS表现为4种模式：①肠壁全层高增强；②肠壁内层（黏膜层、黏膜肌层及黏膜下层）高增强；③仅黏膜下层高增强；④肠壁无增强。其中模式③和④主要见于克罗恩病缓解期患者，模式①和②主要见于活动期患者。全肠壁同时增强，多代表炎症重；由内侧肠壁开始，以内侧肠壁为主的增强，多代表内侧肠壁炎症较明显，外侧肠壁受累较轻。

8.大肠癌

IFCU-RRE表现为以下4型：①肿块型（蕈伞型）：病变肠管壁局限性增厚隆起，低回声向肠腔内突起，表面高低不平或呈"菜花状"，不规则强回声斑块附着，基底宽，相连于肠壁，不活动；病变处肠腔变窄；②溃疡型：病变肠管壁呈局限性不规则增厚隆起，层次被破坏；黏膜面常形成不规则、不同大小的溃疡凹陷，直径一般>2.0 cm，呈"火山口状"，表面常附有大量的强回声斑块，病变处肠管表现为变形、不规则，肠壁显著僵硬、蠕动消失；③缩窄型（浸润型）：病变肠壁表现为弥漫或环形不均匀增厚，呈低回声，层次及边界不清，肠管的大部分或全部均受累及，肠管明显缩窄变形，其近端肠管表现为代偿性扩张；造影剂通过受阻或呈线状通过征象；④混合型：兼有上述三种声像图的表现，属晚期表现。联合CEUS检查表现为：不规则增厚的肠壁或肿块在动脉期快速增强，呈“快进快出”改变。

二、经典病例

病例1：

患者男性，68岁，因上腹部疼痛2月余，故来消化内科就诊。OCUS检查提示：胃窦部隆起性病变（考虑进展期胃癌）；肝左叶实性占位（考虑肝转移瘤可能，图9-2-3）。

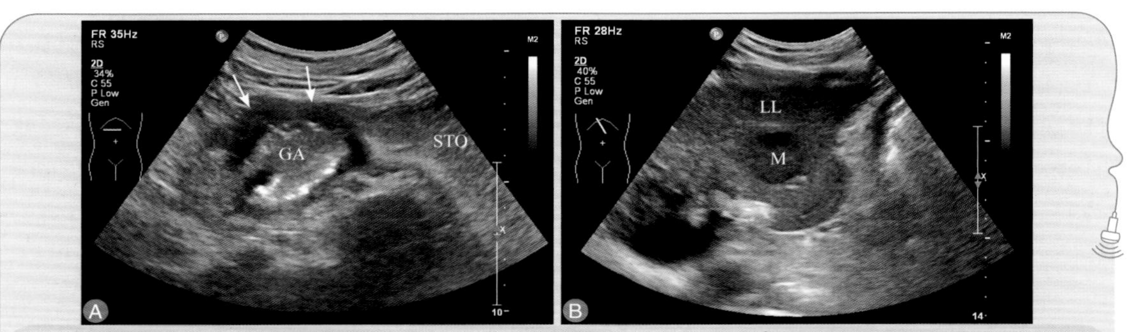

A.OCUS显示胃窦部前壁及胃角壁不均匀增厚、隆起，壁层次结构不清，黏膜层粗糙，病变侵犯浆膜层，胃蠕动僵硬；B.OCUS显示肝脏实性低回声肝转移病灶。GA：胃窦；STO：胃腔；LL：肝左叶，M：肝脏肿块；箭头：胃窦肿块。

图9-2-3 进展期胃癌伴肝转移瘤OCUS表现

DCEUS检查表现为不规则隆起的胃壁病灶增强早期呈快速不均匀高增强即正性显影（与周围正常组织比较），增强晚期快速廓清呈低增强即负性显影，表现“快进快出”，浆膜层灌注中断。肝左叶实性低回声结节表现为低增强病灶。DCEUS提示：胃壁隆起性病变（符合Borrmann Ⅲ胃癌，$T_{4a}N_0M_1$期）。患者经手术病理结果证实：胃腺癌（图9-2-4～图9-2-6）。

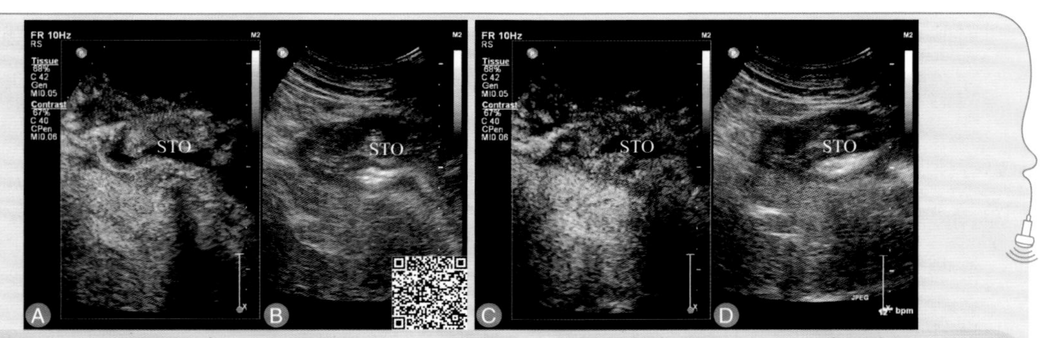

A～D.为OCUS和CEUS同步双幅显示。B、D.OCUS显示胃窦部以前壁为主不规则增厚，壁层次结构不清，病变累及黏膜层、黏膜肌层、黏膜下层及固有肌层，浆膜层似连续性尚可；A.CEUS显示胃窦部病变增强早期呈正性显影，病变侵犯胃窦部全周壁，以前壁为著，并突破浆膜层；C.CEUS显示增强晚期呈负性显影。STO：胃腔。

图9-2-4 胃癌（Borrmann Ⅲ型）DCEUS表现（动态）

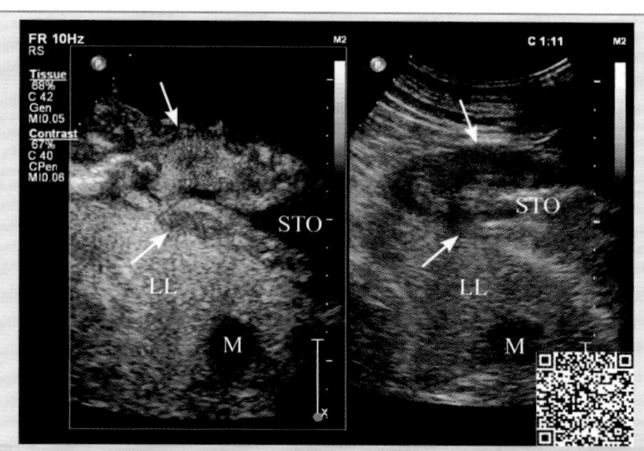

OCUS和CEUS检查同步双幅显示胃窦部病变增强晚期呈负性显影（不均匀低增强），肝左叶内可见低增强。STO：胃腔；LL：肝左叶，M：肝脏肿块；箭头：胃窦占位病变。

图9-2-5　胃癌肝转移病灶DCEUS表现（动态）

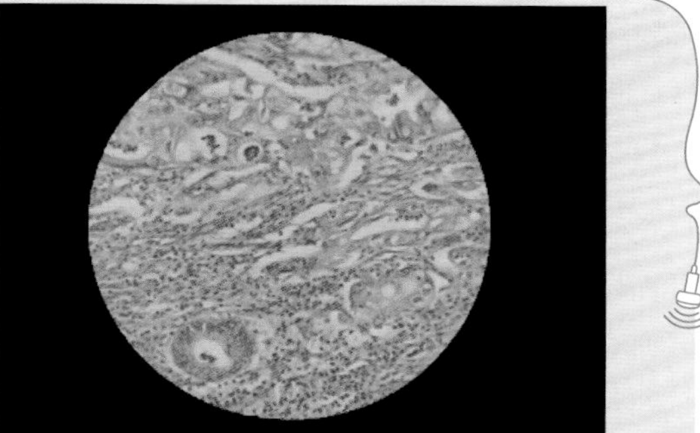

HE染色，×20。

图9-2-6　病理报告胃低分化腺癌并见部分印戒细胞癌

病例2：

患者男性，73岁，因进食后上腹部不适3月余入院。OCUS检查提示：胃体前壁增厚（胃癌？），建议行DCEUS检查（图9-2-7～图9-2-9）。

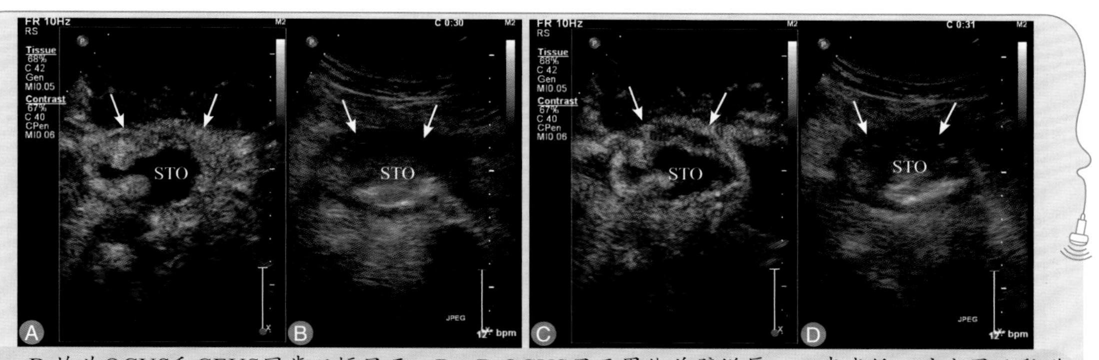

A～D.均为OCUS和CEUS同步双幅显示。B、D.OCUS显示胃体前壁增厚、回声减低，病变累及黏膜层、黏膜肌层、黏膜下层及固有肌层，未侵犯浆膜层；A.CEUS显示胃体前壁病变增强早期呈快速不均匀增强；C.CEUS显示胃体增强晚期快速廓清呈低增强，较周边正常胃壁廓清更快、强度更低，病灶未突破浆膜层。STO：胃腔；箭头：胃体前壁占位病变。

图9-2-7　胃癌DCEUS表现

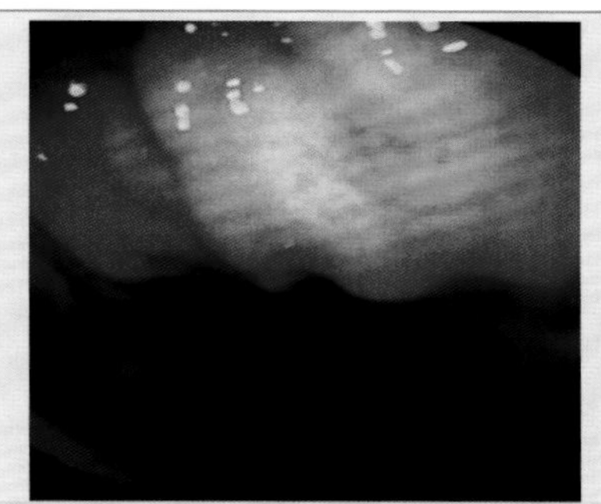

胃体下部前壁不规则增厚，表面黏膜层发白，局部壁僵硬。

图9-2-8　胃镜检查为胃癌

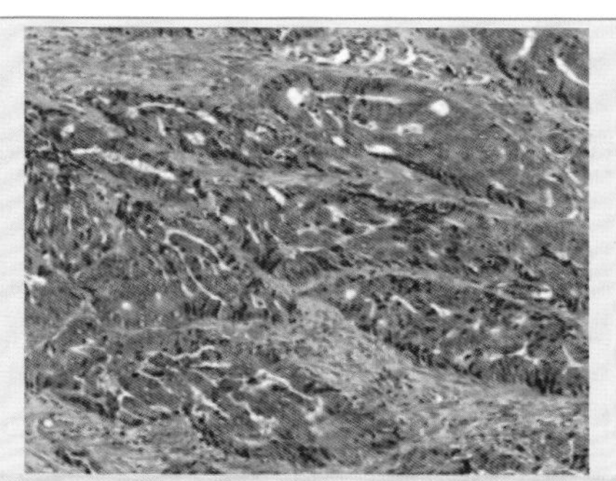

手术标本病理检查。HE染色，×20。

图9-2-9　病理结果为胃腺癌

病例3：

患者男性，50岁，因无明显诱因上腹疼痛5天就诊。口服300 mL造影剂（无法足量饮造影剂），OCUS检查所见：胃窦部探及一实性低回声向胃腔突起，大小为7.7 cm × 5.9 cm，形态尚规整，边界欠清晰，表面光滑，局部胃壁层次结构不清晰，胃腔狭窄，胃蠕动僵硬。OCUS检查提示：胃窦实性占位（考虑胃间质瘤，恶性病变？）。DCEUS检查提示：胃恶性间质瘤（图9-2-10，图9-2-11）。

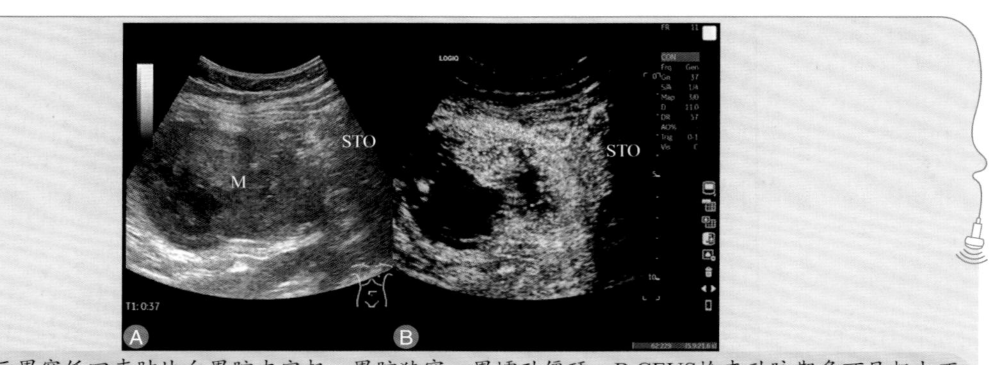

A.OCUS显示胃窦低回声肿块向胃腔内突起，胃腔狭窄，胃蠕动僵硬；B.CEUS检查动脉期多可见粗大不规则的血管，实质期表现为不均匀增强，肿瘤内部可见无增强区（肿瘤内部液化坏死）。胃间质瘤超声造影的TIC曲线均表现为“快进慢出”。M：肿块；STO：胃腔。

图9-2-10　恶性胃间质瘤

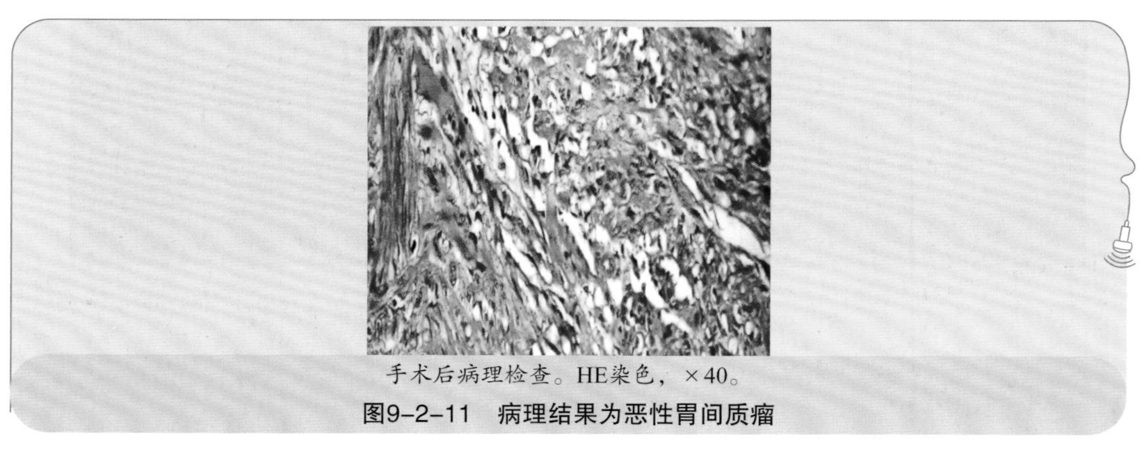

手术后病理检查。HE染色，×40。

图9-2-11　病理结果为恶性胃间质瘤

病例4：

患者男性，54岁，因在外院行胃镜检查时发现胃底、胃体部局部隆起，故来申请OCUS检查。

患者口服500 mL造影剂，OCUS检查所见：胃底、胃体交界处后壁肌层内探及一类圆形低回声向胃腔内隆起，大小为1.6 cm × 1.15 cm × 1.5 cm，边界清，内回声欠均匀，局部胃壁层次清晰，胃蠕动正常。OCUS提示：胃底、胃体交界处后壁隆起性病变（考虑胃壁间质瘤可能），建议DCEUS进一步检查（图9-2-12）。

患者同意并签署知情同意书后，经肘正中静脉快速团注SonoVue 2.0 mL。DCEUS检查表现为超声造影动脉期肿瘤周边快速环状与胃壁同步增强，内部显示细小、规则走行的血管，实质期肿瘤内部均匀增强（图9-2-13，图9-2-14）。胃镜检查结果见图9-2-15。

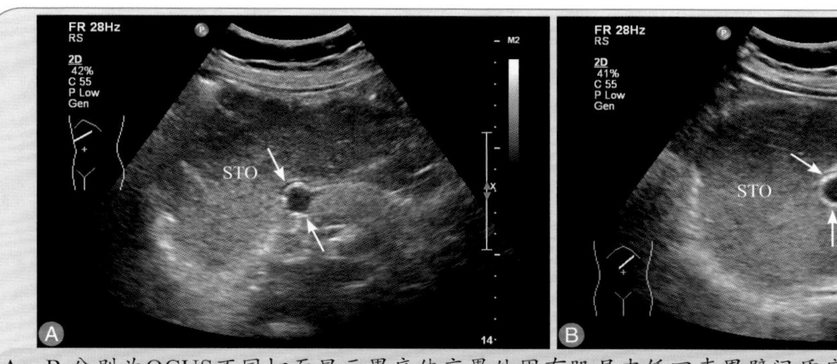

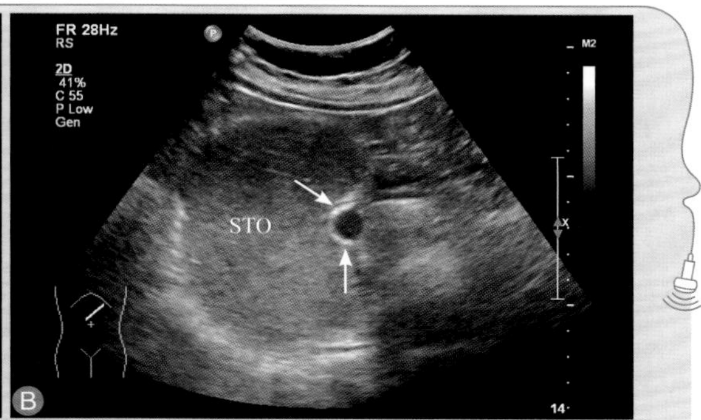

A、B.分别为OCUS不同切面显示胃底体交界处固有肌层内低回声胃壁间质瘤向胃腔内隆起，边界清晰，形态规则，胃蠕动正常。STO：胃腔；箭头：间质瘤。

图9-2-12　OCUS显示良性胃壁间质瘤

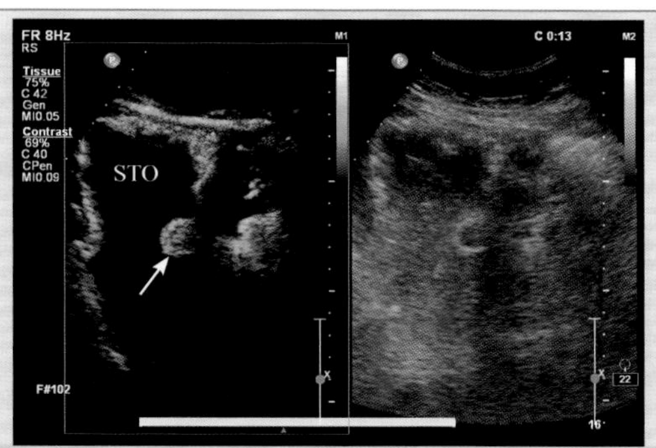

A.CEUS显示动脉期肿瘤周边快速环化与胃壁同步增强，内部显示细小、规则走行的微血管，实质期肿瘤内部均匀增强；B.OCUS声像表现胃腔内呈均匀有回声型造影剂，胃底体交界处固有肌层局部向胃腔内隆起的类圆形低回声结节。STO：胃腔；箭头：间质瘤。

图9-2-13　胃肠道间质瘤DCEUS表现

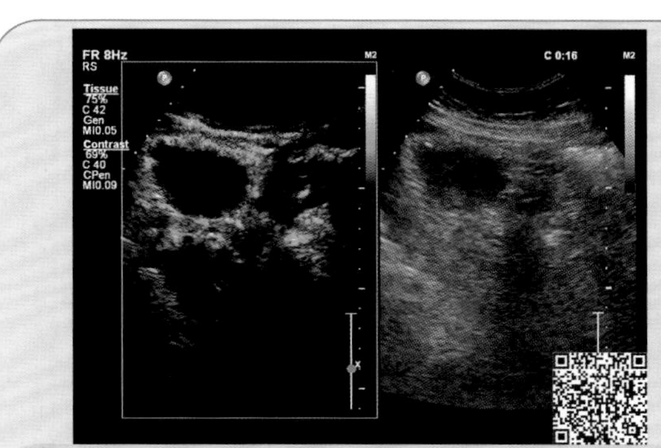

图9-2-14　胃壁间质瘤DCEUS表现（动态）

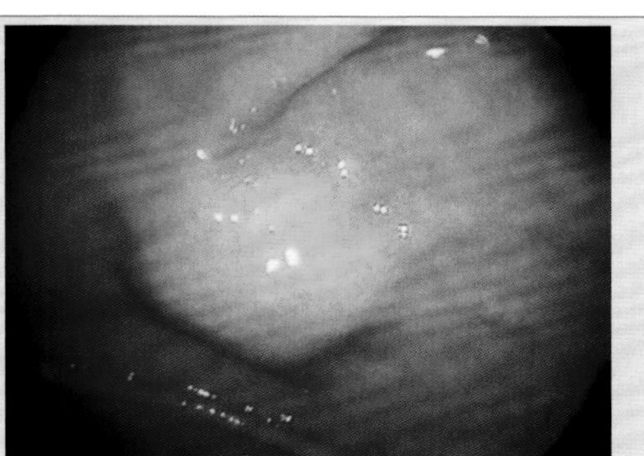

胃底体交界处后壁局部隆起，黏膜面光滑（考虑良性胃肠道间质瘤）。

图9-2-15　胃镜检查为胃壁间质瘤

病例5：

患者男性，56岁，因偶感上腹不适1个月就诊，申请OCUS检查。既往每半年进行一次腹部超声检查均未发现异常。

患者口服500 mL造影剂，OCUS检查所见：胃未见明显异常，胰腺体部见一低回声结节，大小为0.8 cm × 0.6 cm。OCUS检查提示：胰腺占位，性质待定，建议行DCEUS检查（图9–2–16）。

DCEUS检查表现为动脉期胰颈部低回声结节未见强化，实质期未见异常廓清（图9–2–17）。

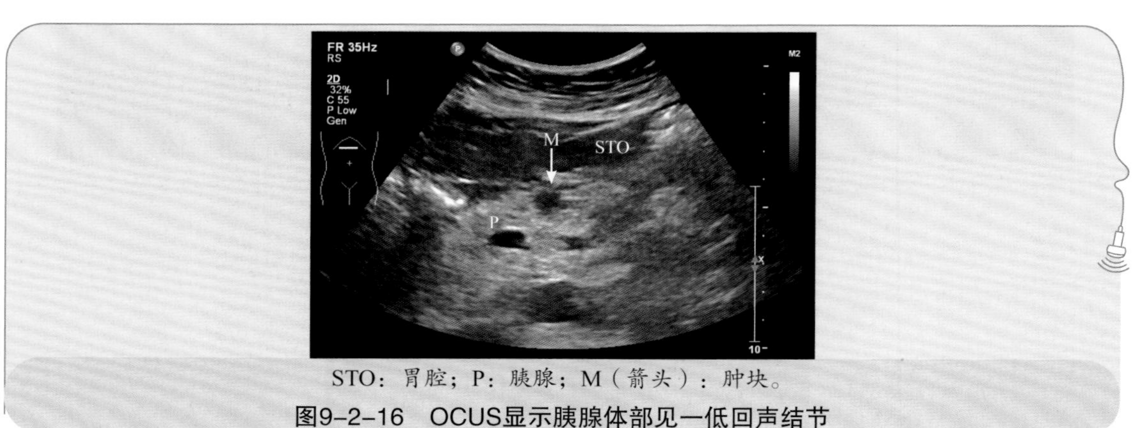

STO：胃腔；P：胰腺；M（箭头）：肿块。

图9–2–16　OCUS显示胰腺体部见一低回声结节

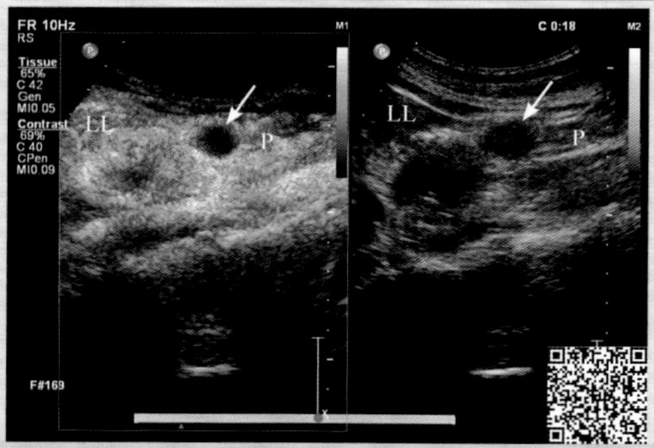

OCUS和CEUS同步双幅显示。A.OCUS显示胰腺体部见一低回声结节；B.CEUS显示胰腺体部结节动脉期未见强化，实质期未见异常廓清。P：胰腺；LL：肝左叶；箭头：囊肿。

图9–2–17　胰腺囊肿DCEUS表现（动态）

随访两年半，患者每半年复查一次超声，至今大小无明显变化。

病例6：

患者男性，46岁，因“腹胀半年，加重1周，故来消化内科”就诊，申请IFCU-RRE检查。

经直肠逆行保留灌肠法注入1500 mL造影剂，IFCU-RRE检查所见：回盲瓣上下径约为4.0 cm，左右径为2.8 cm，形态饱满，形似肿物向盲肠内突起。IFCU-RRE检查提示：回盲瓣形态饱满，合并肿物不除外，建议行DCEUS检查（图9–2–18）。

征得患者同意并签署知情同意书后，进一步经肘正中静脉快速团注SonoVue 2.0 mL进行CEUS检查：动脉期回盲瓣与周边盲肠壁同步增强，实质期同步廓清。DCEUS检查提示：回盲瓣相对较肥大，未见占位性病变（图9-2-19）。

后经电子结肠镜检查进一步明确（图9-2-20）。

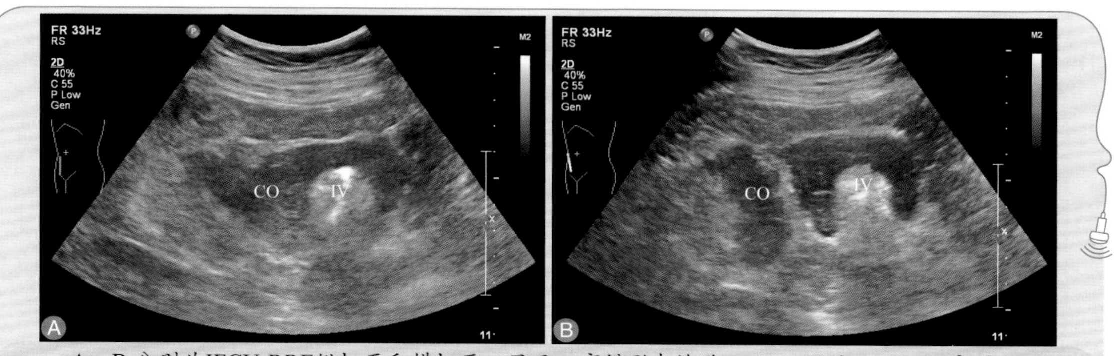

A、B.分别为IFCU-RRE纵切面和横切面，显示回盲瓣形态饱满。CO：肠腔；IV：回盲瓣。

图9-2-18　回盲瓣形态饱满

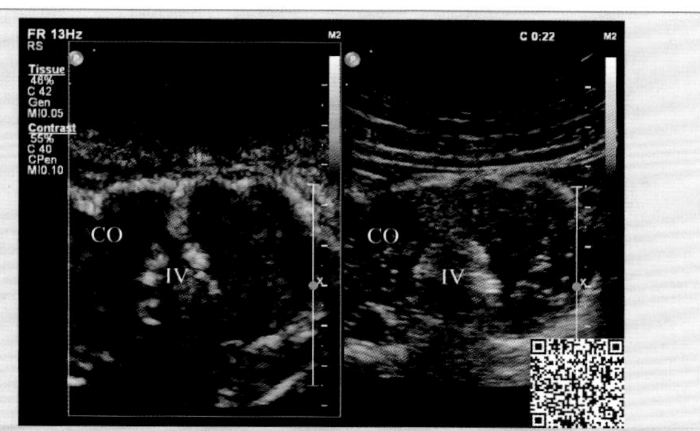

CEUS和OCUS同步双幅显示。A.CEUS显示回盲瓣边缘与大肠（升结肠、盲肠）壁同步增强、同步廓清，其内部未见异常强化与廓清；B.OCUS显示回盲瓣显示形态饱满、肥大。CO：肠腔；IV：回盲瓣。

图9-2-19　回盲瓣DCEUS表现（动态）

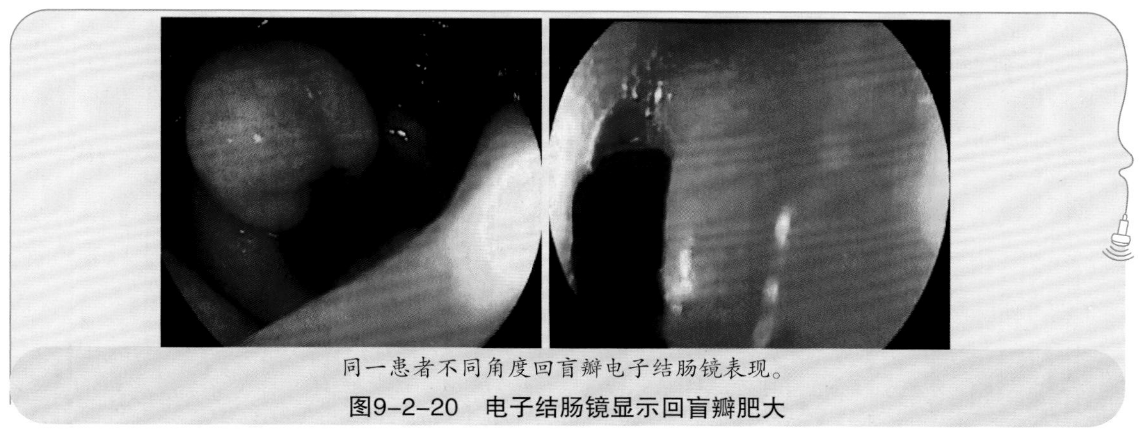

同一患者不同角度回盲瓣电子结肠镜表现。

图9-2-20　电子结肠镜显示回盲瓣肥大

参考文献

[1] 黄品同，何文，唐杰，等.中国超声造影临床应用指南.北京：人民卫生出版社，2017.

[2] MORI N，MUGIKURA S，TAKAHASHIS，et al.Quantitative analysisof contrast-enhanced ultrasound

imaging in invasive breast cancer：a novel techniqueto obtain histopathologic information of microvessel density.Ultrasound Med Biol，2017，43（3）：607–614.

[3] WANG J，QIN B，CHEN X，et al.Ultrasound molecular imaging of angiogenesis using vascular endothelial growth factor-conjugated microbubbles.Mol Pharm，2017，14（3）：781–790.

[4] 李小溪，石宛灵，康利克，等.双重超声造影联合超声内镜在胃癌患者术前TNM分期的应用价值.中国超声医学杂志，2021，37（11）：1249–1252.

[5] 倪倩倩，黄晓宇，倪翠，等.双重超声造影定量评价胃癌术前微循环状态的临床研究.现代消化及介入诊疗，2019，24（1）：74–77.

[6] 姜志勇，贾秋红，刘福健，等.超声内镜检查和螺旋CT对胃癌治疗前TNM分期的临床价值.中国全科医学，2018，21（z1）：270–272.

[7] 罗晓茂，张圆，邵晖，等.双重超声造影在胃癌诊断中的应用价值.昆明医科大学学报，2016，37（7）：30–34.

[8] 周素芬，尹家保，杨浩，等.胃充盈超声联合静脉注射造影剂对进展期胃癌的诊断价值.中华超声影像学杂志，2016，25（3）：266–267.

[9] 杨琛，彭婵娟.超声造影定量评价体系及其影响因素分析.中国肿瘤，2016，25（3）：212–218.

[10] 夏国园，钱彩艳，程祖胜，等.超声双重造影对大肠肿瘤筛查的临床研究.中国超声医学杂志，2017，33（6）：547–550.

[11] 敬基刚，庄华，彭玉兰，等.双重超声造影诊断大肠肿瘤的临床价值.四川大学学报（医学版），2016，47（5）：800–804.

[12] 王晓荣，杨磊，宋涛.经直肠超声联合超声造影观察直肠肿瘤血流灌注.中国超声医学杂志，2017，33（3）：259–263.

[13] 孙蕊，张瀚鱼，齐亚飞，等.直肠MRI与直肠超声预测直肠癌新辅助治疗后完全缓解临床价值研究.中国实用外科杂志，2019，39（3）：260–265.

[14] MCCARVILLE M B，COLEMAN J L，GUO J，et al.Use of quantitative dynamic contrast. enhanced ultrasound to assess response to antiangiogenic therapy in children and adolescents with solid malignancies：a pilot study.AJR Am J Roentgenol，2016，206（5）：933–939.

[15] CAO W，LI Z，MOHAMOUD A，et al.Quantitative MRI assessment of mucinous rectaladenocarcino matopredicttumourresponseafterneoadjuvant therapy.Clin Radiol，2019，74（4）：278–286.

[16] BOCHIS O V，FEKETE Z，VLAD C，et al.The importance of a multidisciplinary team in rectal cancer management.Clujul Med，2017，90（3）：279–285.

[17] 廖思琳，何莹莹，李小溪，等.胃间质瘤超声双重造影的时间–强度曲线与病理危险度分级的相关性研究.中国临床医学影像杂志，2022，5：330–333.